オールカラー

1冊でまるごと理解

新

人工呼吸ケア のすべてがわかる本

編集
道又元裕

照林社

◆編集

道又元裕　Critical Care Reserch Institute（CCRI）代表

◆執筆（五十音順）

石井宣大　東京慈恵会医科大学葛飾医療センター臨床工学部
植村　桜　大阪市立総合医療センター看護部／急性・重症患者看護専門看護師
奥田晃久　東京慈恵会医科大学葛飾医療センター臨床工学部
尾野敏明　東海大学看護師キャリア支援センター主任教員／集中ケア認定看護師
古賀雄二　川崎医療福祉大学保健看護学科准教授／急性・重症患者看護専門看護師
小松由佳　杏林大学医学部付属病院看護部／集中ケア認定看護師、急性・重症患者看護専門看護師
小山昌利　公立陶生病院臨床工学部室長
清水孝宏　那覇市立病院看護部／集中ケア認定看護師
下地大輔　東京慈恵会医科大学附属病院リハビリテーション科
塚原大輔　一般社団法人集中ケア認定看護師会代表理事／集中ケア認定看護師
露木菜緒　Critical Care Reserch Institute（CCRI）／集中ケア認定看護師
中山優季　東京都医学総合研究所難病ケア看護プロジェクト副参事研究員
野口裕幸　CE野口企画代表
濱本実也　公立陶生病院集中治療室看護師長／集中ケア認定看護師
原口道子　東京都医学総合研究所難病ケア看護ユニット主席研究員
春田良雄　公立陶生病院臨床工学部技師長
開　正宏　名古屋第一赤十字病院臨床工学技術課第一課長
藤田吾郎　東京慈恵会医科大学葛飾医療センターリハビリテーション科
三浦規雅　東京都立小児総合医療センターPICU主任／集中ケア認定看護師
道又元裕　Critical Care Reserch Institute（CCRI）代表
松田千春　東京都医学総合研究所難病ケア看護ユニット主任研究員
茂呂悦子　自治医科大学附属病院看護部／集中ケア認定看護師、急性・重症患者看護専門看護師

編集にあたって

　呼吸は、生命を維持するために、欠くべからざる営みです。その重要な営みを正常に維持できない状態に陥った患者は、時として、人工呼吸器に依存しなければならなくなります。人工呼吸器の活躍の場は、ICUのようなクリティカルケア領域だけにとどまらず、一般病棟や在宅ケア領域の場にも、急速に拡大し、汎用されています。

　人工呼吸器の期待される役割、めざす目的は、呼吸機能が低下した患者の換気量の維持、酸素化の改善、さらには呼吸仕事量の軽減を図ることにあります。その「期待される役割」を発揮すべく幾多の改良が加えられた結果、患者の呼吸をサポートする機能のレベルはだいぶ向上し、また、医療者にとって使い勝手のよいものへと進化しています。

　しかし、機器が進化しても、人工呼吸管理下にある患者が、気管チューブ、気管吸引などをはじめとするさまざまなストレスに苛まれていることは変わりません。その苦痛は、いくら医療者が専門的な視点で理解しようとしても計り知れません。したがって、人工呼吸器装着患者の看護は、患者の苦痛を最小限にとどめるための看護ケアを、安全かつ安心できるかたちで提供することが基本となります。加えて、最終的に目指すところは、人工呼吸環境から可能な限り早く離脱できるようにすることです。一方、疾病により生涯にわたって人工呼吸器に依存しなければならない患者に対しては、人工呼吸器と患者とのつながりをQualityの保障という観点からアプローチする必要があります。

　人工呼吸療法を受ける患者への看護ケア実践にあたっては、人工呼吸器の原理や操作方法を理解することはもちろんのこと、さらに呼吸ケアに関連する幅広い専門的知識と技術、また、熟練したワザが要求されることは、臨床の現場で多々感じるところです。そこで、学ぶべき、または、実践すべき内容が広く深く綴られた「ナースステーションの書」があれば、きっと強い味方になってくれる――　そんな考えがきっかけで私たちが2001年に編纂したのが『人工呼吸ケアのすべてがわかる本』です。

あれから13年が経過し、人工呼吸ケアの様相は大きく変容を遂げました。あのころ一般的だったが今はそうではないもの、珍しかったことが日常化していることなど、エビデンスも変遷しています。そこで私たちは13年の変遷を今一度整理し、タイトルはそのままに、内容をすべて刷新した新刊書として、力を入れて編纂しました。特に、臨床への適応が急激に増えてきたNPPVについては、ていねいに解説しています。かゆいところに手が届く実践書として、最新の知識と技術、エビデンス、実践へ活用できる内容をすべて盛り込んだつもりです。人工呼吸ケアに携わる看護師の皆様が本書を活用されることを願っています。

　多忙な中、原稿執筆をこころよくお引き受けくださり、最新の知見をわかりやすく記してくださった執筆者の皆様と編集担当の方々に深く感謝します。

2014年12月

道又　元裕

• CONTENTS •

Part 1 人工呼吸器の原理と使い方

1 人工呼吸器を使う
- Q1. 人工呼吸器の役割ってなに？ ………………………………… 石井宣大　2
- Q2. 人工呼吸器の開始基準は？ …………………………………… 石井宣大　4
- Q3. 人工呼吸器にはどんな種類がある？ どのように使い分けるの？ … 石井宣大　6

2 モードと付加機能
- Q4. たくさん呼び名があるけど、モードってなに？ …………… 開　正宏　8
- Q5. 基本設定と機種による違いは？ ……………………………… 開　正宏　10
- Q6. 換気モードってどうやって選択するの？ …………………… 開　正宏　13
- Q7. closed loop controlってなに？ …………………………… 開　正宏　15
- Q8. PEEP/プラトーは、なんのために使うの？ ……………… 春田良雄　17
- Q9. トリガーってなに？ どんなときに、どのように設定するの？ … 春田良雄　20
- Q10. 各モードの観察ポイントは？ ………………………………… 石井宣大　22

3 モニタリング
- Q11. 人工呼吸器モニタの観察ポイントは？ ……………………… 石井宣大　30
- Q12. auto PEEPってなに？ ……………………………………… 野口裕幸　35
- Q13. アラームの原因と対処方法は？ ……………………………… 野口裕幸　36
- Q14. 設定値と実測値に差が出る原因はなに？ …………………… 野口裕幸　38
- Q15. 人工呼吸器のグラフィックの見方は？ ……………………… 野口裕幸　39

4 人工呼吸器のトラブル
- Q16. 人工呼吸器のトラブルには、どんなものがあるの？ ……… 春田良雄　44

Part 2 呼吸生理とアセスメント

1 呼吸の原理
- Q1. 自然呼吸と人工呼吸って、なにが違うの？ ………………… 尾野敏明　48
- Q2. コンプライアンスって、なに？ ……………………………… 尾野敏明　50
- Q3. 気道抵抗って、どういうもの？ ……………………………… 尾野敏明　52

2 血液中酸素
- Q4. PaO_2とSaO_2の評価方法は？ …………………………… 尾野敏明　54
- Q5. パルスオキシメータってなに？ ……………………………… 尾野敏明　56

3 二酸化炭素濃度
- Q6. E_TCO_2って、なに？ ………………………………………… 尾野敏明　58

Part 3 ウィーニング

1 ウィーニング開始
- Q1. ウィーニングって、なに？ ……………………………………………… 奥田晃久　62
- Q2. ウィーニング開始までにすることは？ ………………………………… 奥田晃久　64
- Q3. ウィーニングは、どう開始するの？ …………………………………… 奥田晃久　66

2 ウィーニングの進行と中断
- Q4. ウィーニング中の患者の観察ポイントは？ …………………………… 奥田晃久　68
- Q5. ウィーニングは、どんなときに中断しなければいけないの？ ……… 奥田晃久　70
- Q6. ウィーニングが進まないときは、どうすればいいの？ ……………… 奥田晃久　71

3 ウィーニングから抜管へ
- Q7. ウィーニングし、抜管するときの基準、注意点は？ ………………… 奥田晃久　73

Part 4 NPPV

1 NPPVの原理
- Q1. NPPVとNIVは違うの？ ………………………………………………… 小山昌利　76
- Q2. NPPVの適応は？ ………………………………………………………… 濱本実也　78
- Q3. NPPVの組み立てと基本操作は？ ……………………………………… 小山昌利　81
- Q4. NPPVで使用するモードと設定は？ …………………………………… 小山昌利　84

2 NPPVの導入・管理
- Q5. NPPV開始時には、なにを準備して、どう進めるの？ ……………… 濱本実也　87
- Q6. NPPVのマスク（インターフェイス）の種類と特徴は？ …………… 濱本実也　90
- Q7. NPPV使用中の合併症と対処方法は？ ………………………………… 濱本実也　93
- Q8. NPPVのアラームと対処方法は？ ……………………………………… 濱本実也　96
- Q9. NPPV使用中の観察項目は？ …………………………………………… 濱本実也　98
- Q10. NPPV中の吸入療法って、どうすればいい？ ………………………… 濱本実也　100
- Q11. NPPVの中止や離脱の基準は？　注意点は？ ………………………… 濱本実也　101
- Q12. 小児もNPPVを使用する？　実施時の注意点は？ …………………… 濱本実也　102

Part 5 酸素療法

1 酸素療法の進め方
- Q1. 酸素療法の目的は？　どういう患者が適応なの？ ………………………… 露木菜緒　106
- Q2. 酸素療法の害ってあるの？ ……………………………………… 露木菜緒／塚原大輔　108
- Q3. 酸素療法中は、何を観察し、どう評価するの？ …………………………… 露木菜緒　110

Q4. 低流量システムと高流量システムは、どう違うの？ ………… 露木菜緒　112
　　Q5. 酸素療法のデバイス（マスクやカニューラなど）は、どう選ぶの？ …… 露木菜緒　113
　　Q6. 加湿する／しないは、どうやって決めるの？ ………………… 露木菜緒　117
　　Q7. デバイスの組み立て方法は？ …………………………………… 露木菜緒　118
　　Q8. 酸素療法中に、患者が口渇を訴えたらどうするの？ ………… 露木菜緒　120
　　Q9. 酸素療法中の食事はどうするの？ ……………………………… 露木菜緒　121
　　Q10. 気管切開患者の酸素療法はどうするの？ …………………… 露木菜緒　122
　　Q11. 酸素流量計の種類と違いは？ ………………………………… 露木菜緒　124
　　Q12. 酸素療法にかかわるインシデントってあるの？ …………… 露木菜緒　126
　　Q13. 酸素療法の新しいデバイスには、どんなものがあるの？ … 露木菜緒　128

② 酸素ボンベ
　　Q14. 酸素ボンベの残量チェック方法は？ ………………………… 露木菜緒　130
　　Q15. 酸素ボンベの交換方法は？ …………………………………… 露木菜緒　132

Part 6 気道確保

① 気道確保とエアウェイ
　　Q1. 気道確保には、いくつか方法があるの？ …………………… 露木菜緒　136
　　Q2. エアウェイの種類と使用方法は？ …………………………… 露木菜緒　138

② 気管チューブ
　　Q3. 気管チューブの挿入経路と適応は？ ………………………… 露木菜緒　141
　　Q4. 気道チューブの種類は、用途によって異なるの？ ………… 露木菜緒　142

③ 気管挿管
　　Q5. 気管挿管の際に準備するものは？ …………………………… 露木菜緒　144
　　Q6. どうして気管挿管時に頭を高くするの？ …………………… 露木菜緒　145
　　Q7. 意識のある患者に気管挿管を行うときは、鎮静するの？ … 露木菜緒　146
　　Q8. 意識のない患者に気管挿管を行うときは、鎮静しなくていいの？ …… 露木菜緒　147
　　Q9. 気管挿管の方法と介助方法は？ ……………………………… 露木菜緒　148
　　Q10. 気管挿管の合併症はあるの？ ………………………………… 露木菜緒　152
　　Q11. 気管挿管が困難な症例には、どう対応する？ ……………… 露木菜緒　153

④ 気管切開
　　Q12. 気管切開は、どんなときに行うの？ ………………………… 露木菜緒　154
　　Q13. 気管切開の際に準備するものは？ …………………………… 露木菜緒　155
　　Q14. 気管切開の方法と介助方法は？ ……………………………… 露木菜緒　156
　　Q15. 気管切開による合併症を予防するためには？ ……………… 塚原大輔　157

5 バッグバルブマスクとジャクソンリース回路

- Q16. バッグバルブマスクとジャクソンリース回路の違いは？ どう使い分けるの？ …… 露木菜緒　158
- Q17. バッグバルブマスクとジャクソンリース回路は、どうやって使うの？ …… 露木菜緒　160

Part 7　気道ケア

1 気管吸引

- Q1. 気管吸引は、なぜ必要？ …… 露木菜緒　162
- Q2. 気管吸引のタイミングは、どうやって判断するの？ …… 露木菜緒　164
- Q3. 適正な吸引圧は？ …… 露木菜緒　166
- Q4. 吸引カテーテルを挿入する長さは？ …… 露木菜緒　167
- Q5. １回の気管吸引の時間は？ …… 露木菜緒　168
- Q6. SpO_2が低いときの気管吸引時は、どうすればいいの？ …… 露木菜緒　169
- Q7. 閉鎖式気管吸引と開放式気管吸引は、どう違うの？ …… 露木菜緒　170
- Q8. 気管切開患者の吸引方法は？ …… 露木菜緒　176
- Q9. 吸引後の評価では、なにを、どう評価するの？ …… 露木菜緒　177

2 カフ圧管理

- Q10. カフはなんのためにあるの？ なぜカフ圧調整しなくてはいけないの？ …… 露木菜緒　178
- Q11. パイロットバルブの硬さ、「耳朶程度」では、なぜいけないの？ …… 露木菜緒　179
- Q12. 適切なカフ圧は、いくつ？ …… 露木菜緒　180
- Q13. カフ圧調整のタイミングは？ …… 露木菜緒　181
- Q14. カフ圧の調整方法は？ …… 露木菜緒　182
- Q15. カフ圧管理の新しいデバイスには、どんなものがあるの？ …… 露木菜緒　184

3 気管チューブ固定

- Q16. 患者によって固定方法をどう変えるの？ 選択基準は？ …… 露木菜緒　185
- Q17. テープによる固定、実施のポイントは？ …… 露木菜緒　188
- Q18. テープ以外のデバイスを使った固定方法は？ …… 露木菜緒　190
- Q19. バイトブロックは、すべての患者に用いるの？ …… 露木菜緒　192
- Q20. バイトブロックの固定方法は？ …… 露木菜緒　192

4 オーラルケア

- Q21. オーラルケアは、なんのために行うの？ …… 露木菜緒　193
- Q22. オーラルケア時に必要な物品は？ …… 露木菜緒　194
- Q23. オーラルケアの方法は？ どれくらいの頻度で行うの？ …… 露木菜緒　195
- Q24. 口腔乾燥は、なぜ、よくないの？ …… 露木菜緒　199
- Q25. 口腔トラブルには、どう対応するの？ …… 露木菜緒　200
- Q26. オーラルケアで加算を取るためには、どうすればいいの？ …… 露木菜緒　201

5 加温加湿管理

- Q27. 加温加湿は、なぜ必要？ ……………………………………… 露木菜緒　203
- Q28. 加温加湿の方法は？　どう選択するの？ …………………… 露木菜緒／春田良雄　204
- Q29. 呼吸器回路にウォータートラップがなくなったのはなぜ？
  結露させない管理のポイントは？ ……………………………… 露木菜緒　206
- Q30. 手動調節式と自動調節式で、加温加湿器管理の方法は異なる？ ……… 露木菜緒　208

6 ネブライザー

- Q31. 人工呼吸中のネブライザーには、効果があるの？ ……………… 露木菜緒　210

7 トラブル・シューティング

- Q32. 声が漏れるのはなぜ？　どう対処すればいいの？ ……………… 露木菜緒　212
- Q33. チューブトラブルを予防するためには？ ……………………… 塚原大輔　213
- Q34. 気管チューブが抜けてしまったら、どうすればいい？ ………… 露木菜緒　214
- Q35. 気管切開チューブが抜けてしまったら、どうすればいい？ …… 露木菜緒　215
- Q36. 人工気道による合併症、どう予防する？ ……………………… 塚原大輔　216

8 人工気道留置中患者のコミュニケーション

- Q37. 人工気道留置中患者とのコミュニケーションの方法は？ ……… 露木菜緒　217

Part 8　人工呼吸中の鎮痛・鎮静・せん妄

1 鎮痛

- Q1. 人工呼吸中の鎮痛・鎮静は、なぜ重要なの？ …………………… 古賀雄二　220
- Q2. PADガイドラインってなに？ ……………………………………… 古賀雄二　222
- Q3. ABCDEバンドルってなに？ ……………………………………… 古賀雄二　224
- Q4. 鎮痛評価は、どのように行うの？ ………………………………… 古賀雄二　227
- Q5. よく使用される鎮痛薬と、その特徴は？ ………………………… 古賀雄二　230
- Q6. 鎮痛管理のポイントは？ …………………………………………… 古賀雄二　232

2 鎮静

- Q7. 人工呼吸中の鎮静の目的は？ ……………………………………… 植村　桜　234
- Q8. 鎮静を行う前に考慮することは？ ………………………………… 植村　桜　236
- Q9. 鎮静は、患者の予後に、どんな影響を及ぼすの？ ……………… 植村　桜　237
- Q10. 鎮静レベルの評価方法には、どんなものがあるの？ …………… 植村　桜　238
- Q11. 鎮静薬には、どんなものがあるの？ …………………………… 植村　桜　240
- Q12. 人工呼吸中の鎮静管理のポイントは？ ………………………… 植村　桜　241

3 せん妄

- Q13. せん妄を発症すると、患者の予後にどんな影響があるの？ …… 茂呂悦子　242
- Q14. せん妄発症のリスクには、どんなものがあるの？ …………… 茂呂悦子　244
- Q15. せん妄を早期に発見するには、どんなアセスメントツールが有用？ …… 茂呂悦子　246

Q16. せん妄は、どのように予防すればいいの？ ……………………… 茂呂悦子　249
Q17. せん妄を発症した場合、どんな治療を行うの？ ……………… 茂呂悦子　250

Part 9 人工呼吸中の合併症

1 合併症の種類
Q1. 人工呼吸療法中の合併症には、どんなものがあるの？ ……………… 塚原大輔　254

2 VAP（人工呼吸器関連肺炎）
Q2. VAPは、どうして起こるの？ ……………………………………………… 塚原大輔　256
Q3. VAP判定の方法は？ ……………………………………………………… 塚原大輔　258
Q4. VAP予防には、なにをすればいいの？ ……………………………… 塚原大輔　260

3 陽圧換気・圧外傷
Q5. 陽圧換気は、生体に、どんな影響を及ぼすの？ ………………… 塚原大輔　261
Q6. 圧外傷ってなに？　どうして起こるの？ ……………………………… 塚原大輔　263
Q7. 圧外傷は、どのように予防すればいいの？ ………………………… 塚原大輔　264
Q8. 圧外傷発見のために必要なフィジカルアセスメントは？ ……… 塚原大輔　265
Q9. 圧外傷が起こってしまったら、どうする？ …………………………… 塚原大輔　266

4 リスクマネジメント
Q10. 器械的トラブルは、どのように予防するの？ ……………………… 塚原大輔　268

Part 10 呼吸リハビリテーション

1 呼吸リハビリテーションの概要
Q1. 呼吸リハビリテーションってなに？ …………………………………… 小松由佳　272
Q2. 呼吸リハビリテーションの目的は？ …………………………………… 小松由佳　272
Q3. 呼吸リハビリテーションの内容は？ …………………………………… 小松由佳　273
Q4. 呼吸リハビリテーションは、どんな人に対して行うの？ ……… 小松由佳　274
Q5. 呼吸リハビリテーションは、誰が行うの？ ………………………… 小松由佳　275

2 呼吸リハビリテーションの評価
Q6. 評価はどんなことをすればいいの？ ………………………………… 藤田吾郎　276

3 ADLの維持・拡大
Q7. 過度の安静は、なぜ悪いの？ ………………………………………… 下地大輔　278
Q8. ICU-AWってなに？ ……………………………………………………… 下地大輔　280
Q9. 人工呼吸器装着患者でも、ADLは拡大できるの？ ……………… 下地大輔　282

4 実施上のリスク管理
- Q10. 人工呼吸器装着患者の呼吸リハビリテーションでは、どんなことに注意すればいいの？ ………… 下地大輔　284

5 ウイーニングに向けて
- Q11. ウィーニングに向けての呼吸リハビリテーションって、どんなことをするの？ ……… 小松由佳　286

6 トレーニング
- Q12. トレーニングには、どんなものがあるの？ ………… 下地大輔　288
- Q13. 咳嗽の強化には、どんなことをしたらいいの？ ………… 下地大輔　290
- Q14. 筋力トレーニングは、呼吸器疾患患者に対して有効なの？ ………… 下地大輔　291

7 運動の管理
- Q15. 運動の際の管理は、どうしたらいいの？ ………… 藤田吾郎　292
- Q16. 自己管理と家族管理の指導は、どうしたらいいの？ ………… 藤田吾郎　294

8 在宅呼吸リハビリテーション
- Q17. 在宅での呼吸リハビリテーションとは？ ………… 藤田吾郎　296
- Q18. 在宅での呼吸リハビリテーションの内容は？ ………… 藤田吾郎　297

Part 11　人工呼吸と栄養

1 人工呼吸管理中の栄養管理
- Q1. なぜ、人工呼吸管理中に栄養管理を行うの？ ………… 清水孝宏　302
- Q2. 栄養管理方法には、どんなものがあるの？ ………… 清水孝宏　304
- Q3. 目標カロリーは、どう決める？ ………… 清水孝宏　306
- Q4. どのタイミングで、栄養管理を開始する？ ………… 清水孝宏　308
- Q5. 呼吸不全に適した栄養組成や配分は？ ………… 清水孝宏　309
- Q6. 栄養評価の方法は？ ………… 清水孝宏　310

2 栄養管理の実際
- Q7. 経腸栄養は、間欠投与が適しているの？ ………… 清水孝宏　311
- Q8. 経腸栄養中の誤嚥を予防する体位とは？ ………… 清水孝宏　312
- Q9. 腸管の動きをよくするための工夫とは？ ………… 清水孝宏　314
- Q10. 経腸栄養ができない場合、静脈栄養は必要？ ………… 清水孝宏　315

Part 12　小児の人工呼吸管理

1 小児の人工呼吸管理の特徴
- Q1. 小児の呼吸器系の生理学的・解剖学的特徴は？ ………… 三浦規雅　318

Q2. 小児の呼吸フィジカルアセスメントのポイントは？ ……………… 三浦規雅 321
　　　Q3. 小児の人工呼吸中の特徴と観察点は？ ……………………………… 三浦規雅 325
　　　Q4. 小児の人工呼吸中の低酸素血症に対する対応は？ ………………… 三浦規雅 327
　　　Q5. 小児の鎮痛・鎮静の注意点は？ ……………………………………… 三浦規雅 328
　　　Q6. 人工呼吸中の啼泣には、どう対応する？ …………………………… 三浦規雅 333
　　　Q7. 小児の人工呼吸中のオーラルケア方法は？ ………………………… 三浦規雅 334

2 小児の気道管理の特徴
　　　Q8. 気管挿管しているのに、肩枕を入れるのは、なぜ？ ……………… 三浦規雅 336
　　　Q9. 小児にカフなし気管チューブを使うのは、なぜ？ ………………… 三浦規雅 338
　　　Q10. 小児の気管吸引時の注意点は？ ……………………………………… 三浦規雅 340
　　　Q11. 月齢別の気管チューブのサイズと固定位置のめやすは？ ………… 三浦規雅 343

3 小児の特殊な人工呼吸療法
　　　Q12. HFOV（高頻度振動換気法）の特徴・適応は？ …………………… 三浦規雅 345
　　　Q13. HFOV中の気道管理と注意点は？ ………………………………… 三浦規雅 348
　　　Q14. HFOV中の看護上の注意点は？ …………………………………… 三浦規雅 350
　　　Q15. NO（一酸化窒素）吸入療法の特徴・適応は？ …………………… 三浦規雅 352
　　　Q16. NO吸入療法の開始および中止基準は？　回路の構造は？ ……… 三浦規雅 354
　　　Q17. NO吸入療法の看護上の注意点は？ ……………………………… 三浦規雅 356

4 ウイーニングと気管チューブの抜去
　　　Q18. ウィーニング時に注意することは？ ……………………………… 三浦規雅 358
　　　Q19. 事故抜去を予防するための対応は？ ……………………………… 三浦規雅 360
　　　Q20. 抜管時に用意するものは？ ………………………………………… 三浦規雅 362
　　　Q21. 抜管後の注意点は？ ………………………………………………… 三浦規雅 364
　　　Q22. 抜管後、哺乳開始時の注意点は？ ………………………………… 三浦規雅 366

Part 13 在宅人工呼吸ケア

1 在宅人工呼吸療法の概要
　　　Q1. 在宅人工呼吸って、なに？ ………………………………………… 原口道子 370
　　　Q2. 在宅人工呼吸って、どんな人が対象？ …………………………… 原口道子 372
　　　Q3. 在宅人工呼吸療法に、スムーズに移行するコツは？ …………… 原口道子 374
　　　Q4. 在宅人工呼吸療法に、医師や看護師は、どうかかわるの？ …… 中山優季 377
　　　Q5. 在宅人工呼吸療法では、どんな制度が使えるの？ ……………… 原口道子 378
　　　Q6. 在宅人工呼吸療法では、どれくらい費用がかかるの？ ………… 原口道子 382
　　　Q7. 吸引や経管栄養は、誰が実施してもいいの？ …………………… 原口道子 384

2 在宅人工呼吸の実践
　　　Q8. 自宅には、なにを用意する必要があるの？ ……………………… 中山優季 386
　　　Q9. 在宅人工呼吸器って、どんなもの？ ……………………………… 原口道子 388

- Q10. 在宅人工呼吸器のメンテナンス方法は？ ……………………………… 中山優季 389
- Q11. 在宅人工呼吸器は、どこに置けばいい？ 注意することは？ ……………… 中山優季 390
- Q12. 在宅人工呼吸療法患者は、ずっと寝たきりになってしまうの？ …………… 中山優季 392

3 在宅人工呼吸ケア

- Q13. 在宅人工呼吸療法患者の歯みがきは、どうすればいい？ ……………… 松田千春 394
- Q14. 在宅人工呼吸療法患者とは、どうコミュニケーションをとる？ ……………… 中山優季 396
- Q15. 在宅人工呼吸療法患者が入浴するときは、どうすればいい？ ……………… 中山優季 398
- Q16. 苦しくならない吸引の方法って、ある？ …………………………………… 中山優季 399
- Q17. 在宅人工呼吸療法患者の外出時は、なにに注意すればいい？ ……………… 中山優季 400

4 緊急・災害時の対応

- Q18. 緊急時のために必要な事前準備は？ ……………………………………… 松田千春 404
- Q19. 在宅人工呼吸器のアラームには、どう対応する？ ……………………… 松田千春 406
- Q20. 在宅人工呼吸療法で起こりやすいトラブルは？ ………………………… 松田千春 407
- Q21. 気管切開チューブが抜けた場合の対応は？ ……………………………… 松田千春 410
- Q22. 停電や災害時の対策として、必要なことは？ …………………………… 松田千春 411

索引 ……………………………………………………………………………… 415

コラム目次

矩形波と漸減波って？ 12 ／ 外呼吸と内呼吸って？ 19 ／ 分圧って？ 46／ 呼吸筋疲労って？ 51 ／ 努力性呼吸って？ 53 ／ 呼吸器系のX線画像で見るべきポイントは？ 60 ／呼吸筋と呼吸補助筋って？ 63 ／経肺圧って？ 67 ／ ガス交換って？ 83 ／ 低酸素血症と低酸素症って？ 92 ／ 痰の性状から、何がわかる？ 95 ／ 呼吸器系のCT画像で見るべきポイントは？ 104 ／ 酸素化って？ 109 ／ 呼吸の4時相って？ 111 ／ 絶対湿度と相対湿度って？ 123 ／ RSTってなに？ 134 ／ 医療関連機器圧迫創傷って？ 147 ／ 「Qケア」の使用法は？ 198 ／ 「低活動型」のせん妄って？ 243 ／ 人工呼吸器の機種別・モード一覧 252 ／ ずり応力って？ 262 ／ 概日リズムって？ 270 ／ ショックって？ 287 ／ 神経因性疼痛と非神経因性疼痛って？ 289 ／ 体位ドレナージって？ 297 ／ 徒手的呼気介助って？ 300／ 異常呼吸音って？ 313 ／ リフィーディング症候群って？ 316 ／ バッキングとファイティングって？ 332 ／ 肺気量分画って？ 368 ／ 起坐呼吸って？ 373 ／ CRT（毛細血管再充満時間）って？ 391 ／ 蘇生バッグ使用のポイントは？ 405

- ●本書で紹介している治療・ケア方法などは、各執筆者が臨床例をもとに展開しています。実践により得られた方法を普遍化すべく努力しておりますが、万一本書の記載内容によって不測の事故等が起こった場合、編者、著者、出版社はその責を負いかねますことをご了承ください。なお、本書に掲載した写真は、臨床例のなかから、患者さん本人・ご家族の同意を得て使用しています。
- ●本書に記載されている薬剤・機器等の選択・使用方法については、出版時最新のものです。ただし、人工呼吸器は各病院によって使用している種類が非常に多く、また旧来の機器を使用されている場合もありますので、使用等にあたっては取扱い説明書、薬剤においては添付文書を必ず確認してください。

装丁：小口翔平＋西垂水敦（tobufune）　　本文イラスト：村上寛人、ふるやたかし
カバーイラスト：ふるやたかし　　　　　　　　本文デザイン：明昌堂

Part 1

人工呼吸器の原理と使い方

1	人工呼吸器を使う	石井宣大
2	モードと付加機能	開　正宏／春田良雄／石井宣大
3	モニタリング	石井宣大／野口裕幸
4	呼吸器のトラブル	春田良雄

Part 1 ■ 人工呼吸器の原理と使い方

1 人工呼吸器を使う

Q1 人工呼吸器の役割ってなに？

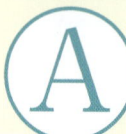

人工呼吸器は、呼吸障害・不全（自発呼吸では酸素を十分に取り込めない、換気が不足する）に対して、呼吸の補助や代行をする機器です。主な役割は、①肺のガス交換異常の是正、②肺容量の増加、③呼吸仕事量の軽減の3つです。

- 呼吸は、外呼吸と内呼吸に分けられる（→p.19 Column）。
  - **外呼吸**：肺にガスを取り込み排出することで肺胞と肺毛細血管でガス交換を行い、酸素を取り込み、二酸化炭素を排出する。
  - **内呼吸**：全身の組織のガス交換を表す。血液に取り込まれた酸素が全身の組織に供給され、二酸化炭素が組織から除去されることをいう。
- 人工呼吸器は、主に外気と肺のガス交換ができない肺胞低換気や、肺胞と肺毛細血管のガス交換が低下し、血液の酸素化が低下した場合に使用する。
- 人工呼吸を行う間に原因疾患の治療を行い、合併症の発生を抑え、早期に人工呼吸器から離脱することで予後を改善することが、人工呼吸の目標として挙げられる。

人工呼吸の目的

- 人工呼吸の目的を**表1**に示す。
- 生理的な目的は、①肺のガス交換異常の是正、②肺容量の増加、③呼吸仕事量の軽減である。
- 臨床的な目的としては、低酸素血症の改善、急性呼吸性アシドーシスの改善、呼吸筋疲労の改善など、幅広い適応がある[1]。

1 肺のガス交換異常の是正

- 肺胞換気量の低下を改善させることで、肺のガス交換の異常を是正する。
- 外気と肺のガス移動が行えない状態から引き起こる急性呼吸性アシドーシスに対しては、肺胞換気量を増加することで改善する。

2 肺容量の増加

- 低酸素血症では、動脈血酸素分圧（PaO₂）[*2]、動脈血酸素飽和度（SaO₂）[*3]、動脈血酸素含有量の改善を目的に使用する。組織の酸素化は、酸素含有量だけでなく心拍出量に影響を受けるため、酸素療法や他の治療の効果がない場合に人工呼吸器を選択する。
- 無気肺などの肺内シャントでは、虚脱した肺胞を開放し、肺容量を増加させることで、酸素化が改善する。

3 呼吸仕事量の軽減

- 呼吸仕事量は、気道抵抗の増加、呼吸回数の増加などが原因で増加する。
- 呼吸仕事量を部分的に人工呼吸器で代行することで、呼吸筋疲労の軽減や酸素消費量の減少が期待できる。

表1 人工呼吸器の目的

生理学的な目的	● 肺のガス交換 ● 肺容量の増加 ● 呼吸仕事量の軽減
臨床的な目的	● 低酸素血症の改善 ● 急性呼吸性アシドーシスの改善 ● 呼吸困難の軽減 ● 無気肺の予防や改善 ● 呼吸筋疲労の改善 ● 鎮静や神経筋遮断のため ● 全身または心筋の酸素消費量減少 ● ICP（頭蓋内圧）[*1]の減少 ● 胸壁の安定

Slutsky AS. Mechanical ventilation. American College of Chest Physicians' Consensus Conference. *Chest* 1993; 104: 1833-1859.

4 その他

- 他に麻酔による鎮静や筋弛緩、心肺蘇生後など自発呼吸がない患者に対する人工呼吸、神経筋疾患に対する人工呼吸などが挙げられる。

（石井宣大）

---

* 1　ICP（intracranial pressure）：頭蓋内圧
* 2　PaO₂（arterial O₂ pressure）：動脈血酸素分圧
* 3　SaO₂（arterial O₂ saturation）：動脈血酸素飽和度

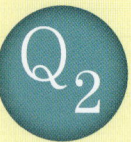

人工呼吸器の開始基準は？

統一された見解はありません。低酸素血症、呼吸性アシドーシス、理学所見の異常により、人工呼吸器の使用を検討します。

- 組織への酸素供給と二酸化炭素排出が、人工呼吸の大事な目的となる。
- 酸素化が悪ければ酸素療法、心拍出量の低下が見られれば心不全に対する治療を行い、改善できない場合に人工呼吸器の導入を検討するが、患者や患者家族の意向をふまえて最終的に決定する。
- NPPV（非侵襲的陽圧換気）[*4]などの普及もあり、疾患によっては早期に治療を開始する場合がある。

一般的な人工呼吸器の開始基準（表2）

- 一般的な人工呼吸器の開始基準として、以下の3点が挙げられる。
  ①十分な酸素療法下でPaO₂が60Torr未満
  ②換気量の低下（急性呼吸性アシドーシス）
  ③意識レベルの低下、奇異呼吸、呼吸困難

COPD（慢性閉塞性肺疾患）[*5] 増悪の呼吸管理

- 以下の1項目以上が該当すれば、NPPVの適応となる。
  ①呼吸性アシドーシス（動脈血pH[*6]≦7.35 またはPaCO₂[*7]≧45Torr）
  ②呼吸補助筋の使用、腹部の奇異呼吸、肋間陥没など、呼吸筋疲労または呼吸仕事量の増加が示唆される臨床徴候を伴う重度の呼吸困難
- 気管挿管下人工呼吸の適応は、以下が挙げられる。
  ①NPPVが受け入れられない、または失敗
  ②呼吸停止または心停止
  ③意識低下またはあえぎ呼吸を伴う呼吸停止
  ④鎮静によるコントロールが不十分
  ⑤大量の誤嚥
  ⑥気管分泌物を除去できない
  ⑦心拍数50回/分未満で、注意力低下を伴う
  ⑧循環動態が著しく低下し、補液と血管作動薬に反応しない
  ⑨重度の心室性不整脈
  ⑩NPPVを受け入れられず、生命を脅かす低酸素血症を認める場合

表2 人工呼吸器開始基準

低換気	● $PaCO_2 \geq 60Torr$（COPDなど慢性呼吸不全では20Torr以上の上昇）
酸素化能の障害	● $PaO_2 \leq 60Torr$（100%酸素10L/分以上の酸素吸入下） ● $SpO_2 \leq 90\%$（100%酸素10L/分以上の酸素吸入下）
理学的所見などの異常	● 呼吸回数≧35回/分 ● 呼吸様式の異常（陥没呼吸、鼻翼呼吸、下顎呼吸） ● 高度の呼吸困難 ● 意識レベルの低下

妙中信之：血液ガスから人工呼吸治療へ―人工呼吸が必要になる病態―. クリニカルエンジニアリング2004；15（4）：341-347. より引用

表3 急性心不全における呼吸管理（クラスⅠ）

- 酸素投与（$SaO_2 > 95\%$、$PaO_2 > 80Torr$を維持）：レベルC
- 酸素投与で無効の場合のNPPV：レベルA
- NPPV抵抗性、意識障害、喀痰排出困難な場合の気管挿管による人工呼吸管理：レベルC
- NPPVが実施できない場合の気管挿管による人工呼吸管理：レベルC

日本循環器学会：循環器病の診断と治療に関するガイドライン. 急性心不全治療ガイドライン（2011年改訂版）. http://www.j-circ.or.jp/guideline/pdf/JCS2011_izumi_h.pdf（2014年11月18日閲覧）. より引用

急性心原性肺水腫の呼吸管理

- 日本循環器学会のガイドラインでは、急性心原性肺水腫の呼吸管理について「酸素投与で無効な場合（$SaO_2 > 95\%$、$PaO_2 > 80Torr$を維持できない）は、NPPVを開始する。NPPV抵抗性、意識障害、痰排出困難な場合は、気管挿管における人工呼吸管理を開始する」[3] としている（表3）。

（石井宣大）

＊4　NPPV（noninvasive positive pressure ventilation）：非侵襲的陽圧換気
＊5　COPD（Chronic Obstructive Lung Disease）：慢性閉塞性肺疾患
＊6　pH（pondus hydrogenii）：水素イオン濃度指数
＊7　$PaCO_2$（arterial CO_2 pressure）：動脈血二酸化炭素分圧

Q3 人工呼吸器にはどんな種類がある？どのように使い分けるの？

人工呼吸器は、手動式と機械式、陽圧式と陰圧式、侵襲的と非侵襲的に分類できます。その他に、広義では体外循環式があります。

- 人工呼吸器の分類を図1に示す。

手動式人工呼吸器（表4）

- バッグバルブマスクやジャクソンリース回路などの蘇生器具がある（→p.158Q16）。

1 バッグバルブマスク

- 自己膨張式で、ガス源がなくても操作できる。
- 呼気ガスを吸気しない非再呼吸方式である。
- 操作が簡便で、病院内から病院外・災害時まで幅広く適応がある。
- 組み立てが複雑で、熟練を要する。

2 ジャクソンリース回路

- ガス駆動式で、酸素ガスが必要となる。
- 呼気ガスを一部吸気する再呼吸方式であり、酸素流量により再吸入量が変化する。通常、分時換気量の3倍程度の酸素流量が必要である。
- 構造は単純で、組み立てが簡単である。
- 操作に熟練を要する。
- ジャクソンリース回路は、バッグの壁が薄く、加圧時に気道抵抗やコンプライアンスを把握できる。また、バッグの膨らみから、自発呼吸の有無、換気量、換気回数を視認できる。
- 特に手術室、集中治療室などで使用されている。

機械式人工呼吸器

1 侵襲的人工呼吸器

1）侵襲的陽圧式人工呼吸器

- 一般的な人工呼吸器を指す。気管チューブや気管切開チューブを介して、設定した換気様式でガスを送るものである。
- AC電源、医療用ガス（酸素、圧縮空気）を使用する。ただし、タービン駆動やピストン駆動で、圧縮空気を必要としない機種もある。
- 一般的には、本体、モニタディスプレイ、加温加湿器、呼吸回路の組み合わせで使用する。

2）在宅人工呼吸器

- 在宅で使いやすいよう、操作が簡便で、バッテリー容量などが強化されている。
- 内部にガス駆動源としてタービンやピストンを使用し、医療用ガスを必要としない。
- 酸素濃度を上げる場合は、低圧の酸素ガス（在宅酸素療法で使用する酸素）を接続して使用する。

2 非侵襲的人工呼吸器

1）非侵襲的マスク式人工呼吸器

- 一般的にNPPVと呼ばれる機器である。
- 患者とのインターフェイス（接続）として、気管チューブなど侵襲的な器具を使用せず

図1 人工呼吸器の分類

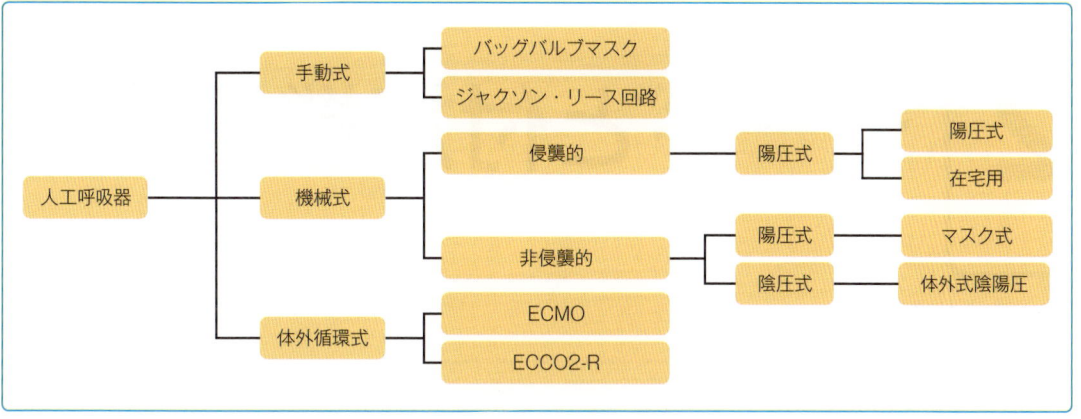

表4 バッグバルブマスクとジャクソンリース回路の比較

機種	駆動	再呼吸	高酸素濃度供給	操作	組立て
バッグバルブマスク	自立式	なし	難しい	簡単	難しい
ジャクソンリース回路	ガス供給必要	あり	可能	熟練を要する	簡単

に、非侵襲的なマスクを介してガスを送り込む。
- 医療施設から在宅まで広い用途で使用する。
- 本体内部にタービン駆動を持ち、回路内に使用するガスを作り出す。医療ガスは、壁のアウトレットに接続する高圧酸素を使用する機種や、酸素流量計から供給する低圧酸素を利用する機種がある。

2）陰圧式体外式陽陰圧人工呼吸器
- 胸腹部にドーム状キュイラスを密着させ、キュイラス内を陽陰圧にすることで、陰圧では肺にガスを取り込み、陽圧で吐き出す機器である（→p.76Q1）。

体外循環式人工呼吸器

- ECMO（膜型人工肺）[*8]とECCO2R（体外式炭酸ガス除去）[*9]に分類できる。
- ECMOは、ポンプにより高流量の体外循環を行い、人工肺で酸素化と換気を行うものである。呼吸補助が目的であればveno-venousモード（静脈脱血-静脈送血モード）を行う。
- ECCO2Rは、人工肺を用いて、低流量のポンプや動-静脈圧の差圧を駆動圧として、二酸化炭素除去を目的に使用する。（石井宣大）

【文献（p.2〜7「人工呼吸器を使う」の項）】

1　Slutsky AS. Mechanical ventilation. American College of Chest Physicians' Consensus Conference. Chest 1993; 104: 1833-1859.
2　妙中信之：血液ガスから人工呼吸治療へ―人工呼吸が必要になる病態―．クリニカルエンジニアリング 2004；15：341-347.
3　日本循環器学会：循環器病の診断と治療に関するガイドライン．急性心不全治療ガイドライン（2011年改訂版）．http://www.j-circ.or.jp/guideline/pdf/JCS 2011_izumi_h.pdf （2014年11月18日閲覧）
4　Global Initiative for Chronic Obstructive Lung Disease（GOLD）. Global strategy for the diagnosis, management, and prevention of chronic obstructive pulmonary disease.（updatee2013）.http://www.goldcopd.org/uploads/users/files/GOLD_Report_2013_Feb20.pdf（2014年11月18日閲覧）

---

*8　ECMO（extracorporeal-membrane oxygenation）：膜型人工肺
*9　ECCO2R（extracorporeal carbon dioxide removal）：体外式炭酸ガス除去

Part 1 ■ 人工呼吸器の原理と使い方

2 モードと付加機能

Q4 たくさん呼び名があるけど、モードってなに？

人工呼吸の換気モードとは、患者の自発呼吸の有無、または換気を量や圧力により規定する様式の違いのことです。

● 図1に、換気モード切り替えパネル部の一例を示す。

図1 換気モード切り替えパネル（例）

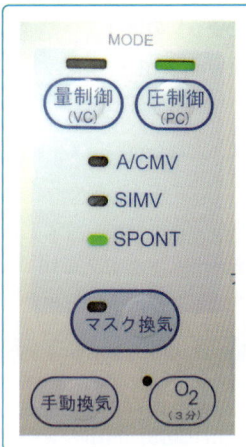

e360（ニューポートメディカル社製）の場合

この機種では、補助/調節換気モード（A/CMV[*1]）、同期型間欠的強制換気モード（SIMV[*2]）、自発換気モード（SPONT[*3]またはCPAP[*4]）を選択して、それぞれに量制御（VC[*5]）または圧制御（PC[*6]）を決定する

換気モードの種類

1 A/C（補助/調節換気）

● A/Cは、強制換気として、VCで設定した「量」あるいはPCで設定した「圧」で換気を行うモードである。
● A/Cでは、設定した呼吸回数により調節換気の時間（タイムサイクル）が決定される。
● タイムサイクル範囲内に患者の自発呼吸がない場合は、強制換気が調節換気として行われる。
● タイムサイクル範囲内に自発呼吸を認めた場

---

*1 A/C（assist/control mandatory ventilation）：補助/調節換気。A/CMVと同義
*2 SIMV（synchronized intermittent mandatory ventilation）：同期型間欠的強制換気
*3 SPONT（spontaneous breathing）：自発換気モード
*4 CPAP（continuous positive airway pressure）：持続気道陽圧。自発換気モード
*5 VC（volume control）：量制御
*6 PC（pressure control）：圧制御

合は、吸気に同期して、強制換気が補助換気として開始される（図2）。

2 SIMV（同期式間欠的強制換気）

- SIMVは、A/Cと同様に、設定した呼吸回数によってタイムサイクルが定められ、最低強制換気回数が保証されるモードである。
- タイムサイクル内のトリガーウィンドウ内での自発呼吸に対しては、同期して補助換気を行う。
- タイムサイクル内のトリガーウィンドウ外での自発呼吸に対しては、同期して設定した加圧によって補助するPSV[※7]が働く。
- PSVの代わりに、VSV[※8]やVTPS[※9]などのPSV様式で、設定した換気量を保証する機能を選択できる機種もある。

3 SPONTまたはCPAP（自発換気）

- SPONTは、患者の自発呼吸に同調して開始と終了が決定し、換気の量や流速も患者によって決定される。
- 純粋なCPAPでは設定圧力を維持するように働く（PS＝0cm）。ただし、PSを設定して加圧することにより、吸気仕事を軽減して換気量も増やす。

（開　正宏）

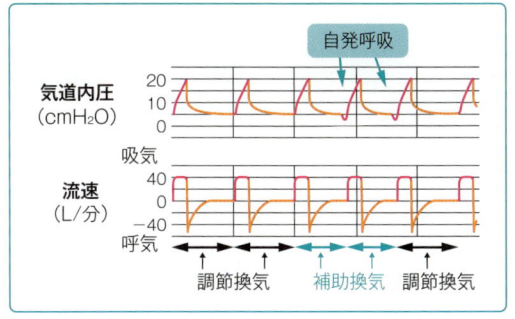

図2 A/C（VC-A/CMVの場合）

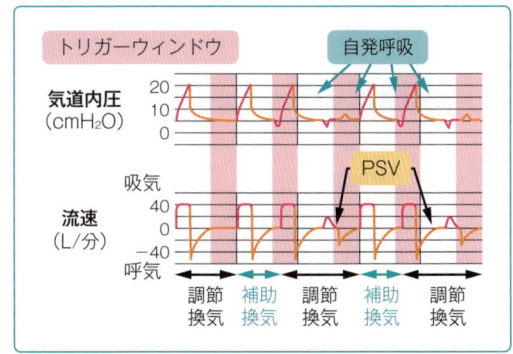

図3 SIMV（VC-SIMV）モード

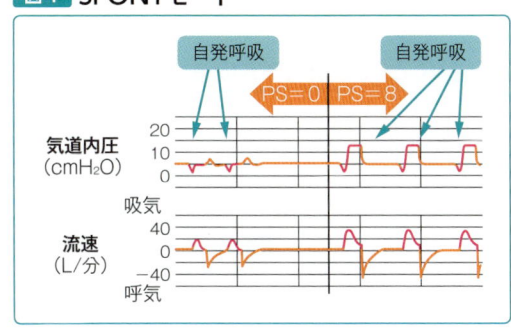

図4 SPONTモード

※7　PSV（pressure support ventilation）：プレッシャーサポート
※8　VSV（volume support ventilation）：ボリュームサポート。患者が息を吸ったときに補助する。人工呼吸器からのウィーニングまたは患者が息を十分に吸えない場合に適している。
※9　VTPS（volume target pressure support）：ボリュームターゲットプレッシャーサポート。一回換気量を規定しながら患者にとって最も低い気道内圧になるように吸気圧を自動調節して、気道内圧を常に低いレベルにすることができる。

 **Q5 基本設定と機種による違いは？**

 人工呼吸器には多くの種類がありますが、基本的な方式は同じです。ただし、メーカーや機種によって設定のルールやモードの呼称などが異なる場合があります。

換気様式の違い（図5）

1 VC（量制御）

- VCは、換気する量を規定する様式で、V_T[*10]を直接ないし間接的に定める。
- 流量波形（図5-B）が矩形波を示す設定では、流速が一定で、圧力波形（図5-A）が患者状態などで変化（増減）するのが特徴である。

2 PC（圧制御）

- PCは、換気する圧力を規定する様式で、V_Tは吸気の時間と圧力により決定される。
- 圧力波形は一般的に矩形波を示して一定を保ち、流量波形（図5-B）および換気量波形（図5-C）は患者状態などで変化（増減）するのが特徴である。

図5 VCとPCの換気様式の違い

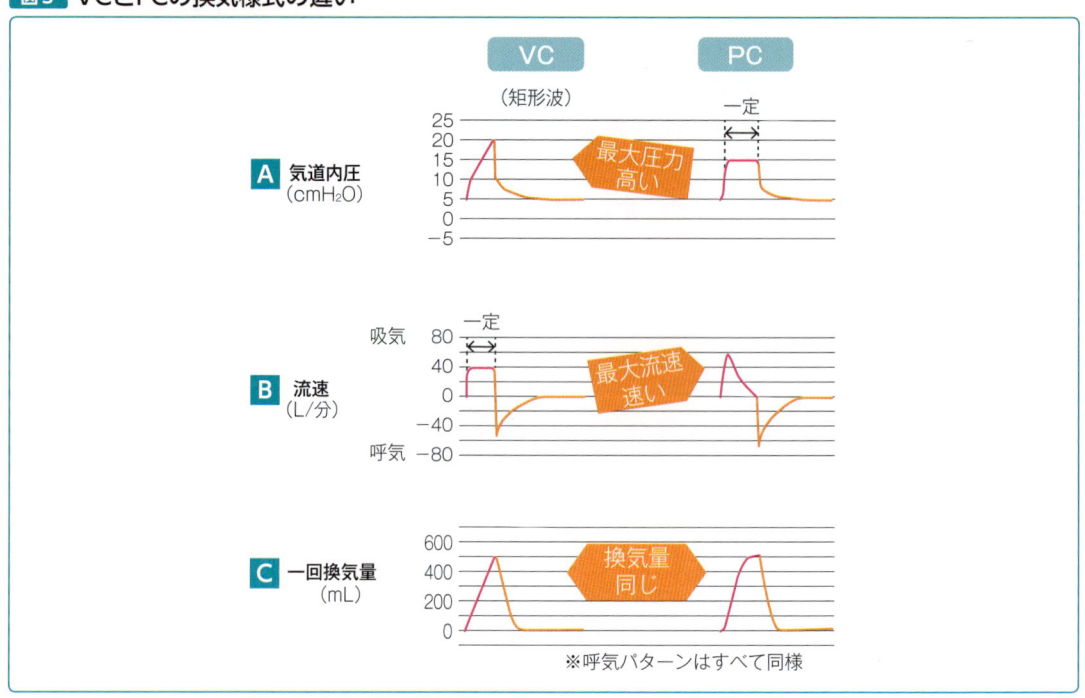

*10　V_T（tidal volume）：一回換気量

表1 VCVの基本設定

項目		開始時
分時換気量（MV）	一回換気量（V_T）	体重1kgあたり8〜12mLもしくは500mL程度
	吸気流速	30〜40L/分
	吸気時間	0.8〜1.2秒
	呼吸回数	10〜15回
吸気終末ポーズ		10%程度
吸入酸素濃度		50〜100%
呼気終末陽圧（PEEP）		3〜10cmH₂O
PS（SIMVの場合）		4〜8cm/H₂O

表2 PCVの基本設定

項目		開始時
分時換気量	吸気圧力	目標とする換気量が得られる圧力（30cmH₂Oを超えない設定が基本）
	吸気立ち上がり時間	0.1〜0.3秒
	吸気時間	1秒程度（実際には吸気流量波形より求める）
	呼吸回数	10〜15回
吸入酸素濃度		50〜100%
呼気終末陽圧（PEEP）		3〜10cmH₂O
PS（SIMVの場合）		4〜8cm/H₂O（PEEP圧より）

機種による違い

1 自発呼吸がない条件でのVCV[*11]設定の違い（表1）

- V_TとMV[*12]の関係は、機種ごとによって異なる。
  ①V_T・吸気流速・呼吸回数を設定すると、吸気時間・MV・I:E[*13]が決定される機種（e360［ニューポート メディカル社］など）
  ②V_T・I:E・呼吸回数を設定すると、吸気流速・吸気時間・MVが決定される機種（G5［ハミルトン メディカル社］CMV[*14]選択時など）
  ③V_T・吸気時間・呼吸回数・吸気流速を設定すると、MV・吸気終末休止時間・I:Eが決定される機種（エビタ®［ドレーゲル・メディカル ジャパン株式会社］など）
  ④吸気時間・吸気流速・呼吸回数を設定すると、V_T・MV・I:Eが決定される機種（E200［ニューポート メディカル社］など）

- かつてはCMVの基本設定として、MVと呼吸回数を設定してV_Tが定められ、SIMVの呼吸回数を設定する機種もあった。

2 自発呼吸がない条件でのPCV[*15]設定の違い（表2）

- 吸気圧力によって得られるV_TとMVの関係は、機種により設定項目が異なる。
  ①吸気圧力・吸気時間・吸気立ち上がり（オート）・呼吸回数を設定すると、MVとI:Eが決定される機種（e360［ニューポートメディカル社］など）
  ②吸気圧力・I:E・吸気立ち上がり・呼吸回数を設定すると、MVと吸気時間が決定される機種（G5［ハミルトン メディカル

---

*11　VCV（volume control ventilation）：量調節換気
*12　MV（Minute Volume）：分時換気量
*13　I:E（inspired: expired）：吸気相−呼気相時間比
*14　CMV（continuous mandatory ventilation）：持続強制換気
*15　PCV（pressure control ventilation）：圧調節換気

社〕CMV選択時など）
③吸気圧力と吸気時間と吸気流速と呼吸回数を設定して、MVとI:Eが決定される機種（E200〔ニューポート メディカル社〕など）

3 換気量を維持し、圧規定を行う特性のモードの違い（換気量保証重圧式モード）

● メーカーにより、呼称やアルゴリズムがやや異なるが、V_Tを保証しながら気道内圧上限圧力の許容値を設定し、できるだけ低い吸気圧力になる流量パターンを人工呼吸器が自動で選択するモードを以下に示す。
① PRVC（圧補正従量式換気）[16]：マッケ社
② AutoFlow®：ドレーゲル メディカル ジャパン株式会社
③ VC+[17]：コヴィディエン ジャパン株式会社
④ VTPC[18]：ニューポート メディカル社
⑤ APV[19]：ハミルトン メディカル社
● 各社で気道内圧上限圧力の設定方法や、設定した値に対する動作処理の方法が異なるため、使用者は十分に理解する必要がある。

（開　正宏）

Column

矩形波と漸減波って？

　VCにおける流量パターンには、矩形波、漸減波、漸増波、サインカーブ波などがあるが、多くの人工呼吸器では以下の2つから選択できる。

　流量パターンの違いにより、最高気道内圧や平均気道内圧、吸気時間、I:Eが変化する。

（開　正宏）

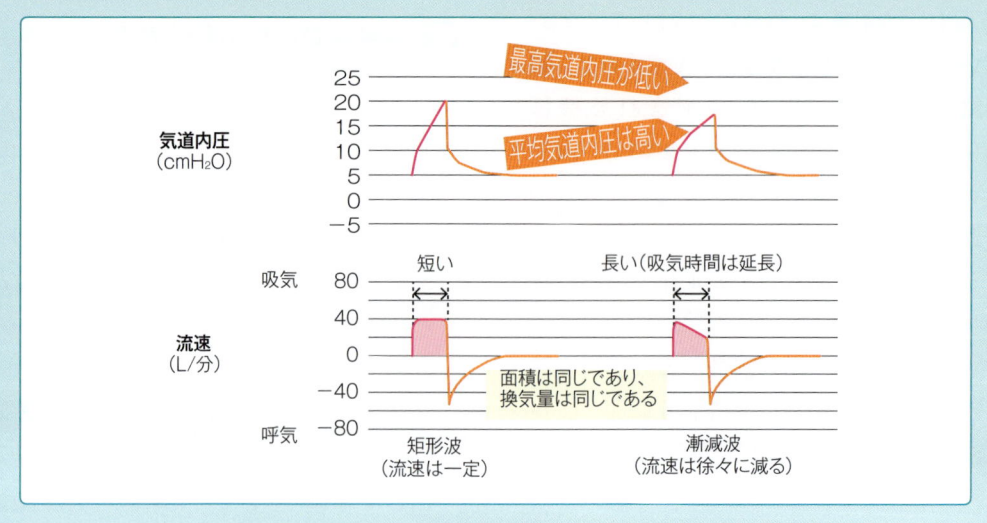

---

[16] PRVC（Pressure Regulated Volume Control）：圧補正従量式換気
[17] VC+（Volume Control Plus）
[18] VTPC（Volume Target Pressure Control）
[19] APV（Adaptive Pressure Ventilation）

換気モードって、どうやって選択するの？

人工呼吸の目的や、いかに自発呼吸を有効に用いて同調性・仕事量を軽減するかなどを考慮してモードを選択します。

- 人工呼吸の主な目的は、換気障害または高度酸素化障害に対して人工的に補助または代行するものである。患者の呼吸状態（障害の度合いや自発呼吸の有無など）に合わせて、最適な換気モードを選択する必要がある（表3）。

- 自発呼吸がなく酸素化不全をきたしている患者は、吸入気酸素濃度やPEEP[*20]の設定考慮とともに、吸気時間延長による高圧相時間を増やして平均気道内圧を高く保つ目的のI:E逆転換気（IRV）[*21]が用いられることがある。より高度な酸素化不全には、高頻度振動換気（HFV）[*22]が有効な場合もある。

自発呼吸がない場合

- 手術中の全身麻酔中や中枢性または神経筋疾患などでは、自発呼吸がないため人工呼吸による換気が必要になる。この場合、原則として酸素化不全はないため、換気代行の調節呼吸を選択することになる。

自発呼吸がある場合

- 術後などでは、過度な鎮静を避けて、人工呼吸器関連合併症の予防や早期の離脱をめざして、自発呼吸を有効に用いる部分的補助換気を積極的に使用する。

表3 換気モードの選択

		量規定	圧規定	量圧規定
調節呼吸	換気障害	VCV	PCV	PRCV
	高度酸素化障害	VC-IRV（IRVとはI:E逆転換気）	PC-IRV（IRVとはI:E逆転換気）HFV（高頻度振動換気）	
部分的補助換気	換気障害	VC-SIMV	PS-SIMV、PSV、BIPAP	PRVC、VSV
	高度酸素化不全	VC-SIMV（高PEEP）	CPAP、BIPAP、APRV	

[*20] PEEP（positive end expiratory pressure ventilation）：呼気終末陽圧換気
[*21] IRV（inverse ratio ventilation）：I:E逆転換気。吸呼気逆転換気ともいう。
[*22] HFV（high frequency ventilation）：高頻度振動換気

- 自発呼吸があり酸素化不全を併発する患者に対しては、吸入気酸素濃度とPEEPやCPAPの設定考慮も大切であるが、肺保護のためにより低い圧力で有効な換気が得やすく、自発呼吸に同調しやすい圧規定換気を用いるほうがよい。
- 急性肺損傷や急性呼吸窮迫症候群（ARDS）[*23]などの重度肺障害での高度酸素化不全の際には、通常の人工呼吸モードではなく、最高気道内圧が制限されるなかで高い平均気道内圧が得られる二相性CPAPであるBIPAP[*24]（バイパップ）モードが用いられる（図6）。
- 二相性CPAPには、BIPAPモードの他、APRV[*25]モード（図7）などがあり、自発換気は一切なくとも換気を担うことはできるが、換気エリア[*26]を増大させるためには自発換気あってこその二相性CPAPであることを念頭に置く必要がある。

（開　正宏）

図6 BIPAPモード

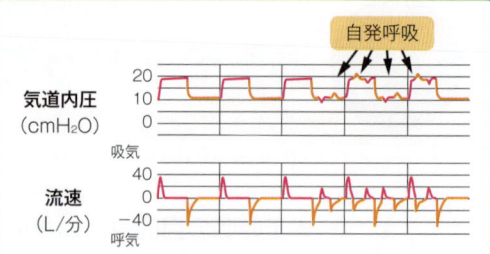

- 純粋な意味でのBIPAPの例を示す
- 低圧と高圧のCPAPが定められた時間で繰り返されて、双相で自発呼吸を行うことができる
- 実際に多くの人工呼吸器に搭載されるBIPAPやBiVent、DuoPAPなどは、IMV[*27]-BIPAPともいえ、PCVとPSVの混在モードともとらえられる

図7 APRVモード

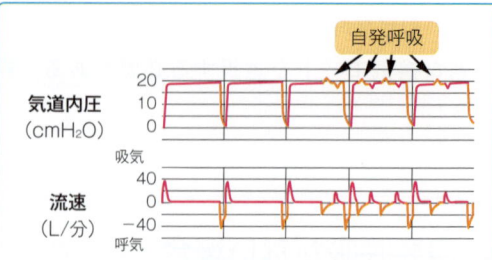

- APRVモードは、BIPAPをPC-IRV様に極端な変形をしたものといえる
- 高圧でのCPAPからきわめて短い呼出時間（開放時間）を設けることにより、肺内のガス交換を行っているが、肺が虚脱しないよう故意に残気量をつくり、肺内圧力を保つ方式である

---

*23　ARDS（acute respiratory distress syndrome）：急性呼吸窮迫症候群
*24　BIPAP（biphasic positive airway pressure）：気道圧開放換気（エビタ）。BiVent（サーボ）、BiLevel（ベネット840）と同様。
*25　APRV（airway pressure release ventilation）：気道圧開放換気
*26　換気エリア：一般的に仰臥位で自発呼吸のない患者に陽圧人工呼吸を行った際には、肺の腹側には換気が入りやすく、背側には換気が入りにくい。自発呼吸があり、主たる呼吸筋である横隔膜が動くことにより、背側にも換気が入りやすくなる。このことは、換気エリアの増大、ひいては換気血流比不均衡の是正につながる。
*27　IMV（intermittent mandatory ventilation）：間欠的強制換気

Q7 closed loop controlってなに？

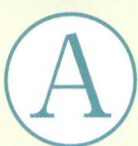

人工呼吸器が患者の状態（情報）を自ら取り入れて演算処理し、換気制御を行う機構です。患者の呼吸状態増悪時にも、人工呼吸器が自ら設定を調節します。

open loopとclosed loop（図8）

- これまでの人工呼吸器の各モードは、医師が換気条件を設定して圧や量・同調性を確認した後に調整を繰り返す「医師⇄人工呼吸器⇄患者」のopen loopであった。
- closed loop controlやclosed loop ventilationと呼ばれる機構は「人工呼吸器⇄患者」の一部を人工呼吸器のアルゴリズムで自動的に適正な設定となるように調整する。つまり、closed loop controlとは、人工呼吸器が患者の状態（情報）を自ら取り入れて演算処理し、換気制御を行うことで、より高い同調性や呼吸仕事量の低減、人工呼吸器離脱への導きのみならず、患者の呼吸状態が増悪した際にも設定を調節し、医療者の負担を軽減してくれる機構である。
- PRVCなどのモード（→p.11 Q5）では、換気量を維持するために最適な流速を人工呼吸器が選択することから、広義のclosed loop controlともいえる。ただし、本項では「患者からの呼吸情報をフィードバック制御して、より進んだ形の最適な同調性や高い呼吸

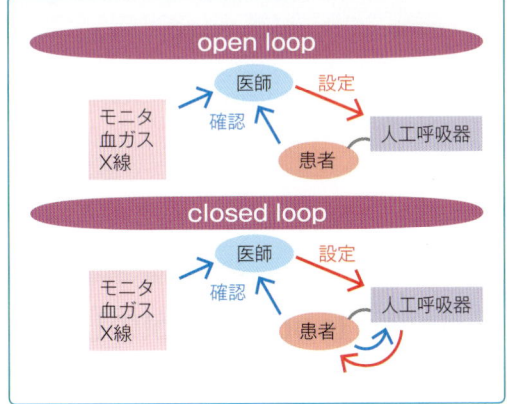

図8 open loopとclosed loop

補助能力による呼吸仕事量の軽減、そして、人工呼吸器離脱トライアルまで行うモード」をclosed loop controlとして解説する。

- 現在、わが国で使用可能な機構は以下の4つである。
  ①PAV™＋（比例補助換気）[*28]：コヴィディエン ジャパン株式会社
  ②Smart Care®（ver.1またはver.2）：ドレーゲル・メディカル ジャパン株式会社
  ③ASV®（適応補助換気）[*29]：ハミルトン メディカル社
  ④NAVA®（神経調節補助換気）[*30]：マッケ社
  （→p.20 Q9）

[*28] PAV™＋（Proportional Assist Ventilation Plus）：比例補助換気
[*29] ASV®（Adaptive Support Ventilation）：適応補助換気
[*30] NAVA®（Neurally Adjusted Ventilatory Assist）：神経調節補助換気。厳密にはNAVA®は上記に示すようなclosed loop controlとは異なる。

図9 INTELLiVENT®-ASV

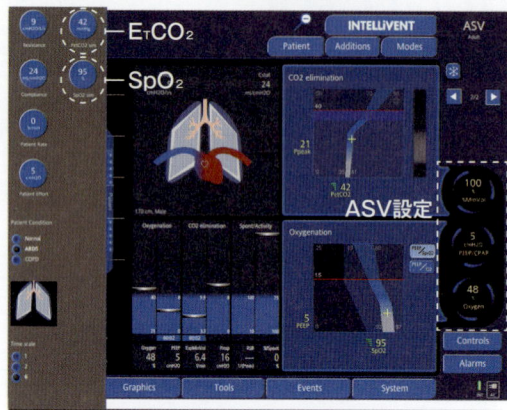

A 仮想患者の人工呼吸時設定条件

- E_TCO_2 42Torr、SpO_2 95%の患者の設定
→ターゲット分時換気量 100%、PEEP 5cmH₂O
　設定酸素濃度48%

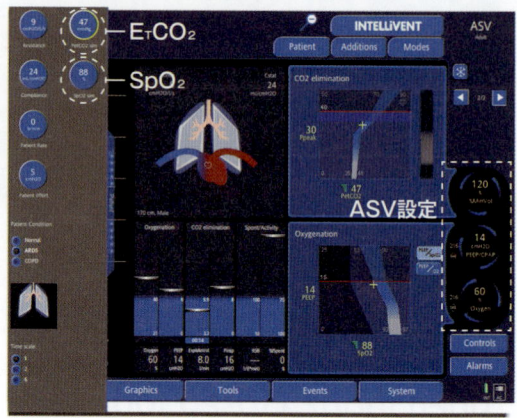

B 仮想患者の呼吸状態が悪化すると…

- E_TCO_2 47Torr、SpO_2 88%まで悪化した場合
→ターゲット分時換気量が120%に増加（CO₂排出に働く）
→PEEP 14cmH₂O、設定酸素濃度60%へと変化（酸素化能力を向上させる）

日本光電工業の許諾を得てハミルトン メディカル社シミュレーター画面より一部改変のうえ転載

closed loop controlのしくみ
（INTELLiVENT®-ASV*31の場合）

- 従来のASV®は、基本的にPC-SIMVの動作を行う。ターゲット分時換気量*32やPEEPなどを設定すると、自発呼吸の有無にかかわらず最適な呼吸回数・一回換気量・自発呼吸への補助などが自動で決定される。
- INTELLiVENT®-ASVは、上記の他、パルスオキシメータのSpO₂*33とカプノメータのE_TCO₂*34を取り込み、設定酸素濃度・PEEPとターゲット分時換気量を自動決定する（図9）。
- INTELLiVENT®-ASV*34は、独自のアルゴリズムにより、CO₂ elimination（換気能力）としてE_TCO₂と換気圧力の関係を、Oxygenation

図10 SpO₂とPEEP／酸素濃度の調整

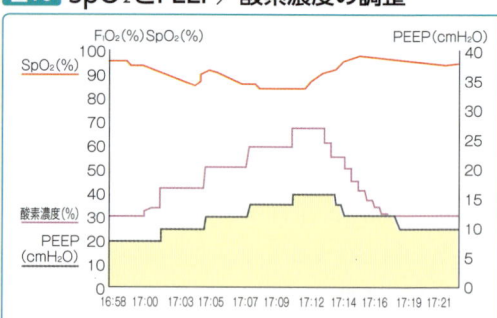

- SpO₂が低下していくとPEEP／酸素濃度が並行して増大していき、SpO₂が上昇すると酸素濃度が優先されて低下していくことが理解できる。

（酸素化）としてSpO₂とPEEPの関係を演算することで、目標値から逸脱しないようなしくみになっている。図10にSpO₂とPEEP／吸入酸素濃度の調整の関係を示す。

（開　正宏）

---

*31　INTELLiVENT®-ASV：ハミルトンメディカル社のG5やS1に搭載されているモード
*32　ターゲット分時換気量：年齢（成人または小児・新生児）と性別を選択し、患者の身長を入力すると理想体重が定まり、それをもとに目標とするターゲット分時換気量が設定される。
*33　SpO₂（pulse-oxymetric oxygen saturation）：経皮的動脈血酸素飽和度
*34　E_TCO₂（end-tidal CO₂）：呼気終末二酸化炭素分圧

 **PEEP/プラトーは、なんのために使うの？**

 PEEPは、呼気時に肺胞虚脱を防ぎ、気道を開放するために使います。プラトーは、膨らみにくい肺胞にも均等にガスを入れるために使います。

PEEP（呼気終末陽圧）とは（図11）

- PEEP[*35]は、呼気終末時に気道内を設定した陽圧にすることにより、呼気時に肺胞が虚脱するのを防ぐ。また、FRC（機能的残気量）[*36]の増加や気道の閉塞を解除する効果もある。
- 虚脱した肺胞を膨張させたり虚脱させたりすると、肺の損傷を起こす可能性が高くなる。そこでPEEPを使うことにより、呼気時に肺胞の虚脱を防ぐと同時に虚脱していた肺胞にガスが入ってガス交換能がよくなり、酸素化能を改善する。
- PEEPには副作用があり、①心拍出量の低下、②肺の圧損傷、③尿量の減少、④脳圧の亢進に注意しなければならない。

図11 PEEPの働き

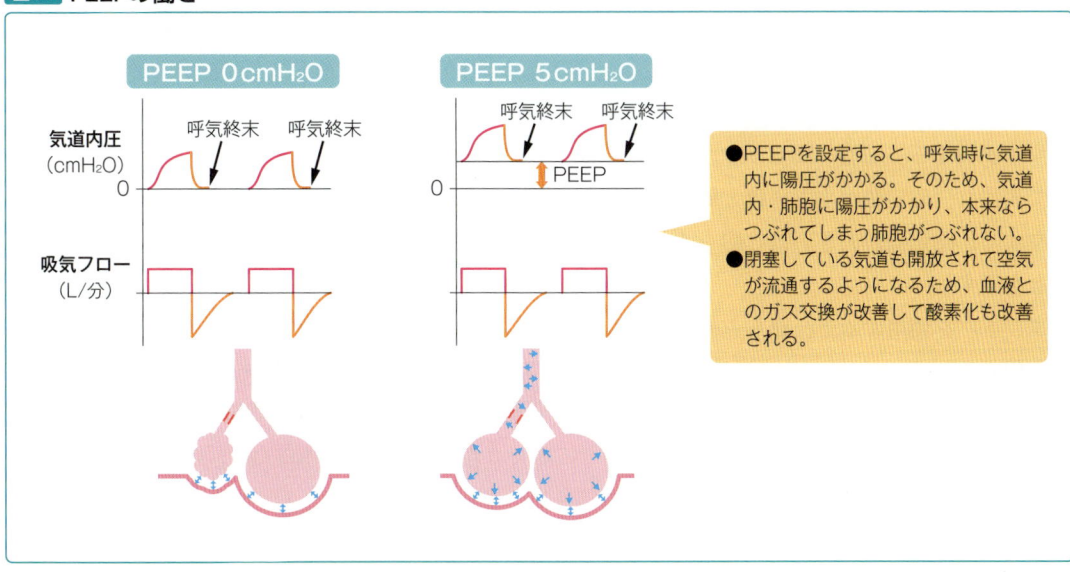

- PEEPを設定すると、呼気時に気道内に陽圧がかかる。そのため、気道内・肺胞に陽圧がかかり、本来ならつぶれてしまう肺胞がつぶれない。
- 閉塞している気道も開放されて空気が流通するようになるため、血液とのガス交換が改善して酸素化も改善される。

---

*35 PEEP（positive end expiratory pressure ventilation）：呼気終末陽圧換気
*36 FRC（functional residual capacity）：機能的残気量

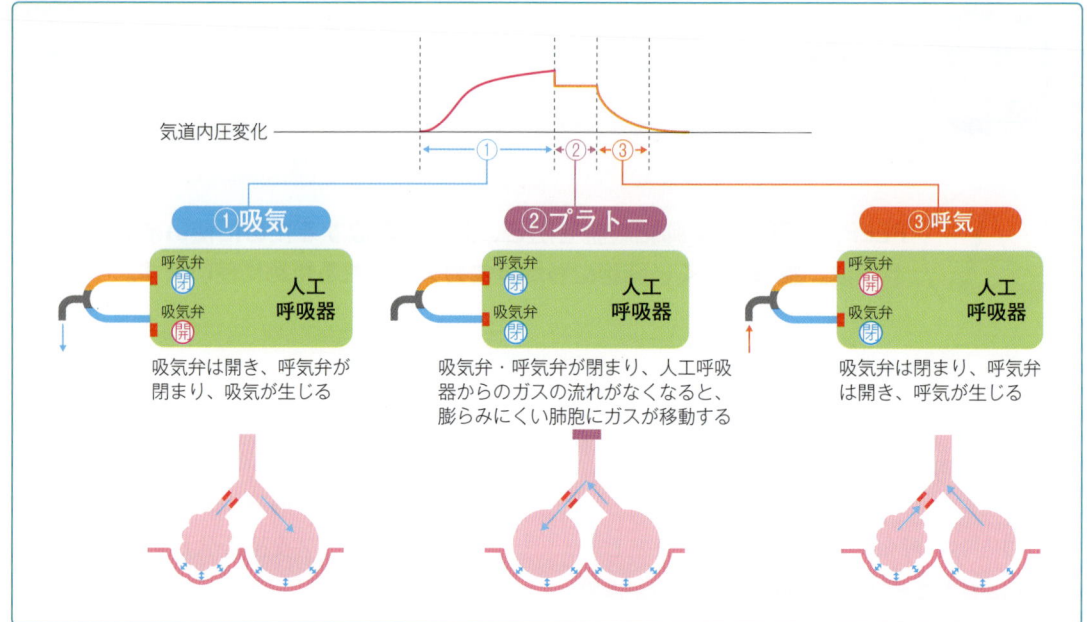

図12 プラトーの原理

プラトーとは（図12）

- プラトー（plateau）とは、人工呼吸器が、吸気終了時に吸気弁と呼気弁を設定した時間だけ閉鎖し、気道内圧を高いまま一定に保つことである。EIP[*37]、休止時間（pause time）、inspiratory holdともいわれる。
- 多数ある肺胞は、それぞれの肺胞で膨らみやすさが異なる。肺胞の膨らみやすさは時定数で表され、時定数が小さいほど肺胞は膨らみやすく、時定数が大きいほど膨らみにくいことを示す。
- プラトーを使用すると、膨らみやすい肺胞から膨らみにくい肺胞へガスが移動するため、吸気ガスの不均衡分布が改善し、ガス交換効率が向上する。

プラトーと肺コンプライアンス

- 肺コンプライアンス（膨らみやすさ）には、静肺コンプライアンスと動肺コンプライアンスがある。
- 静肺コンプライアンスは、人工呼吸器下で、呼気回路を遮断して気流を停止させたときのコンプライアンスである（図13）。プラトー圧を用いた以下の式より算出できる。

> 静肺コンプライアンス（mL/cmH$_2$O）
> ＝一回換気量／プラトー圧

- 動肺コンプライアンスは、吸気から呼気に移行するときの圧から求められるコンプライアンスである。静肺コンプライアンスに気道抵抗が因子として加わる（→p.50 Q 2）。

（春田良雄）

[*37] EIP（end-inspiratory pause）：吸気終末休止

図13 **静肺コンプライアンス**

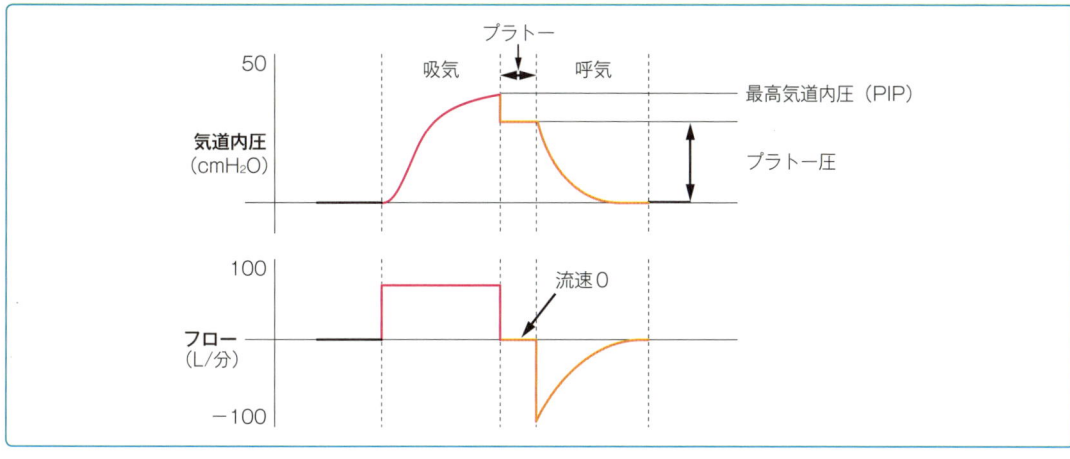

Column

外呼吸と内呼吸って？

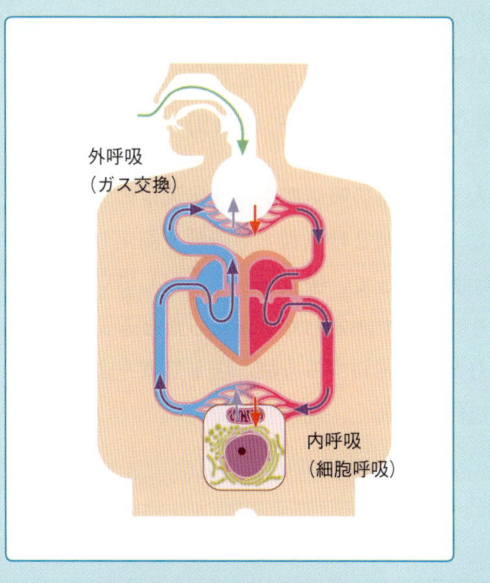

　酸素や二酸化炭素は、圧が高いほうから低いほうへ流れていく。この圧較差による移動（拡散）によって、肺胞でガス交換が行われる（→p.82Column）

　外呼吸では、酸素は肺胞から血液へ（肺胞PO_2：100Torr→血液PaO_2：40Torr）、二酸化炭素は血液から肺胞へ（血液$PaCO_2$：45Torr→肺胞PCO_2：40Torr）と移動する。

　一方、内呼吸では、酸素は血液から組織の細胞へ（血液PaO_2：100Torr→細胞PO_2：40Torr）、二酸化炭素は組織の細胞から血液へ（細胞PCO_2：45Torr→血液$PaCO_2$：40Torr）と移動する。

（道又元裕）

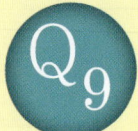

Q9 トリガーってなに？どんなときに、どのように設定するの？

トリガーは、患者の吸気努力を感知するための機能です。自発呼吸があるとき、吸気時に人工呼吸器が作動するように設定します。

- トリガーは、患者の自発呼吸が起こったときに、自発呼吸の吸気を感知して人工呼吸器が吸気をする機能である。

トリガーの種類

- トリガーの種類には、圧トリガーとフロートリガーに加えて、最近開発されたNAVA[1]といわれる方法がある。

1 圧トリガー（図14）

- 人工呼吸器の吸気弁と呼気弁が閉じた状態では、患者の自発呼吸によって人工呼吸器の回路内の圧力が陰圧になることを利用して、吸気努力を感知する方法である。

2 フロートリガー（図15）

- 人工呼吸器の吸気側から一定流量のガスを流し、吸気側と呼気側でその量を測定し、自発呼吸によって、吸気側から送気している量より呼気側で測定した量が減ったとき、吸気努力として感知する方法。圧トリガーよりも感知能力が高く、鋭敏である。

3 NAVA®（図16）

- 口腔または鼻腔から挿入した電極を食道内の横隔膜の位置に固定し、呼吸筋である横隔膜の筋肉が動くときの筋肉の電気（筋電図）を測定して吸気や呼気を感知する新しいトリガー方法である。

トリガー設定時の注意点

- トリガー感度は、胸郭が動き出すときに人工呼吸器の吸気が生じるように設定する。
- トリガー感度の設定は、鋭敏すぎても、鈍感すぎてもいけない。
  - 鋭敏に設定しすぎた場合：自発呼吸がないときに吸気をしてしまう（オートトリガー現象［→p.22Q10］）。
  - 鈍感に設定しすぎた場合：自発呼吸をしようとしても人工呼吸器が吸気を行わず、ミストリガーを起こしてしまう（→p.22Q10）。

（春田良雄）

20　Part 1　人工呼吸器の原理と使い方

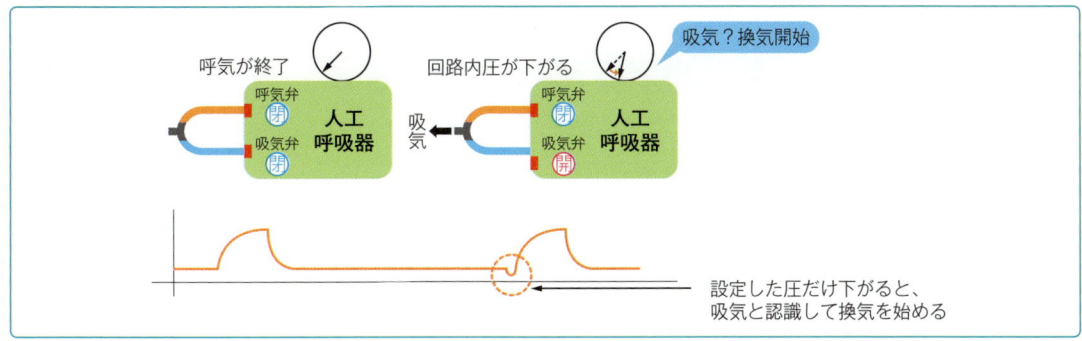

図14 圧トリガー

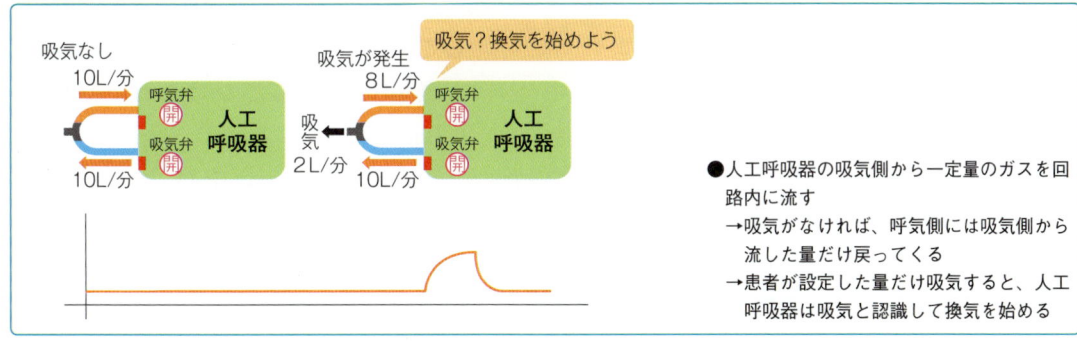

図15 フロートリガー

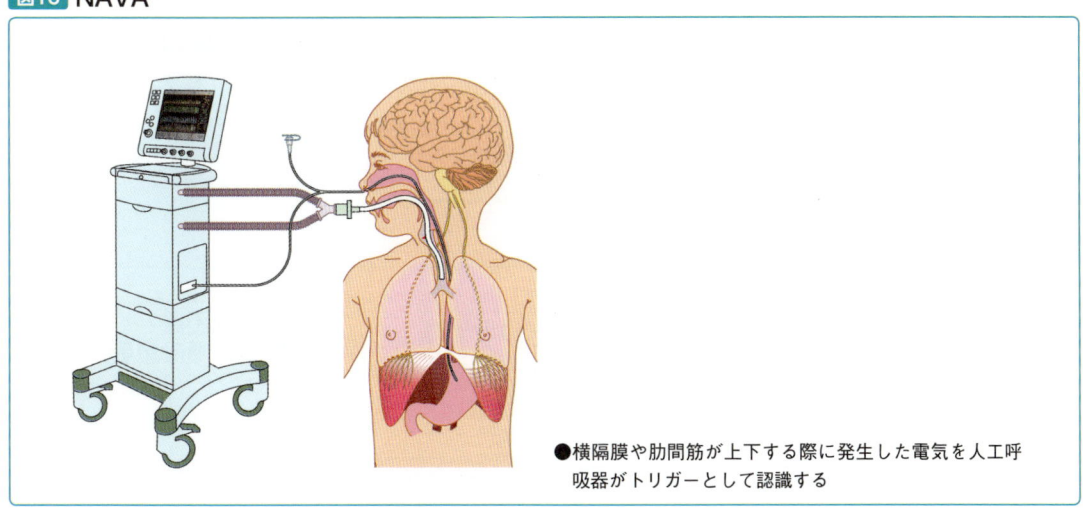

図16 NAVA®

Q10 各モードの観察ポイントは？

数値情報、グラフィック波形情報、フィジカルアセスメントなどから、人工呼吸器との同調性、酸素化、換気状態の評価を行います。

- 近年の換気モードには、自発呼吸に対して同調性を高めることで、人工呼吸器関連障害や廃用性萎縮を抑え、鎮静薬を減量できることが求められている。
- 自発呼吸下の換気モードでは、呼吸仕事量の軽減、下側肺の換気量増加と肺胞虚脱予防、換気血流比の改善、心拍出量の改善などが報告されている[1]。そのため急性期では、自発呼吸の停止は少なくし、自発呼吸と同調性の良い換気モードに切り替え、早期の離脱が求められている。
- 臨床の流れの例を以下に示す。患者をサポートする強さにより、換気モードを変更していくのが特徴である（図17）。

① 開始時は、A/Cでしっかり換気をサポートして、酸素化と呼吸仕事量を軽減する。
　・酸素化が改善しなければ、APRVやBilevel（バイレベル）に変更する。
　・同調性が悪ければ、PAV™＋やNAVA®の使用を検討する。
② 酸素化が改善され、自発呼吸がしっかりしたら、PSVに切り替え、SBT（自発呼吸トライアル）[*38]を進める。
　・離脱が困難な患者（人工呼吸器期間2週間以上または3回以上SBT失敗[2]）などでは、SIMVに切り替え、原因探索と治療を進める。

図17 換気モード変更のながれ

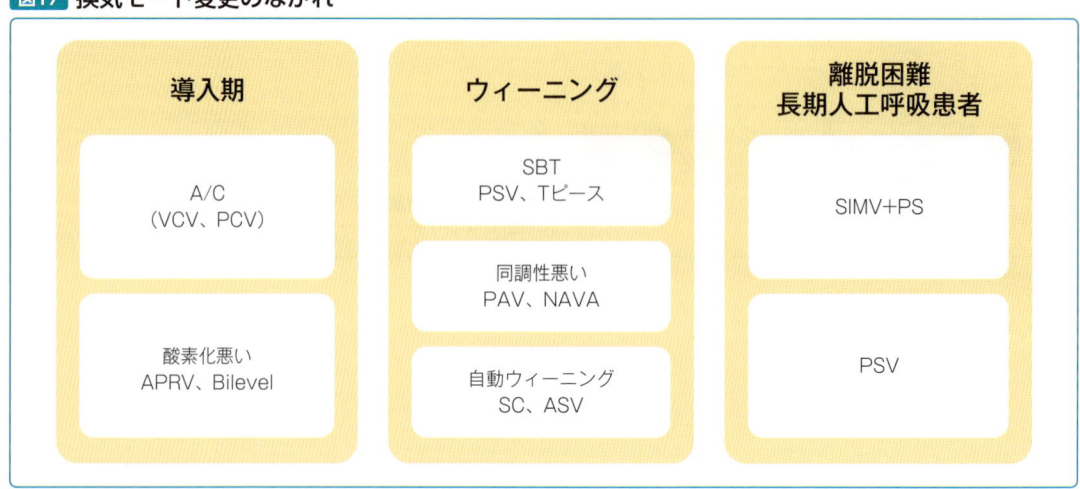

*38　SBT（spontaneous breathing trial）：自発呼吸トライアル

期待される効果と評価の内容

1 患者-人工呼吸器の同調性

- 自発呼吸を補助する換気モードで期待される効果は、呼吸仕事量の軽減、下側肺の換気量増加と肺胞虚脱予防、換気血流比の改善、心拍出量の改善などが挙げられる[1]。
- 調節呼吸の換気モードでは、過剰鎮静から人工呼吸期間やICU滞在日数の延長および長期予後の悪化が懸念されることから、近年では自発呼吸を温存した換気モードが主体となってきている。
- 自発呼吸を補助する換気モードでは、患者-人工呼吸器の同調性が重要視される。患者と人工呼吸器の同調性が低いと人工呼吸期間の延長、ICU滞在期間が延長する[3]。同調性が低くなる原因としては、トリガー不良、二段呼吸、不適切な吸気流量設定、吸気終末サイクル、内因性PEEPなどが挙げられる[4]。
- 患者-人工呼吸器の非同調性は、PSVの場合、呼吸回数あたり約2％発生するが、そのうちミストリガーが85％、二段呼吸が13％、オートトリガー・早期終了・吸気時間延長はそれぞれ1％未満であると報告されている[3]。

1）ミストリガー（図18）
- 呼吸努力があってもトリガーしない状態である。
- 吸気努力が弱く、トリガーレベルを超えない場合に起こる。
- ミストリガーが発生したら、トリガー感度の設定が鈍すぎないか、内因性PEEPがないか確認する。

2）二段呼吸（図19）
- 吸気は終了するが、2回目の吸気が続いて発生する状態である。
- 吸気流量が速い場合や、コンプライアンスが低い肺の場合に起こりやすい。
- 気道内圧が跳ね上がり、吸い終わる前に吸気が終了し、次にそのままトリガーすることで二段の吸気波形となる。
- 二段呼吸が発生したら、立ち上がり速度、呼気感度を調整する。

3）オートトリガー
- オートサイクルとも呼ばれる。自発呼吸がないのに、人工呼吸器が連続して自発呼吸を誤検知する状態である。

図18 ミストリガー

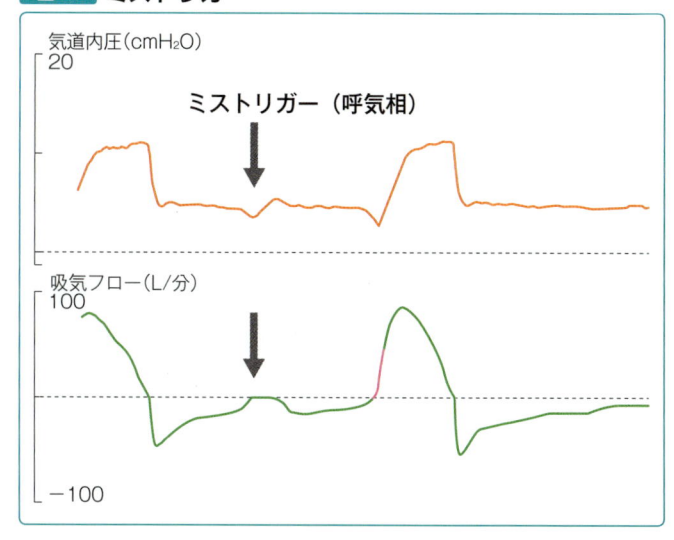

図19 二段呼吸

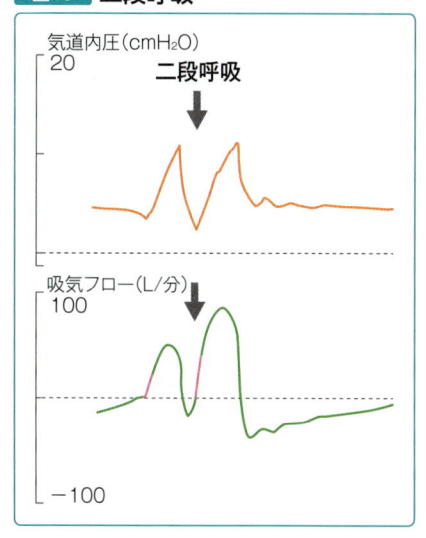

図20 内因性PEEP

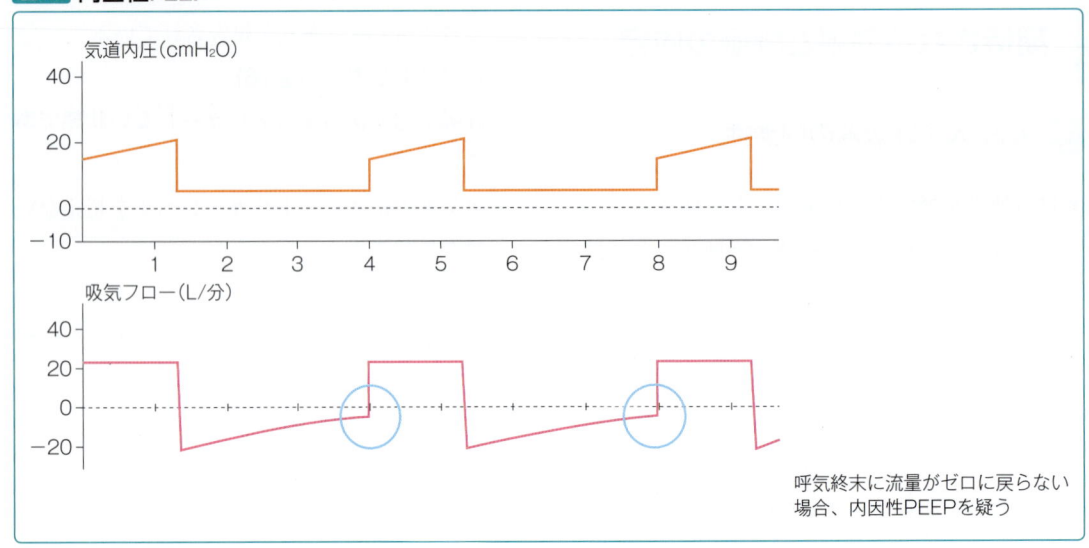

呼気終末に流量がゼロに戻らない場合、内因性PEEPを疑う

- 高すぎる（鋭敏）トリガー感度、回路リーク、回路内水滴、心原性の振動[5]などにより発生する。
- 患者と人工呼吸器の同調性を確認するには、自発呼吸のアセスメントとして、グラフィック波形情報と合わせてフィジカルアセスメントを実践することが重要である。努力性呼吸の有無、吸気流量の不足や吸気早期終了、シーソー呼吸や呼気時の腹筋の収縮などを早期に発見することが、患者にとって最適な換気条件を探索する手助けとなる。

2 内因性PEEP

- 吸気時間や呼吸回数が増加すると、呼気時間が短くなり、呼気終了前に次の吸気が始まる。すると、エアトラッピングが起こり、内因性PEEP（auto-PEEP、intrinsic PEEP）が発生して過膨張となり、循環抑制や肺損傷が起こる場合がある。
- 内因性PEEPは、一回換気量が多い、呼気時間が短い、気道抵抗が高い、コンプライアンスが高い場合に発生しやすくなる。
- 内因性PEEPの有無は、流量波形が呼気終了時にゼロに戻るかを観察することで確認する（図20）。発生している場合は、許容できる範囲で一回換気量を減らす、呼気時間を十分にとることで対応する。
- 内因性PEEPが発生するとミストリガーが増加する[6]。
- IRVは、内因性PEEPの発生による肺胞の虚脱を防ぎ、酸素化を改善する換気モードである。

3 呼吸回数

- 運動時には、酸素の需要と二酸化炭素の産生量が増加するが、通常、生体は、呼吸回数や換気量を増加させることで調節している（自律性呼吸調節）。
- 不安などの感情や、痛みの刺激によっても呼吸回数は変化する（随意性呼吸調節）。
- 特に人工呼吸管理中では、疾患による呼吸調整機能の破綻、病態の変化、鎮痛や鎮静の影響から、呼吸回数や一回換気量が変化する。

表4 A/Cにおける観察ポイント

VCV-A/C	PCV-A/C
☐ 気道内圧の変化に注意 ☐ 患者努力の増加で気道内圧低下 ☐ 患者努力が増加しても換気量は一定 ☐ 自発呼吸がある場合は同調性を確認 ☐ auto-PEEPに注意	☐ 換気量の変化に注意 ☐ 患者努力が増加しても気道内圧は一定 ☐ 患者努力が強くなると換気量は増加 ☐ 吸気時間の設定に注意 ☐ 自発呼吸がある場合は同調性を確認 ☐ auto-PEEPに注意

図21 VCV-A/C

気道内圧（cmH₂O）

（コンプライアンスが低いとき：PIP上昇、Pplt上昇）
（気道抵抗が高いとき：PIP上昇、Pplt不変）

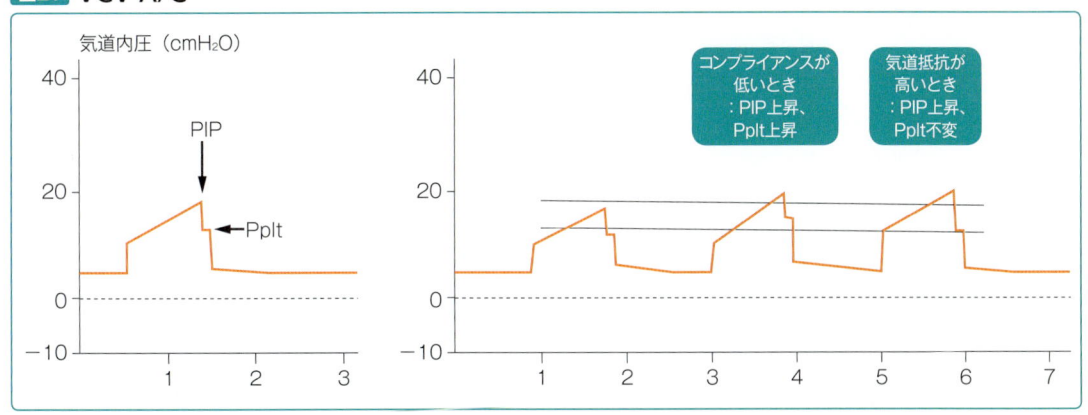

換気モード別の観察ポイント

- 主に用いる換気モードとして、A/C、SIMV、PS、CPAP、APRVを解説する。

1 A/Cの観察ポイント（表4）

- 急性期においてA/Cは、人工呼吸器の導入時によく使用する。強制換気で肺の換気と拡張を維持し、呼吸仕事量を軽減することが主な目的である。
- A/Cが使用されるのは、一回換気量を4〜6 mL/kgまで制限して高二酸化炭素血症を容認する場合（permissive hypercapnia）や、換気法や吸呼気比を逆転させて吸気時間が呼気時間を上回る換気法（IRV）などである。
- A/Cの特徴は、自発呼吸の有無にかかわらず、設定された換気量が送気される点である。
- 自発呼吸をトリガーしたときは、アシスト呼吸として設定された調節換気を送気する。アシスト換気となり、自発呼吸が増加した場合には、設定換気回数を超えて換気を行う。
- 換気様式は、VCVまたはPCVを選択できる。

1）VCV-A/Cのとき（図21）

- VCV-A/Cでは、設定した一回換気量を送ることから、換気量は一定量となるが、気道内圧は患者状態により変化するため、気道内圧を常にモニタリングする。
- PIP[*39]とPplt[*40]のモニタリング、同調性、吸気流量の不足がないかの確認が重要となる。
  - 気道内圧：VCVでは、患者努力が強くなると、吸気流量や換気量の不足により、気道内圧が低下する。

---

*39 PIP（peak inspiratory pressure）：最高気道内圧。主に気道抵抗成分とコンプライアンスの変動を示す。
*40 Pplt（plateau pressure）：プラトー圧。コンプライアンス（肺の広がりやすさ）の変動を示す。

図22 PCV-A/C：吸気時間変更時の流量波形および換気量波形の変化

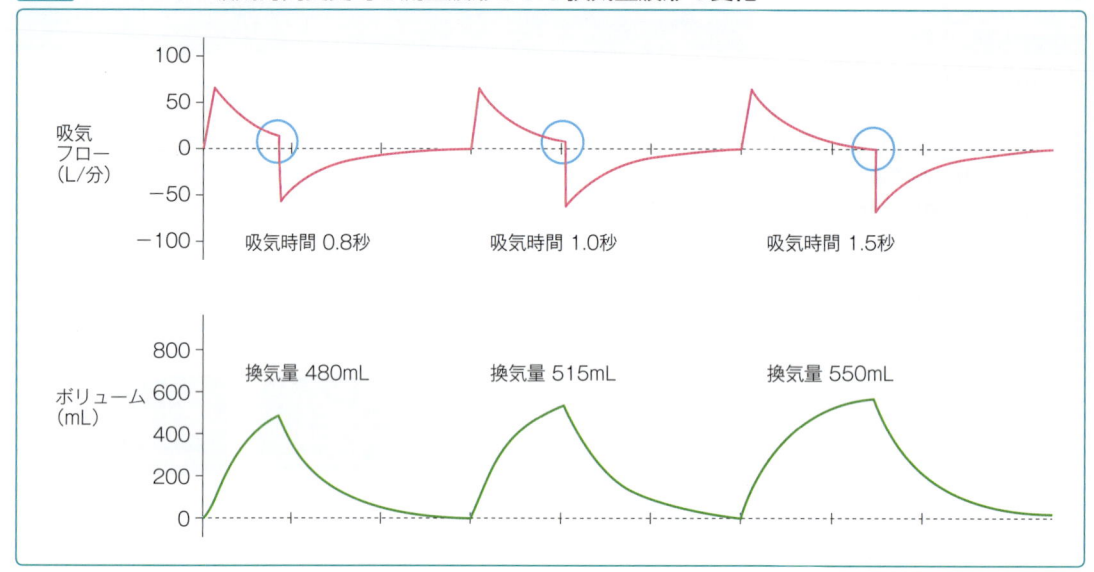

- プラトー圧：一時的にEIPを設定するか、吸気ポーズ機能で測定する。25cmH₂O以下（少なくとも30cm以下）、プラトー圧とPEEPの差を15cm程度に抑えることが望ましいとされている[7]。

2）PCV-A/Cのとき（図23）

- PCV-A/Cでは、気道抵抗やコンプライアンスの変化による気道内圧の変化は生じないが、一回換気量が変化する。そのため、一回換気量のモニタリングが重要となる。
- PCVの吸気時間は、基本的には「吸気流量が吸気終末時にゼロとなる時間」を設定する。吸気流量がゼロにならない場合、肺の中で設定圧に達していない部分があることを示唆する。この場合、吸気時間を増やすと、一回換気量が増加する。
- PCV-A/Cでは、自発呼吸をトリガーすると、設定した強制換気を送る。自発呼吸が多い場合、分時換気量も増える。リークや振動によるオートトリガーが発生していないか確認し、自発呼吸がしっかりしていれば、自発呼吸が主体のPSVなどへの変更を検討する。

表5 SIMVにおける観察ポイント

- □ 自発呼吸の同調性に注意
- □ 吸気時間と吸気流量（立ち上がり時間）に注意
- □ SIMV+PSでは、立ち上がり時間、呼気感度に注意
- □ auto-PEEPに注意

2 SIMVの観察ポイント（表5）

- SIMVは、自発呼吸だけでは換気量が不足する場合に、一定の間隔で補助呼吸を行うモードである。補助呼吸は、VCVまたはPCVを選択できる。
- 患者の吸気に合わせて強制換気を行うことで、ファイティングを抑える。強制換気のタイミングまでの自発呼吸には、PSVを付加することができる。
- SIMVでは、自発呼吸の吸気時間と強制換気の吸気時間が合っているか確認することが重要である。吸気時間の設定が自発呼吸に比べて長く、強制換気の途中で患者が呼気に移行した場合、吸気の終わりに気道内圧が上がることがあるためである。

- 離脱困難な長期人工呼吸患者では、SIMVとPSVを併用してウィーニングを進める。以下に一例[8]を示す。
  ① PSVは一定で、SIMVを4回/分位まで下げる。
  ② SIMV（4回/分）は一定で、PSVを10cmH$_2$Oまで下げてからSBTに移行する。

3 PSVの観察ポイント（表6）

- PSVは、自発呼吸を温存した換気モードであるため、同調性をよく確認する必要がある。
- ウィーニング時のSBTでは、PS 5cm、PEEP 5cmH$_2$OまたはTピースで行う方法が推奨されている[9]。
- PSVでは、自発呼吸をしっかり行い、ウィーニングに向けて鎮静レベルを浅くコントロールしていく。患者がチューブの不快感や苦痛から、体動やチューブ抜去を起こすこともあり、注意が必要となる。
- 自発呼吸主体の換気モードでは、呼吸仕事量は人工呼吸器から患者にシフトする。そのため、酸素化（SpO$_2$）、循環動態（心拍数、血圧、不整脈の有無）、意識レベル、電解質や酸塩基平衡、呼吸回数、分時換気量、呼吸パターンの悪化（呼吸補助筋使用、奇異呼吸）などに注意が必要である。
- PSVは、自発呼吸が停止すると送気が停止するので、無呼吸アラームとともにバックアップ換気の設定が必要である。
- 自発呼吸が戻り、バックアップ換気からPSVに移行する方法は、機種によって異なる。リセットを押さないとPSVに戻らない機種などがあるため、事前の確認が重要である。

4 CPAPの観察ポイント（表6）

- CPAPは、自発呼吸下にPEEPを付加することで、吸気相・呼気相を陽圧に保ち、肺容量増加、肺胞虚脱の改善、呼吸仕事量の軽減を

表6 PSVとCPAPにおける観察ポイント

- ☐ 患者努力の増加でも気道内圧一定
- ☐ 患者努力が増加で換気量は増加
- ☐ 自発呼吸と換気パターンが同調しているか確認
- ☐ 浅速呼吸がないか確認
- ☐ オートトリガー、呼吸回数に注意
- ☐ auto-PEEPに注意
- ☐ 無呼吸アラーム、バックアップ換気の確認
- ☐ 酸素化、循環動態、意識レベル、血液ガス、呼吸回数、分時換気量、呼吸パターンに注意

行う。

- 患者が、チューブの不快感や苦痛から体動やチューブ抜去を起こすこともあり、注意が必要となる。
- CPAPは自発呼吸主体の換気モードである。そのため、酸素化（SpO$_2$）、循環動態（心拍数、血圧、不整脈の有無）、意識レベル、電解質や酸塩基平衡、呼吸回数、分時換気量、呼吸パターンの悪化（呼吸補助筋使用、奇異呼吸）などに注意が必要である。
- CPAPは、自発呼吸が停止すると送気が停止するので、無呼吸アラームとともにバックアップ換気の設定が必要である。
- 自発呼吸が戻り、バックアップ換気からCPAPに移行する方法は、機種によって異なるため、事前に確認しておく。

5 APRVの観察ポイント

- APRVでは、2相のCPAPを使用する。高圧相では肺胞虚脱改善と酸素化を改善し、低圧相（短時間）では換気補助と内因性PEEPから肺胞虚脱防止を行う。
- 自発呼吸下で使用するモードであり、呼吸努力が強いと経肺内外圧差が大きくなり肺障害を助長する可能性がある[10]ことから、立ち上がり時間を早くし、チューブ補償（tube-compensation）を付加する。
- 炎症を起こしている肺胞領域は、ガスが入り

図23 APRVの基本波形

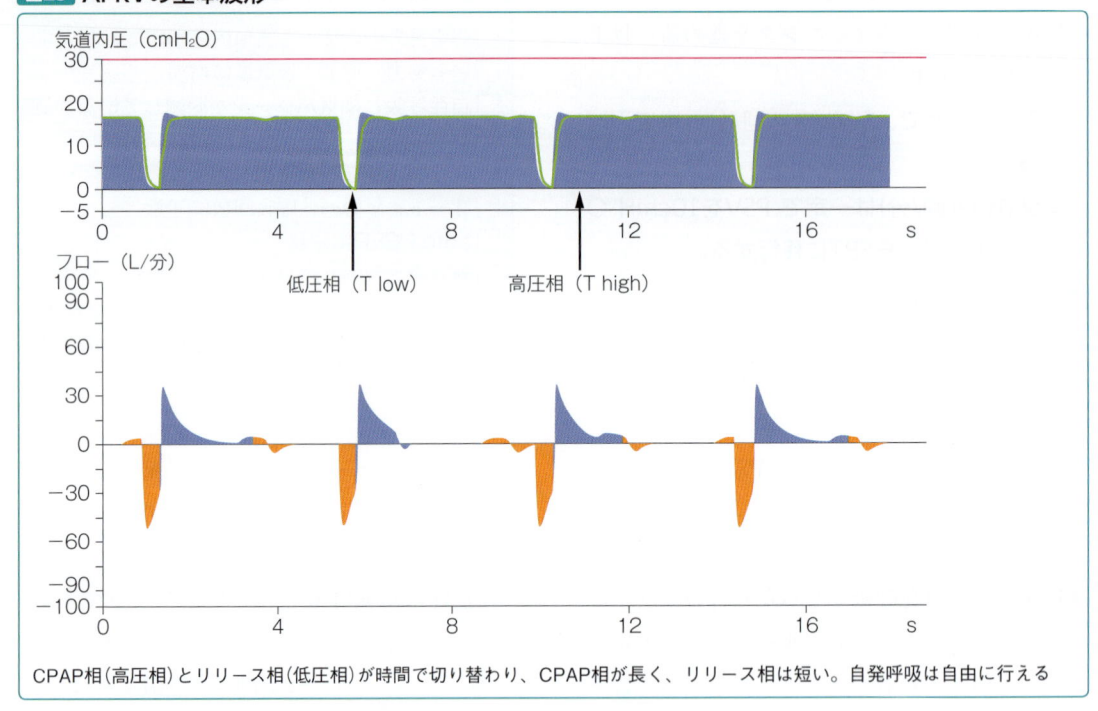

CPAP相（高圧相）とリリース相（低圧相）が時間で切り替わり、CPAP相が長く、リリース相は短い。自発呼吸は自由に行える

にくく出にくい状態（時定数が大きい）であるため、正常な肺胞に比べるとガスの呼出に時間がかかる。低圧相の時間を短く設定することで、病的肺胞からがガスが呼出して虚脱する前に高圧相に戻し、肺胞虚脱を予防する。

- 低圧相の時間が長いと肺胞虚脱が発生することがあるため、通常、高圧相から低圧相に移行した時の呼気流量最大値から75％値まで低下する時間（通常0.35〜0.6秒）に設定する（図23）[11, 12]。

（石井宣大）

【文献（p.8〜28「モードと付加機能」の項）】

1. Brander L, Slutsky AS. Assisted spontaneous breathing during early acute lung injury. *Crit Care* 2006; 10: 102.
2. Boles JM, Bion J, Connors A, et al. Weaning from mechanical ventilation. *Eur Respir J* 2007; 29: 1033-1056.
3. Thille AW, Rodriguez P, Cabello B, et al. Patient-ventilator asynchrony during assisted mechanical ventilation. *Intensive Care Med* 2006; 32: 1515–1522.
4. Gilstrap D, MacIntyre N. Patient-ventilator interactions. Implications for clinical management. *Am J Respir Crit Care Med* 2013; 188: 1058-1068.
5. Imanaka H, Nishimura M, Takeuchi M, et al. Autotriggering caused by cardiogenic oscillation during flow-triggered mechanical ventilation. *Crit Care Med* 2000; 28: 402–407.
6. Tobin MJ, Jubran A, Laghi F. Patient-ventilator interaction. *Am J Respir Crit Care Med* 2001; 163: 1059–1063.
7. Checkley W, Brown R, Korpak A, et al, Effects of a clinical trial on mechanical ventilation practices in patients with acute lung injury. *Am J Respir Crit Care Med* 2008; 177: 1215-1222.
8. Scheinhorn DJ, Chao DC, Stearn-Hassenpflug M, et al. Outcomes in post-ICU mechanical ventilation: a therapist-implemented weaning protocol. *Chest* 2001; 119: 236-242.
9. 日本集中治療医学会ICU機能評価委員会：人工呼吸器関連肺炎予防バンドル 2010改訂版. http://www.jsicm.org/pdf/2010VAP.pdf（2014年11月18日閲覧）.
10. Meyers TR, MacIntyre NR. Respiratory controversies in the critical care setting. Does airway pressure release ventilation offer important new advantages in mechanical ventilator support?. *Respir Care* 2007; 52: 452-458.
11. Habashi NM. Other approaches to open-lung ventilation: airway pressure release ventilation. *Crit Care Med* 2005; 33: S228–240.
12. Andrews P, Habashi N. Airway pressure release ventilation. *Curr Probl Surg* 2013; 50: 462-470.
13. 山本信章：呼吸管理機器おたすけパーフェクトBOOK. 呼吸器ケア 2011; 119: 43-50.
14. 佐藤敏郎：呼吸管理機器おたすけパーフェクトBOOK. 呼吸器ケア 2011; 119: 51-70.
15. 髙橋大二郎, Sinderby C, 中村友彦, 他：Neurally adjusted ventilatory assist（NAVA）. 人工呼吸 2012; 29：Web版. http://square.umin.ac.jp/jrcm/pdf/29-2/kikanshi29_2_pdf08.pdf（2014年11月18日閲覧）.

Part 1 ■ 人工呼吸器の原理と使い方

3 モニタリング

Q11 人工呼吸器モニタの観察ポイントは？

A 人工呼吸器モニタ値だけで判断せず、酸素化、血行動態、自発呼吸、呼吸パターン、全身状態を確認しましょう。VALI（人工呼吸器関連肺損傷）の徴候がないか、肺保護戦略による人工呼吸管理になっているかを観察します。

- 最近の急性期人工呼吸中の管理として、ABCDEバンドル[1]が推奨されている。ABCDEバンドルは、鎮静評価（A）と自発呼吸評価（B）を毎日行って鎮痛・鎮静を調整（C）し、せん妄評価とマネジメント（D）と早期離床と運動（E）の介入を行うものである（→p.224 Q 3）。
- VALI（人工呼吸器関連肺障害）[*1]の発症には、以下の要素が関連している[2]。
  ①大きい換気量・高い気道内圧から肺胞が過膨張（overdistension）をきたす量外傷（volutrauma）や圧外傷（barotrauma）
  ②肺胞の虚脱と再開放の繰り返しから発生するずり応力による障害（atelectrauma）
  ③肺の傷害から過剰発現した炎症性サイトカインによる全身への影響（biotrauma）
  ④高い流量・体位・高濃度酸素の吸入　など

人工呼吸器装着患者の観察ポイント（表1）

1 酸素化

- FiO_2[*2]と平均気道内圧は、おおむね酸素化に比例するため、平均気道内圧、PEEP[*3]、SpO_2[*4]を確認する。
- 「肺胞レベルで、酸素がどの程度取り込まれているか」は、酸素分圧で確認する。
- 上記の他に、酸素化の指標としてP/F ratio

---

*1　VALI（ventilator associated lung injury）：人工呼吸器関連肺損傷
*2　FiO_2（fraction of inspired oxygen concentration）：吸入気酸素濃度
*3　PEEP（positive end expiratory pressure ventilation）：呼気終末陽圧換気
*4　SpO_2（saturation of percutaneous oxygen）：経皮的酸素飽和度

表1 人工呼吸器装着患者の観察ポイント

酸素化	酸素化能をチェック ・吸気の酸素濃度、酸素の取り込みを確認する ・F_IO_2、PEEP、平均気道内圧、SpO_2、PaO_2、HRを確認
血行動態	酸素化された血液をどのくらい全身に供給できるのかをチェック ・心拍数、血圧の変動、昇圧薬の使用、不整脈や心筋虚血の徴候を確認する
自発呼吸	十分な自発呼吸があるかをチェック ・自発呼吸が十分に行えているかを確認する ・呼吸回数、一回換気量、分時換気量、RSBI または f/Vt、呼吸性アシドーシスの有無
呼吸パターン	努力性呼吸、呼吸補助筋の活動、奇異呼吸などがないかチェック ・視診や触診から、呼吸補助筋の活動や奇異呼吸、冷汗、呼吸困難感、不安、不穏状態を確認する
全身状態	呼吸に影響する全身状態をチェック ・電解質異常、発熱、貧血、体液過剰などを確認する

が用いられる。P/F ratioは、PaO_2とF_IO_2の比を表したものである。

- P/F ratioは、F_IO_2とPaO_2[*5]の他、Hb、$PaCO_2$[*6]、呼吸商、気圧、シャントの影響を受ける。急性肺障害などシャントが大きい疾患の場合、F_IO_2を上げるとP/F ratioが改善する場合があり、F_IO_2の影響を考慮する[3]。

2 血行動態

- 全身への酸素供給量は、おおむね「Hb×SaO_2×CO」で決まる（例：HbやSaO_2の低下に対して、心拍出量を増加して代償するなど）。
- 酸素化が保てていても、貧血や心不全などで全身への血液供給が少なければ、末梢組織は低酸素症に至る。
- 特に、ウィーニング段階では、人工呼吸器が補助していた呼吸仕事量を患者自身が負担することになり、酸素需要が増加し、心臓に負担がかかる。血行動態が安定しているか、心不全の徴候がないか確認するために、心拍数・血圧の変動、昇圧薬の使用、不整脈や心筋虚血の徴候をチェックする。

3 自発呼吸

- 速く浅い呼吸は、呼吸仕事量増加、死腔換気率増加、胸式呼吸主体となり下側肺の換気低下から換気-血流比の不均等分布が発生する。
- 自発呼吸を主体とした換気モードの場合、呼吸回数、一回換気量、分時換気量、RSBI（f/Vt）[*7]を確認する。
- 分時換気量が多い場合は、何らかの異常から換気ドライブが増加し、呼吸仕事量が大きくなっている状態である。
- RSBIは、自発呼吸下の呼吸回数と一回換気量（L）の比で表わされ、呼吸窮迫状態の患者では値が大きくなる。RSBIの測定は「F_IO_2とPEEPを変更せず、モードをCPAPに変更して1分間測定」などの方法で行う。RBSIはウィーニングの指標として用いられ、f/Vt<105が、ウィーニングの指標[4]となる。

---

*5 　PaO_2（arterial O_2 pressure）：動脈血酸素分圧
*6 　$PaCO_2$（arterial CO_2 pressure）：動脈血二酸化炭素分圧
*7 　RSBI（rapid shallow breathing index）：f/Vt

4 呼吸パターン

- 十分な自発呼吸があるかチェックする。
- 視診や触診から、呼吸筋疲労の徴候として、呼吸補助筋の活動や奇異呼吸、冷汗、呼吸困難感、不安、不穏状態を確認する。

5 全身状態

- 呼吸に影響する電解質異常、発熱、貧血、体液過剰などの全身状態を確認する。

人工呼吸器モニタの観察ポイント（表2）

- 人工呼吸器で測定している項目は、①圧力系、②流量系、③時間の3項目に大きく分けられる。これら3項目を組み合わせることで、いろいろな情報を表示する（例：流量を継時的にプロットすると流量波形になり、吸気時の気道内圧の最高点は「最高気道内圧」として表示される、など）。
- ベッドサイドモニタ（心電図モニタ）からは、全身状態悪化、心拍出量低下、心不全徴候がないか、SpO_2、体温、心拍数、血圧、心筋虚血徴候、不整脈、心拍出量などを確認する。

1 設定

- 人工呼吸器の設定をチェックする。
- 換気モード設定、FiO_2、一回換気量、設定圧、吸気時間、吸気流量、流量パターン、呼吸回数、PEEPを確認する。

2 人工呼吸器の同調性

- 患者と人工呼吸器の同調性が低いと、人工呼吸期間の延長、ICU滞在期間が延長する[5]ことが報告されている。
- 同調性の確認は、重要な観察ポイントとなる。

3 気道内圧

- 酸素化の確認、設定が妥当かを確認する。
- 最高気道内圧、平均気道内圧、PEEPを確認する。
- 吸気時間中に気道内圧が低下しないか確認する。VCVでは、呼吸努力が増加すると気道内圧が低下する。
- 強制換気のVCV[*8]やPCV[*9]では、吸気ポーズと最高気道内圧から肺メカニクスを評価する。
- 呼気ポーズキーがあれば、内因性PEEPが発生していないか確認する。

1) 肺メカニクス

- 気道内圧は、コンプライアンス[*10]により発生する圧力と、抵抗[*11]成分により発生する圧力を足したものとなる。患者由来成分（気道抵抗、粘性抵抗、胸郭の抵抗）と、人工呼吸器成分（影響は一定）がある。
- 気道内圧から得られる肺メカニクスの変化は、人工呼吸器成分が一定であるため、患者の状態を表す。
- 肺メカニクスの測定方法を以下に示す。
  ①吸気ポーズおよび呼気ポーズ機能（機種による）を利用する。
  ②VCVでは、吸気ポーズを入れてプラトーを測定する。

- [*8] VCV（volume control ventilation）：量調節換気
- [*9] PCV（pressure control ventilation）：圧調節換気
- [*10] コンプライアンス（static compliance：Crs）[6]：やわらかさを表す指標（単位はmL/cmH_2O）。1 cmH_2Oの圧で膨らむ体積を示し、数値が大きいほどやわらかい。「一回換気量/（プラトー-PEEP）」で求められる。
- [*11] 抵抗（resistance：rs）[6]：ガスの通りにくさを表す指標（単位はcmH_2O/L/秒）。1 L/秒の速度でガスを流すために必要な圧を示し、数値が大きいほどガスが流れにくい。VCVの吸気流量供給方式が定常流（一定流）の場合、「抵抗＝（最高気道内圧-プラトー）/吸気流速$\dot{V}$」で求められる。

表2 人工呼吸器モニタの観察ポイント

設定	人工呼吸器の設定をチェック ・換気モード設定としてF$_I$O$_2$、一回換気量、設定圧、吸気時間、吸気流量、流量パターン、呼吸回数、PEEPを確認する
同調性	患者の呼吸パターンと人工呼吸器設定が同調しているか評価 ・同調性がよいか、ミストリガー、二段呼吸、auto-trigger、auto-PEEPがないかを確認する ・吸気の同調だけでなく、吸気流量、呼気への移行の同調も確認する
気道内圧	VALIを防止する設定か確認するとともに、肺メカニクスから病態の変化をとらえる ・最高気道内圧、平均気道内圧、PEEPを確認する ・吸気時間中に気道内圧の低下がないか確認する。VCVでは、呼吸努力が増加すると気道内圧が低下する ・強制換気のVCVやPCVでは、吸気ポーズと最高気道内圧から肺メカニクスを評価する
呼吸回数	呼吸回数の変化から、呼吸調整機能の破綻、病態の変化、鎮痛や鎮静の影響をとらえる ・自発呼吸主体の換気モードでは、呼吸回数の変化に注目する ・病態の変化、鎮痛や鎮静により変化する ・同調性の低下、ミストリガー、二段呼吸、auto-trigger、auto-PEEPにより変化する
流量	換気パターンが同調しているか確認 ・吸気流量の不足がないか（VCVでは、呼吸努力が増加すると気道内圧が低下する） ・呼気終末時の流量を確認する（内因性PEEPがないか確認する）
換気量	一回換気量の変化、分時換気量の変化から呼吸筋疲労の徴候がないか確認 ・強制換気では、設定値に見合った換気量か確認する ・一回換気量、分時換気量、RSBIを確認して呼吸筋疲労がないか確認する
アラーム	アラームの発生と要因をチェック ・人工呼吸器にアラームが発生していないか、アラーム履歴も併せて確認する ・発生したアラームの要因を確認する

③PCVでは、吸気時間中に吸気流量が0（ゼロ）になっていれば、PCV圧がプラトーに近似する。

2）内因性PEEP（auto-PEEP、intrinsic PEEP）

- 内因性PEEPは、吸気時間や呼吸回数を増加や末梢気道の狭窄などにより発生する場合がある。内因性PEEPが生じると、肺の過膨張、循環抑制や肺損傷、ミストリガーの増加による同調性低下[7]を引き起こす場合がある。
- 内因性PEEPは、auto-PEEP測定機能や呼気ポーズ機能、グラフィック画面で確認する。

3）肺保護戦略

- 急性肺障害では、VALIを防止するため肺保護戦略（lung protective strategy）による人工呼吸管理が推奨されている。
- 肺保護戦略は、プラトー圧の制限、低い一回換気量、肺胞の虚脱を防ぐPEEP、肺胞を虚脱した肺胞を再開放するリクルートメント手技などが挙げられる[8]。
- プラトー圧は25cmH$_2$O以下（少なくとも30cm以下）、プラトー圧とPEEPの差は15cm程度に抑えることが望ましい[9]。

4 呼吸回数

- 呼吸回数は、呼吸調整機能の破綻、病態の変化、鎮痛や鎮静の影響によって変化する。

- 自発呼吸主体の換気モードでは、呼吸回数の変化に注目する。
- 同調性がよいか、ミストリガー、オートトリガーがないか確認する。

5 流量

- 呼気終末時の流量（吸気の始まる直前）を確認し、内因性PEEPがないか確認する。
- 換気パターンが同調しているか確認する。
- VCVでは、呼吸努力が増加すると気道内圧が低下することから、吸気流量の不足がないか確認する（A/C-VCV、SIMV-VCV）。
- 吸気時間が適正か確認する（A/C-PCV、SIMV-PCV）。
- 吸気から呼気へのサイクルが同調しているか確認する（PSV）。
- 吸気の立ち上がり速度が同調しているか確認する（PSV、PCV）。

6 換気量

- 一回換気量の変化、分時換気量の変化から呼吸筋疲労の徴候がないか確認する（MV＞15L/分、RSBI）。
- 強制換気では、設定値に対して許容できる換気量か確認する。
- PCVや自発呼吸モードでは、換気量増大に注意する（PCV、PSV、CPAP、APRV）。
- 一回換気量、分時換気量、RSBIを確認して呼吸筋疲労がないか確認する。

7 アラーム（→p.36Q13）

- アラームが発生していないか、現在からアラーム履歴を含めて確認する。
- アラームが発生していた場合に確認すべき点を以下に示す。
  ①気道内圧低下アラーム：カフ圧低下、回路リーク、吸気流量不足
  ②気道高圧アラーム：ファイティング・バッキング、分泌物貯留、チューブ位置、チューブ閉塞、片肺挿管、緊張性気胸、内因性PEEP
  ③分時換気量低下アラーム：呼吸回数低下、一回換気量低下、呼吸筋疲労徴候
  ④分時換気量増加アラーム：RSBI、呼吸筋疲労徴候、換気効率低下、代謝増加
  ⑤無呼吸アラーム：自発呼吸低下、病態悪化、トリガー不良、内因性PEEP

（石井宣大）

Q12 auto-PEEPってなに？

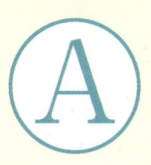

A 人工呼吸中のauto-PEEPとは、人工呼吸器での設定したPEEP以外に、患者さんの呼気時に生じる圧のことです。

- 正常な気道と肺胞は、呼気時も気道が開いたままなので、呼気時のガスはスムーズに流れる。また、ガスを呼出し終えても、サーファクタントの作用により肺胞が虚脱することはない。
- 人工呼吸中でも、正常な気道と肺胞では、呼気終末時に肺内からガスを呼出し終え、肺内の圧力と設定PEEP圧とが等しくなる。
- 気管内分泌物の貯留や気管攣縮などによって気道が細くなり、ガスが通りにくくなる（気道抵抗が高い）と、呼出時間が長くなる（呼気延長）。
- 呼出時間が十分でないと、ガスを呼出し終える前に、次の吸気が始まってしまうため、吸気開始直前には肺内にガスが残った状態となる。この現象をエアトラッピングという。
- エアトラッピングにより肺胞内にガスが残った状態では、肺内の圧力と設定PEEP圧とが等しくならず、陽圧が残ったままの状態となる。このときの圧力をauto-PEEPと呼ぶ。

auto-PEEPの測定法

- 人工呼吸管理中にauto-PEEPが存在する場合、auto-PEEPを測定することができる。
- auto-PEEPが存在するときに、一定時間、呼気弁を閉じたままにすると、肺胞内と人工呼吸回路内の圧力（set PEEP）に差があるため、肺胞内からガスが呼吸回路側へ流れる。そのため、set PEEPより圧力が高くなる。
- 肺胞内から呼吸器回路側へのガスの流れがなくなり、一定の圧力となる（total PEEP）。
- total PEEP と set PEEP の差が auto-PEEP となる。

（野口裕幸）

図1 auto-PEEP

吸気　呼気

気道が狭い、異物があるなどの理由で呼出に時間がかかり、吐ききる前に次の吸気が始まる

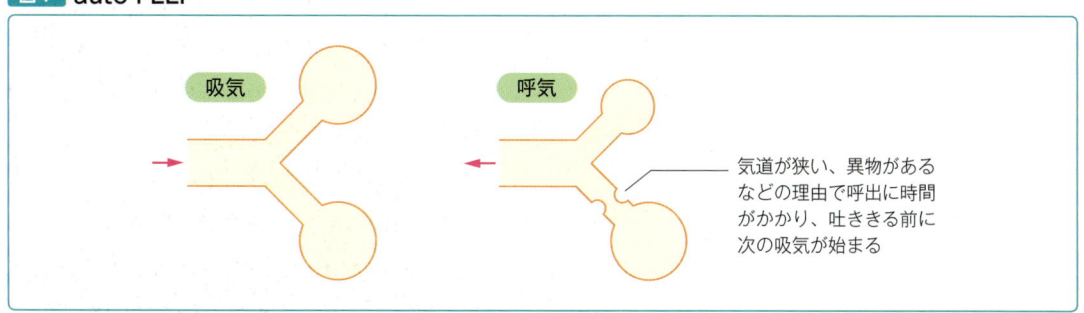

モニタリング　35

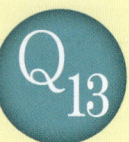

Q13 アラームの原因と対処方法は？

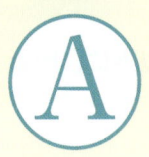

A アラームは、患者の状態や人工呼吸器自体の異常によって発生します。アラーム発生時には、周囲に配慮しながら迅速に対処しなければなりません。

- 人工呼吸器のアラームは、救命的アラームと合併症予防アラームとに大別できる[9]。
- その他、人工呼吸器本体の異常や故障、加温加湿器のアラームがある（表3）。

アラームの原因

- アラームの原因は、①換気維持ができない、②患者に何らかの現象が生じた、③人工呼吸器やその周辺機器の異常に分類される。

1 「換気維持ができない」場合

- 換気維持ができない原因として、以下の2つが挙げられる。
  ①回路外れや呼吸回路などからのガス漏れ（リーク）、回路や気管チューブの折れ曲がり、人工鼻や気管チューブの閉塞など呼吸回路系の異常
  ②無呼吸、あるいはファイティングやバッキングなどによるガス送気の停止など
- いずれの場合も、低換気に陥り換気が維持できず、アラームが発生する。

2 「患者に何らかの現象が生じた」場合

- 無呼吸や頻呼吸、あるいは低換気量、換気量増加などが挙げられる。

3 「人工呼吸器やその周辺機器の異常」の場合

- 人工呼吸器やその周辺機器の異常として、医療ガス供給不足や停電など、なんらかの異常による人工呼吸器の停止、加温加湿器のトラブル、呼気二酸化炭素モニタなど付属しているモニタの異常などが挙げられる。

アラーム対処のポイント

- アラーム発生時は迅速に対処する。
- 自分1人ではアラーム対応が難しいと判断した場合は、すみやかに応援を要請する。
- アラームが発生したときは、まず、アラーム音を消し、アラーム表示を確認する。アラーム音を消しても異常状態から回復していない場合は、2～3分後に再度鳴動する。
- 装置異常状態の場合は、すみやかに使用中の人工呼吸器を患者から外し、手動式蘇生器に切替え、予備の装置を準備し変更する。
- 原因究明に時間を要する場合にも、手動式蘇生器に変更して換気の維持に努める。人工呼吸器の交換が必要な場合もある。
- アラーム音は、患者を不安にさせる。特に、アラームが発生している機器を装着している患者のみならず、周囲の患者も不安にさせて

表3 アラームの種類と原因

	アラームの種類	原因	
救命的アラーム	最低分時換気量	●呼気換気量が設定値に満たない ●自発呼吸検出（トリガー）設定不良	●自発呼吸量の低下 ●呼吸回路のガス漏れ
	最低気道内圧	●呼吸回路の亀裂や破損 ●各接続部からのガス漏れ	●ウォータトラップ接続不良
	無呼吸	●患者の自発呼吸が設定した経過時間以上消失した	
	低電圧	●停電	●電源コード外れ
合併症予防アラーム	最高気道内圧	●バッキング ●呼吸回路のねじれや閉塞 ●挿管チューブの折れ曲がりや閉塞 ●分泌物の貯留	●ファイティング
	最高分時換気量	●呼気換気量増加 ●自発呼吸検出（トリガー）設定不良	
	頻呼吸	●痛み、不安 ●自発呼吸検出（トリガー）設定不良	
本体異常	酸素濃度異常	●酸素濃度センサーの不良・劣化	●供給ガス圧力の確認
	フローセンサー異常	●フローセンサーの不良	●多量の結露
	供給ガス圧異常	●医療ガス（酸素・圧縮空気）の供給圧低下 ●配管設備のアウトレットへのホースアセンブリの接続不良、接続部からの漏れなど	
	本体異常	●本体の故障など	
加温加湿器	温度センサ	●呼吸回路内の結露 ●温度センサー（プローブ）の断線 ●温度センサー（プローブ）接続不良 ●ヒーターワイヤーの接続不良	
	空焚き	●加湿チャンバー内の滅菌精製水の不足 ●自動給水の場合、滅菌精製水ボトルの残量不足	

しまうことを常に念頭に置いて対応する。

（野口裕幸）

Q14 設定値と実測値に差が出る原因は？

A 患者が原因となる場合や、人工呼吸器や呼吸回路が原因となる場合など、さまざまな要因が考えられますが、整備不良の場合もあります。

人工呼吸器における設定値

- 人工呼吸器の設定のなかで、測定している項目は、呼吸回数、呼気一回換気量、酸素濃度である。
- 加温加湿器を使用している場合は、回路内およびチャンバー出口の温度を測定している。

設定値と実測値の差が示すこと

1 呼吸回数

- 一般的に、2呼吸間の時間より算出した呼吸回数を表示している場合が多い。そのため、呼吸が止まっているのに回数が表示されていることもある。

2 一回換気量

- 設定一回換気量に対して常に少ない場合は、呼吸回路やカフからのガス漏れ（リーク）の可能性が高い。
- 設定一回換気量に対して実測値が数呼吸少ない状況が続いた後、実測値が多くなる場合がある。実測値が少ないときは、患者の肺の中にガスが残っている状況（エアトラッピング［→p.35Q12］）であり、溜まったガスが数呼吸後にまとめて呼出されるため、実測値が設定値に対して多くなる。

3 酸素濃度

- 設定酸素濃度に対する誤差が生じるのは、多くの場合、酸素濃度計の交換時期である。使用状況にもよるが、おおむね1年ごとに交換が必要となる。
- 酸素・空気の供給異常や、アウトレットとの接続不良でも、設定酸素濃度に対する誤差が生じる。

4 回路内およびチャンバー出口の温度

- 加温加湿器の設定と実測値との差は、多くの場合、回路内結露によって生じる。
- 回路内を流れるガスの温度は、Yピース部付近の温度センサーによって測定されている。温度センサーに水滴が付着すると、温度が低くなることが多い。
- 結露付着による温度低下が生じると、加温加湿器は「温度が下がった」と認識し、チャンバーを温めて水温を上げる。そのため、患者に異常に高い温度のガスが供給されることがあるため、注意が必要である。

（野口裕幸）

Q15 人工呼吸器のグラフィックの見方は？

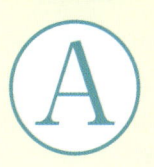

A グラフィックの波形からは、患者の病態と、人工呼吸器の設定に関する異常の有無が読み取れます。波形の種類によって得られる情報は異なります。

- 人工呼吸器のグラフィックは、吸気・呼気により発生する患者情報で、気道内圧や吸気流量の変化、1回換気量の推移をリアルタイムで可視化したものである。
- グラフィックは、自発呼吸と人工呼吸器の同調性の確認や、設定・治療効果の判断、メカニクスの評価などに用いる。
- グラフィックを見ることは、異常の早期発見にもつながる。

グラフィックの基本波形（図2）

- グラフィック波形には、5つの基本波形がある。時間軸に対する圧（pressure）、フロー（flow）、換気量（volume）を示した波形が3つ、ループ波形といわれる波形（圧－換気量曲線、流量－換気量曲線）が2つである。
- 横軸が時間軸のものは「時間ごとの変化」を観察するために用いる。一方、ループ波形は「一呼吸ごとの状態」を確認することができる。

図2 グラフィックの基本波形

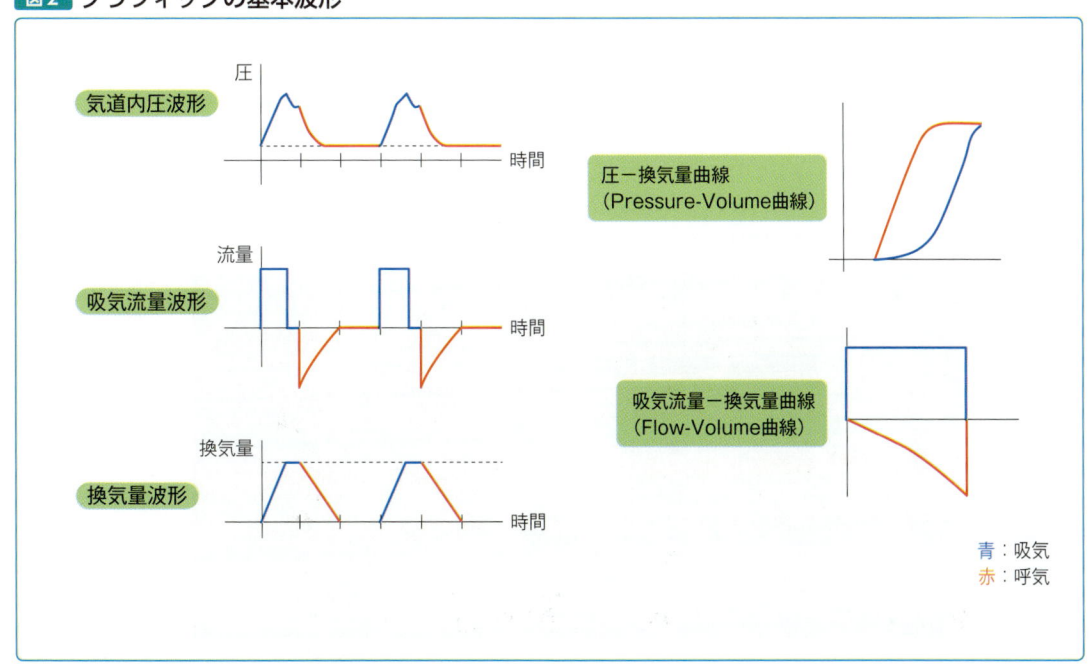

気道内圧波形／吸気流量波形／換気量波形

圧－換気量曲線（Pressure-Volume曲線）

吸気流量－換気量曲線（Flow-Volume曲線）

青：吸気
赤：呼気

各波形の見方

1 気道内圧波形（図3）

- 気道内圧波形は、「時間軸に対する圧」を示す波形である。
- 気道内圧波形では、気道抵抗・コンプライアンスの変化をとらえることができる。また気道・肺のメカニクス測定も行うことができる（図3-A）。
- 従量式の設定で、図3-Bのような波形が見られる場合、吸気流量不足が考えられる。この波形が見られた場合、患者の呼吸仕事量増加が考えられるため、人工呼吸器の設定変更が必要となる。

2 吸気流量波形（図4）

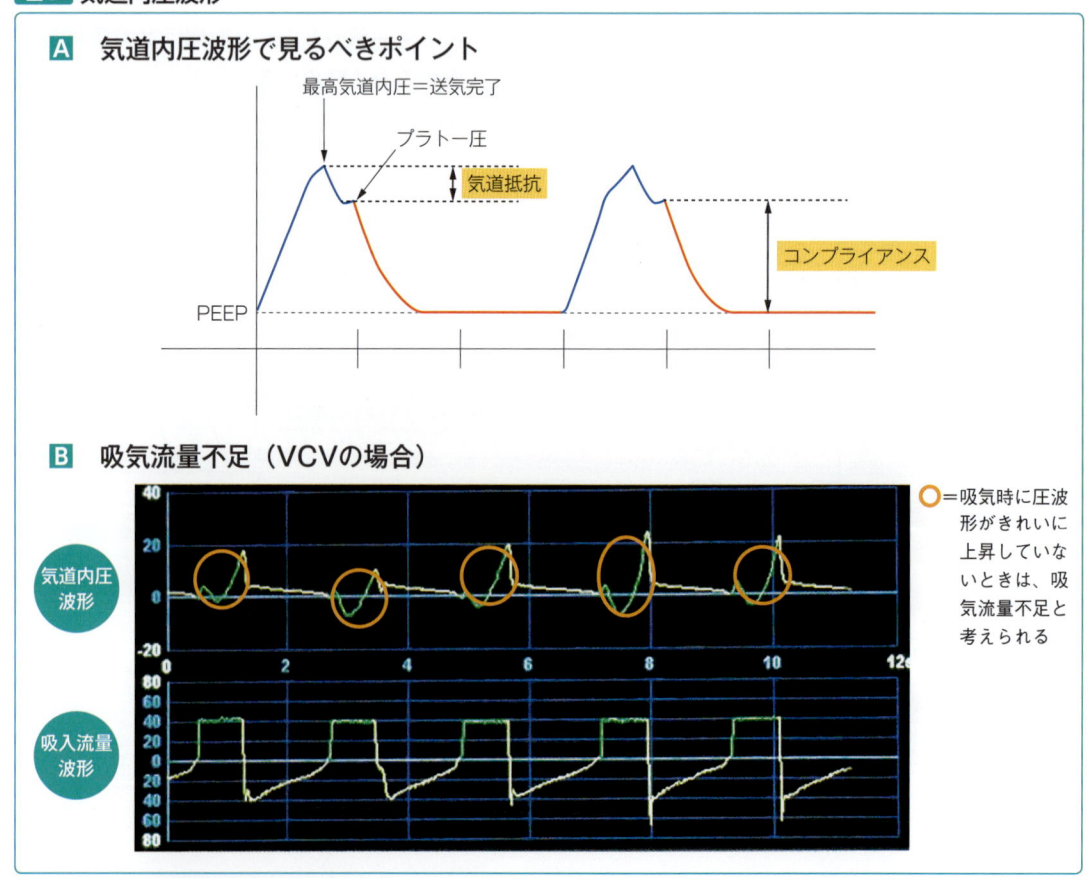

- 吸気流量波形は、「時間軸に対するフロー」を示す波形である。
- 吸気流量波形を見るときは、呼気流量の時間と呼気ガスの呼出終了時に「0」に戻っていることを確認することが重要である（図4-A）。
- 呼気時間の延長が見られる場合は、気道抵抗の上昇が示唆される（図4-B）。
- 呼出が終了する前に次の吸気が始まる場合は、エアトラッピングによるauto-PEEPを考える。auto-PEEPは、頻呼吸時や気道抵抗上昇時に見られることがある（図4-C）。
- 強制換気を圧規定で行う場合、吸気波形が「0」になるように吸気時間を設定するべきである（図4-D）。

図3 気道内圧波形

A　気道内圧波形で見るべきポイント

最高気道内圧＝送気完了
プラトー圧
気道抵抗
コンプライアンス
PEEP

B　吸気流量不足（VCVの場合）

気道内圧波形
吸入流量波形

○＝吸気時に圧波形がきれいに上昇していないときは、吸気流量不足と考えられる

図4 吸気流量波形

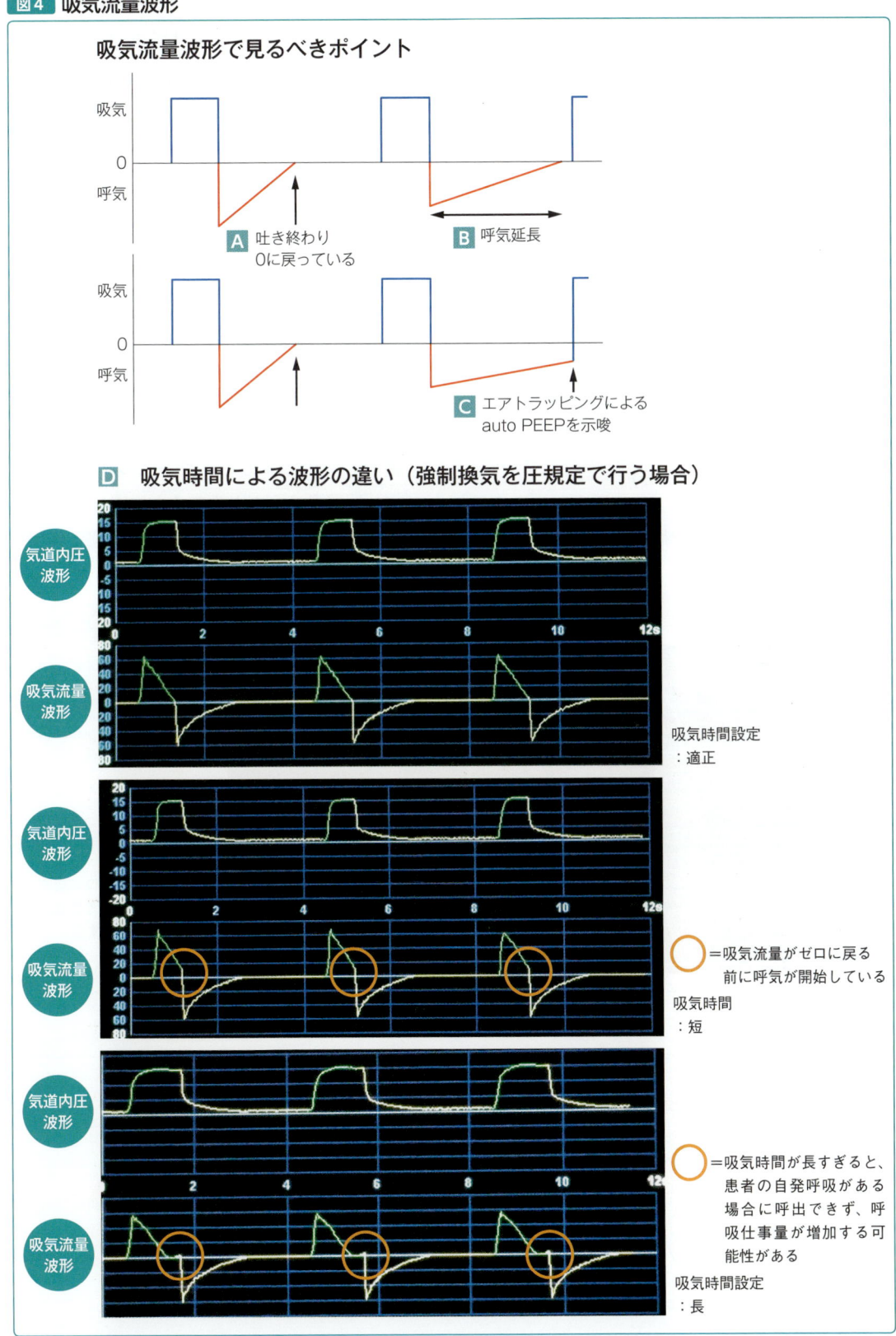

吸気流量波形で見るべきポイント

A 吐き終わり 0に戻っている
B 呼気延長
C エアトラッピングによるauto PEEPを示唆

D 吸気時間による波形の違い（強制換気を圧規定で行う場合）

気道内圧波形／吸気流量波形
吸気時間設定：適正

気道内圧波形／吸気流量波形
○＝吸気流量がゼロに戻る前に呼気が開始している
吸気時間：短

気道内圧波形／吸気流量波形
○＝吸気時間が長すぎると、患者の自発呼吸がある場合に呼出できず、呼吸仕事量が増加する可能性がある
吸気時間設定：長

モニタリング 41

3 換気量波形（図5）

- 換気量波形は、「時間軸に対する換気量」を示す波形である。
- 換気量波形を見るときは、呼気が「0」になることを確認することが重要である。
- 呼気が常に「0」にならない場合には、呼吸回路やカフなどからの漏れ（リーク）を確認すべきである。
- 呼気が数呼吸「0」に戻らない波形の後、「0」以下になる場合には、エアトラッピングが生じている可能性があるので、気道の確認が必要である。

4 圧－換気量波形（図6）

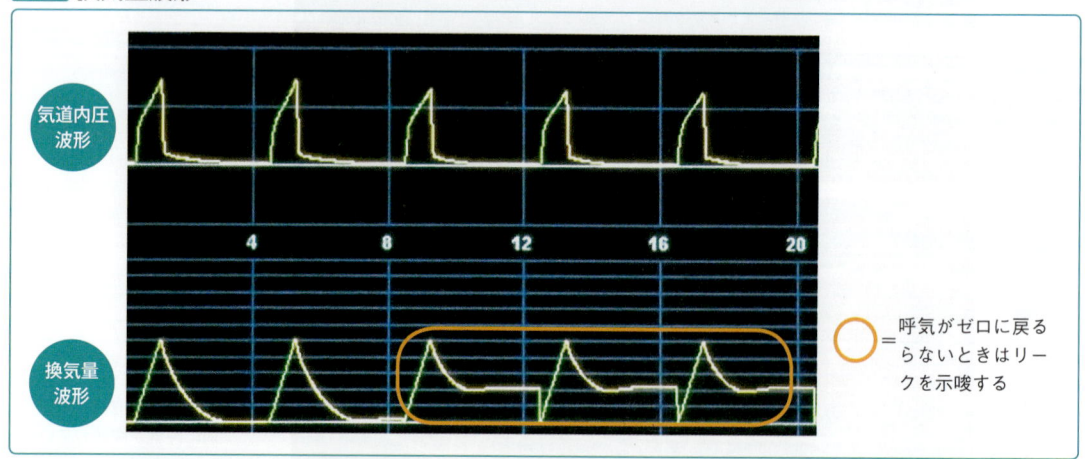

- 圧－換気量曲線は、横軸に圧、縦軸に量をとり、プレッシャーサポートや機械換気など陽圧換気では左回り（反時計回り）に描かれる。
- 自発呼吸のときは、時計回りに描かれる。
- 吸気開始点と圧－換気量の最高点を結んだ直線の傾きにより肺の膨らみやすさ（コンプライアンス）を知ることができる。
- 傾きが低い（横軸側）に傾くとコンプライアンス低下を示し、傾きが高くなるとコンプライアンスの改善を示唆する。

5 流量－換気量曲線（図7）

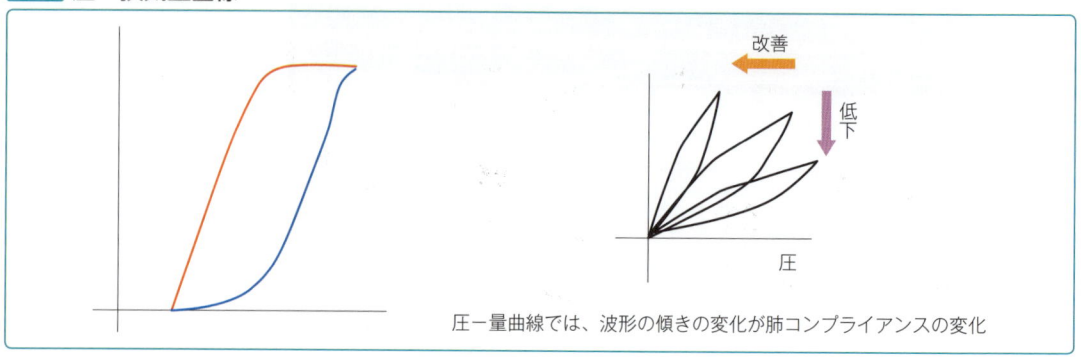

- 流量－換気量曲線は、横軸に量、縦軸にフローをとる。上側が吸気、下側が呼気を示して描く。正常では必ずクローズループとなるが、回路内リークが生じると、流量－換気量曲線はクローズしない。

（野口裕幸）

図5 換気量波形

気道内圧波形

換気量波形

○＝呼気がゼロに戻らないときはリークを示唆する

図6 圧－換気量曲線

改善 ← 低下 ↓

圧

圧－量曲線では、波形の傾きの変化が肺コンプライアンスの変化

図7 流量−換気量曲線（従量式の場合）

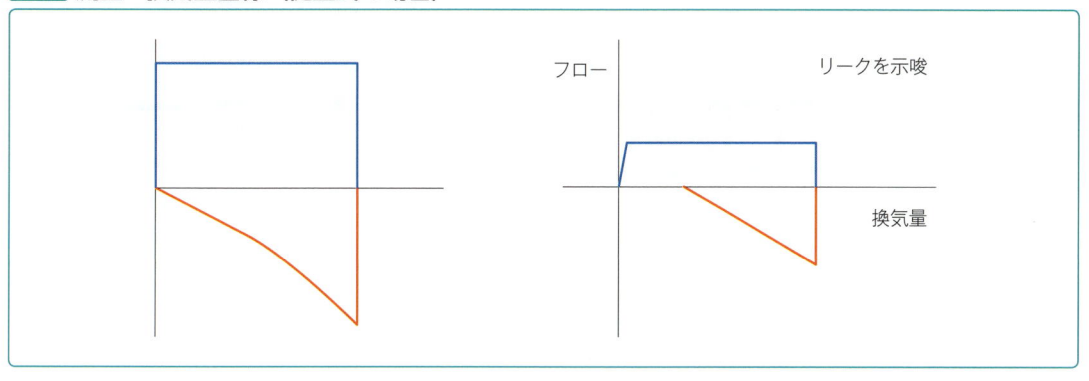

フロー　　　　　　　　リークを示唆

換気量

【文献（p.30〜43「モニタリング」の項）】

1. Balas MC, Vasilevskis EE, Olsen KM, et al. Effectiveness and safety of the awakening and breathing coordination, delirium monitoring/management, and early exercise/mobility bundle. *Crit Care Med* 2014; 42: 1024-1036.
2. International consensus conferences in intensive care medicine: ventilator-associated lung injury in ARDS. *Am J Respir Crit Care Med* 1999; 160: 2118–2124.
3. Aboab J, Louis B, Jonson B, et al. Relation between PaO_2/F_IO_2 ratio and F_IO_2: a mathematical description. *Intensive Care Med* 2006; 32: 1494–1497.
4. El-Khatib MF, Bou-Khalil P. Clinical review: liberation from mechanical ventilation. *Crit Care* 2008; 12: 221.
5. Thille AW, Rodriguez P, Cabello B, et al. Patient-ventilator asynchrony during assisted mechanical ventilation. *Intensive Care Med* 2006; 32: 1515–1522.
6. Nemer SN, Barbas CS, Caldeira JB, et al. A new integrative weaning index of discontinuation from mechanical ventilation. *Crit Care* 2009; 13: R152.
7. Tobin MJ, Jubran A, Laghi F. Patient-ventilator interaction. *Am J Respir Crit Care Med* 2001; 163: 1059–1063.
8. Fan E, Needham DM, Stewart TE. Ventilatory management of acute lung injury and acute respiratory distress syndrome. *JAMA* 2005; 294: 2889–2896.
9. 日本呼吸療法医学会人工呼吸安全管理対策委員会：人工呼吸器安全使用のための指針．人工呼吸．2001；18：39-52.
10. Checkley W, Brower R, Korpak A, et al. Effects of a clinical trial on mechanical ventilation practices in patients with acute lung injury. *Am J Respir Crit Care Med* 2008; 177: 1215-1222.

Part 1 ■ 人工呼吸器の原理と使い方

4 人工呼吸器のトラブル

> **Q16** 人工呼吸器のトラブルには、どんなものがあるの？
>
> **A** 人工呼吸器本体のトラブル、回路のトラブル、患者側のトラブルに分けられます。トラブルが発生すると、アラームが鳴ります。

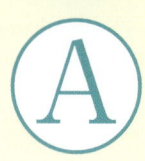

起こりうるトラブル（図1）

1 人工呼吸器本体のトラブル

- 人工呼吸器本体のトラブルには、人工呼吸器本体の故障、供給される医療ガスの供給ガス圧低下、電源異常がある。

1）人工呼吸器本体の故障
- 吸気弁、呼気弁の故障（図2）、内部の基盤の故障などがある。

2）供給される医療ガスの供給ガス圧低下
- 人工呼吸器は、酸素と圧縮空気を使用して作動する。これらのガスが供給されなくなる

図1 人工呼吸器トラブル事例

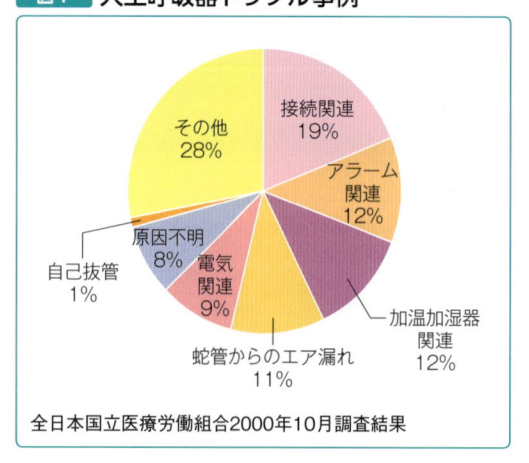

- 接続関連 19%
- アラーム関連 12%
- 加温加湿器関連 12%
- 蛇管からのエア漏れ 11%
- 電気関連 9%
- 原因不明 8%
- 自己抜管 1%
- その他 28%

全日本国立医療労働組合2000年10月調査結果

図2 呼気弁のトラブル

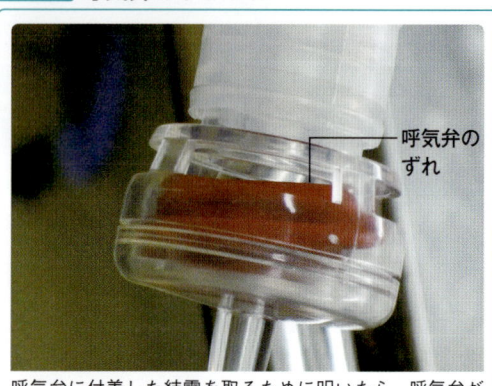

呼気弁のずれ

呼気弁に付着した結露を取るために叩いたら、呼気弁がずれて換気停止した

と、人工呼吸器は換気ができなくなる。
- ガス圧低下は、マニホールドシステム（供給装置故障時に作動する切り替えシステム）の故障、ボンベが空になったとき、フィルターの目詰まりによって生じる。

3）電源異常
- コンセントの差し忘れ、停電などによって起こる。最近の人工呼吸器はバッテリーを搭載しているため、停電が発生してもすぐに作動は停止せずに、エラーメッセージを表示するようになっている（図3）。

2 回路のトラブル

- 人工呼吸器の回路トラブルは、回路からのリーク（漏れ）、回路の外れ、回路の屈曲などがある。

1）回路からのリーク
- ウォータートラップや加温加湿器などの接続のゆるみによって起こりやすい。最も多いのは、ウォータートラップの装着不良である（図4）。

図3 バッテリー動作表示

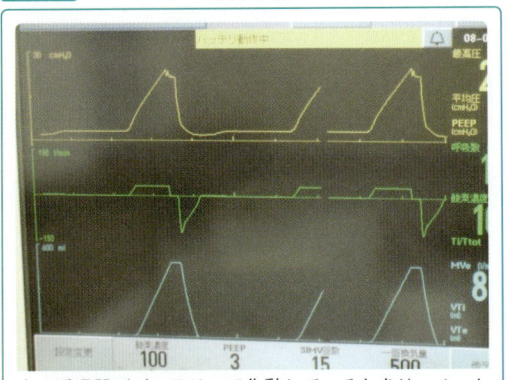

人工呼吸器がバッテリーで作動しているときは、メッセージが出るので確認すること

図4 ウォータートラップ

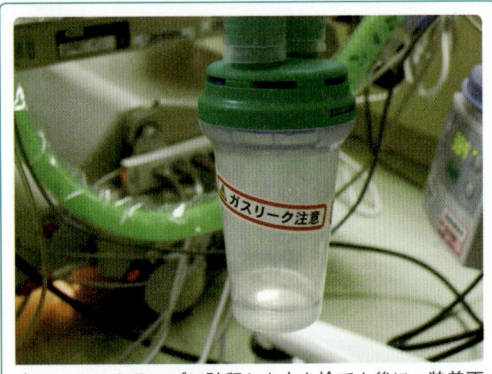

ウォータートラップに貯留した水を捨てた後に、装着不良でリークが発生することが多い

図5 トラブル対応

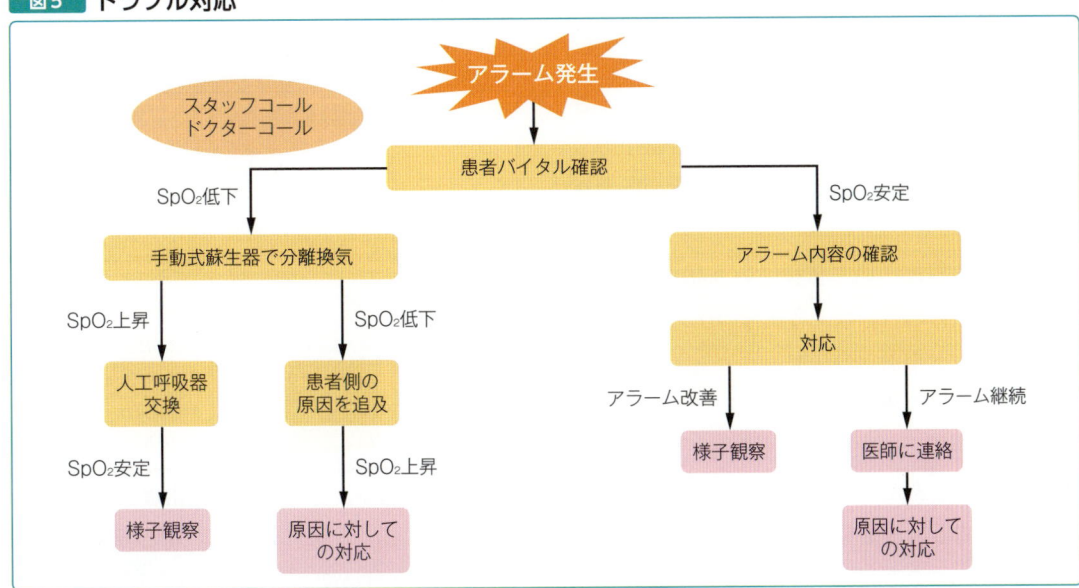

アラーム発生
→ 患者バイタル確認

SpO₂低下 → 手動式蘇生器で分離換気
　SpO₂上昇 → 人工呼吸器交換 → SpO₂安定 → 様子観察
　SpO₂低下 → 患者側の原因を追及 → SpO₂上昇 → 原因に対しての対応
　（スタッフコール・ドクターコール）

SpO₂安定 → アラーム内容の確認 → 対応
　アラーム改善 → 様子観察
　アラーム継続 → 医師に連絡 → 原因に対しての対応

2）回路の屈曲

- 患者を体位変換したときなどに起こりやすい。

3 患者側のトラブル

- 患者側のトラブルには、人工気道（気管チューブ、気管切開チューブ）のトラブルがあり、人工気道の閉塞や人工気道のカフの破損、カフ漏れなどがある。

トラブル発生時の対応（図5）

- 人工呼吸器のトラブルが発生したら、何が原因かを追究して、改善できなければ手動式蘇生器で換気を行う。

図6 緊急用具一式

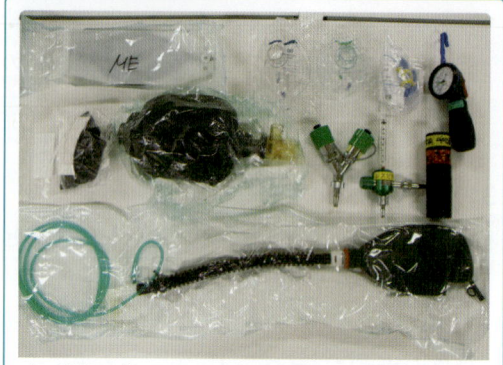

バッグバルブマスク、リザーバーバック、ジャクソンリース、酸素配管分岐器、酸素流量計、懐中電灯、マスク（大、中、小）、カフ圧計、テスト肺など

- 人工呼吸器のトラブルに備えて、人工呼吸器には緊急対応セット（図6）を常備しておくとよい。

（春田良雄）

Column

分圧って？

　分圧は、混合気体（数種類の気体がまざった状態）において、各成分が容器中の全体積を占めていると仮定したときの圧力を指す。

　同じ温度・同じ体積という状況下では、混合気体の圧力は、各成分の圧力の和に等しい（ドルトンの法則）。

　空気中の酸素分圧は、ドルトンの法則から考えると、160Torr（1気圧760Torrの21%）である。大気圧より高圧で酸素を投与すると、酸素分圧は上昇する。このしくみを用いた治療法が、高気圧酸素療法である。

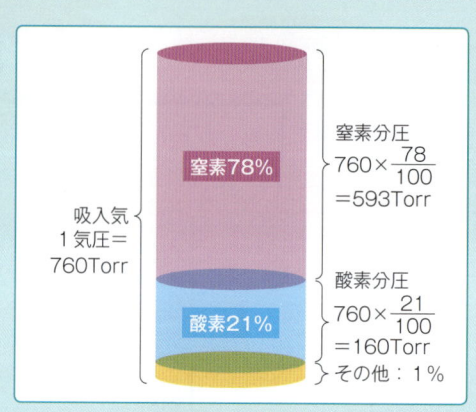

吸入気 1気圧＝760Torr
窒素78%
酸素21%
その他：1%

窒素分圧 $760 \times \dfrac{78}{100} = 593\text{Torr}$

酸素分圧 $760 \times \dfrac{21}{100} = 160\text{Torr}$

（道又元裕）

Part 2

呼吸生理と
アセスメント

1	呼吸の原理	尾野敏明
2	血液中酸素	尾野敏明
3	二酸化炭素濃度	尾野敏明

Part 2 ■ 呼吸生理とアセスメント

1 呼吸の原理

Q1 自然呼吸と人工呼吸って、なにが違うの？

A 人工呼吸では、①人工気道が挿入されていること、②陽圧呼吸であること、の2点が大きく異なります。

「人工気道の挿入」による影響

- 最近では、NPPV（非侵襲的陽圧換気）[*1] も頻繁に使用されているが、人工呼吸の主流は、まだまだ気管挿管下で行うものである。
- 自然呼吸の場合、吸入ガスは、気管分岐部でほぼ相対湿度80％まで加湿される。そして肺胞に到達したときには、温度37℃、相対湿度100％まで達している。
- 気管チューブは、声帯を越えて挿入されるため、上気道を完全にバイパスする（図1）。そのため、本来上気道で行われる加温・加湿が行われなくなる。
- 上気道での加温・加湿が行われなくなることで気道粘膜上皮の線毛運動が低下し、気道粘液の粘稠性が増す。そのため、痰や微生物などの排出機能が低下する。
- さらに人工呼吸における中央配管からの医療ガスは、低温・乾燥状態にある。直接吸入すると気道粘液の乾燥は促進され、固着、貯留

図1 人工気道の挿入

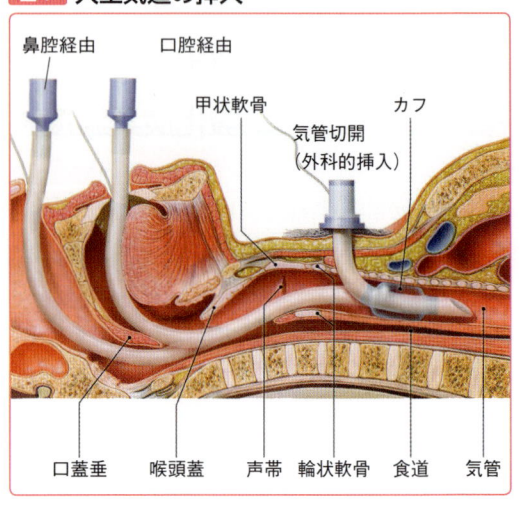

鼻腔経由　口腔経由　甲状軟骨　カフ　気管切開（外科的挿入）
口蓋垂　喉頭蓋　声帯　輪状軟骨　食道　気管

[*1] NPPV（noninvasive positive pressure ventilation）：非侵襲的陽圧換気

して感染や気道閉塞をきたす要因となる。
- 以上より人工呼吸中は、何らかの加温加湿装置が不可欠となる。

「陽圧呼吸」による影響

1 自然呼吸時（図2）

- 吸気では、横隔膜の収縮（下に引っ張られる状態）と肋間筋の収縮（胸が膨らむ状態）により胸郭が膨らむ。これにより、胸腔内は陰圧（-6〜$-8cmH_2O$）になり、それと同時に肺も外側へ引っ張られて膨らむ。その結果、口や鼻から気道を通り、肺へ空気が送り込まれる。
- 呼気では、吸気で収縮した横隔膜と肋間筋が弛緩して横隔膜が上方へ戻る。肋間筋は、胸が縮む方向へ動き、胸腔内の陰圧も消滅する。
- 呼気時にはまた、吸気で膨らんだ肺胞が、その弾性収縮力により縮もうとする。これにより肺内のガスは、再び気道を通り、口や鼻から体外へ吐き出される。

2 人工呼吸時（図3）

- 人工呼吸の吸気では、人工呼吸器で設定した量あるいは圧になるまで、気管チューブを経由して送気が行われ、肺胞を強制的に膨らませる。
- 肺が膨らむため、胸郭も結果的に膨らむ。このため人工呼吸時の吸気では、胸腔内圧が陽圧に転じる部分が生じる。胸腔内が陽圧になると静脈還流量が減少し、生体にさまざまな影響を及ぼす。
- 呼気は、人工呼吸も自然呼吸も同様で、胸郭と肺胞の弾性によって呼出が行われる。ただし、呼吸回数を設定している場合などは、間接的に呼気時間を規定しているということに留意する必要がある。

（尾野敏明）

図2 自然呼吸時の胸腔内圧・気道内圧

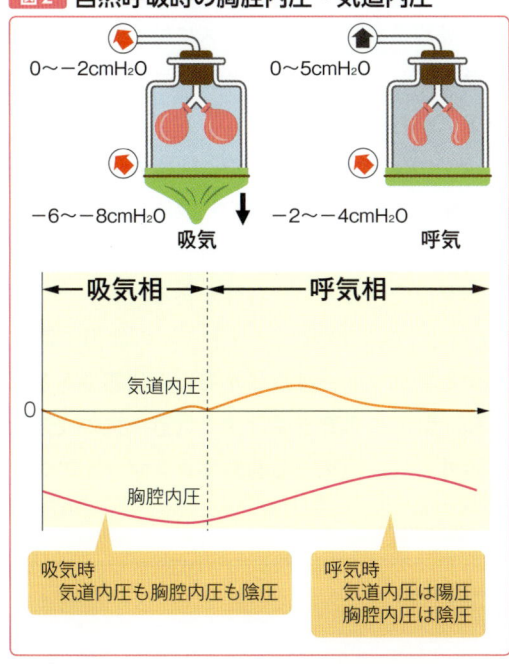

0〜$-2cmH_2O$ （吸気）
0〜$5cmH_2O$ （呼気）
-6〜$-8cmH_2O$ （吸気）
-2〜$-4cmH_2O$ （呼気）

吸気時：気道内圧も胸腔内圧も陰圧
呼気時：気道内圧は陽圧、胸腔内圧は陰圧

図3 人工呼吸時の胸腔内圧・気道内圧

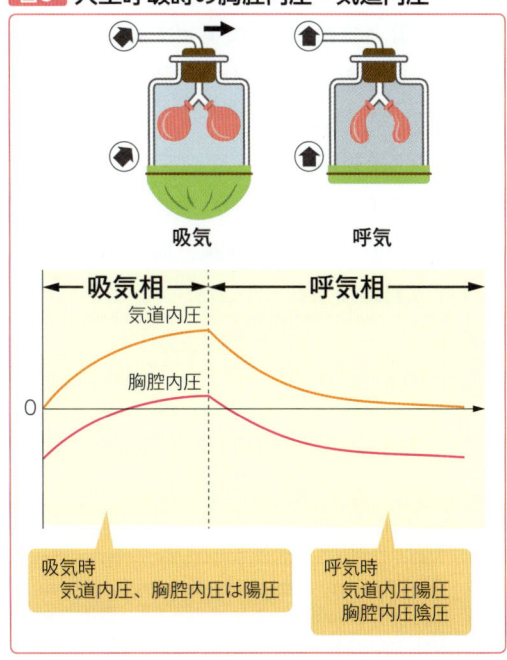

吸気時：気道内圧、胸腔内圧は陽圧
呼気時：気道内圧陽圧、胸腔内圧陰圧

Q2 コンプライアンスって、なに？

A コンプライアンスは「肺や胸郭の膨らみやすさ（伸展性）」のことです。数値が小さいほど硬い（＝コンプライアンスが低い）と判断されます。

- コンプライアンスは、物体の伸びやすさを表す用語である。
- 人工呼吸ケアにおいてコンプライアンスという用語は、肺胸郭の膨らみやすさ（硬さ）を意味し、圧変化に対する容量変化の割合、つまり、1回の換気量を得るのに、どれだけの圧が上がったかを示す（図4）。
- つまり、コンプライアンスとは、「1 cmH₂Oの圧をかけたときに何mL膨らむのか」を示す。そのため、単位はmL/cmH₂Oとなり、数値が大きいほどやわらかいということになる。
- 肺・胸郭それぞれでコンプライアンスは異なるが、肺と胸郭を単独で測定することは臨床上不可能である。そのため、肺・胸郭コンプライアンスを呼吸器系コンプライアンスとして評価している。
- コンプライアンスの高い病態には肺気腫、逆に低い病態には、肺線維症、間質性肺炎、急性呼吸窮迫症候群（ARDS）[*2]などが挙げられる。

図4　コンプライアンスの考え方

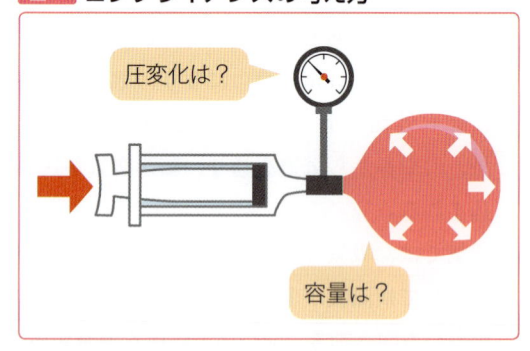

圧変化は？
容量は？

動的コンプライアンスと静的コンプライアンス

- 呼吸器系コンプライアンスには、動的コンプライアンス（Cdyn）[*3]と静的コンプライアンス（Cst）[*4]がある。
- Cdynは、換気運動の途中の数値を計算に使用する。そのため気道や呼吸器回路内抵抗も反映し、気道分泌物の貯留、気管チューブの影響を受けるという特性がある。
- Cstは、吸気終末（プラトー）の状態で測定する。プラトーは流量がゼロの状態であるため、気流の影響を受けず、気道抵抗の成分は除外され、純然たる肺胸郭コンプライアンス

[*2] ARDS（acute respiratory distress syndrome）：急性呼吸窮迫症候群
[*3] Cdyn（dynamic lung compliance）：動的コンプライアンス
[*4] Cst（static lung compliance）：静的コンプライアンス

- を測定することができる。
- CdynとCstは、以下の式で算出できる。

> Cdyn＝一回換気量÷（最高気道内圧－PEEP）
> Cst＝一回換気量÷（プラトー内圧－PEEP）

- 正常値は諸説あるが、大まかにCdynで30～80mL/cmH₂O、Cstで50～100mL/cmH₂O程度と覚えておけばよいだろう。

（尾野俊明）

Column

呼吸筋疲労って？

　呼吸筋疲労とは、呼吸筋（主として横隔膜）が、負荷に耐えられない状態のことである。呼吸筋力低下と異なり、休息によって回復しうる。

　人工呼吸管理中でも、患者の呼吸能力・肺コンプライアンス・気道抵抗と人工呼吸器の換気設定が合致していなければ、呼吸筋疲労が生じる。なかでも呼吸筋疲労は、人工呼吸器の設定変更や抜管後などに生じやすい。

　呼吸筋疲労の初期には、過換気の状態（呼吸数増加、一回換気量の増加、呼吸パターンの変化）などが見られる。その後、呼吸筋疲労の進行に伴い、異常呼吸パターンが生じる。異常呼吸パターンで代表的なのは、奇異呼吸（吸気時には胸部が過剰に拡張し腹部が陥没。呼気時には胸部が膨隆し腹部が息を絞り出すように収縮する）と交代性呼吸（胸式呼吸と腹式呼吸が互いに休息しながら生じる）である。

　呼吸筋疲労は、呼吸困難、低酸素血症、全身疲労感、発汗、心拍数上昇などをもたらす。進行すると、チアノーゼや末梢循環障害、不整脈なども生じうることから、注意深い観察・アセスメントが求められる。

（道又元裕）

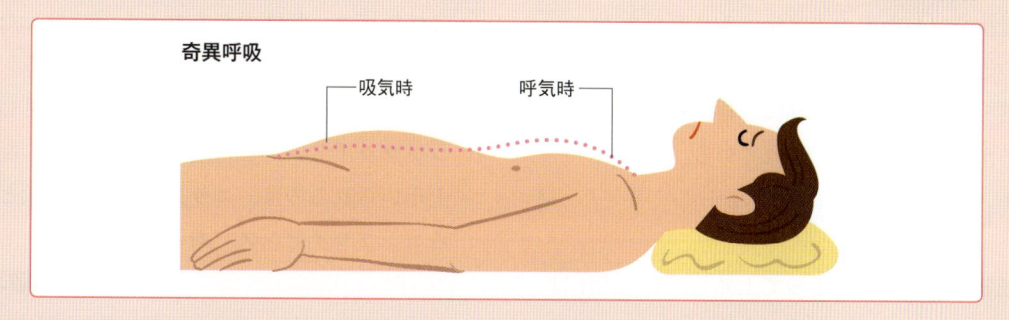

奇異呼吸　吸気時／呼気時

Q3 気道抵抗って、どういうもの？

A 気道抵抗は、気道を流れる空気の「通りにくさ」を意味し、気道内径の変化を伴う気道障害の指標となります。これは、1L/秒の流量でガスを流すときに、何cmH₂Oの圧力が必要かということです。

- 気道に空気を通して肺胞を膨らませるためには、2つの抵抗に打ち勝たなければならない。1つは粘性抵抗、もう1つが弾性抵抗である。

粘性抵抗

- 粘性抵抗は、気道に空気を通した際に発生する摩擦抵抗であり、レジスタンス（R）と呼ばれる（図5-a）。一般的には、これを気道抵抗という。
- 粘性抵抗は、細いストローをくわえて息を吹きかけた際に感じる抵抗と考えるとわかりやすい。息を吹きかけたときにだけ感じ、息を止めたときに戻ってくるような抵抗を感じないのが、粘性抵抗の特徴である。
- 人工呼吸管理中の患者の場合、人工呼吸器回路や気管チューブなどの人工気道に発生する粘性抵抗と、患者自身の気道に発生する粘性抵抗を足したもので評価する必要がある。
- 最近の人工呼吸器では、通常、人工呼吸器回路分の抵抗は、人工呼吸器自体が計算して打ち消すよう調整してくれている。

1 レジスタンスの算出法

- 通常、気道抵抗によって上昇した気道内圧は一時的なもので、気流が止まるプラトーでは消失する（粘性抵抗の特徴）。
- 本来、気道抵抗を測定するためには、綿密な計算が必要である。しかし人工呼吸中の患者においては、便宜的に以下の式が用いられる。

> 気道抵抗＝
> （最高気道内圧－プラトー圧）／吸気流量

- 正常値は、2～3cmH₂O/L/秒である。
- 人工気道や患者の気道に分泌物や閉塞、狭窄が存在する場合には、レジスタンスが高くなる。
- その他、細い気管チューブ、喘息や気管攣縮などもレジスタンスの上昇につながる。

弾性抵抗

- 弾性抵抗は肺胞・胸郭の縮まろうとする力であり、エラスタンス（E）と呼ばれる（図5-b）。
- 弾性抵抗は、弾性のあるゴムを手で押した際に感じる、押し返されるような力である。
- エラスタンスは、Q2（→p.50）で解説したコンプライアンスと密接な関係がある。臨床上用いられるのは、エラスタンスの逆数となるコンプライアンスである。

（尾野敏明）

図5 粘性抵抗と弾性抵抗

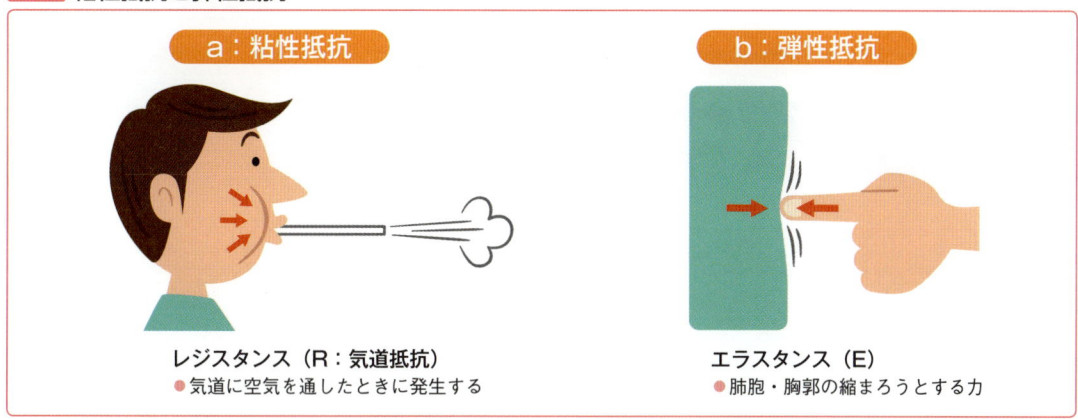

a：粘性抵抗

レジスタンス（R：気道抵抗）
● 気道に空気を通したときに発生する

b：弾性抵抗

エラスタンス（E）
● 肺胞・胸郭の縮まろうとする力

【文献（p.48〜53「呼吸の原理」の項）】
1 卯野木健 編：特集 重症患者をより深く理解するためのベーシックサイエンス. 看護技術 2012；58（3）：180-227.
2 道又元裕，小谷透，神津玲 編：人工呼吸管理実践ガイド. 照林社, 東京, 2009.

Column

努力性呼吸って？

　努力性呼吸（努力呼吸）は、呼吸筋疲労や気道狭窄の影響で、吸気仕事量（弾性仕事量）が増加した状態である。

　努力性呼吸の徴候として、奇異呼吸（→p.51Column）や肩呼吸（吸気時に肩が上がる）、陥没呼吸（呼吸時に鎖骨上窩・肋間が陥没する）、胸鎖乳突筋の過剰な発達などが見られる。

　また、吸気に努力が必要な場合、鼻翼呼吸（吸気時に鼻翼が膨らむ）が見られることが多い。

　なお、気道狭窄では、トラキアルダック（吸気時に甲状軟骨が上方へ引っ張られる）が見られる。

- 鼻翼呼吸
- 口呼吸、口すぼめ呼吸
- 下顎呼吸
- 鎖骨上窩の陥没
- 肋間の陥没

（道又元裕）

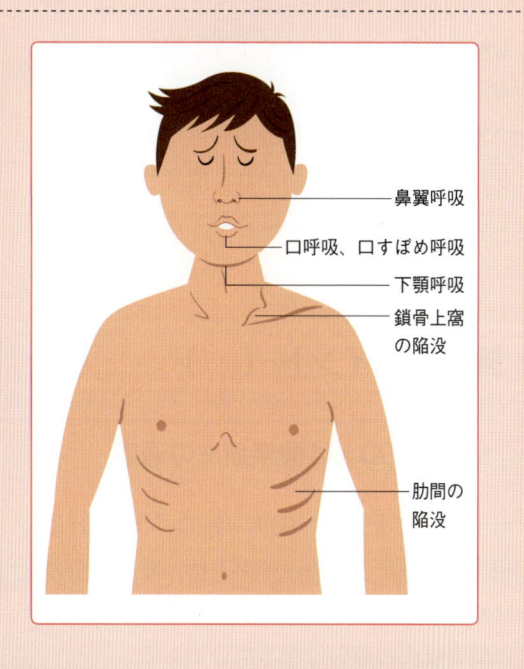

Part 2 ■ 呼吸生理とアセスメント

2 血液中酸素

Q4 PaO₂とSaO₂の評価方法は？

A 酸素解離曲線を用いて、SaO₂によって想定されるPaO₂を把握します。ただし、想定されるPaO₂が実際のPaO₂とは異なることがあります（右方偏位・左方偏位している病態の場合）。

- 酸素飽和度は、酸素とヘモグロビンとの結びつきを表したものである。
- 酸素飽和度と酸素分圧は、S字状の曲線（酸素解離曲線）で表されるような相関関係にある（図1）。
- つまり、酸素飽和度は酸素分圧によって規定され、酸素飽和度がわかれば酸素分圧がどれくらいなのか推測することができる。

評価のポイント（表1）

1 SaO₂＜90％は酸素療法の適応

- ポイントは「SaO₂[*1]90％（PaO₂[*2]60Torrに相当）」である。このポイントは、呼吸不全の診断基準に該当するか否かの基準で、一般的に酸素療法の適応になる部分である。
- その他、SaO₂ 98％、95％、75％のポイントも覚えておこう（表1）。これらのポイントから、計測しているSaO₂がPaO₂で何Torrに相当するのかを見当づけして患者を観察していくことが重要である。
- SaO₂では、数％の動きしかなくても、PaO₂は大きく変化する。そのため、数％の変化だからOKと決めつけず、PaO₂の変化としてどうなのかを考えていくことが必要である。

2 「酸素解離曲線に当てはまらない」場合

- 「正常なPaO₂やSaO₂が維持されていれば絶対安心」というわけではない。
- 正常なPaO₂やSaO₂であっても、血液のpH[*3]やPaCO₂[*4]、体温異常などにより、酸素解離曲線から想定されるPaO₂やSaO₂が実際と乖離している場合がある。
- 酸素解離曲線（図1）を基準とし、右側にシフトしている状態を右方偏位、左側にシフトしている状態を左方偏位という（図2）。こ

図1 酸素解離曲線(pH 7.40、PaCO₂ 40Torrの場合)

- PaO₂ 60Torr　SaO₂ 90%
- PaO₂ 55Torr　SaO₂ 88%
- PaO₂ 100Torr　SaO₂ 98%
- PaO₂ 40Torr　SaO₂ 75%
- PaO₂ 27Torr　SaO₂ 50%

図2 酸素解離曲線の右方・左方偏位

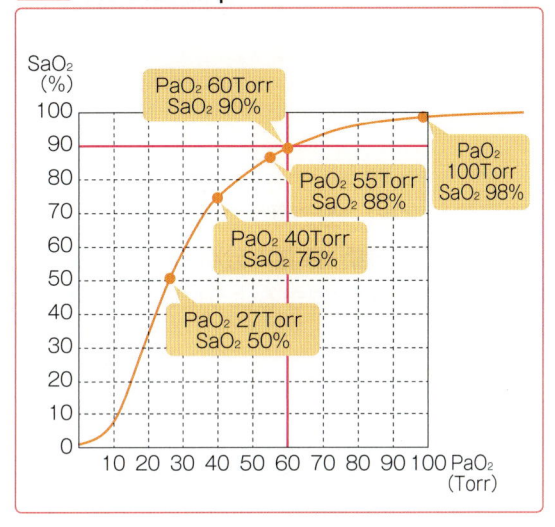

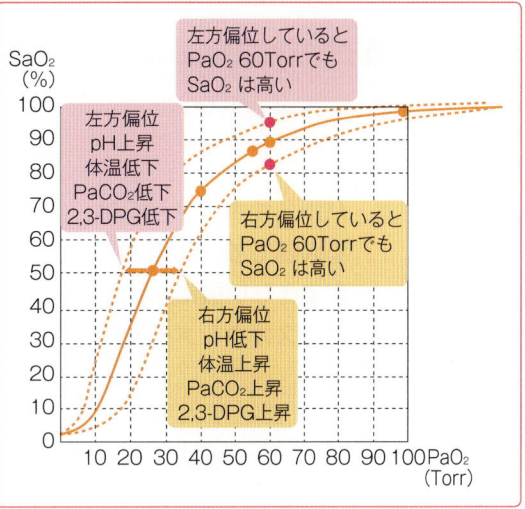

- 左方偏位しているとPaO₂ 60TorrでもSaO₂は高い
- 左方偏位　pH上昇　体温低下　PaCO₂低下　2,3-DPG低下
- 右方偏位しているとPaO₂ 60TorrでもSaO₂は高い
- 右方偏位　pH低下　体温上昇　PaCO₂上昇　2,3-DPG上昇

の基準となるのが「SaO₂50％時のPaO₂」であり、正常では27Torrである。このポイントをP₅₀と呼ぶ。

- つまりP₅₀＞27Torrは右方偏位、P₅₀＜27Torrは左方偏位となる。
- 酸素解離曲線の右方・左方偏位のことも考慮してアセスメントしていく必要がある。
- 貧血がある場合などでは、正常なPaO₂やSaO₂であっても、組織が低酸素状態に陥っていることもある。これは、血液自体に含まれる酸素量（酸素含有量）が低下しているためである。

表1 酸素飽和度（SaO₂）と酸素分圧（PaO₂）

SaO₂（%）	PaO₂（Torr）
98	100
95	80
90	60
75	40

- したがって、酸素含有量はどうかという視点をもって患者を診ていくことが重要である。

（尾野敏明）

---

* 1　SaO₂（arterial O₂ saturation）：動脈血酸素飽和度
* 2　PaO₂（arterial O₂ pressure）：動脈血酸素分圧
* 3　pH（pondus hydrogenii）：水素イオン濃度指数
* 4　PaCO₂（arterial CO₂ pressure）：動脈血二酸化炭素分圧

Q5 パルスオキシメータって、なに？

A パルスオキシメータは、血液中の酸素飽和度を、経皮的かつ連続的に測定する装置です。本来、採血し、BGA（血液ガス分析）装置で分析しなければ測定できない酸素飽和度を、採血せず非侵襲的に測定できるようにしたものが、パルスオキシメータです。

- パルスオキシメータは、BGA（血液ガス分析）[*5]で測定する実際の酸素飽和度に近似するように設計されている。そのため、簡便かつ非侵襲的で連続的に酸素飽和度を監視することができる。

パルスオキシメータの測定原理

- 酸素と結合したヘモグロビン（酸素化ヘモグロビン）は鮮紅色を呈し、酸素を放出したヘモグロビン（還元ヘモグロビン）は暗赤色を呈している。そのため、動脈血は鮮紅色を、静脈血は暗赤色を呈している。
- 酸素化ヘモグロビンは赤外光をよく吸収し、還元ヘモグロビンは赤色光をよく吸収するという特徴をもっている。パルスオキシメータはこれらの特徴を利用し、赤色光と赤外光という異なる2種類の波長の光を当て、それぞれの透過率から酸素飽和度を求めている（図3）。
- ただし、光の透過率の測定値には、動脈血の酸素飽和度だけでなく、静脈血や組織の値も含まれてしまう。これでは正確に動脈血の酸素飽和度の測定ができないため、パルスオキシメータには静脈血や組織の成分を除去する工夫がなされている。

パルスオキシメータ使用時の注意点

- 静脈血や組織の容量成分はほとんど変化しないが、動脈血は脈拍に同期して常に変動している。したがって、その変化しているぶんだけを検出すれば、動脈血のみの酸素飽和度を測定できる。そのため末梢循環の不良などで、動脈の拍動をきちんととらえられないと、正確な測定値が得られない。
- センサーをきつめに装着してしまい、それにより静脈拍動が見られるような場合も、正確に測定できない（図4）。
- その他、測定の特性上、外から光を当てて吸光度を計測しているため、センサー部分に日光や照明などが直接当たるような場合や、濃い色のマニキュアなどが塗られている場合には誤差を生じる危険性がある。

（尾野敏明）

[*5] BGA（blood gas analysis）：血液ガス分析

図3 パルスオキシメータの測定原理

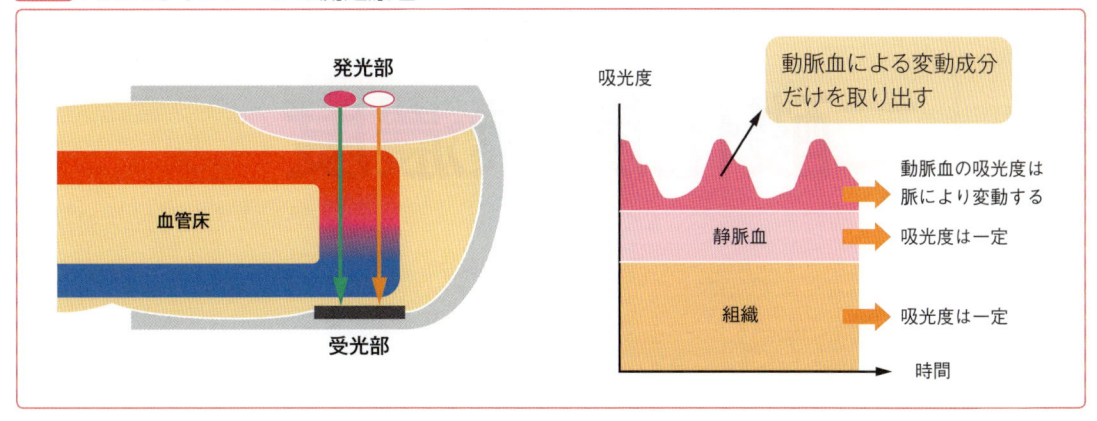

図4 末梢の拍動

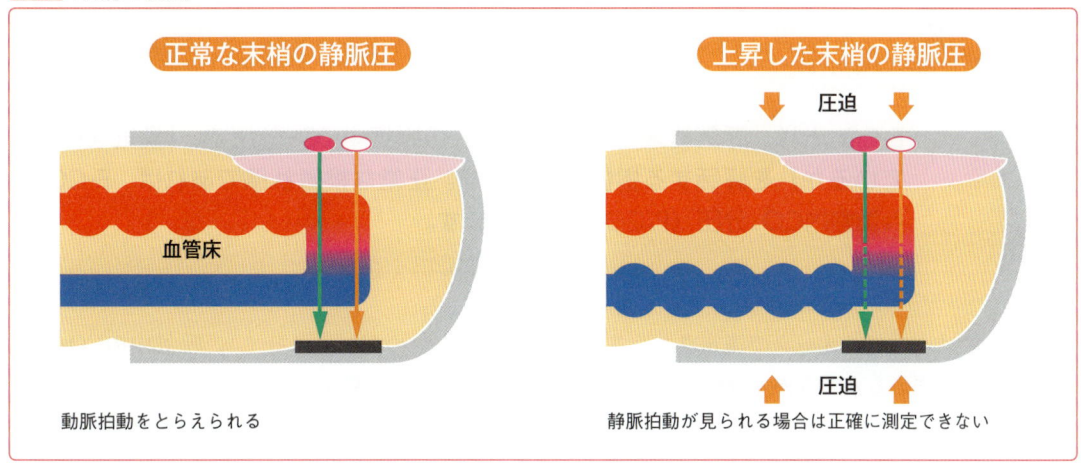

正常な末梢の静脈圧 / 上昇した末梢の静脈圧

動脈拍動をとらえられる

静脈拍動が見られる場合は正確に測定できない

【文献（p.54〜57「血液中酸素」の項）】

1. 道又元裕, 小谷透, 神津玲 編：人工呼吸管理実践ガイド. 照林社, 東京, 2009.
2. 丸山一男：人工呼吸の考えかた. 南江堂, 東京, 2009.
3. 清水敬樹 編：ICU実践ハンドブック―病態ごとの治療・管理の進め方. 羊土社, 東京, 2009.
4. 安本和正, 小谷透 編：人工呼吸療法における30の謎. 克誠堂出版, 東京, 2008.

Part 2 ■ 呼吸生理とアセスメント

3 二酸化炭素濃度

Q6 E_TCO₂って、なに？

A E_TCO_2とは、呼気終末期（end-tidal エンドタイダル）の呼気中CO_2分圧で、「換気を行えているか」を評価する指標となります。正常な換気状態であれば、E_TCO_2 ≒肺胞内CO_2分圧（P_ACO_2）となります。

- E_TCO_2[*1]は、カプノメータで測定され、主に換気が行えているかどうかを評価するものである。
- E_TCO_2の値は、P_ACO_2[*2]とほぼ近似するが、通常2〜5Torr程度低い。P_ACO_2とE_TCO_2の差が大きくなる場合には、死腔換気やシャントの増加が考えられる。
- E_TCO_2は呼吸・循環・代謝の影響を受けるため、他の因子の評価も同時に行う必要がある。
- E_TCO_2の経時的な変化を曲線で表したものをカプノグラムという。正常なカプノグラムは4相から構成される（図1）。
- 第I相：吸気の最後から呼気の初期で（図1：A-B）、解剖学的死腔（気管チューブや気管・気管支など）のガスが呼出される。そのため、CO_2濃度は0Torrである。
- 第II相：肺胞からCO_2を含んだガスが排出されるため（図1：B-C）、呼気中のCO_2濃度が急激に上昇する。
- 第III相：肺胞からのガスが排出されているため、わずかに右肩上がりのほぼ平坦な波形になる（図1：C-D）。この相の最後がE_TCO_2である。
- 第IV相：吸気が開始され、CO_2濃度が低下して基線（0Torr）まで戻る（図1：D-E）。

カプノグラムの異常波形

1 II相の遅れとIII相の傾きの急峻化（図2）

- すみやかに呼気ガスが呼出することができなくなっている状態である。
- 肺気腫など閉塞性肺疾患や喘息の呼気延長所

[*1] E_TCO_2 (end-tidal carbon dioxide tension)：呼気終末二酸化炭素分圧
[*2] P_ACO_2 (alveolar carbon dioxide tension)：肺胞気二酸化炭素分圧（肺胞内CO_2分圧）

図1 正常なカプノグラム

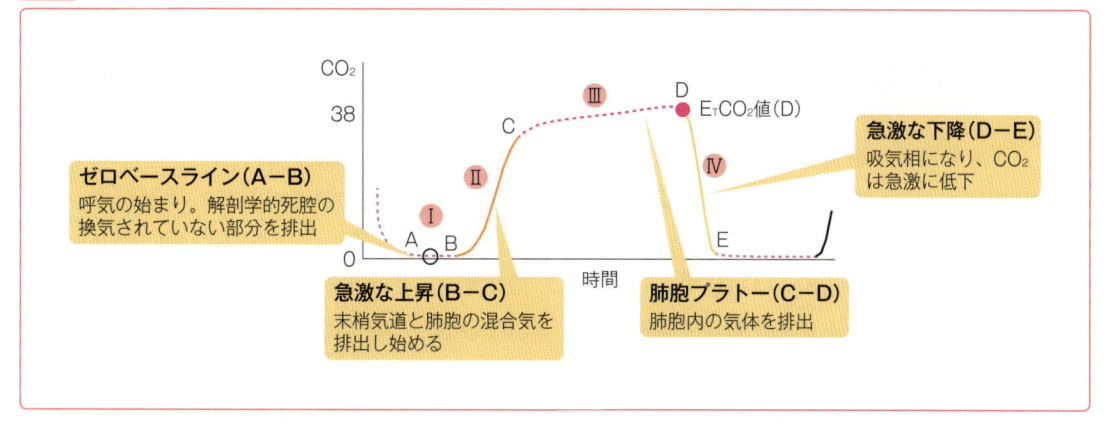

- **ゼロベースライン(A-B)**: 呼気の始まり。解剖学的死腔の換気されていない部分を排出
- **急激な上昇(B-C)**: 末梢気道と肺胞の混合気を排出し始める
- **肺胞プラトー(C-D)**: 肺胞内の気体を排出
- **急激な下降(D-E)**: 吸気相になり、CO_2は急激に低下
- E_TCO_2値(D)

図2 気道閉塞タイプ

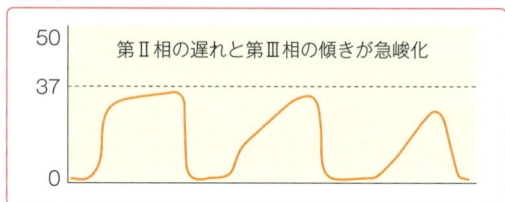

第Ⅱ相の遅れと第Ⅲ相の傾きが急峻化

図3 自発呼吸出現タイプ

第Ⅲ相に凹部が出現する

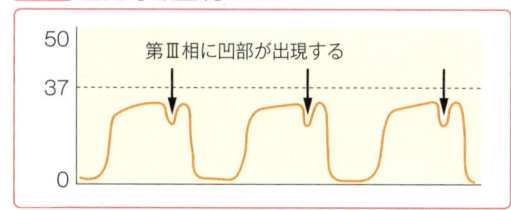

図4 リークタイプ

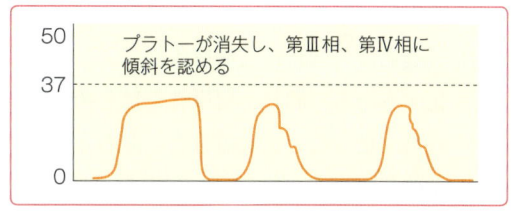

プラトーが消失し、第Ⅲ相、第Ⅳ相に傾斜を認める

見として出現する。
- 気管チューブの不完全閉塞などでも出現する。

2 第Ⅲ相の2峰性化・多峰性化（図3）

- 人工呼吸管理中、第Ⅲ相に凹部がみられ、2峰性化や多峰性化が認められた場合は、呼気中に吸気が現れたことを意味する。鎮静深度の確認などが必要である。
- 自発呼吸下での管理では、喀痰量の増加により、このような波形を呈することがある。

3 第Ⅲ相プラトーの消失（図4）

- 第Ⅲ相でのプラトーが消失し、吸気相である第Ⅳ相に入っても傾斜を認める場合は、何らかのガス漏れ（リーク）があることを示唆する。
- カフ漏れの有無、呼吸器回路の確認が必要である。

(尾野敏明)

【文献（p.58〜59「二酸化炭素濃度」の項）】

1 丸山一男：人工呼吸の考えかた. 南江堂, 東京, 2009.
2 清水敬樹 編：ICU実践ハンドブック―病態ごとの治療・管理の進め方. 羊土社, 東京, 2009.
3 安本和正, 小谷透 編：人工呼吸療法における30の謎. 克誠堂出版, 東京, 2008.

Column

呼吸器系のX線画像で見るべきポイントは？

X線画像は、物質（組織）におけるX線の吸収度の違いを利用し、色の濃淡（白と黒のコントラスト）でさまざまな情報を表している。通常フィルムは白色で、そこにX線があたると黒く感光する。X線画像を見る際の着目ポイントを以下に示す。

■ 左右肺のコントラスト

胸郭内臓器は左右対称ではないが、左右肺の濃淡（X線の透過性）はほぼ同様であるため、左右を比較して片方が白っぽい場合は、X線の吸収度が組織で高まっていること（透過性の低下）を意味する。例えば、肺炎などの炎症があると、その部分の水分含有量が高いため、白っぽい影（浸潤陰影）が写りこむ。

透過性の変化は、撮影条件によっても変化するため、肋骨・肩甲骨をはじめとした骨格、皮下などにも着目し、左右差がないか確認する。

■ 構造物の辺縁や境界（図1）

まず、横隔膜の高さを見る。横隔膜は、前胸部側で第6肋骨、背部で第10肋骨の位置にあり、右が若干高いのが正常である。COPDなどの場合は、腹腔側に下垂する。

次に、肋骨と横隔膜で形成される辺縁を見る。通常、この部分の角度は鋭角に描出されるが、胸水などの貯留により、この角度は鈍化する。

さらに、心臓横隔膜角や縦隔陰影（心血管系の辺縁）を見る。これらが不鮮明な場合をシルエットサイン陽性といい、その病変の解剖学的位置関係（局在）を把握できる。

■ 各種チューブ、ライン類の位置（図2）

現在の主流はコンピュータX線撮影（CR）である。コントラストや明暗の変更、拡大は簡単に行えるので、適正位置を理解し、観察していく。

（尾野敏明）

図1 胸部X写真における観察ポイント

1. 横隔膜の位置は？
   第6肋骨（前部）
   第10肋骨（後部）
   通常右が高位
   （1/2肋間）
2. 肋骨横隔膜角はシャープか？
3. 心臓横隔膜角が追えるか？ 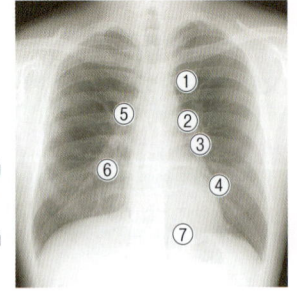
4. 縦隔陰影の辺縁が確認できるか？

①左第1弓：大動脈弓 ②左第2弓：肺動脈 ③左第3弓：左心耳 ④左第4弓：左心室 ⑤右第1弓：上大静脈 ⑥右第2弓：右心房 ⑦下行大動脈

図2 各種ルート類の確認

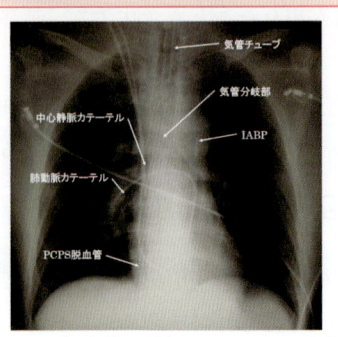

気管チューブ：気管分岐部より3〜5cm上方／経鼻胃管：先端および側孔が左横隔膜下で胃内に存在／中心静脈カテーテル：上大静脈／肺動脈カテーテル：肺門から2cm以内の肺動脈／IABP：大動脈弓部直下／胸腔ドレナージ：第6〜8肋間から上前方（気胸）、後下方（胸水）

Part 3

ウィーニング

1 ウィーニング開始　　　　　　　奥田晃久
2 ウィーニングの進行と中断　　　奥田晃久
3 ウィーニングから抜管へ　　　　奥田晃久

Part 3 ■ ウィーニング

1 ウィーニング開始

Q1 ウィーニングって、なに？

A ウィーニングとは、人工呼吸器離脱の可能性が評価された後、人工呼吸器のサポートを減少させ、自発呼吸へと移行させていく過程のことです。

- 1950年代は、人工呼吸器を外したり着けたりを繰り返す「on-off法」が主流であった。
- SIMV[*1]やPSV[*2]などの換気モードの誕生により、人工呼吸器の補助を徐々に減らしていくウィーニング法が可能となった。
- 1995年以降より、最も優れたウィーニング法として、SBT（自発呼吸トライアル）[*3]が用いられるようになった[1]。
- 人工呼吸器離脱までの過程は6段階に分けられ、第4段階のSBTからがウィーニングとされる（図1）。
- 離脱には、人工呼吸器装着時間の40～50%の時間がかかるとされ、特に第2、3段階の遅れが離脱全体の遅れとなり、死亡率の上昇につながる[3]。

- ウィーニングは、①simple weaning（単純なウィーニング）、②difficult weaning（困難なウィーニング）、③prolonged weaning（長期のウィーニング）の3種類に分類される（表1）。
- 医師以外の医療者によるウィーニングプロトコールを使用したウィーニングは、人工呼吸器装着期間、離脱時間、ICU滞在日数が短縮するという報告がある[3]。
- 現在、日本集中治療医学会、日本呼吸療法医学会、日本クリティカルケア看護学会の3学会が合同で「人工呼吸器離脱プロトコール（案）」を作成中である。

(奥田晃久)

---

* 1　SIMV（synchronized intermittent mandatory ventilation）：同期式間欠的強制換気
* 2　PSV（pressure support ventilation）：圧支持換気
* 3　SBT（spontaneous breathing trial）：自発呼吸トライアル

図1 人工呼吸器装着から離脱までの6段階

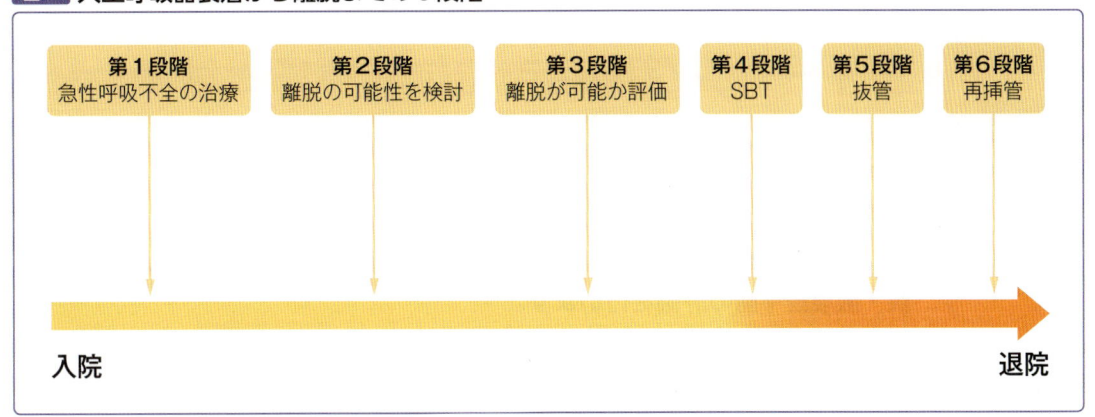

- 第1段階：急性呼吸不全の治療
- 第2段階：離脱の可能性を検討
- 第3段階：離脱が可能か評価
- 第4段階：SBT
- 第5段階：抜管
- 第6段階：再挿管

入院 → 退院

Boles JM, Bion J, Connors A, et al. Weaning from mechanical ventilation. *Eur Respir J* 2007; 29: 1034.

表1 ウィーニングの分類

分類	定義
simple weaning	最初のSBTで人工呼吸器から離脱する患者
difficult weaning	最初のSBTは失敗（最大3回までのSBT）、あるいは最初のSBTから人工呼吸器離脱までに最長7日間かかる患者
prolonged weaning	4回以上のSBT、あるいは最初のSBTから人工呼吸器離脱までに7日間超必要とする患者

Boles JM, Bion J, Connors A, et al. Weaning from mechanical ventilation. *Eur Respir J* 2007; 29: 1034.

Column

呼吸筋と呼吸補助筋って？

　正常の呼吸運動は、呼吸筋（横隔膜と肋間筋）によって行われる。

　呼吸補助筋は、呼吸筋だけでは十分な換気を得られないときに使用される筋である。呼吸補助筋を使用する呼吸は効率が悪いため、多くのエネルギーを使用する。したがって、酸素消費量が増加し、それを補うためにさらに呼吸補助筋の活動が活発化するなど悪循環に陥る。

　つまり、呼吸補助筋を使用した呼吸は「努力性呼吸」であり、呼吸困難の重要な徴候となるのである。

（道又元裕）

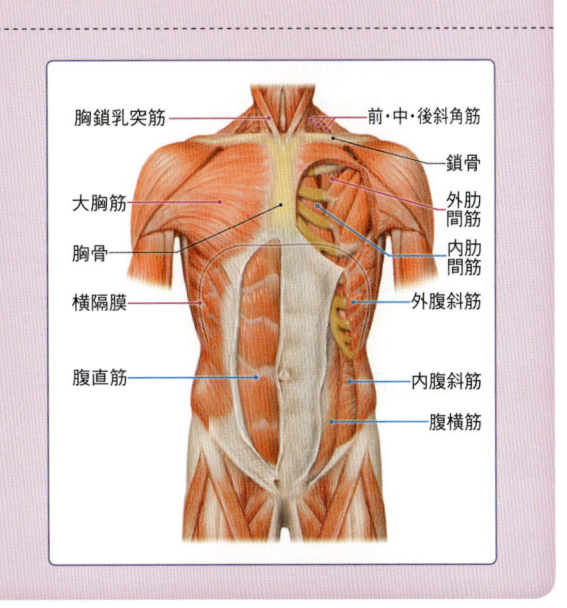

（筋の図：胸鎖乳突筋、大胸筋、胸骨、横隔膜、腹直筋、前・中・後斜角筋、鎖骨、外肋間筋、内肋間筋、外腹斜筋、内腹斜筋、腹横筋）

Q2 ウィーニング開始までにすることは？

A 呼吸不全の原因となった基礎疾患の沈静化および改善が前提です。ウィーニング開始可能かの判断には、①酸素化、②血行動態、③意識レベル、④電解質・酸塩基平衡の評価を行います。

- ウィーニングでは、第一に呼吸不全の原疾患を改善させることが前提条件である。
- ウィーニングの開始基準としてはさまざまな報告があるが、日本では日本集中治療医学会（表2）が、海外ではARDS Network（表3）がSBT方法を提唱している。

ウィーニング開始可能の予測因子

1 意識レベル評価

- 人工呼吸器装着患者のうち、中枢神経からの呼吸ドライブ低下（SBT失敗要因の1つ）の最も多い原因は、鎮静による呼吸抑制である。
- SBT前に、鎮静薬を1日1回中断（SAT[*4]もしくはdaily interruption of sedatives）あるいは鎮静の休息（sedation vacation）を行って意識レベルを評価することで、人工呼吸期間、ICU滞在日数、入院期間が短縮されると示される[6]。

2 電解質補正

- 低リン血症、低マグネシウム血症、低カルシウム血症は呼吸筋力を低下させる。
- これらの電解質を補充すると横隔膜収縮力が改善することが知られているため、積極的に電解質異常は補正する。

3 その他の因子

- 上記のほかに、ウィーニング開始可能の予測因子として、比較的信頼性が高いものにRSBI[*5]と$P_{0.1}$（気道閉塞圧）がある。

1）RSBI

- RSBIは、呼吸様式を評価する指標で、呼吸回数と一回換気量（L）の比（f/V_T）で表わされる。
- RSBI＞105/分/Lだとウィーニングに失敗する可能性が高いとされるが、気管チューブの太さや換気モードによって大きく左右される。

2）$P_{0.1}$

- $P_{0.1}$は、気道閉塞後の吸気の最初の0.1秒で生じる口腔圧で、呼吸運動出力の指標として用いられる。
- 正常値は$2\,cmH_2O$以下だが、$4〜6\,cmH_2O$以上の場合にはウィーニングに失敗する可能性が高くなる。

（奥田晃久）

---

*4 SAT（sedation awakening trial）
*5 RSBI（rapid shallow breathing index）

表2 日本集中治療医学会で推奨するSBTの開始条件

	SBT実施の判断
前提条件	①原疾患が治療または改善傾向にある ②気道分泌物の除去（咳、喀出など）が可能である
開始条件	①酸素化が十分である：PEEP≦8cmH$_2$O、PaO$_2$/F$_i$O$_2$≧150Torr ②血行動態が安定している： 　・心拍数≦140/分 　・循環動態作動薬が使用されていないか、少量のみ（ドパミン5μg/kg/分程度） 　・致死的な不整脈がない 　・心筋虚血のサインがない ③意識状態が安定している： 　・持続鎮静している場合、鎮静中断が問題なく行える 　・指示動作可能である 　・施設で用いている鎮静スコアで覚醒状態である ④電解質・酸塩基平衡に異常がない： 　・重度の呼吸性／代謝性アシドーシス、異常なカリウム値などがない

日本集中治療医学会ICU機能評価委員会：人工呼吸関連肺炎予防バンドル 2010改訂版：6. より一部改変のうえ転載

表3 ARDS Networkが推奨するSBTの開始基準

SBT開始基準
①F$_i$O$_2$≦0.4、PEEP≦8cmH$_2$O ②PEEPとF$_i$O$_2$が前日と比較して、同じか改善 ③患者の自発呼吸が十分 　（自発呼吸を出すために呼吸回数を5分間で50%まで減らしてもよい） ④昇圧薬を使用せずに収縮期血圧≧90mmHg ⑤神経筋遮断薬を使用していない

NIH NHLBI ARDS Clinical Network. Mechanical Ventilation Protocol Summary. http://www.ardsnet.org/system/files/Ventilator%20Protocol%20Card.pdf（2014年11月18日閲覧）.

Q3 ウィーニングは、どう開始するの？

A ウィーニングの開始条件に達したら、$F_IO_2≦0.4$でTピース、もしくはPEEP 5cmH$_2$O + PS（pressure support）5〜7cmH$_2$Oに設定し、SBTを開始します。

- ウィーニング方法には、SBT、(S)IMV、PSV、NPPV（非侵襲的陽圧換気）[6]がある。

SBTによるウィーニング

- SBTは、F_IO_2[7]≦0.4でTピース、もしくはPEEP[8] 5cmH$_2$O + PS[9] 5〜7cmH$_2$Oに設定し、この設定に耐えられるか評価する（表4）。
- SBTは、TピースでもPEEP+PSでも再挿管率に有意な差はないと示されており[7]、どちらの方法でもよい。
- SBTを30〜120分間実施して評価するが、抜管成功率や再挿管率に有意な差はないと報告されている[8]。
- SBTを用いたウィーニングは、PSVより2倍、(S)IMVより3倍速く離脱でき、その成功率は高いと報告されている[1]。

(S)IMVやPSVによるウィーニング

- (S)IMVやPSVによるウィーニングは、自発呼吸を評価しながら強制換気回数やサポート圧を徐々に下げていく方法である。
- PSVを用いたウィーニングは、Tピースや(S)IMVよりも早期に離脱が可能であったという[9]。
- 上記より、SBTが最も有効なウィーニング法であり、(S)IMVはウィーニングに適していない方法であるとされた。　　（奥田晃久）

表4 日本集中治療医学会で推奨するSBT方法

SBTの進め方
①人工呼吸中と同じ酸素濃度とする（$F_IO_2≦0.4$）
②設定：Tピース下で自発呼吸 またはPEEP 5cmH$_2$O +PS 5〜7cmH$_2$O
③まずは5分間観察する。ここで頻呼吸などの呼吸負荷による変化が見られることが多いので、この間は必ずベッドサイドで患者の状態を頻繁に観察し、問題があればSBTの施行を中止する
④問題がなければ、本試験に移行する 30〜120分間観察する
⑤SBT成功基準を満たすときは合格とする

日本集中治療医学会ICU機能評価委員会：人工呼吸関連肺炎予防バンドル 2010改訂版：6. より一部改変のうえ転載

---

*6　NPPV（noninvasive positive pressure ventilation）：非侵襲的陽圧換気
*7　F_IO_2（fraction of inspired O_2 concentration）：吸入気酸素濃度
*8　PEEP（positive end expiratory pressure ventilation）：呼気終末陽圧換気
*9　PS（pressure support）：プレッシャーサポート

【文献（p.62〜66「ウィーニング開始」の項）】

1. Esteban A, Frutos F, Tobin MJ, et al. A comparison of four methods of weaning patients from mechanical ventilation. Spanish Lung Failure Collaborative Group. *N Engl J Med* 1995; 332: 345-350.
2. Boles JM, Bion J, Connors A, et al. Weaning from mechanical ventilation. *Eur Respir J* 2007; 29: 1033-1056.
3. Kollef MH, Shapiro SD, Silver P, et al. A randomized, controlled trail of protocol-directed versus physician-directed weaning from mechanical ventilation. *Crit Care Med* 1997; 25: 567-574.
4. 日本集中治療医学会ICU機能評価委員会：人工呼吸関連肺炎予防バンドル2010改訂版. http://www.jsicm.org/pdf/2010VAP.pdf（2014年11月18日閲覧）.
5. NIH NHLBI ARDS Clinical Network. Mechanical Ventilation Protocol Summary. http://www.ardsnet.org/system/files/Ventilator%20Protocol%20Card.pdf（2014年11月18日閲覧）.
6. Girard TD, Kress JP, Fuchs BD, et al. Efficacy and safety of a paired sedation and ventilator weaning protocol for mechanically ventilated patients in intensive care（Awakening and Breathing Controlled trial）: a randomised controlled trial. *Lancet* 2008; 371: 126-134.
7. Esteban A, Alia I, Gordo F, et al. Extubation outcome after spontaneous breathing trials with T-tube or pressure support ventilation. The Spanish Lung Failure Collaborative Group. *Am J Respir Crit Care Med* 1997; 156: 459-465.
8. Esteban A, Alia I, Tobin MJ, et al. Effect of spontaneous breathing trial duration on outcome of attempts to discontinue mechanical ventilation. Spanish Lung Failure Collaborative Group. *Am J Respir Crit Care Med* 1999; 159: 512-518.
9. Brochard L, Rausse A, Benito S, et al. Comparison of three methods of gradual withdrawal from ventilatory support during weaning from mechanical ventilation. *Am J Respir Crit Care Med* 1994; 150: 896-903.

Column

経肺圧って？

経肺圧（transpulmonary pressure）は肺胞内外圧較差とも呼ばれ、気道内圧（＝肺の内側からかかる圧力）と胸腔内圧（＝肺の外側からかかる圧力）の差のことをいい、吸気の発生に密接にかかわっている。

肺胞は、経肺圧が大きいほど膨張するほうに働く。つまり、ARDSなどに対する肺保護戦略においては、肺の過伸展・過膨張を防ぐために、経肺圧の開大を防ぐことが重要となる。

（道又元裕）

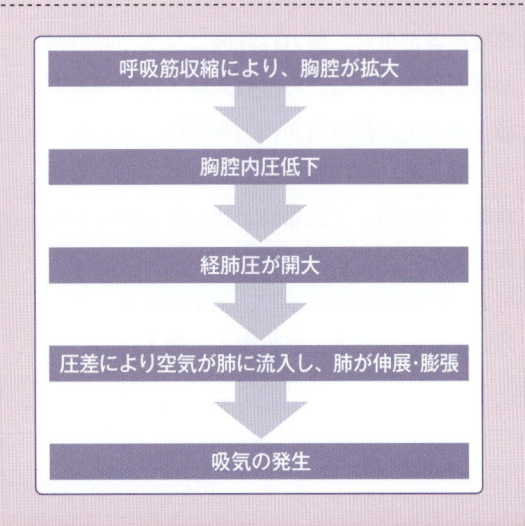

呼吸筋収縮により、胸腔が拡大
↓
胸腔内圧低下
↓
経肺圧が開大
↓
圧差により空気が肺に流入し、肺が伸展・膨張
↓
吸気の発生

Part 3 ■ ウィーニング

2 ウィーニングの進行と中断

Q4 ウィーニング中の患者の観察ポイントは？

A 患者のバイタルサインや循環動態（呼吸回数、SpO_2、血圧、心拍数、心電図）、意識状態、呼吸負荷の有無（努力性呼吸になっていないか）を観察します。

「呼吸負荷の有無」の見方

- 異常な呼吸パターン（頻呼吸、多呼吸、徐呼吸、少呼吸）ではないか、緊急性の高い呼吸状態（陥没呼吸、シーソー呼吸、鼻翼呼吸：**表1**）ではないか観察する。
- 呼吸困難が生じ、努力性呼吸になると呼吸補助筋が使用されるため、吸気時には胸鎖乳突筋、前・中・後斜角筋、上後鋸筋などの筋肉が、呼気時には内肋間筋、腹直筋、内・外腹斜筋、腹横筋、下後鋸筋が使われていないか観察する。
- 努力性呼吸が継続すると、胸鎖乳突筋などの呼吸補助筋は高度に緊張する（**図1**）。

バイタルサインのチェックポイント

- 呼吸回数の上昇、SpO_2[*1]の低下、血圧の上昇・低下、心拍数の上昇・低下、不整脈の有無などのバイタルサインを観察する。
- 不穏や不安状態でないか観察する。
- 末梢の冷感、冷汗の出現がないか観察する。
- SBT（自発呼吸トライアル）[*2]開始30分間は、特にバイタルサインの変化に注意し観察する。
- SBTが失敗する患者は、SBT開始後30分の間に呼吸回数・心拍数・血圧の上昇と、動脈血酸素飽和度が低下するという報告がある[1]。

（奥田晃久）

表1 特殊な呼吸状態

鼻翼呼吸	→重篤な呼吸不全	●鼻から強く吸うと鼻翼根部が収縮 ●咽頭を下に大きく動かすように呼吸する
下顎呼吸	→重篤な呼吸不全 死亡直前	●口、下顎をパクパクして気道を広げ、空気を取り込み用に呼吸する
起座呼吸	→左心不全 重症喘息発作	●仰臥位だと苦しいので座っている
陥没呼吸	→突発性呼吸窮迫症候群 (IRDS)[*3]	●吸気時の胸骨部の陥没 ●上気道閉塞 ●胸壁が未熟な新生児や未熟児の呼吸障害
シーソー呼吸	→重篤な呼吸不全	●胸部と腹部がシーソーのように逆位で動く

図1 胸鎖乳突筋の緊張

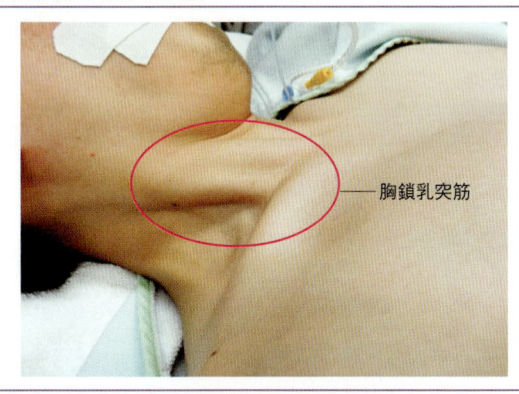

胸鎖乳突筋

呼吸時に胸鎖乳突筋を使用している状態は、呼吸時に強い負荷がかかっていると考えられる

---

*1 SpO₂（pulse-oxymetric oxygen）：経皮的動脈血酸素飽和度
*2 SBT（spoutaneous breathing trial）：自発呼吸トライアル
*3 IRDS（infant respiratong distress syndrome）：突発性呼吸窮迫症候群

Q5 ウィーニングは、どんなときに中断しなければいけないの？

A SBT中に患者のバイタルサイン（呼吸回数、SpO₂、血圧、心拍数、心電図）の変化や意識状態の変化、循環不全、呼吸負荷の出現があった場合はウィーニングを中断します。

- SBT中に、日本集中治療医学会（表2）やARDS Network（表3）が提唱している成功条件・基準に達しない場合は、SBTを中断する。

- SBTに失敗したら、SBT施行前の人工呼吸器モードに戻し、翌日再びSBT実施可能か評価する。

（奥田晃久）

表2 日本集中治療医学会で推奨するSBT成功条件

	SBT成功条件
バイタルサイン	・呼吸回数＜35回/分 ・SpO₂≧90% ・高血圧、低血圧（収縮期血圧＞180mmHg、＜80mmHg） ・頻脈、徐脈（心拍数＞140/分、＜60/分、20%以上の変化） ・危険な不整脈の出現がない
患者のアセスメント	・意識状態の変化：不穏状態の出現、不安の悪化がない ・循環不全のサイン：末梢の冷感、冷汗の出現がない ・呼吸負荷のサイン：呼吸パターンの悪化、呼吸補助筋の使用、奇異呼吸の出現がない
	SBT合格と判断した場合
	①SBTで離脱可能と判断された場合には、気管チューブの抜去の手順に進む ②抜去までしばらく時間がある場合には、抜管するまで呼吸補助を再開する
	SBT失敗と判断した場合
	①試験前の呼吸補助のレベルまで戻す ②翌日以降にSBTを再企図する

日本集中治療医学会ICU機能評価委員会：人工呼吸関連肺炎予防バンドル 2010改訂版：6-7．より一部改変のうえ転載

表3 ARDS Networkが推奨するSBTの成功基準

SBT成功基準
①SpO₂≧90%かつまたはPaO₂≧60Torr ②自発一回換気量≧4mL/kg予測体重 ③呼吸回数≦35回/分 ④pH≧7.3 ⑤以下の呼吸窮迫の徴候がない（2項目以上あれば呼吸窮迫と診断する） 　□脈拍がベースラインの120%以上　　□冷汗 　□重度の呼吸補助筋使用　　　　　　□重度の呼吸苦 　□奇異性腹筋使用

NIH NHLBI ARDS Clinical Network. Mechanical Ventilation Protocol Summary. http://www.ardsnet.org/system/files/Ventilator%20Protocol%20Card.pdf（2014年11月18日閲覧）．

Q6 ウィーニングが進まないときは、どうすればいいの？

A ウィーニングに影響する可能性がある、呼吸負荷、心臓負荷、神経筋、神経心理学、代謝、栄養、貧血などの病態や因子を治療および除去します。

- SBT成功率はおよそ8割である。
- SBTに失敗する理由として考えられることを表4に示す。これらを除去および治療しないかぎり、再びSBTを実施しても同じことを繰り返す。
- SBT失敗時は、SBT前の人工呼吸器設定、または十分に呼吸補助できる設定に変更し、呼吸筋の疲労回復を考慮する。

SBT失敗の要因とその対応

- 人工呼吸器と患者との非同調は、人工呼吸期間の延長に関連するという報告がある[5]。人工呼吸器の不適切な設定の見なおしや、離脱

表4 SBT失敗に影響を与える可能性のある病態と因子

呼吸負荷	・呼吸仕事量の増加：不適切な人工呼吸器設定 ・コンプライアンスの低下：VAP（人工呼吸器関連肺炎）[*4]、心原性or非心原性の浮腫、肺の線維化、肺出血、びまん性肺浸潤 ・気道、気管支収縮 ・低後負荷の増大 ・SBT施行中：気管チューブ ・抜管後：声門浮腫、気道内分泌物の増加、痰の貯留
心臓負荷	・既存の心機能障害 ・心機能障害につながる心仕事量の増加：動的過膨張、代謝要求の増加、敗血症
神経筋	・呼吸中枢ドライブの低下：代謝性アルカローシス、人工呼吸中の鎮静薬、鎮痛薬 ・換気指令伝達の障害：呼吸器系の神経筋の障害 ・周辺機能障害：神経筋疾患、CIPNM（重症疾患多発神経筋障害）[*5]
神経心理学	せん妄、不安、うつ病
代謝	代謝障害、コルチコステロイド、高血糖
栄養	肥満、低栄養、VIDD（人工呼吸器誘発性横隔膜機能不全）[*6]
貧血	

Boles JM, Bion J, Connors A, et al. Weaning from mechanical ventilation. *Eur Respir J* 2007; 29: 1036.

*4 VAP（ventilator-associated pneumonia）：人工呼吸器関連肺炎
*5 CIPNM（clitical illness polyneuromyopathy）：重症疾患多発神経筋障害
*6 VIDD（ventilator-induced diaphragmatic dystruction）：人工呼吸器誘発性横隔膜機能不全

表5 人工呼吸器離脱困難患者に使用される換気モード

- noninvasive ventilation（NIV）：非侵襲的人工呼吸
- pressure support ventilation（PSV）：圧支持換気
- continuous positive airway pressure（CPAP）：持続気道陽圧
- Automatic Tube Compensation（ATC）：自動チューブ補正（ドレーゲル社）
- proportional assist ventilation（PAV）：比例補助換気
- Adaptive Support Ventilation（ASV）：ハミルトンメディカル社
- knowledge-based expert system（SmartCare）：ドレーゲル社
- controlled mechanical ventilator（CMV）：調節換気（持続強制換気）
- Neurally Adjusted Ventilatory Assist（NAVA）：マッケ社

Boles JM, Bion J, Connors A, et al. Weaning from mechanical ventilation. *Eur Respir J* 2007; 29: 1033-1056を参考に作成

過程を援助する換気モード（表5）への変更を検討する。

- 気管チューブの抵抗による呼吸負荷がある場合は、気管チューブのサイズ変更、または気管切開を考慮する。
- 人工呼吸器を18～69時間使用しただけで横隔膜に筋萎縮が起こる[6]ことからも、筋力低下予防のため、早期にリハビリテーションを導入する。また、気管挿管されたままの歩行も考慮する。
- 長期人工呼吸器装着患者は、甲状腺機能低下症がある可能性もある。
- 重症患者では、タンパク異化が亢進し呼吸筋量・呼吸筋力の低下が起こるため、十分な栄養をサポートする。
- 精神症状は人工呼吸器離脱に影響することから、音楽療法[7]などが試みられている。
- COPD（慢性閉塞性肺疾患）*7などの慢性肺疾患や高二酸化炭素血症のある患者に対しては、早期に抜管してすぐにNPPVを導入する方法もある[8]。

（奥田晃久）

【文献（p.68～72「ウィーニングの進行と中断」の項）】

1 Esteban A, Alia I, Tobin MJ, et al. Effect of spontaneous breathing trial duration on outcome of attempts to discontinue mechanical ventilation. Spanish Lung Failure Collaborative Group. *Am J Respir Crit Care Med* 1999; 159: 512-518.
2 日本集中治療医学会ICU機能評価委員会：人工呼吸関連肺炎予防バンドル 2010改訂版．http://www.jsicm.org/pdf/2010VAP.pdf（2014年11月18日閲覧）.
3 佐野裕子："呼吸の異常"に気づく！今さら聞けない！呼吸のフィジカルアセスメント．エキスパートナース 2011; 27: 12-31.
4 NIH NHLBI ARDS Clinical Network. Mechanical Ventilation Protocol Summary. http://www.ardsnet.org/system/files/Ventilator%20Protocol%20Card.pdf（2014年11月18日閲覧）.
5 Thille AW, Rodriguez P, Cabello B, et al. Patient-ventilator asynchrony during assisted mechanical ventilation. *Intensive Care Med* 2006; 32: 1515-1522.
6 Levine S, Nguyen T, Taylor N, et al. Rapid disuse atrophy of diaphragm fibers in mechanically ventilated humans. *N Engl J Med* 2008; 358: 1327-1335.
7 Hunter BC, Oliva R, Sahler OS, et al. Music therapy as an adjunctive treatment in the management of stress for patients being weaned from mechanical ventilation. *J Music Ther* 2010; 47: 198-219.
8 Burns KE, Adhikari NK, Keenan SP, et al. Noninvasive positive pressure ventilation as a weaning strategy for intubated adults with respiratory failure. *Cochrane Database Syst Rev* 2010; 8: CD004127.
9 Boles JM, Bion J, Connors A, et al. Weaning from mechanical ventilation. *Eur Respir J* 2007; 29: 1033-1056.

*7　COPD（chronic obstructive pulmonary disease）：慢性閉塞性肺疾患

Part 3 ■ ウィーニング

3 ウィーニングから抜管へ

Q7 ウィーニングし、抜管するときの基準、注意点は？

A 抜管の基準は、①咳嗽が十分に強い、②分泌物が多量でない、③舌根の沈下がないこと、です。ただし、抜管前に再挿管リスクがないことを完全に予測することは不可能であるため、再挿管に対する準備は必要です。

- 抜管失敗の定義は「抜管後24〜72時間までに再挿管を必要とする患者」である。
- 抜管失敗は全抜管患者の2〜25％に発生し、抜管失敗による再挿管は肺炎合併率や死亡率の上昇と関連する[1]。

抜管の基準

- 抜管の基準は、①咳嗽が十分に強い、②分泌物が多量でない、③舌根の沈下がないことである。
- 自分で気道開通を確保するためには、分泌物を排出する反射と筋力が必要である。咳反射の強さはWCT（white card test）やCPF（cogh peak expiratory flow）を用いて評価する（表1）。
- 分泌物の量は、吸痰間隔が2時間以上であることが望ましい。
- 意識レベルの低下（GCS[*1] ＜ 8、従名不十分）による舌根沈下は再挿管の危険因子である。
- 意識が清明でない場合、嚥下や反射機能が低

表1 咳反射の評価

white card test（WCT）	気管チューブ末端から1〜2cm離れたところに白いカードを置き、患者に咳をさせ、分泌物が付着するかを観察する（分泌物の量と咳の強さを評価）
cough peak expiratory flow（CPF）	電子フローメータにて咳時の呼気ピークフロー値を計測する。カットオフ値は60L/分[2]

＊1 GCS（Glasgow Coma Scale）：グラスゴーコーマスケール

表2 カフリークの評価

質的評価	カフをしぼませて、リーク音（声漏れ）が聴こえるか評価する。必要であれば頸部聴診を行う
量的評価	呼吸器をつけた状態で、カフをしぼませて、吸気一回換気量と呼気一回換気量の差（リーク量）を調べる ＊リーク量が110mL以下もしくは吸気一回換気量の12〜24％未満は、咽頭浮腫のリスクが高い可能性がある

竹内広幸, 讃井將満：抜管総論. インテンシヴィスト 2012；4：677-686. より引用

下し気道閉塞や誤嚥のリスクが高まる。
- 気道や痰の問題が解決されていれば、応答可能な意識レベルでなくても抜管が可能であるという報告もある[3]。

再挿管への準備

- 抜管後咽頭浮腫は、抜管早期（30分以内）に出現し、場合により再挿管を必要とする。
- 抜管後咽頭浮腫のリスクのある症例では、カフリークテストを行う（表2）。カフリークがない場合は、抜管24時間前からのステロイド投与を検討する。抜管後咽頭浮腫のリスクの高い症例では、チューブエクスチェンジャを留置して抜管する。
- 十分に覚醒が確認できていない浅い鎮静状態での抜管は、咽頭けいれん発生のリスクが高い。
- 抜管前に再挿管リスクがないことを完全に予測することは不可能であるため、再挿管に対する準備は必ず必要である。

（奥田晃久）

【文献（p.73〜74「ウィーニングから抜管へ」の項）】

1 Menon N, Joffe AM, Deem S, et al. Occurrence and complications of tracheal reintubation in critically ill adults. *Repir care* 2012; 57: 1555-1563.
2 Smina M, Salam A, Khamiees M, et al. Cough peak flows and extubation outcomes. *Chest* 2003; 124: 262-268.
3 Coplin WM, Pierson DJ, Cooley KD, et al. Implications of extubation delay in brain-injured patients meeting standard weaning criteria. *Am J Respir Crit Care Med* 2000; 161: 1530-1536.
4 竹内広幸, 讃井將満：抜管総論. インテンシヴィスト 2012；4：677-686.

Part 4

NPPV

1 NPPVの原理　　　　小山昌利／濱本実也
2 NPPV導入・管理　　　　濱本実也

Part 4 ■ NPPV

1 NPPVの原理

Q1 NPPVとNIVは違うの？

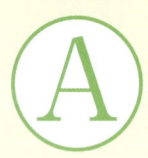

A NPPVは、非侵襲的陽圧換気療法を指します。NIVは、NPPVと陰圧式人工呼吸療法の総称です。

- NPPVとNIVは少し違うが、2006年の日本呼吸器学会のガイドラインでは、明確に区別をした場合を除き、NPPVという言葉を使用することになった。

NPPVとは

- NPPV（非侵襲的陽圧換気療法）[*1]は、人工気道を使用して行う侵襲的な換気方法（気管挿管・気管切開など）ではなく、マスクやマウスピースを使用して上気道から機械的に陽圧をかけ、換気を補助することである。
- NPPVは、①呼吸努力（呼吸仕事量）を減少させること、②酸素化能を改善させること、③ガス交換を改善させることを目的に行われる。
- NIPPV[*2]という用語もNPPVと同じ非侵襲的陽圧換気療法を意味する。
- 人工気道による人工呼吸器でマスク換気を行う際に選択されることが多いNIV（非侵襲的換気療法）[*3]モードも、NPPVと同様の非侵襲的な陽圧換気療法である。

陰圧式人工呼吸療法とは

- NIVには、陰圧式人工呼吸療法も含まれる。
- 陰圧式人工呼吸は、気道内に空気を送り込む陽圧換気方法と異なり、頸部から上を除いた体全体（胸腹部）を陰圧にすることで受動的に空気を取り込み、換気を補助する換気方法

---

*1　NPPV（noninvasive positive pressure ventilation）：非侵襲的陽圧換気療法
*2　NIPPV（non-invasive positive pressure ventilation）：非侵襲的陽圧換気療法
*3　NIV（noninvasive intermittent ventilation）：非侵襲的換気療法

図1 陰圧式人工呼吸器

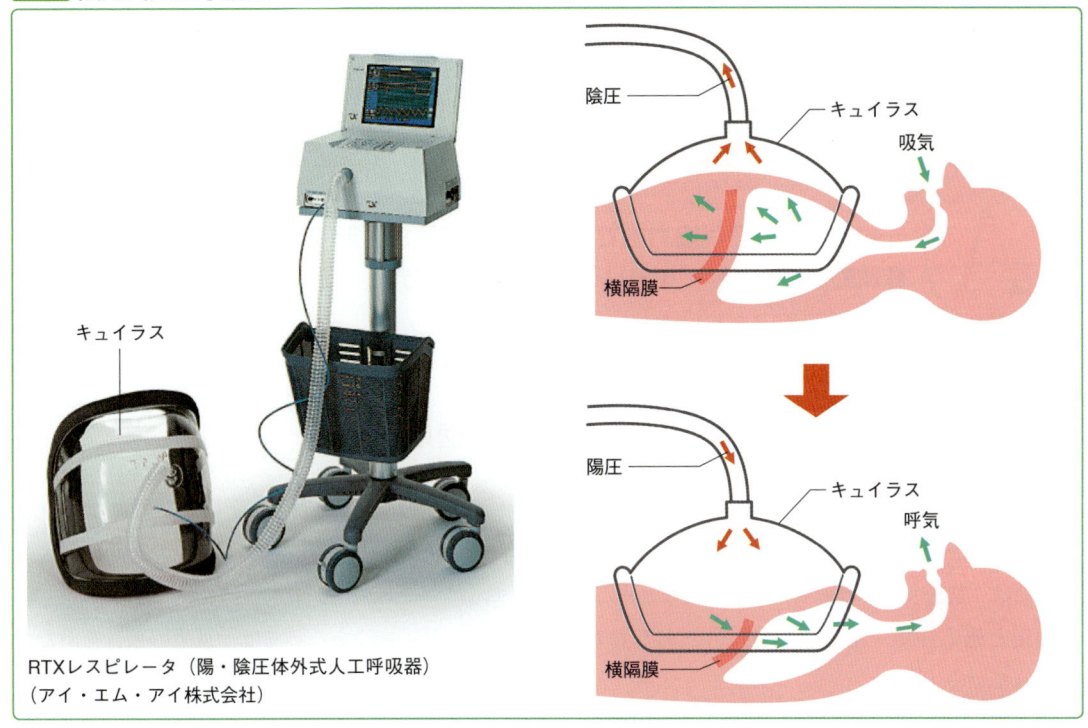

RTXレスピレータ（陽・陰圧体外式人工呼吸器）
（アイ・エム・アイ株式会社）

である。
- NIVとして有名なのが、ポリオの流行時に使用された「鉄の肺（Iron Lung）」である。これは、気密タンク（間欠的に陰圧にすることができる）内に患者の頸部以下を入れ、タンク内を陰圧にすることで胸郭を広げて吸気を補助する機械であった。
- 現在、陰圧式人工呼吸器のなかで代表的な機器がRTXレスピレータである（図1）。RTXでは、胸腹部に装着したキュイラス（胸当て）で、内部へ機械より陰圧を加えて胸郭を広げることによって横隔膜を動かし、吸気を補助する。

（小山昌利）

Q2 NPPVの適応は？

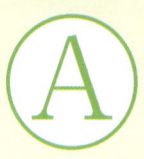

A 一般的に、患者が協力的で、マスクの装着が可能であり、気道が確保され、循環動態が安定していれば、適応と考えます。

NPPVの適応と禁忌

- NPPVの一般的な「適応」と、「適応注意」または「禁忌」とされる要因を**表1**にまとめる。
- 適応と適応注意・禁忌の項目は、おおむね対比している。
- 導入時だけでなく継続的に観察し、NPPVの中止や気管挿管による人工呼吸管理への移行を評価する。

1 適応

- NPPVはマスクで換気を行うため、マスクの装着と送気が可能であることが最低条件となる。
- NPPV実施にあたっては、以下の項目を満たす必要がある。
  ①意識があり協力的であること
  ②マスクがフィットしないほどの顔面の外傷や変形がないこと
  ③気道が確保されていること

表1 NPPVの適応と、適応注意・禁忌

適応	適応注意・禁忌
●マスクの装着が可能 ・意識がよく協力的である ・顔面の外傷がない	●マスクの装着が困難 ・不穏で非協力的、昏睡、意識レベル低下 ・顔面の外傷、熱傷、変形など、マスクフィット不可
●循環動態が安定している	●循環動態が不安定
●気管挿管が必要でない ・気道が確保されている ・排痰ができる ・自発呼吸がある	●気管挿管が必要 ・気道が確保できない ・大量の気道分泌物がある、排痰できない ・呼吸停止
●消化管運動がある（閉塞などがない）	●腸管閉塞、アクティブな消化管出血、嘔吐がある ●最近の腹部や食道手術後、多臓器不全、不安定狭心症など

日本呼吸器学会NPPVガイドライン作成委員会 編：NPPV（非侵襲的陽圧換気療法）ガイドライン．南江堂，東京，2006：3．を参考に作成

- なお、「意識レベルが悪い」「不隠」など、上記①を満たせない状況が、CO_2ナルコーシスや低酸素、呼吸困難などに起因する場合は、NPPVで換気することによって意識が回復し、患者が協力的になることもあるため、適応となる。

2 適応注意・禁忌

- NPPV装着時には、持続的な陽圧による静脈還流量の低下などによって循環が抑制されるため、循環動態が著しく不安定な患者に対しては適応注意または禁忌となる。
- 痰が多く、かつ排痰が著しく困難な患者は、痰の貯留による無気肺や気道閉塞の可能性があり、NPPVの適応注意または禁忌とされる。嘔吐や嘔吐のリスク（アクティブな消化管出血、イレウスなど）がある患者も同様である。
- 気胸がある場合は、ドレナージ後にNPPVを使用することが可能である。

疾患別・NPPVの適応

- NPPVの適応となる主な疾患について表2（次頁）にまとめる。
- NPPVのエビデンスレベルや推奨度は、疾患によって異なる。ガイドラインでNPPVを強く推奨されているのは、COPD（慢性閉塞性肺疾患）[*4]急性増悪と心原性肺水腫である。
- NPPVは、施設の教育やスタッフの習熟度に比例して成績が向上する[1]ため、同じ疾患であっても医療スタッフの技術の習熟度によってNPPVの推奨度が異なる。

1 COPD急性増悪

- COPDの急性増悪に対しては、GOLD（慢性閉塞性肺疾患のためのグローバルイニシアティブ）[*5]においてもNPPVの最もよい適応とされている。
- NPPVを使用することで、「気管挿管の回避」「気管挿管による肺炎などの感染症の減少」「死亡率の減少」などのアウトカムが示されている。

2 心原性肺水腫

- 心原性肺水腫による呼吸不全に対しては、PEEP[*6]による平均気道内圧の上昇や虚脱肺の換気の改善、呼吸仕事量の減少や左室後負荷の減少による血行動態への（有益な）影響などの効果が期待できる。
- 日本循環器学会の『急性心不全治療ガイドライン（2011年改訂版）』においても、酸素投与が無効な場合のNPPVが推奨（レベルA）されている。

（濱本実也）

[*4] COPD（chronic obstructive pulmonary disease）：慢性閉塞性肺疾患
[*5] GOLD（Global Initiative for Chronic Obstructive Lung Disease）：慢性閉塞性肺疾患のためのグローバルイニシアティブ
[*6] PEEP（positive end expiratory pressure ventilation）：呼気終末陽圧換気

表2 呼吸不全に対するNPPVの適応疾患とエビデンス

- NPPV成功の鍵はスタッフの習熟度が握るともいわれており、疾患や対象者だけではなく、医療者側の習熟度によっても推奨度が異なる。
- ＊は、NPPVガイドライン作成委員会として推奨する疾患を示す。

エビデンスレベル	疾患	推奨度
急性呼吸不全		
Ⅰ．システマティックレビュー、メタアナリシス	COPDの急性増悪 心原性肺水腫	A．強く推奨
Ⅱ．1つ以上のランダム化比較試験	免疫不全に伴う急性呼吸不全（成人）	A
	人工呼吸器離脱に際する支援 （COPD急性増悪以外は推奨度C） 喘息（経験がなければ推奨度C）	B．推奨
Ⅲ．非ランダム化比較試験	胸郭損傷 （外傷症例への使用に習熟していなければ推奨度C）	B
Ⅳ．分析疫学的研究	肺結核後遺症の急性増悪	A＊
	重症肺炎（COPD）	B
	重症肺炎（COPD以外） ARDS/ALI	C．推奨する根拠がはっきりしない
Ⅴ．記述研究	免疫不全に伴う急性呼吸不全（小児） 間質性肺炎	C
慢性呼吸不全		
Ⅰ	肥満低換気症候群（nasal CPAP使用）	A
Ⅱ	慢性心不全におけるチェーン・ストークス呼吸	B
	神経筋疾患	
	COPD（慢性期）	C＊
Ⅲ	小児（NPPVに習熟した環境）	B
Ⅳ	小児（一部の疾患でNPPVに習熟していない環境）	C
	拘束性換気障害	C＊

日本呼吸器学会NPPVガイドライン作成委員会 編：NPPV（非侵襲的陽圧換気療法）ガイドライン．南江堂，東京，2006．を参考に作成

Q3 NPPVの組み立てと基本操作は？

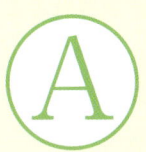

A 使用するマスクの呼気ポートの有無を確認してから回路を組み立てるのがポイントです。NPPV専用機（BiPAP VisionとV60）では呼気ポートテストを行うこと、人工呼吸器のNIVモード使用時には回路構成が異なることに注意してください。

回路の構成

- NPPVの回路は、蛇管（3本）、ウォータートラップ（1個）、圧チューブ（2本）、加温加湿器、加温加湿チャンバー、バクテリアフィルター（1個）、圧チューブフィルター（1個）によって構成される（図2）。
- マスクに呼気ポートがない場合（単独型）、回路内に呼気ポートを組み込む必要がある。

回路の組み立て

- NPPV専用機における回路の組み立て手順を以下に示す。
  ①機械の駆動源である電源・酸素配管を接続
  ②加温加湿チャンバーを設置
  ③患者送気口にバクテリアフィルターを接続
  ④バクテリアフィルターと加温加湿チャンバーを蛇管で接続
  ⑤加温加湿チャンバーとウォータートラップを蛇管で接続
  ⑥ウォータートラップとマスクを蛇管で接続
- 呼気ポート単独型の場合は、蛇管とマスクの間に呼気ポートを装着する必要があることに注意が必要である。

図2 NPPV専用機の回路構成（V60、呼気ポートがないマスク使用時）

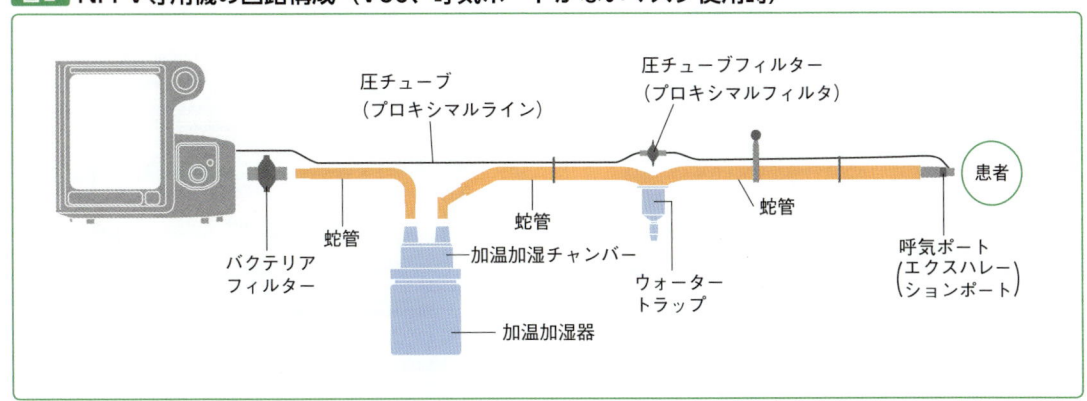

立ち上げ時の基本操作

1 BiPAP Visionの場合（図3）

- 電源を入れると、自動的にセルフテストが行われ、その後、呼気ポートテスト画面となる（図3-1）。
- マスク一体型の呼気ポートではマスクを閉塞させて、単独型では呼気ポート以外を閉塞させて、呼気ポートテストを行う（図3-2）。

2 V60の場合（図4）

- 電源を入れると、自動的にセルフテストが行われる。その後、マスクの選択と呼気ポートの選択を行う（使用するマスクおよび呼気ポートを入力する）必要がある。

3 人工呼吸器「NIVモード」の場合

- 最近では、NPPV専用機以外のクリティカル型の人工呼吸器にもNPPVが搭載されるようになり、NIVモードとして使用可能になった。しかし、NPPV専用機とは回路構成、マスクの選択が異なる点に注意が必要である。
- クリティカル型の人工呼吸器の多くは呼気回路を有し、機械へ呼気を戻す必要があるため、呼気側にも回路を設ける2本構成となる。
- マスクは単独型を選択し、呼気ポートを設ける必要がないのも特徴である。

（小山昌利）

図3 BiPAP Visionにおけるポートテストの方法

1 呼気ポートテスト 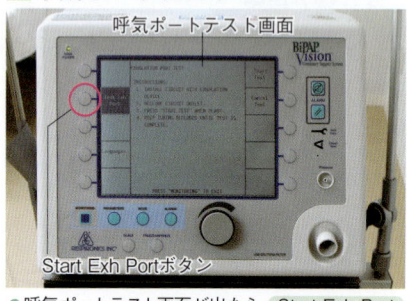
- 呼気ポートテスト画面が出たら、Start Exh Portボタンを選択
- ここで Monitoring ボタンを押しても先に進まないので注意

2 呼気ポートの先をふさぐ 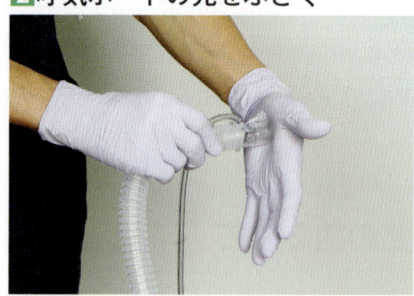
- 呼気ポートの先を手掌などでふさぐ
- マスク一体型の呼気ポートでは、マスクを閉塞させる

3 呼気ポートテスト開始画面 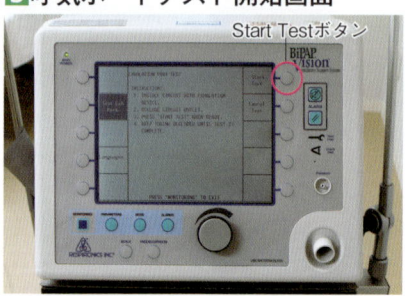
- 呼気ポートをふさいだまま Start Test ボタンを押す

4 テスト完了画面 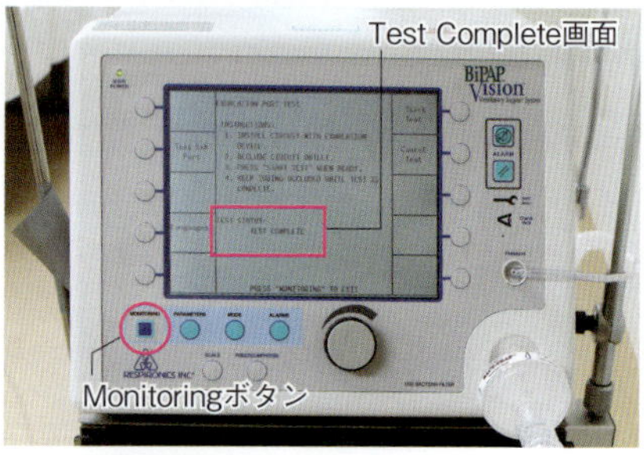
- Test Complete と表示されたら完了
- Monitoring ボタンを押す

図4 V60®におけるマスク・呼気ポートの選択方法

1 マスクの選択画面

- ET/Trach：気管挿管・気管切開チューブ
- №1：パフォーマトラック
- №2：パフォーマックス
- №4：トータルフェイスマスク
- その他：リーク記号のないマスク（コンフォートフルなど）

2 呼気ポートの選択

- Whisper Swibel：ウィスパースイベル呼気ポート
- DEP：ディスポーザブル呼気ポート
- その他：上記以外
- なし：マスク一体型の呼気ポート

Column

ガス交換って？

　ガス交換とは、吸気によって取り込んだ酸素と、呼気として排出する二酸化炭素を、肺胞表面上の毛細血管で交換することである。

　肺胞でのガス交換を効率よく行うためには、肺局所における換気と血流のバランス（$\dot{V}_A/\dot{Q}$比：換気血流比）が重要となる。

　通常、肺全体での$\dot{V}_A/\dot{Q}$比は約0.8であるが、すべての部位で一定なわけではない（換気血流比不均等分布）。これは、$\dot{V}_A/\dot{Q}$比が重力の影響を受けるためである。つまり、$\dot{V}_A/\dot{Q}$比は、重力の影響を受けにくい上側（立位であれば肺尖部、仰臥位であれば腹側）で大きく、重力の影響を強く受ける下側（立位であれば肺底部、仰臥位であれば背側）で小さくなるのである。

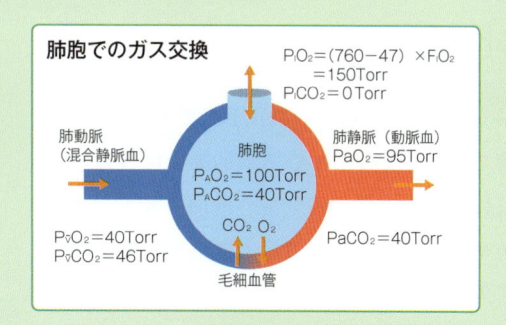

肺胞でのガス交換

- $P_iO_2 = (760-47) \times F_iO_2 = 150\text{Torr}$
- $P_iCO_2 = 0\text{Torr}$
- 肺動脈（混合静脈血）
- 肺静脈（動脈血）　$PaO_2 = 95\text{Torr}$
- 肺胞　$P_AO_2 = 100\text{Torr}$　$P_ACO_2 = 40\text{Torr}$
- $P\bar{v}O_2 = 40\text{Torr}$
- $P\bar{v}CO_2 = 46\text{Torr}$
- $PaCO_2 = 40\text{Torr}$
- 毛細血管

　自発呼吸では、この不均等な状態を横隔膜の動きによって是正することで肺コンプライアンスを一定に保っている。しかし、人工呼吸では、機械による陽圧換気が肺を膨張させるため、横隔膜の動きによる是正がなされない。人工呼吸中、背側に無気肺が生じやすい（下側肺障害）のは、このためである。

（道又元裕）

Q4 NPPVで使用するモードと設定は？

A NPPVの換気モードには、CPAPモード、Sモード、Tモード、S/Tモードがあります。一般的に使用されるのは、CPAPモードとS/Tモードです。

- NPPVでは、吸気時に付加する圧力をIPAP（吸気気道陽圧）[*7]、呼気時に付加する圧力をEPAP（呼気気道陽圧）[*8]という。
- IPAPとEPAPの圧力差が、呼吸をサポートする圧（サポート圧＝PS[*9]圧）となり、呼吸不全を改善する（図5）。

図5 IPAPとEPAP

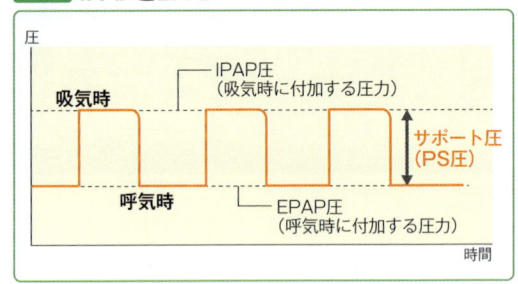

NPPVに使用される換気モード（図6、p.86）

1 CPAP[*10]モード

- 一定の陽圧を気道内にかけることによって、膨らみにくくなっている病的肺を広げる。それにより、機能的残気量の増加、酸素化の改善や睡眠時などに起こる上気道閉塞を解除して無呼吸を回避する。

2 S[*11]モード

- IPAPとEPAPの二相性の圧レベルによって構成される。
- 呼気時：EPAP圧レベルにて一定の陽圧を気道にかける。
- 自発呼吸時（吸気時）：設定IPAP圧まで換気補助を行う。
- サポート圧（PS圧）は、呼吸回数、吸気時間など患者の呼吸パターンによって決まる。
- 自発呼吸がない場合は、換気補助を行わない。

3 T[*12]モード

- IPAPとEPAPの二相性の圧レベルによって構成される。
- 換気回数、吸気時間の設定も必要となる。
- 設定換気回数、設定吸気時間で強制的に換気補助を行う。

---

*7 IPAP（inspiratory positive airway pressure）：吸気気道陽圧
*8 EPAP（expiratory positive airway pressure, positive end expiratory pressure）：呼気気道陽圧。PEEPの圧に相当
*9 PS（pressure support）：プレッシャーサポート
*10 CPAP（continuous positive airway pressure）：持続気道陽圧
*11 S（spontaneous）
*12 T（timed）

4 S/T*13モード

- Tモードと同様のIPAPとEPAPの二相性の圧レベルによって構成されるほか、換気回数、吸気時間の設定も必要となる。
- 自発呼吸がある場合は、Sモードと同様の換気様式となり、吸気時間は患者の呼吸パターンによって決定される。
- 自発呼吸が一定時間ない場合は、Tモードと同様の換気様式となり、強制的に換気補助を行う。

5 PCV*14モード

- 自発呼吸がある場合には、S/Tモードと同様に、患者の吸気時に合わせて設定した圧力（IPAP圧）までガスを送気し換気を補助する。ただし、吸気相から呼気相への切り替わりのタイミングは、患者のタイミングではなく、設定されている吸気時間によって規定する。
- 自発呼吸がない場合には、Tモードと同様の換気様式となり、強制的に換気補助が行われる。

その他の設定

1 ライズタイム

- ライズタイムとは、自発呼吸を機械が認識（吸気開始）してから設定IPAP圧まで到達する時間の設定である。
- 「ライズタイム＝空気の送られてくる速さ」になるため、短すぎると圧迫感を、長すぎると吸いにくさを感じさせる。

2 トリガー

- トリガーとは、患者の吸気努力を機械が検知する感度のことである。
- 吸気努力を検知することによってガスを送気するが、BiPAP Vision、V60に関してはauto track sensitivity（システム内の意図しないリークを認識して補正を行い、リークがある場合の最適な動作を保持するためにトリガーおよびサイクルを自動的に調整する機能）となるため、吸気・呼気のトリガー感度の設定はない。
- リーク量が許容範囲を超える過剰なリークは不快感や不同調を起こすため、マスクフィッティング（リーク量の調節）が重要になる。

（小山昌利）

【文献（p.76〜86「NPPVの原理」の項）】

1 Chevrolet JC, Jolliet P. Workload of Non-Invasive Ventilation in Acute Respiratory Failure. In: Vincent JL ed. *Year book of intensive and emergency medicine 1977*. Berlin: Springer-Verlag; 1997: 505-513.
2 日本呼吸器学会NPPVガイドライン作成委員会 編：NPPV（非侵襲的陽圧換気療法）ガイドライン. 南江堂, 東京, 2006.

---

*13 S/T（spontaneous/timed）
*14 PCV（pressure control ventilation）：従圧式調節換気

図6 NPPVに使用される換気モードと特徴

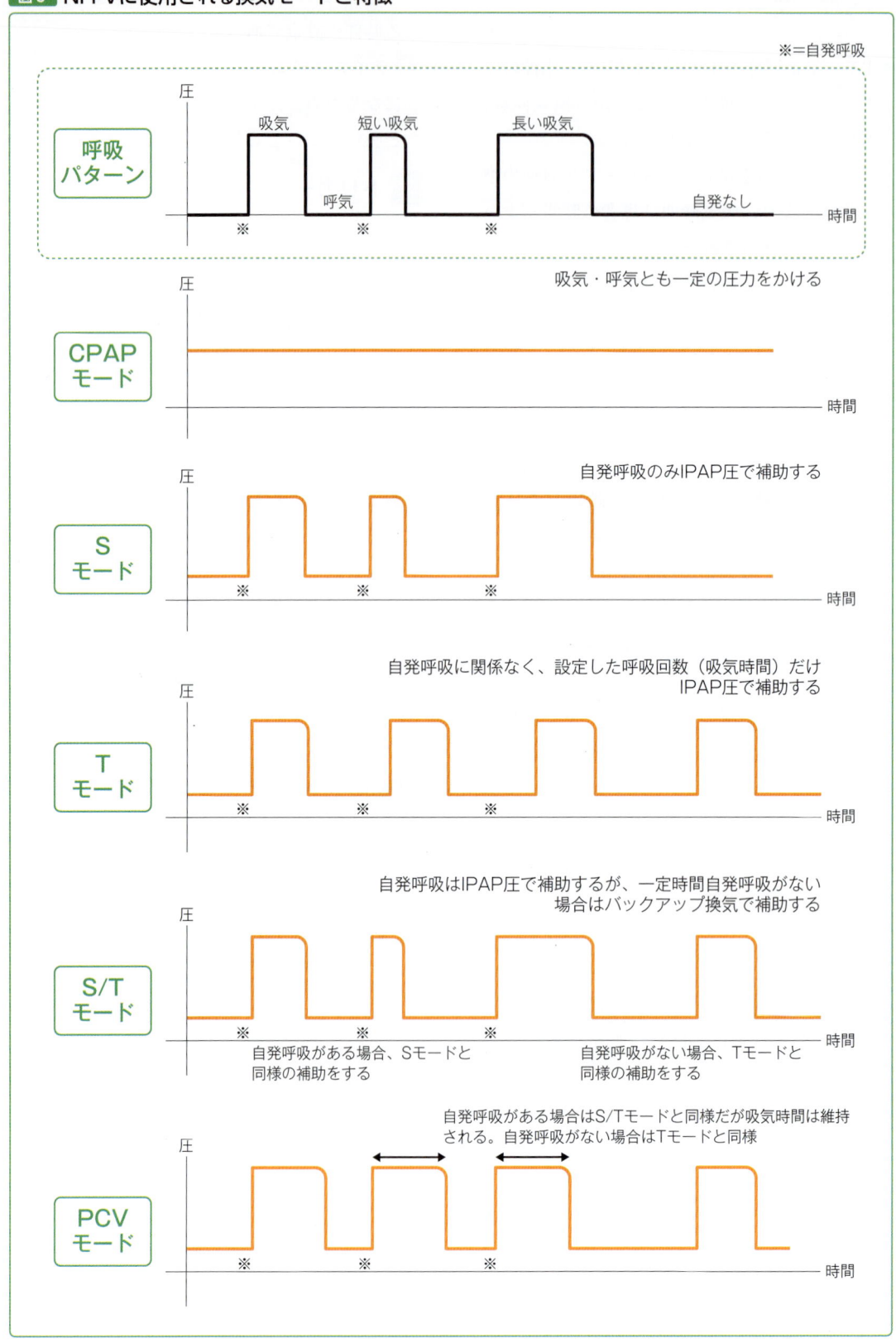

※＝自発呼吸

呼吸パターン：吸気／短い吸気／長い吸気／呼気／自発なし

CPAPモード：吸気・呼気とも一定の圧力をかける

Sモード：自発呼吸のみIPAP圧で補助する

Tモード：自発呼吸に関係なく、設定した呼吸回数（吸気時間）だけIPAP圧で補助する

S/Tモード：自発呼吸はIPAP圧で補助するが、一定時間自発呼吸がない場合はバックアップ換気で補助する
- 自発呼吸がある場合、Sモードと同様の補助をする
- 自発呼吸がない場合、Tモードと同様の補助をする

PCVモード：自発呼吸がある場合はS/Tモードと同様だが吸気時間は維持される。自発呼吸がない場合はTモードと同様

Part 4 ■ NPPV

2 NPPV導入・管理

Q5 NPPV開始時には、なにを準備して、どう進めるの？

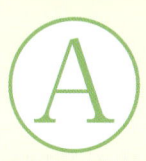

A NPPVの本体、マスク、回路、加温加湿器を準備します。導入前には、患者や家族への十分な説明を行います。

導入時の準備

- NPPVの開始に必要な物品を図1に示す。急な導入にも対応できるよう、物品はセット化しておくと便利である。

- マニュアルの大事な部分は、NPPV本体の見えるところに下げておく。なお、組み立てた状態の写真を本体につけておくと、回路の組み立てに迷わずにすむ（図2）。

図1 セット化したNPPV開始時の準備物品 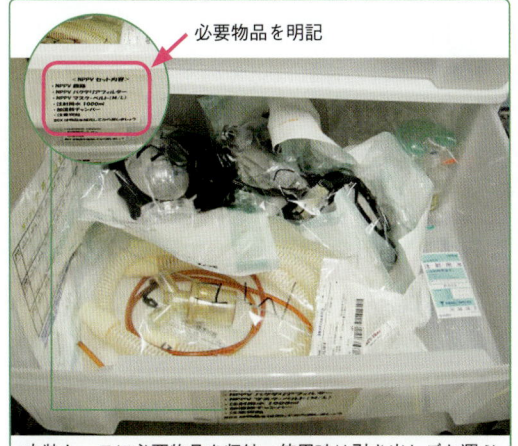
衣装ケースに必要物品を収納。使用時は引き出しごと運ぶ

図2 スムーズな導入の工夫 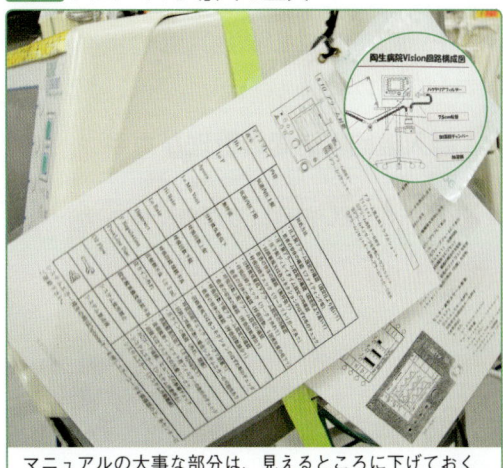
マニュアルの大事な部分は、見えるところに下げておく

NPPV導入・管理　87

導入の実際（図3）

1 導入をうまく進めるコツ

- NPPVの適応と判断されたら、その必要性を患者や家族へ十分に説明する。
- 家族への説明の際には、「NPPVが成功しなかった（気管挿管による人工呼吸管理が必要になった）場合」の対応など、治療方針をすり合わせしておく。
- 急変した際にあわてないように、あるいは「こんなはずではなかった」と家族が後悔しないように、事前に十分にコミュニケーションをとっておくことが重要である。
- NPPVの成功には患者の協力が必須であり、患者がNPPVを理解できるよう、納得できるまで説明する。
- 高齢者には、マスクなどを示して（医療者が自分に当ててみるなど、何が行われるのか理解できるように）説明することも効果的である。
- マスクを装着する際に最も重要なことは「あわてて装着しない」ことである。あわてて装着すると患者の動揺を誘うだけでなく、フィッティングも手荒になり、結果的にマスクの拒否につながる。
- NPPV導入が困難な場合の対応のポイントを表1に掲げた。

2 導入後約1時間の管理がカギ

- NPPVを実施したら、しばらくはベッドサイドを離れずに患者の症状や機械との同調性、バイタルサインの変化などを観察する。
- 通常、30分～1時間で初期評価（採血など）を行うことが多い。導入後約1時間の反応が良好な症例は成功する場合が多い[1]といわれており、最初の1時間の管理が非常に重要といえる。
- 初期評価の後、1～2時間で再評価を行う。
- NPPVへの反応が不良（状態悪化、同調不良など）や患者の協力が得られない場合は、気管挿管による人工呼吸管理への移行が検討される。移行の遅れは患者の予後に影響するため、救急カートなど気管挿管に必要な物品は必ずベッドサイドに準備しておく。

表1 NPPV導入困難患者への対応

> **ポイント**
> - 装着をあわてないことが最も重要である。
> - 患者がNPPVを受け入れられるよう、落ち着いて、ていねいに説明し、導入する。

- 陽圧を手などで感じてもらったうえで、マスクを顔に当てる
- 開始時の圧を低く設定し、慣れたら徐々に圧を上げる
- マスクをしばらく手で支え、NPPVとの同調を確認する
- 患者の意思を確認し、可能な限り優先する（休憩、口渇、体位調整など）
- 酸素への変更（休憩）を適宜入れる
- 呼吸介助を並行して実施する
- 呼吸困難など症状を確認し、改善を意識（実感）してもらう
- 軽度の鎮静薬を検討する

（濱本実也）

図3 NPPV導入の流れ

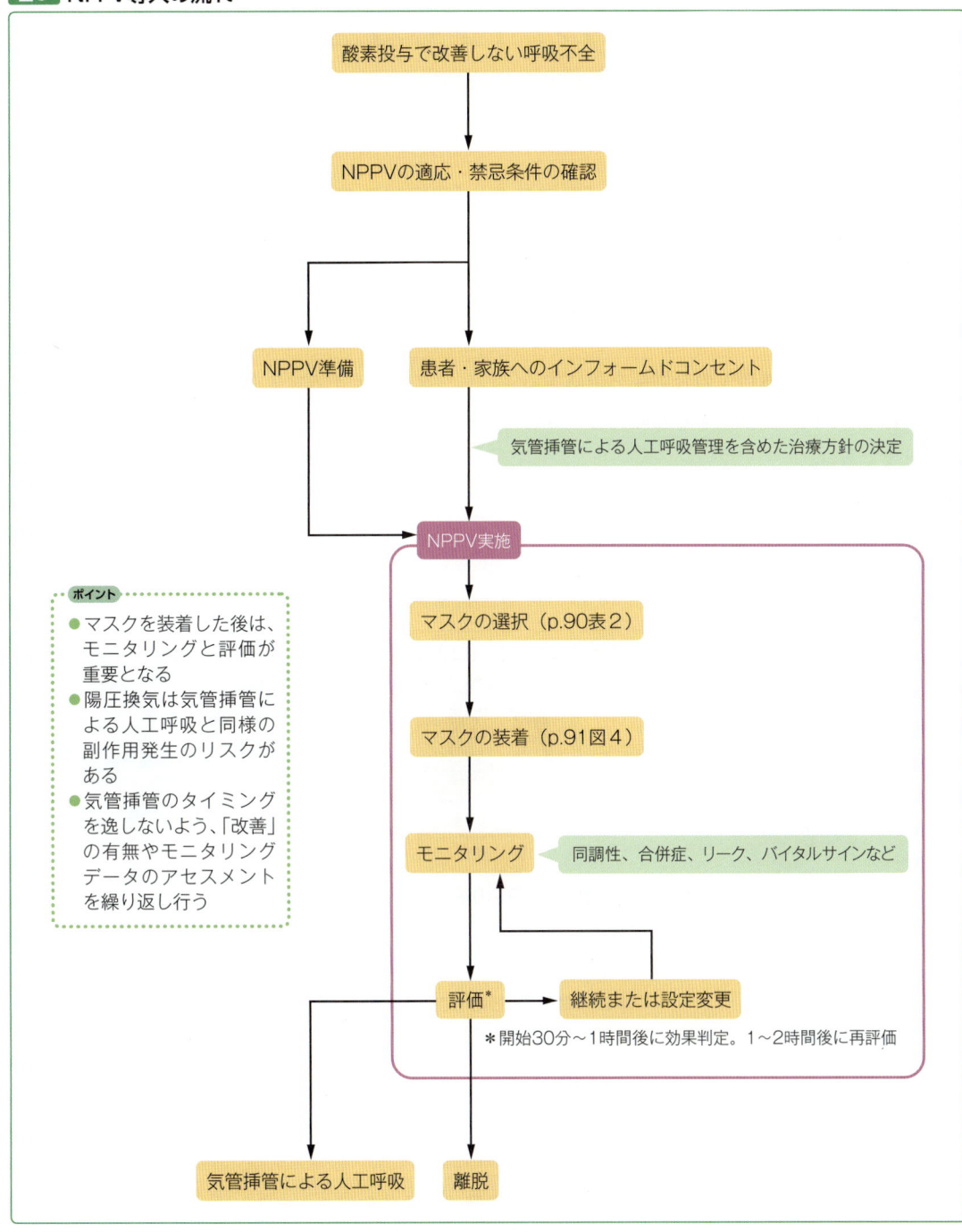

```
酸素投与で改善しない呼吸不全
            ↓
NPPVの適応・禁忌条件の確認
      ↓         ↓
  NPPV準備   患者・家族へのインフォームドコンセント
                    │
                    │── 気管挿管による人工呼吸管理を含めた治療方針の決定
                    ↓
              NPPV実施
                ↓
          マスクの選択（p.90表2）
                ↓
          マスクの装着（p.91図4）
                ↓
           モニタリング ── 同調性、合併症、リーク、バイタルサインなど
                ↓              ↑
              評価*  →  継続または設定変更
              ↓
        * 開始30分～1時間後に効果判定。1～2時間後に再評価
       ↓              ↓
 気管挿管による人工呼吸   離脱
```

ポイント
- マスクを装着した後は、モニタリングと評価が重要となる
- 陽圧換気は気管挿管による人工呼吸と同様の副作用発生のリスクがある
- 気管挿管のタイミングを逸しないよう、「改善」の有無やモニタリングデータのアセスメントを繰り返し行う

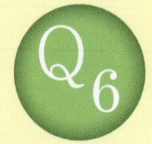

Q6 NPPVのマスク（インターフェイス）の種類と特徴は？

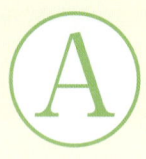

A NPPVのマスクには「鼻マスク」「口鼻マスク」「トータルフェイスマスク」などのタイプがあります。マスクは、患者の状態やリークなどを評価して選択します。

- マスクの選択は、NPPVの合併症を予防するためにも、NPPVを継続するためにも、非常に重要である。
- NPPVのマスクには、鼻だけを覆う鼻マスク、口鼻を覆うフェイスマスク、顔面を覆うトータルフェイスマスクなどがある（表2）。
- それぞれの利点と欠点を理解し、患者に適したマスクの種類やサイズを決定する。
- 通常、急性呼吸不全患者にはフェイスマスクやトータルフェイスマスク、慢性呼吸不全な

表2 マスクの利点と欠点

	鼻マスク	フェイスマスク（口鼻マスク）	トータルフェイスマスク
種類	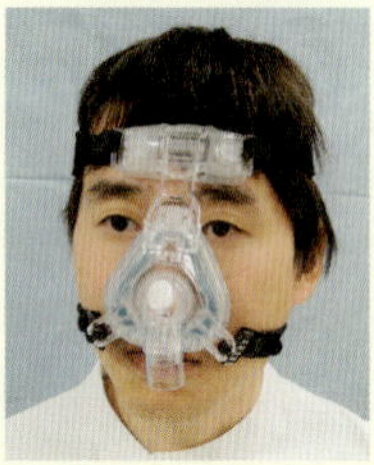 ・長期的（終日）使用する患者や、在宅で使用することが多い	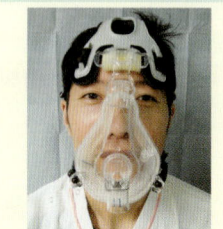 ・急性期NPPVの第一選択	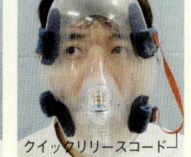 パフォーマックス ／ トータルフェイス（クイックリリースコード） ・緊急時や急性呼吸不全などに用いることが多い
利点	・軽量 ・視野が確保しやすい ・開口が容易 ・死腔が少ない ・閉塞感が少ない ・痰が喀出しやすい	・口・鼻呼吸の両方に使用可能（口呼吸主体の患者に選択することが多い） ・開口時も酸素化が維持できる	・マスクのサイズ選定が不必要 ・フィッティングが容易 ・顔面の皮膚トラブルがない ・リークが少ない
欠点	・有効な換気を行うため、口を閉じておかなければいけない（適宜、チンストラップ使用） ・鼻閉塞があると使用できない ・鼻周囲に圧がかかる	・飲水や吸引の際はマスクを外さなければいけない ・口と鼻の両方からガスが送られるため、違和感が大きい ・鼻マスクに比べ死腔が大きい ・会話がしにくい ・圧迫感・閉塞感が強い ・窒息・誤嚥のリスクが高い	・トータルフェイスは1サイズしかない（パフォーマックスはM/L） ・死腔が大きく、再呼吸の可能性がある ・排痰・吸引の際はマスクを外さなければいけない ・会話がしにくい ・眼方向のリークによる眼の乾燥

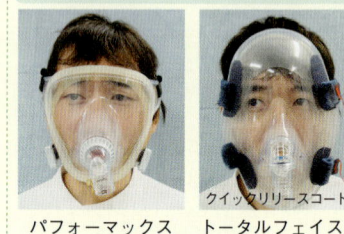

ど比較的安定している患者には鼻マスクを選択する。迷う場合は死腔の小さいものから試す。
- 嘔吐などの緊急時にマスクをすぐに外せるよう、着脱方法を理解しておく。トータルフェイスマスクは「クイックリリースコード」を外側に強く引くと素早く外せる。

マスクフィッティング（図4）

- マスクの装着・フィッティングは2人で行う。1人がマスクを支持し、1人がバンドを調整する。

図4 マスクフィッティングの手順

- 調整は、患者に向き合うように正面から行い、フィッティングの後は、顔を左右に向けるなどマスクの安定、リーク、エアクッションの変化を確認する。
- 落ち着いたら、仰臥位、側臥位など体位による変化を確認する。

1 適切なマスクとサイズを選択する

2 安楽な体位でマスクを顔に当てる
- 左右に偏らないよう正面から確認する

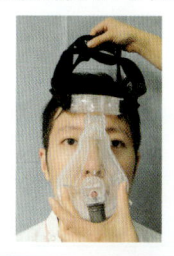

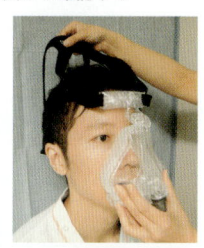

3 ベルトをかぶせ額部→頬部の順に固定する
- ベルトは左右同時に締める（調整する）
- 額部は指が1〜2本入る程度、頬部は軽く固定する

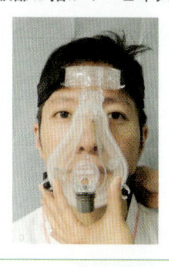

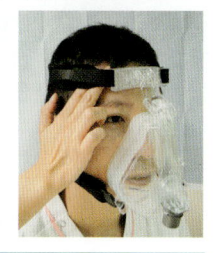

4 額アームの角度を調整する
- マスクが顔面と額部に対し平行になるように
- 額パッドは軽く額に当たる程度

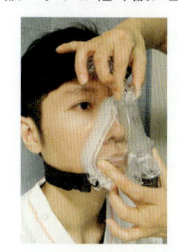

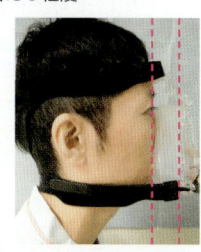

5 頬部のベルトを調整する
- 指が1〜2本入る程度
- エアリークを見ながら調整する（リークは60L/分以下）

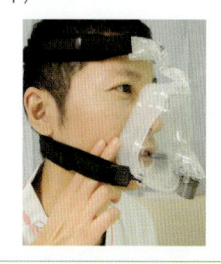

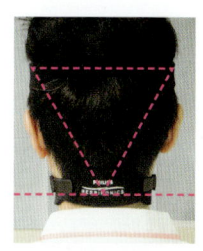

6 エアクッションを確認する
- ジェルマスクの場合は、ジェル部分にシワが寄らないように固定する

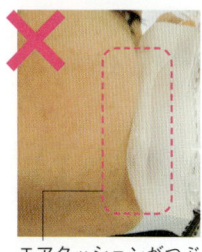

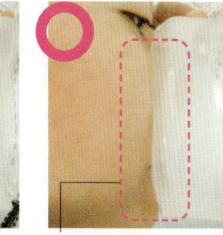

✕ エアクッションがつぶれている　　〇 送気時にマスクが膨らみ軽く顔面から浮く

7 マスクのフィットを確認する
- 顔を左右に動かし、リークやエアクッションを最終チェック

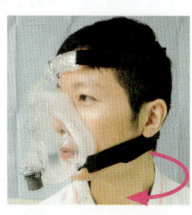

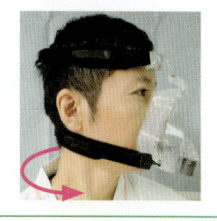

- 患者の協力が得られる場合は、マスクの位置を合わせた後、患者にマスクを持ってもらってもよい。
- フィッティングは上部や側面から見て評価する。また、患者に上下・左右に首を振ってもらい、安定性も確認しておく。
- 夜間、NPPVを装着したまま横になる際は、横になった状態で顔を左右に向けてもリークが許容範囲内であることを確認する。
- バンド（固定）の強さは、①マスクのフラップ（顔との接触部）が膨らんだときにフィットする、②バンドと患者との間に指が1〜2本入る程度が望ましい。
- リークは、ある程度は自動補正されるため、すべてをなくす必要はない。むしろ、ある程度リークさせるつもりで調整する。

（濱本実也）

Column

低酸素血症と低酸素症って？

低酸素血症（hypoxemia）とは、動脈血酸素分圧の低下、つまり、動脈血中の酸素含量が減少している状態のことである。低酸素血症の原因は、①肺胞低換気、②換気血流比不均等分布、③拡散障害、④シャントである。

一方、低酸素症（hypoxia、組織低酸素）は、生体の組織に十分酸素が供給できず、組織代謝が不十分な状態のことを指す。低酸素症の主な原因は、①低酸素血症、②組織低灌流、③組織酸素利用能の低下、④酸素需要バランスの失調である。

つまり、酸素供給量が正常でも、組織への酸素運搬能力が低下している場合や、組織での酸素需要が亢進している場合は、酸素供給が不十分となり、低酸素症となる。

（道又元裕）

低酸素症の主な原因

- 低酸素血症：動脈血中の酸素含量が減少している状態。気道狭窄や肺の病変による低酸素や、貧血などによる血液の酸素運搬能力の低下が原因
- 組織低灌流：血流量低下により酸素が組織へ十分に運搬されない状態。血管病変やショック、心不全などが原因
- 組織酸素利用能の低下：細胞の障害により組織が供給された酸素を利用できない状態。硫化水素やシアン化合物による中毒などが原因
- 酸素需給バランスの失調：組織の酸素消費量の増加により、供給された酸素だけでは足りない状態。敗血症や熱射病などが原因

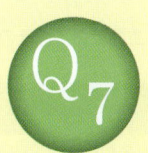

Q7 NPPV使用中の合併症と対処方法は？

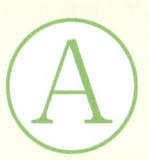

A マスクによる皮膚損傷や陽圧による空気嚥下（呑気）・嘔吐などがありますが、多くは看護ケアと適切な管理によって予防・改善できます。

NPPVの合併症

- NPPV施行中は、マスクによる皮膚トラブルや漏れ（リーク）、誤嚥などの合併症を起こしやすい。
- 一般的な人工呼吸器と同様、陽圧換気に伴う低血圧などの出現にも注意する。
- 合併症に対しては、予防的介入と適切な対処を行うことが重要である。
- 主な合併症の原因と対処を「マスク関連」「圧・流量関連」「その他」に分類して表3（p.94）に示した。

1 マスク関連

- マスクの不快感やマスクによる皮膚損傷、リークなどがある。
- リークを防ごうとマスクをきつく締め、皮膚損傷をさらに悪化させるケースが多い。多少のリークよりも、皮膚損傷を防ぎ長時間快適に過ごせることを優先する。
- 皮膚損傷を起こしやすい部位（図5、p.95）には、あらかじめ摩擦予防や圧迫に対する除圧処置を施しておく。
- 過剰なリークは供給ガスの流量増加につながり、他の合併症（上気道粘膜の乾燥など）の原因となる。リークにより機器が患者の呼吸をトリガーできず、ファイティングの原因になることもある。

2 圧・流量関連

- 乾燥と呑気・誤嚥などがある。
- 乾燥は、患者の苦痛を増加させるだけでなく、排痰困難を助長するため注意する。
- それぞれの合併症は互いに影響し、さらに重篤な合併症につながる。例えば、胃部膨満は嘔吐を誘発し、呑気はさらに吐物を気道に押し込む。気道の乾燥で自浄作用が低下したところに誤嚥が重なれば、肺炎を起こすリスクが増す。
- 陽圧換気による血圧低下や気胸（特にCOPDなどの患者は注意が必要）を起こすことがある。

3 その他

- 患者は、原疾患や慣れないマスク換気に対する不安、合併症による苦痛、低酸素血症やアシドーシスなど全身状態の悪化によって、精神的に不安定な状態になることが多い。
- NPPVの継続には患者の協力が不可欠であり、精神的なサポートを忘れてはいけない。

（濱本実也）

表3 NPPV使用中の主な合併症の原因と対応

皮膚トラブルや口渇などの不快感はマスク拒否の代表的な原因であり、1つひとつていねいに対応することが重要である。その他の重篤な合併症として、誤嚥性肺炎や循環抑制（低血圧）などがある。

	主な合併症	原因	対処
マスク関連	マスク不快	●マスクの種類・サイズが合わない ●固定が悪い（きつすぎる、ゆるすぎる） ●素材のにおいが気になる	●マスクの種類・サイズなどを見なおす ●外したり、つけたりしながら慣れるのを待つ ●ストラップの調節 ●マスクの洗浄と消毒
マスク関連	皮膚損傷（発赤、疼痛、びらん、潰瘍）	●マスクのサイズ・種類が合わない（マスクとの摩擦や血流障害） ●回路の重みによるマスクの圧迫固定がきつすぎる（血流障害） ●固定がゆるい（マスクのずれ・摩擦） ●不衛生な皮膚 ●素材による皮膚かぶれ	●マスクの種類・サイズなどを見なおす（2種類のマスクを使い分けることも効果的） ●回路の重みがかからないように支持 ●ストラップの調節 ●除圧（クッション性皮膚保護材など）と摩擦軽減（フィルム保護など） ●皮膚の清拭、マスクの洗浄
マスク関連	マスク周囲からのリーク	●マスクの種類・サイズが合わない ●フィッティングが悪い ●胃管などチューブの挿入 ●皮膚のくぼみ・たるみ（義歯がないなど）	●マスクの種類・サイズなどを見なおす　ストラップの調節（エアクッションの確認） ●ヘッドギアの弾性やストラップの粘着性を確認 ●胃チューブの位置変更やサイズの見直し ●義歯の装着（固定と誤嚥の防止、意識レベル確認）
圧・流量関連	上気道の乾燥（鼻・咽喉痛など）	●送気ガスの湿度が低い ●送気ガスの流量が多い ●リークによる送気量の増加 ●IPAP圧が高い	●加温・加湿の調節 ●口腔ケア、嗽、保湿ジェル（人工唾液） ●リークの調節と減少 ●換気量減少、IPAP圧低下
圧・流量関連	眼球の乾燥充血	●マスクの選択・フィッティングが悪い（マスク上部から眼球へのガス漏れ）	●リーク部位の確認とマスクの位置変更 ●点眼
圧・流量関連	腹部膨満感嘔吐	●送気ガスの食道～胃への流入（呑気）（特にリーク時は供給ガスの流量が増加し呑気しやすい。また、導入直後はタイミングが合わず呑気しやすい） ●呑気による、胃内容物の逆流（嘔吐）	●リークの調節と減少 ●換気量減少、IPAP圧低下 ●排気（胃管挿入、げっぷを促す） ●腹部マッサージ、温罨法、便通調節
その他	不隠・恐怖感など	●合併症による苦痛 ●症状や治療（未知の機器）に対する不安 ●低酸素血症やアシドーシスといった全身状態などの影響	●患者のそばで訴えを聴き、慣れる（症状が改善する）のを待つ ●苦痛の確認と訴えへのすみやかな対応 ●血液ガスデータなど検査データを確認
その他	気胸	●脆弱な肺、高い陽圧	●呼吸困難、胸痛など自覚症状や呼吸音の確認により、出現を観察 ●胸腔ドレナージ（ドレナージ下にNPPV可）

濱本実也：NPPVと看護．人工呼吸 2009；26（1）：46．より一部改変のうえ転載

図5 皮膚損傷の好発部位

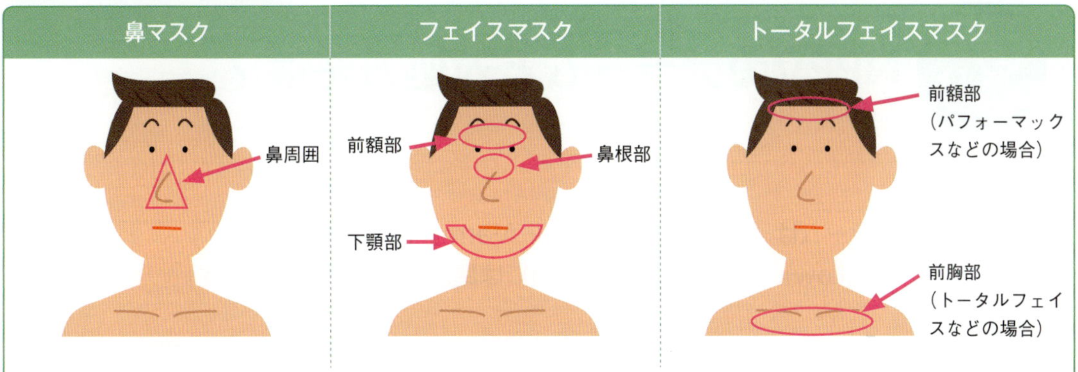

鼻マスク：鼻周囲

フェイスマスク：前額部、鼻根部、下顎部

トータルフェイスマスク：前額部（パフォーマックスなどの場合）、前胸部（トータルフェイスなどの場合）

ポイント
- 一般的な好発部位を示す。
- 皮膚への刺激は患者ごとに異なるため、マスク装着後2時間ほど経過し呼吸状態が安定したら、マスクを外して発赤を確認する。
- 発赤が出現していても痛みを訴えない患者も多い。痛みの有無だけを確認していた場合、潰瘍になっても気づかないことがあるので注意する。

Column

痰の性状から、何がわかる？

　痰とは、上気道粘膜や気管支粘膜からの分泌物と、肺実質内からの滲出液が混ざったもののことである。健常成人の気道内には、1日あたり約60～100mLの痰（分泌物）が存在するとされるが、再吸収・蒸発・無意識な嚥下が行われるため、痰として口腔外に排出されることは、ほとんどない。しかし、何らかの原因によって気道内に分泌物が増加すると、咳反射によって咳嗽が生じ、分泌物が口腔外に排出される。
　痰の性状の観察は、患者状態を把握するうえで、非常に有用である。
　例えば、粘稠度が高い痰（吸引時に吸引カテーテルにこびりつくなど）であれば、加湿不足や脱水が疑われる。この場合は、皮膚の乾燥や口腔・舌の観察などを行い、脱水の有無をアセスメントする必要がある。
　また、重症の肺水腫では、ピンク色の泡沫状・水様の痰が見られる。このような痰が吸引された場合は、重症呼吸・循環不全の可能性を疑って対応することが求められる。

（道又元裕）

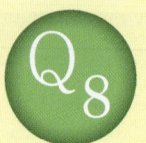

Q8 NPPVのアラームと対処方法は？

A アラームは「Lo Alarm」と「Hi Alarm」に大別されます。
Lo（Low）はリーク、Hi（High）は閉塞を疑い、対処します。

アラームの設定

- NPPVは完全閉鎖の回路ではないため、厳密なアラーム設定が難しい。
- ある程度のリークがあるのは正常であり、それを見こした設定となる。
- 患者の状態に応じた適切なアラーム設定が必要であり、「呼吸回数が多い」「リークが多い」など、アラームが頻繁に鳴るからといって、アラーム設定をむやみに変更してはいけない。

アラームへの対応（図6）

1 アラームの種類と原因

- アラームが鳴った際は、アラームの種類を確認したうえで消音して対処する。
  ・Lo Alarm（ロー アラーム）：主としてリークを疑う。
  ・Hi Alarm（ハイ アラーム）：主として閉塞を疑う。
- なお、アラームをいったん消音した後は、一定時間アラームが鳴らないため、原因を除去したら必ずリセットする。

2 アラーム対応時の注意点

- 同じアラームが続かないことを確認するまでは、患者のそばを離れてはいけない。同じアラームが持続する場合は、原因に適切に対処できていないと判断し、医師へ報告する。
- アラームに対応する際には、患者の状態（症状）を常に確認する。異常（意識レベル低下、ショック所見など）が見られたら、すぐに医師に報告する。
- アラームは患者の不安を増強するため、対処する際は十分に説明を行う。

（濱本実也）

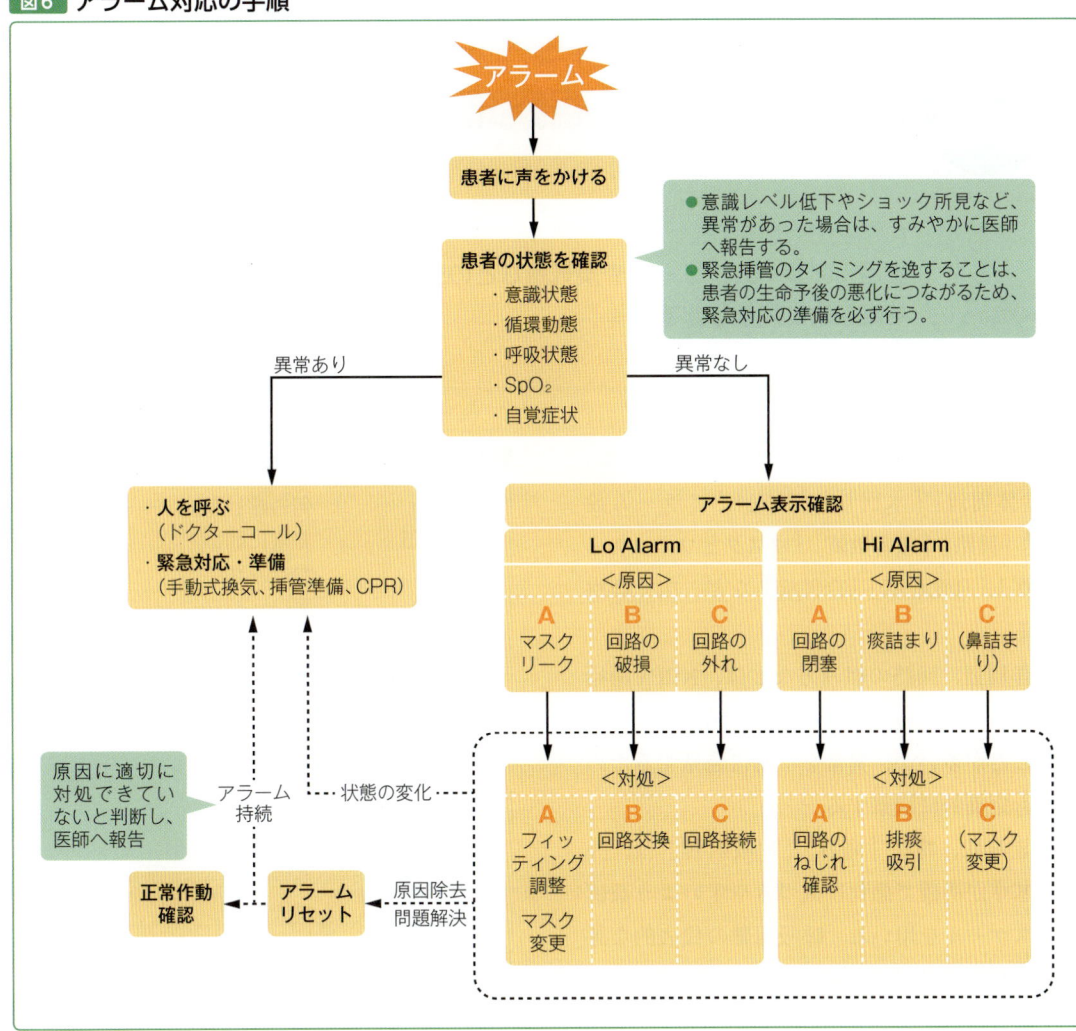

図6 アラーム対応の手順

```
                        アラーム
                           ↓
                    患者に声をかける
                           ↓
                    患者の状態を確認      ● 意識レベル低下やショック所見など、
                    ・意識状態            異常があった場合は、すみやかに医師
                    ・循環動態            へ報告する。
                    ・呼吸状態          ● 緊急挿管のタイミングを逸することは、
                    ・SpO₂               患者の生命予後の悪化につながるため、
                    ・自覚症状            緊急対応の準備を必ず行う。
         異常あり  ↙        ↘ 異常なし
```

- 人を呼ぶ
  （ドクターコール）
- 緊急対応・準備
  （手動式換気、挿管準備、CPR）

アラーム表示確認

Lo Alarm			Hi Alarm		
<原因>			<原因>		
A マスクリーク	**B** 回路の破損	**C** 回路の外れ	**A** 回路の閉塞	**B** 痰詰まり	**C** （鼻詰まり）
<対処>			<対処>		
A フィッティング調整／マスク変更	**B** 回路交換	**C** 回路接続	**A** 回路のねじれ確認	**B** 排痰吸引	**C** （マスク変更）

原因に適切に対処できていないと判断し、医師へ報告

アラーム持続 ／ 状態の変化 … →

正常作動確認 ← アラームリセット ← 原因除去／問題解決

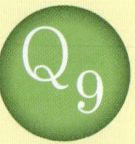

Q9 NPPV使用中の観察項目は？

A 設定、アラーム、リークや換気量などの患者データ、合併症や自覚症状などを継続的に観察します。

- NPPV使用中の観察項目を**表4**にまとめる。「本体周辺」「水回り」「設定」「アラーム設定」「回路」「患者数値」「マスクとフィッティング」「自覚症状」「合併症」など、広く観察する。
- 本体周辺、回路の組み方などは、NPPV開始時に適切に実施されていれば問題にはならないことが多いが、異常を早期に発見するためにも定期的に観察する。
- 自覚症状、特に「痛み」「呼吸困難」は、評価基準が明確で悪化に気づきやすいよう数値やスケールを用いる。呼吸困難の代表的な評価指標である「新（修正）ボルグスケール」を**表5**に示す。
- NPPVは人工呼吸であり、心電図モニタを装着して管理する。
- 血液ガス分析は、データが安定または改善するまでは繰り返しチェックする。
- 医療者全員が統一した視点をもてるように、チェックリストを使用するのが効果的である。
- NPPVは、患者の協力のうえに成り立つ治療である。観察結果などを患者と共有し「順調であること」「皮膚に発赤があるので予防すること」など、観察結果と対応をていねいに説明し理解を得る。
- アラームに気をとられて患者の訴えを後回しにしないように注意する。
- NPPV装着による日常生活の制限が最小限になるようなケアを行うために、患者のADL[*14]や日常生活上の「不便」の有無を確認・観察する。

表5 新（修正）ボルグスケール

0	何も感じない
0.5	非常に弱い
1	かなり弱い
2	弱い
3	中等度に弱い
4	やや強い
5	強い
6	
7	かなり強い
8	
9	
10	非常に強い 最大限

主観的運動強度の評価スケール。ボルグスケール（Borg scale）を簡素化したもの

（濱本実也）

---

*14 ADL（activities of dairy living）：日常生活動作

表4 NPPV導入後のモニタリング

- 緊急時に対応するためのジャクソンリースやBVMの準備、電源など本体周辺から、NPPVの設定、患者のモニタリングデータや自覚症状など、チェックリストにして漏れなく観察する。
- 看護師だけでなく、患者のリハビリテーションを行う理学療法士や毎日の点検にくる臨床工学技士など、多職種が共通した観察の視点をもつと効果的である。

	観察項目
本体周辺	●呼吸器からの異常音・異臭 ●コンセントの接続(非常回路) ●回路の接続(破損、ゆるみ、外れ) ●バクテリアフィルターの状態 ← 新品 / 2週間使用 フィルターの変色は呼気抵抗の増大を意味する ●ジャクソンリース回路など
水回り	●ウォータートラップの水の排出　●回路内の水の除去　●加湿器の水の補充
設定	●モード　●IPAP　●EPAP　●呼吸回数 ●吸気時間　●ライズタイム　●加湿器温度　●酸素濃度
アラーム設定	●気道内圧上限　●気道内圧下限　●無呼吸(秒)　●分時換気量下限 ●呼吸回数上限　●呼吸回数下限
患者数値	●IPAP　●EPAP　●呼吸回数　●一回換気量 ●分時換気量　●リーク量　●バイタルサイン　●SpO$_2$(%) ●血液ガスデータ(安定または改善まで、繰り返しチェック) ●経皮的CO$_2$モニタ(特に重症例に対して用いる)
回路	●回路の接続間違い　●ねじれ、ゆるみ、屈曲、破損
マスク	●マスクの加湿状況(マスク周囲の水滴など) 注:トータルフェイスマスクなどは流量不足の場合、異常に曇る ●安全弁の動き(作動時に上がり、停止時に閉じる) 作動時／停止時
自覚症状 合併症　など	●修正ボルグスケール　●意識状態　●圧迫感 ●マスク不快感 ●皮膚の発赤・びらん(予防的に、あるいは発赤の段階で除圧・摩擦防止フィルムを検討) ●眼の刺激症状・充血　●眼頭の開大 ●口・鼻の乾燥　●口渇　●浮腫 ●胸郭の動き　●呼吸音　●喀痰喀出 ●痰の性状　●IN-OUTバランス ●胃部膨満感　●排ガス　●睡眠状況 ●コミュニケーション　●ADL バンド固定／CapStrap固定 ●バンド固定(左)よりも、Cap Strap固定(右)のほうが、鼻根部と眼頭への圧迫が少ない

Q10 NPPV中の吸入療法って、どうすればいい？

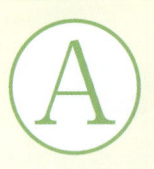

A 回路内に、吸入器やMDI用のスペーサーを組み込んで実施します。

- 喘息発作時には、治療としてβ刺激薬の吸入が必要となる。NPPVを外して酸素吸入下で通常の吸入を行うこともあるが、重症発作時には気道抵抗の増大や分泌物の貯留などによって十分に薬液を吸い込めないことが多い。
- NPPV使用下での吸入は、気道内に陽圧をかけることにより、気道抵抗を減少させることができ、効果的である。また、NPPVの回路に組み込めば、容易かつ効率的に吸入することができる。
- 回路内に組み込むときには、吸入器もMDI[*15]用スペーサーも、呼気ポートより口側に接続する（図7）。
- 吸気が不十分な場合には、吸気圧の設定を上げたり呼吸介助を行ったりすることで吸入量の増加を図る。

（濱本実也）

図7 NPPV中の吸入療法

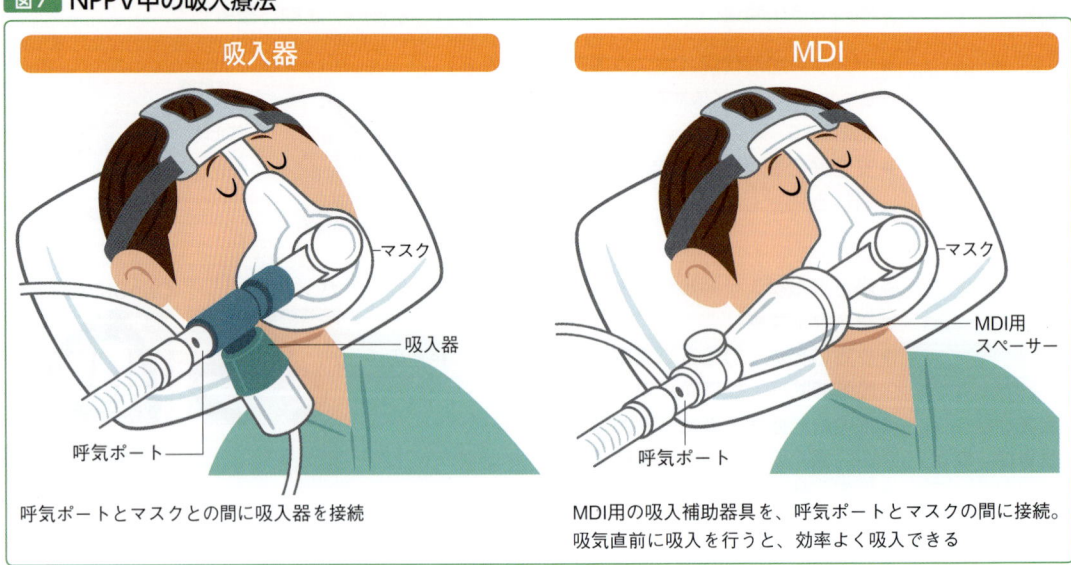

吸入器
呼気ポートとマスクとの間に吸入器を接続

MDI
MDI用の吸入補助器具を、呼気ポートとマスクの間に接続。吸気直前に吸入を行うと、効率よく吸入できる

---

*15 MDI（metered dose inhaler）：定量噴霧式吸入器

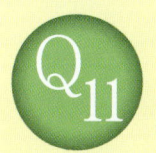

Q11 NPPVの中止や離脱の基準は？注意点は？

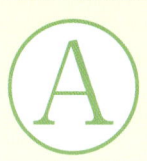

A 呼吸不全の状態、患者の状態や自覚症状などを評価し、中止（気管挿管管理への移行）や継続、離脱をします。

気管挿管への移行

- 呼吸不全の進行（あるいは、改善がない）、患者の状態の悪化（循環動態が不安定、意識レベルが低下など）、患者のNPPV装着拒否（不穏の有無）、去痰不全などを認めた場合には、すみやかに気管挿管管理への移行を検討する必要がある。
- NPPV無効の判断や気管挿管管理への移行基準は、疾患によって多少異なる。主な評価項目を**表6**に示す。
- 気管挿管のタイミングの遅れは患者の生命予後を悪化させることもあるため[4]、NPPVに固執して気管挿管のタイミングを逸してはならない。

NPPV離脱

- 病状に応じてNPPV離脱を検討するが、原疾患や患者の症状の改善、血液ガスデータの改善などがめやすとなる。
- 状態がある程度安定したら食事が開始されるが、食事や休憩など一時的なNPPVの中止（酸素投与）時の「自覚症状」「血液ガスデータ」「バイタルサイン」「SpO_2[*16]」などを確認しながら、離脱の時期を判断する。
- 離脱手順として、徐々に中止時間を延長する方法（on-off法）を実施することが多い。NPPVを外して呼吸困難が出現したら再装着すればよいため、患者に大きな負担をかけることなく離脱評価が可能である。
- 医師がそばにいなくても、「NPPV再開（装着）基準」が明確にされていれば、看護師の判断によって装着が可能であり、症状の悪化にすみやかに対応することができる。

表6 NPPVの中止（気管挿管への移行）の評価項目

- 呼吸不全の進行（あるいは、改善がない）
  ・呼吸停止
  ・酸素化の悪化
  ・呼吸性アシドーシスの悪化
  ・明らかな呼吸筋の疲労
- 循環動態が不安定（調整困難な低血圧、重篤な不整脈など）
- 意識レベル低下
- 患者のNPPV装着拒否（不穏など）
- コントロールできない去痰不全

ポイント
- NPPV導入後に設定やマスクを調整しても改善を認めない場合や、継続が困難な場合には気管挿管への移行を検討する
- 特に、最初の1～2時間での判断が重要となる

（濱本実也）

---

*16 SpO_2（pulse-oxymetric oxygen saturation）：経皮的動脈血酸素飽和度

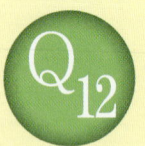

Q12 小児もNPPVを使用する？実施時の注意点は？

A 適応疾患において、インターフェイス（マスクや鼻プラグなど）が装着でき、気道確保ができる場合は使用することがあります。

適応疾患と適応基準

- 小児におけるNPPVは、神経筋疾患患者、ミオパチー、閉塞型睡眠時無呼吸症候群、先天型筋強直性ジストロフィーなど、さまざまな疾患が適応となる[1]。
- 適応疾患であっても、NPPVを理解できない年齢の小児や、NPPV使用に慣れていない環境では窒息のリスクが高いため注意が必要である。
- 小児のNPPVは、児の心理発達面や安全性への期待から選択されることもあり、医療者はNPPVの管理技術を高めることはもちろん、緊急挿管など危機対応にも備えておく。
- NPPVの適応基準（表7）は、慢性肺胞低換気症状や上気道炎、CPAPで改善しない睡眠時無呼吸障害などである。禁忌は、気道確保ができない、慢性的な誤嚥、インターフェイスの装着が困難などである。

表7 小児へのNPPV適応基準

- 慢性肺胞低換気症状（睡眠時の頻繁な覚醒、日中の眠気、集中力の低下、朝の倦怠感・疲労感・食欲不振、呼吸不全に起因する心不全徴候など）
- 頻繁な上気道炎
- 気管挿管人工呼吸離脱困難
- CPAPで改善しない睡眠時呼吸障害
- 肺性心の所見
- $PaCO_2$ > 45Torr、またはSpO_2低下

> - これらの適応基準を満たし、本人や家族の同意が得られ、気道確保が困難などの禁忌がなければ、NPPVの導入を検討する。

日本呼吸器学会NPPVガイドライン作成委員会：NPPV（非侵襲的陽圧換気療法）ガイドライン．南江堂，東京，2006：88．を参考に作成

実施のポイント

- 小児に使用する場合、マスクに対する恐怖心へ十分に配慮する。また、患児の意志や同意を尊重することがその後の継続を左右することにつながるため、あわてずに導入することが重要である。
- マスク装着の際は、すぐに口に当てるのではなく肌で送気を感じてもらい、徐々に口元へ移動させる。当てたり外したりを繰り返しながら、患児が呼吸を合わせやすいよう「吸って」「吐いて」と声をかける。あるいは、患児の胸郭の動きを確認しながら、呼吸に合わせるようにする。
- 神経筋疾患など病状の悪化に伴いNPPVが必要になるような疾患では、換気が低下した際に手動式換気を行い、陽圧による呼吸を体験する機会をもっておくと、NPPVをスムーズに導入できる。
- 小児は皮膚が脆弱なため、マスクはジェルマ

図8 小児専用ジェルマスク

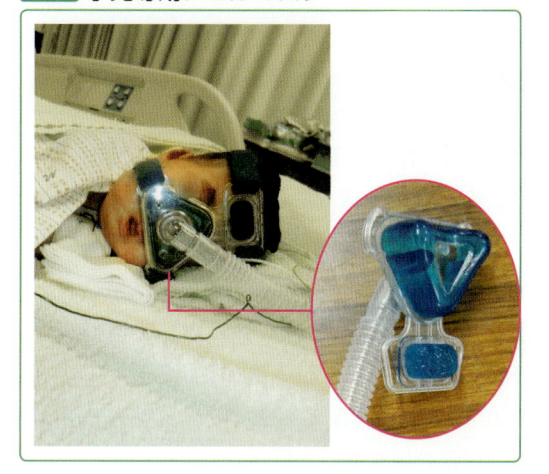

図9 鼻プラグ

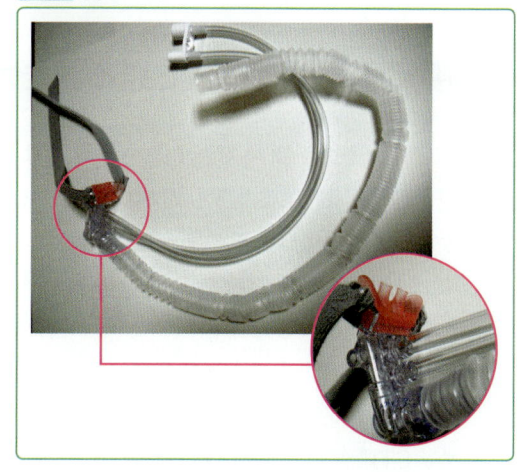

スク（図8）など、皮膚にやさしい素材のものを使用する。
- 皮膚トラブルが予測される場合には、①あらかじめ皮膚の保護を行う、②複数のインターフェイスを交互に使用するなど、予防策を講じる。
- 鼻プラグ（図9）などを使用する場合、鼻腔〜気管部分の抵抗により数値上一定の圧がかかって見えるが、肺までエアが十分に届いていないことがある。必ず胸郭の動きと呼吸音を評価し、患者の状態を確認する。

（濱本実也）

【文献（p.87〜103「NPPV導入・管理」の項）】

1 日本呼吸器学会NPPVガイドライン作成委員会 編：NPPV（非侵襲的陽圧換気療法）ガイドライン．南江堂，東京，2006．
2 Chevrolet JC, Jolliet P. Workload of Non-Invasive Ventilation in Acute Respiratory Failure. In: Vincent JL ed. *Year book of intensive and emergency medicine 1997*. Berlin: Springer-Verlag; 1997: 505-513.
3 濱本実也：NPPVと看護．人工呼吸2009；26：44-47．
4 Esteban A, Frutos-Vivar F, Ferguson ND, et al. Noninvasive positive-pressure ventilation for respiratory failure after extubation. *N Eng J Med* 2004; 350: 2452-2460.

Column
呼吸器系のCT画像で見るべきポイントは？

　立体のものを平面で表すという点では、単純X線画像もCT画像も同様である。しかし、X線画像は影絵のように表出されるのに対し、CT画像はある部分で輪切り（スライス）にした断面図になる。当然、輪切りにされたものを連続してつなげていけば、立体的な変化を把握できる。そのため、CT画像は、単純X線画像と比べると情報量が豊富であり、有用性は高い。

　実際にCT画像を見る際は、X線画像とCT画像を対比させながら見ていく。見るべきポイントは、スライスされた画像の透過性の変化を見ていくことである。このとき、結節や粒状陰影といったものも見ていく。

　図1は、誤嚥性肺炎を呈した患者の胸部X線画像とCT画像である。胸部X線画像では、右肺が上肺野〜下肺野にわたり、びまん性に透過性低下をきたしているように見える。しかし、CT画像を見ると、背側に浸潤陰影が集中していることがわかる。このように、CT画像とX線画像を見比べると、異常の局在を特定できる。

　図2に、肺と心臓の位置関係の一例を示す。CT画像を見るときは、解剖学的位置関係をしっかり把握しておくことが重要である。胸部X線画像についても同様だが、輪切りにしてあるCT画像では、より重要性が高まる。

（尾野敏明）

図1 誤嚥性肺炎患者の胸部X線画像とCT画像

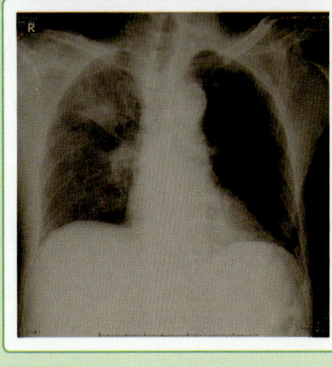

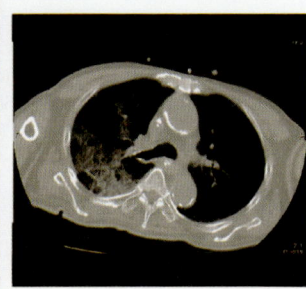

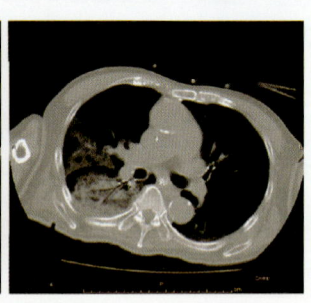

図2 肺と心臓の位置関係（例）

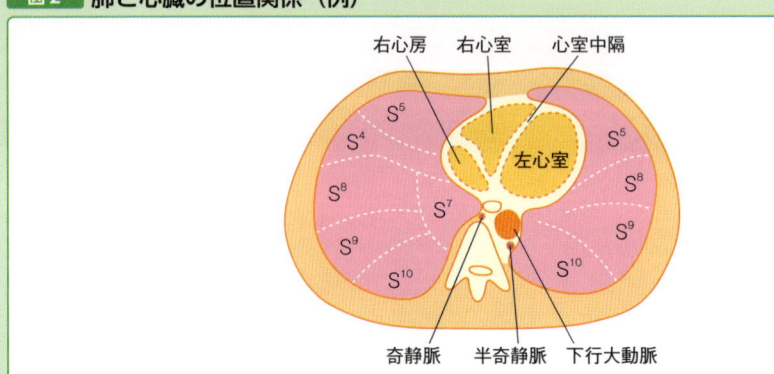

Part 5

酸素療法

1 酸素療法の進め方　　露木菜緒／塚原大輔
2 酸素ボンベ　　　　　　　　　　露木菜緒

Part 5 ■ 酸素療法

1 酸素療法の進め方

> **Q1 酸素療法の目的は？どういう患者が適応なの？**
>
> **A** 酸素療法の目的は、低酸素血症の改善です。適応は、PaO_2が60Torr未満・SaO_2が90%未満などのときや、循環不全・敗血症など組織代謝が亢進したときです。

酸素療法の目的・適応

- 酸素療法は、低酸素血症の治療および予防を目的に動脈血酸素運搬能を高め、組織の低酸素状態を改善させるために行う[1]。
- 酸素は、肺で血液中に取り込まれ、ヘモグロビンに結合し、全身に送られてエネルギーであるATP[*1]（アデノシン三リン酸）を産生する。そのため、その過程で異常があれば酸素療法の適応となる。
- したがって、酸素療法は、呼吸不全だけでなく、貧血、心筋梗塞などの循環不全や外傷、敗血症など組織代謝が亢進した状態でも適応となる（**表1**）。

酸素療法の目標設定

- 酸素療法は、目標値の設定が重要である（**表2**）。
- 酸素療法の目標値は、病態によって異なるが、「PaO_2[*2]が60Torrを超えること」「SaO_2[*3]が90%を超えること」の2点が基本となる。

1 Ⅰ型呼吸不全の場合

- 呼吸不全（室内気吸入時のPaO_2が60Torr未満となる呼吸状態）のうち、$PaCO_2$[*4]が45Torr未満をⅠ型呼吸不全という。
- Ⅰ型呼吸不全では、CO_2ナルコーシスのリスクが少ないため、酸素化だけを目標にすればよい。なぜなら、Ⅰ型呼吸不全は、F_IO_2[*5]と肺実質の障害に左右されるためである。
- 肺実質障害はすぐに改善できないため、F_IO_2を上げることで対応する。

表1 酸素療法の適応
1 室内気にてPaO₂<60Torr、SaO₂<90%
2 低酸素血症が疑われる状態
3 重症外傷
4 急性心筋梗塞
5 短期間の治療（例えば麻酔からの回復）

Kallstrom TJ. AARC Clinical Practice Guideline: Oxygen thrapy for adults in the acute care facility-2002 revision & update. *Respir Care* 2002; 47: 717-720.

表2 酸素療法の目標設定
1 PaO₂>60Torr
2 SaO₂>90%
3 PaCO₂：40Torr（Ⅰ型呼吸不全） 通常PaCO₂値（Ⅱ型呼吸不全）
4 敗血症の場合は乳酸値の正常化を目標とする

2 Ⅱ型呼吸不全の場合

- 呼吸不全（室内気吸入時のPaO₂が60Torr未満となる呼吸状態）のうち、PaCO₂が45Torr以上をⅡ型呼吸不全という。
- Ⅱ型呼吸不全の場合は、CO₂ナルコーシスのリスクがあるため、PaCO₂目標も必要となる。なぜなら、Ⅱ型呼吸不全はもともと換気障害があり、もとのPaCO₂値をめざす必要があるためである。
- 人工呼吸管理においても、PaCO₂は正常値にもっていかないほうがいい。

3 組織代謝が亢進している場合

- 敗血症では、乳酸値の正常化を目標とする。
- 敗血症では組織の酸素需要が増進しており、PaO₂が100Torrあっても足りないこともあり、低酸素症となると、組織では嫌気性代謝が行われ、乳酸が産生されてしまうためである。

（露木菜緒）

＊1　ATP（adenosine triphosphate）：アデノシン三リン酸
＊2　PaO₂（arterial O₂ pressure）：動脈血酸素分圧
＊3　SaO₂（arterial O₂ saturation）：動脈血酸素飽和度
＊4　PaCO₂（arterial CO₂ pressure）：動脈血二酸化炭素分圧
＊5　F₁O₂（function inspired O₂ concentration）：吸入気酸素濃度

Q2 酸素療法の害ってあるの？

A 酸素中毒、気道浄化の障害、吸収性無気肺、CO_2ナルコーシスなどがあります。

- 酸素による害には、咳・胸痛・肺の硬化などを発現する酸素中毒や、吸収性無気肺などがある[2]（表3）。

表3 酸素療法の害

1	酸素中毒
2	気道浄化の障害
3	吸収性無気肺
4	CO_2ナルコーシス

酸素中毒

- 酸素中毒は、活性酸素（フリーラジカル）による細胞・組織の障害が主要因である。
- 活性酸素は正常細胞の酸化還元反応により産生されるため、生体には活性酸素を排除する抗酸化防御機構（アンチオキシダント）が備わっており、細胞・組織の障害が起こらないようになっている。
- 何らかの理由で活性酸素が過剰に形成され、抗酸化防御能を超えた場合には、タンパク質・脂質・DNAが変性して細胞障害や細胞死をきたす。
- 酸素中毒は吸入気の酸素分圧（PO_2）[*6]と吸入時間に影響され、酸素濃度は関与しない。

気道浄化の障害

- 酸素中毒により、上記以外に気道の線毛の基底細胞も障害され、線毛運動が低下し気道浄化が障害される。

吸収性無気肺

- 大気を吸入した場合、肺胞に酸素が入り、毛細血管との間で拡散が行われても、肺胞内には窒素が残るため、肺胞は虚脱しない。
- 高濃度の酸素を吸入すると、窒素が酸素に入れ替わってしまう。そのため、肺胞内の酸素が拡散によって血管内に吸収されると、肺胞内ガスがなくなり、肺胞が虚脱して無気肺が発生する。

CO_2ナルコーシス

- CO_2ナルコーシスは、体内へのCO_2蓄積によって生じるCO_2中毒で、COPD（慢性閉塞性肺疾患）[*7]などⅡ型呼吸不全の患者で起こる。
- Ⅱ型呼吸不全の患者は、常に高二酸化炭素血症の状態にある。つまり、CO_2高値による呼吸中枢刺激が抑制されており、低酸素刺激によってのみ呼吸調節が行われているのである。

- この状態で高濃度酸素を投与すると、低酸素刺激が改善されて呼吸調節が行われなくなってしまうため、呼吸停止、意識障害、呼吸性アシドーシスを生じる。

合併症の予防法

- 酸素中毒や吸収性無気肺の予防には、酸素濃度を管理（一般的にはF_IO_2 0.6以下）し、PO_2の異常な上昇を可能な限り避けることが求められる。

- PO_2の管理には、血液ガス測定が必要であるが、ヘモグロビン酸素解離曲線からSpO_2[*8]とPaO_2の関係性が予測できる。
- SpO_2が100％に維持された場合、PaO_2の値を予測できなくなる（PaO_2が100以上であっても、SpO_2の上限は100％であるため）。そのため、酸素療法中は、$SpO_2$100％以下になるように酸素濃度を調整し、過剰な酸素投与を予防し、適切な酸素療法を患者に行う。

（露木菜緒／塚原大輔）

Column

酸素化って？

酸素化とは、ガス交換（→p.83Column）の際、拡散によって酸素を受け取った血液が、静脈血から動脈血へと変化することを指す。

酸素化の指標となるのは、A-aDO₂（肺胞気-動脈血酸素分圧較差）、RI（呼吸係数）、M-index（修正呼吸係数）、P/F比（酸素化係数）、$\dot{Q}s/\dot{Q}t$（シャント率）などである。なかでも、P/F比は、簡便に計算できるため、臨床でよく使用されている。

（道又元裕）

酸素化の指標	正常値	酸素化障害
A-aDO₂（肺胞気-動脈血酸素分圧較差） ● 肺胞から血液へ酸素が拡散する間に、無駄に消費された分圧	<10～20	>350
RI（A-aDO₂/PaO₂：呼吸係数） ● PaO₂を1 Torr上昇させるために無駄に消費する分圧	<0.33	>2.0
M-index（P_AO₂/PaO₂：修正呼吸係数） ● PaO₂を1 Torr上昇させるために必要なP_AO₂	1.1～1.3	>2.5
P/F比（PaO₂/F_IO₂：酸素化係数） ● 吸入気酸素濃度に対する動脈血中の酸素分圧の比	450～470	<250
$\dot{Q}s/\dot{Q}t$（シャント率） ● 全肺血流量のうちガス交換に関与しなかったシャント血流の比率	3～5％	>20

[*6] PO₂（partial pressure of oxygen）：酸素分圧
[*7] COPD（chronic obstructive pulmonary disease）：慢性閉塞性肺疾患
[*8] SpO₂（saturation of percutaneous oxygen）：経皮的酸素飽和度

Q3 酸素療法中は、何を観察し、どう評価するの？

A バイタルサインと呼吸状態だけでなく、チアノーゼなど循環不全徴候の有無や、全身状態も観察します。

- 酸素療法の評価を**表4**に示す。

バイタルサインの観察

- 患者の健常時のバイタルサインを把握し、血圧・脈拍などを観察する。
- 正常値に近づけるのではなく、患者の健常時を目標とする。
- 持続的にパルスオキシメータでSpO_2をモニタリングする。
- SpO_2が90%未満となったときは、以下の点を確認する。
  ① 末梢循環不全により、指が冷たく、SpO_2センサーが感知できていない状態になってはないか
  ② SpO_2センサー部分の発光、つぶれ、ゆるみ、外れはないか
  ③ 酸素流量や酸素濃度は、指示どおりの設定になっているか
  ④ 鼻カニューラやマスクは正しく装着されているか
  ⑤ チューブ類の屈曲・閉塞はないか　など

呼吸状態の観察

- 呼吸回数、呼吸パターン、胸郭の動き、呼吸補助筋を使用した努力性呼吸の有無、および副雑音の有無を把握するため、視診・聴診・触診などフィジカルアセスメントを実施する。
- 呼吸を観察するときは、呼気と吸気のどちらが延長しているかも確認し、障害の原因を探る。
- 血液ガス分析でPaO_2を確認する。急性呼吸不全ではPaO_2＝80〜100Torr、慢性呼吸不全ではPaO_2＝50〜60Torrを目標とする。

全身状態の観察

- 全身の酸素化された血液の還流の指標を観察する。
- 具体的な観察項目としては、意識レベル（脳への酸素供給の低下から意識障害が起こりうる）、尿量（循環不全から尿量減少が起こりうる）などが挙げられる。
- チアノーゼ（口唇・爪）の有無、四肢末梢の冷感・皮膚湿潤の有無、皮膚温など、末梢循環不全徴候を観察する。

患者の訴え

- 呼吸困難感など、自覚症状の有無を確認する。

- 吸気努力が強いときは、呼吸回数が上昇できず、バイタルサイン上は安定しているように見えるため注意が必要である。
- 敗血症など酸素需要が増しているときは、SpO_2が高くても組織における酸素が足りず、呼吸困難を自覚する。

（露木菜緒）

表4 酸素療法の評価

バイタルサイン	● ベースラインを把握のうえ、目標値を維持しているか
呼吸状態 （定時的評価）	● 呼吸回数 ● 呼吸パターン ● 努力呼吸の有無（呼吸補助筋を使った呼吸） ● 呼吸音（正常呼吸音、副雑音の有無）
全身状態	● 意識レベル、尿量（⇒全身への還流の指標） ● チアノーゼ、四肢末梢冷感・湿潤の有無（⇒組織還流の指標）
患者の訴え	● 呼吸困難感など

Column

呼吸の４時相って？

　自発呼吸は、吸息、ポーズ、呼息、休止期の４相からなる。健常成人の安静自発呼吸の場合、１呼吸サイクル＝約４秒となる。吸息は１〜1.5秒、ポーズは0.2秒、呼息は１〜1.5秒で、休止期は呼吸回数に応じて変化する。

　休止期は、呼吸回数が少なければ長く、呼吸回数が多ければ短くなる。呼吸回数26回/分（頻呼吸）を超えると休止期がなくなり、30回/分以上（努力性呼吸）になると、休息・ポーズ・呼息の時間までも縮めて呼吸回数を増やして代償しようとする。

　一般的に、呼吸回数30回/分以上・10回/分未満は危険と考える。

（道又元裕）

呼吸回数15回/分	呼吸回数25回/分	呼吸回数40回/分
１呼吸サイクル4秒	１呼吸サイクル2.4秒	１呼吸サイクル1.5秒

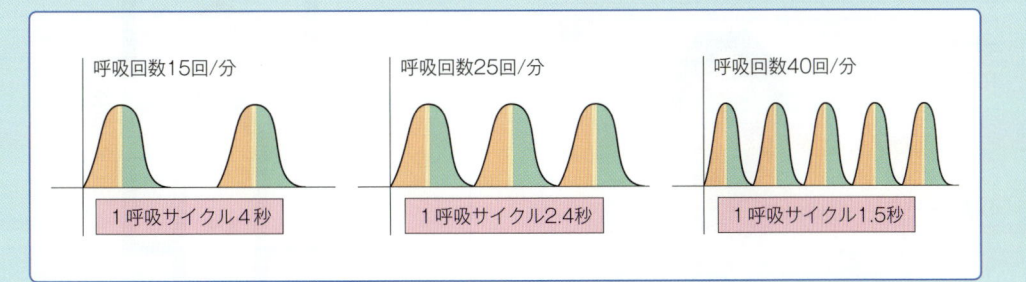

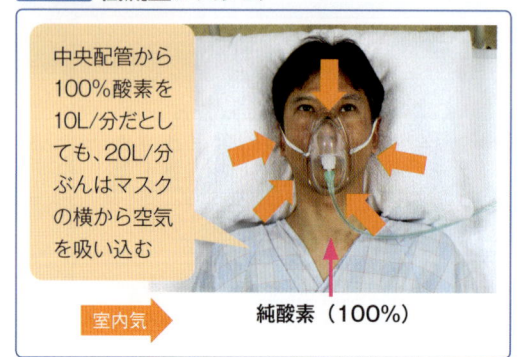

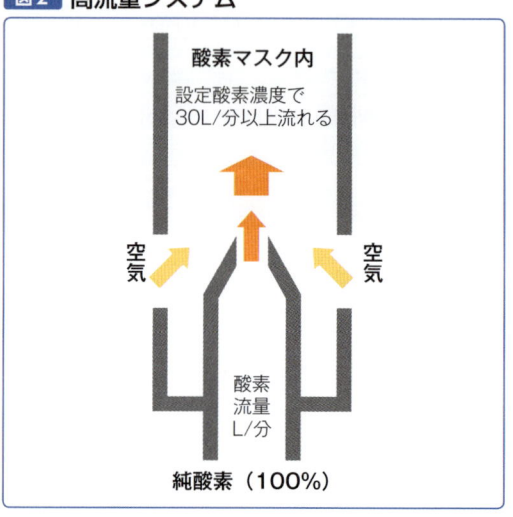

Q4 低流量システムと高流量システムは、どう違うの？

A 酸素ガスの供給量が、患者の一回換気量より多いか少ないかが違います。低流量システムは酸素ガスの供給量が一回換気量より少ないもの、高流量システムは酸素ガスの供給量が一回換気量より多いものをいいます。

- 健常成人は、1回に約500mLの空気を、約1秒で吸入している。このときの吸気流速は500mL×60秒＝30L/分となる（表5）。
- 酸素ガスの供給量が、30L/分以下のものが低流量システム、30L/分以上のものが高流量システムである。

低流量システム（図1）

- 酸素ガスの供給量が30L/分以下の場合、不足分の吸気は、マスク周囲から流入する室内気によって補われる。

表5 吸気流量（L/分）
- 成人平均一回吸気量：500mL
- 一回吸気時間：1秒
- 吸気流量：500mL/秒
- L/分単位：30L/分

図1 低流量システム

中央配管から100％酸素を10L/分だとしても、20L/分ぶんはマスクの横から空気を吸い込む

室内気　純酸素（100％）

- 低流量システムの場合、F_IO_2（吸入気酸素濃度）は吸入した外気量に左右され、同じ酸素流量でも患者の呼吸パターンによってF_IO_2が異なる。

高流量システム（図2）

- 高流量システムはベンチュリー効果（高速で流れる流体がまわりの物を引きつける効果）を利用することで、酸素と空気を混合し30L/分以上の高流量をつくり出す。
- 高流量システムの場合、患者の呼吸パターンに左右されず、安定したF_IO_2が得られる。

（露木菜緒）

図2 高流量システム

酸素マスク内　設定酸素濃度で30L/分以上流れる

空気　空気

酸素流量L/分

純酸素（100％）

Q5 酸素療法のデバイス（マスクやカニューラなど）は、どう選ぶの？

A 「酸素化を維持するために、どれくらいの酸素濃度が必要か」が選択基準です。デバイスにより、供給できる酸素濃度が異なります。また、酸素療法は呼吸パターンに左右されるため、Ⅱ型呼吸不全のように安定した酸素濃度管理が必要なときは、高流量システムを選択します。

低流量システム（図3、表6）

1 各デバイスの特徴

1）鼻カニューラ（図3-A）
- 鼻カニューラは、低い酸素濃度で酸素化が維持できるときに選択する。
- 流量が多いと鼻の不快感が強くなるだけでなく、F_IO_2（吸入気酸素濃度）の上昇も期待できないため、実際は3L/分程度が望ましい。

2）簡易酸素マスク（図3-B）
- 簡易酸素マスクは、35～50％程度の酸素濃度が必要なときに選択する。
- マスクにとどまる呼気CO_2の再吸入を避けるため、酸素流量は5L/分以上に維持する。なお、5L/分以下にするときは、鼻カニューラへ変更する。

3）リザーバーマスク（図3-C）
- リザーバーマスクは、60％以上の酸素濃度が必要なときに選択する。
- 呼気中にリザーバーバッグ内に酸素をため、

図3 低流量システムのデバイス

A 鼻カニューラ　　B 簡易酸素マスク　　C リザーバー付き酸素マスク

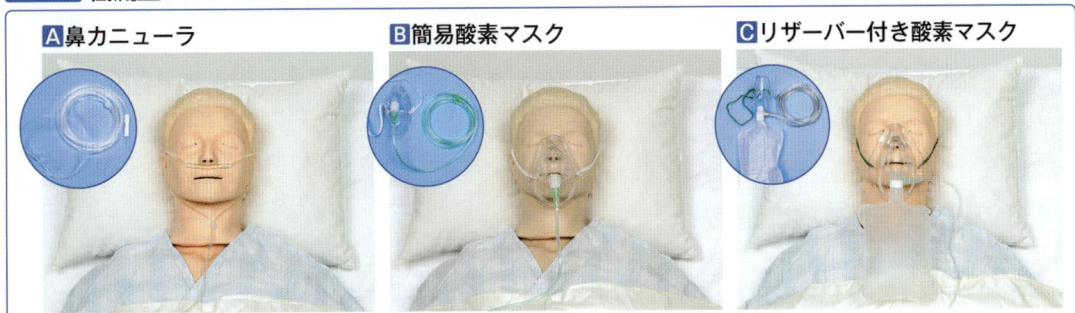

表6 低流量システム：酸素流量と酸素濃度（F_IO_2）

酸素流量（L/分）	1	2	3	4	5	6	7	8	9	10
鼻カニューラ	24%	28%	32%	36%	40%					
簡易酸素マスク					40%	40～50%	50～60%	60%		
リザーバー付きマスク						60%	70%	80%	90%	90%～

酸素療法の進め方　113

図4 ベンチュリーマスク

表7 酸素流量と酸素濃度：ベンチュリータイプ

ダイリューター	設定酸素濃度	最適酸素流量	トータルフロー
青	24%	2L/分	52L/分
黄	28%	3L/分	34L/分
白	31%	4L/分	32L/分
緑	35%	6L/分	34L/分
赤	40%	8L/分	33L/分
橙	50%	12L/分	32L/分

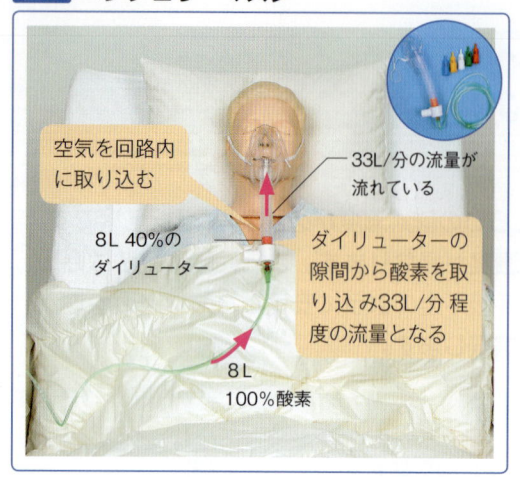

吸気時にリザーバーバッグ内の酸素を吸入することで高濃度酸素を吸入できるシステムである。

- 一方向弁がないと高濃度の酸素を供給できないため、一方向弁の有無を確認する。
- リザーバーバッグが十分に膨らんでいなければ効果がない。
- 酸素流量10L/分未満で使用するときや、患者の換気量が多いときは、リザーバーバッグ内の酸素が不足することがある。そのときは、マスクをゆるめに装着する、一方向弁を1つ外すなど、患者が無理なく吸えるようにする必要がある。

2 低流量システムの酸素濃度

- 低流量システムでは、酸素流量により、おおむね表6（前頁）のようなF_IO_2が得られる。
- 酸素流量が1L/分増えるごとにF_IO_2は4％ずつ上昇するが、F_IO_2はデバイスの位置やフィット状況、一回換気量などに左右されるため、画一的に何%になるものではない。
- 一定のF_IO_2を維持できるのは、人工呼吸器だけである。

高流量システム

1 各デバイスの特徴

1) ベンチュリーマスク（図4）

- ベンチュリーマスクは、患者の呼吸パターンに影響されにくく、一定の酸素濃度を維持できるため、COPDなどⅡ型呼吸不全の患者に用いられる。
- ベンチュリーマスクのコマ（ダイリューター）は、設定酸素濃度ごとに色分けされており、必要最小限の酸素流量が決まっている。1つのダイリューターの管径に対して、酸素濃度は1つと決まっているため、酸素流量を増やしてもF_IO_2は変わらない（表7）。

2) インスピロンネブライザー（図5）

- インスピロンネブライザーは、高流量システム使用時で十分な加湿が必要なとき（人工気道留置中患者の酸素療法時、人工呼吸離脱後や全身麻酔後など）に選択する。
- インスピロンネブライザーは、酸素濃度ダイヤルで設定酸素濃度を調節する。

図5　インスピロンネブライザー

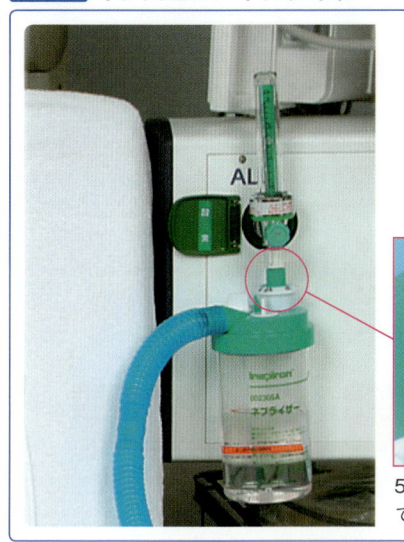

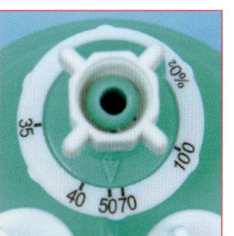

インスピロンイージーウォーター

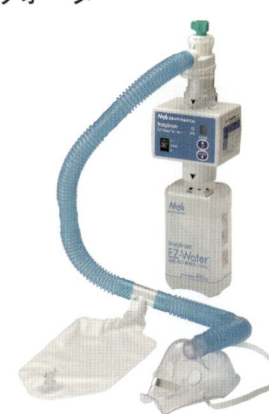

5段階の酸素濃度ダイヤルで設定酸素濃度を調整

インスピロンネブライザーの新型。滅菌水ボトルを使用した閉鎖式加湿システムとなった

表8　ディスポーザブル加湿水の製品例

低流量システム（ヒューミディファイヤーシステム）	●アクアパック（インターメドジャパン株式会社） ●レスピフロー™ヒューミディファイヤー（コヴィディエン・ジャパン株式会社） ●カームピュア ヒューミディファイヤー（泉工医科工業株式会社）
高流量システム（ネブライザーシステム）	●アクアパック（インターメドジャパン株式会社） ●レスピフロー™（コヴィディエン ジャパン株式会社） ●カームピュア ネブライザー（泉工医科工業株式会社）

表9　酸素流量と酸素濃度：インスピロンタイプ

酸素流量（L/分）	6	7	8	9	10	11	12	13	14	15
100%	6.0	7.0	8.0	9.0	10.0	11.0	12.0	13.0	14.0	15.0
70%	9.7	11.3	12.9	14.5	16.1	17.7	9.3	21.0	22.6	24.2
50%	16.3	19.1	21.8	24.5	27.2	30.0	32.7	35.4	38.1	40.9
40%	24.9	29.1	33.3	37.4	1.6	45.7	49	54.1	58.2	62.4
35%	33.9	39.5	45.1	50.8	56.4	62.1	67.7	73.4	79.0	84.4

- インスピロンネブライザーでは、加湿水を継ぎ足してはいけない。なぜなら、常に外気を取り込んでおり、外気の雑菌が繁殖しやすい環境であるためである。毎回、残っている水を破棄してから、新しい加湿水を注ぐ。
- 最近は、加湿水がディスポーザブルになっている製品が増えている（**表8**）。

2 高流量システムの酸素濃度

- 高流量システムで重要なのは「30L/分以上の高流量になるよう設定酸素濃度と酸素流量を決めること」である（**表9-赤数字**）。
- 通常、酸素流量計の最大値は15L/分である。100%の目盛りに合わせると、当然、酸素流量は15L/分となり、不足分（この場合15L/分）

酸素療法の進め方

図6 酸素療法の選択基準

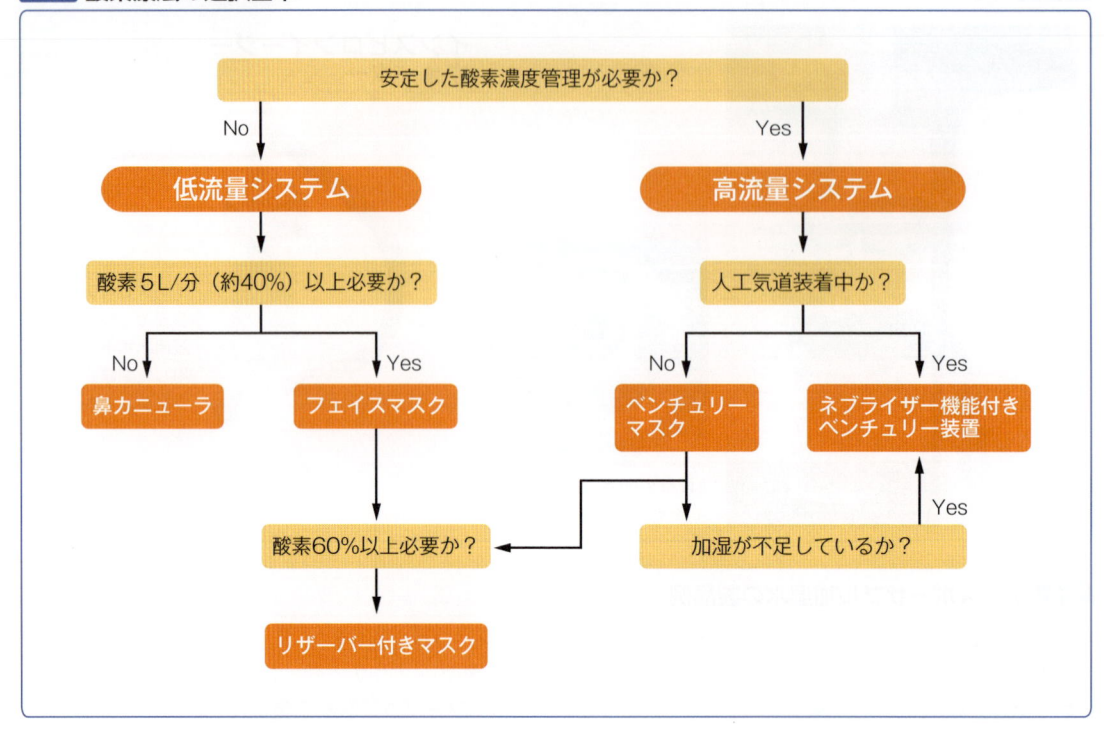

は、マスク周囲の室内気を吸入することで補うため、結果としてF_IO_2は低下する。
- 30L/分以上の総流量を得られるのは50%までであり、それ以上に設定すると供給総流量が減少し、F_IO_2は設定酸素濃度よりも減少する。
- 「高流量システムを使用しさえすれば、高濃度酸素を投与できる」と錯覚しがちだが、原理を理解し正しく使用する必要がある。

酸素療法の選択基準（図6）

- まずは「安定した酸素濃度管理が必要（Ⅱ型呼吸不全の患者など）かどうか」で、低流量システムか高流量システムかを選択する。

1 安定した酸素濃度が不必要な場合

- 低流量システムを選択する。
- 5L/分未満の酸素流量であれば鼻カニューラを選択する。
- 5L/分以上の酸素流量が必要であれば、簡易酸素マスクを選択する。

2 安定した酸素濃度が必要な場合

- 高流量システムを選択する。
- 人工気道を有しておらず、加湿が不要であれば、ベンチュリーマスクを選択する。
- 人工気道を有し、加湿が必要であれば、ネブライザー機能付きのインスピロンネブライザーなどを選択する。

3 高濃度酸素が必要な場合

- 酸素濃度60%以上の高濃度酸素投与が必要なときは、リザーバーマスクを選択する。

（露木菜緒）

Q6 加湿する／しないは、どうやって決めるの？

A 低流量システムでは酸素流量3〜5L/分以下、高流量システムでは酸素濃度40％以下のときは、加湿は必要ありません。ただし、人工気道留置により上気道がバイパスされているときは加湿する必要があります。

酸素加湿の考え方

- ガイドラインにより異なるが、低流量システムでは酸素流量3〜5L/分以下のとき、高流量システムでは酸素濃度40％以下のとき、酸素加湿は必要ないといわれている。その理由を以下に示す[2]。
  ①鼻腔（天然の加湿器）を介して呼吸している。
  ②一回換気量に占める配管からの酸素（乾燥酸素）の割合が少ない。
  ③酸素を加湿しなくても気道から失われる水分量が少ない。
  ④酸素加湿の有無で自覚症状に差がない。

必ず加湿が必要な場合

- リザーバーマスクは、配管からの乾燥した酸素をリザーバーバッグ内にためて吸入するため、必ず加湿が必要である。
- 気管挿管や気管切開で人工気道留置により上気道がバイパスされている場合は、加湿機能が不十分であるため、酸素加湿や人工鼻が必要になる。

（露木菜緒）

Q7 デバイスの組み立て方法は？

A 加湿する／しない、加温する／しないによって、準備するデバイスが異なります。閉鎖式加湿システムを使用する場合は、酸素吹き出し口が異なるため、注意が必要です。

鼻カニューラ（図7）

①酸素流量計にニップルナットを接続する。
②鼻カニューラの酸素チューブを接続する。

簡易酸素マスク・リザーバーマスク（図8）

①酸素流量計にヒューミディファイヤーアダプターを接続し、ボトル入り蒸留水を接続する。接続時、垂直に挿入しないと酸素漏れの原因となることに注意する。
②酸素チューブ接続口のピンを折り、酸素チューブを接続する。

ベンチュリーマスク（図9）

①酸素流量計にヒューミディファイヤーアダプターを接続し、ボトル入り蒸留水を接続する。
②酸素チューブ接続口のピンを折り、酸素チューブを接続する。
③酸素濃度に合わせてダイリューターを接続する。空気流入口がふさがれないように、ネブ

図7 鼻カニューラの場合

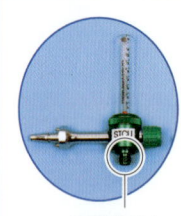

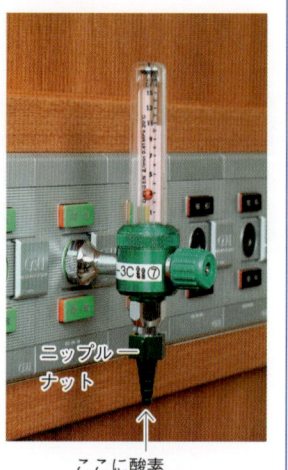

図8 簡易酸素マスク・リザーバーマスク

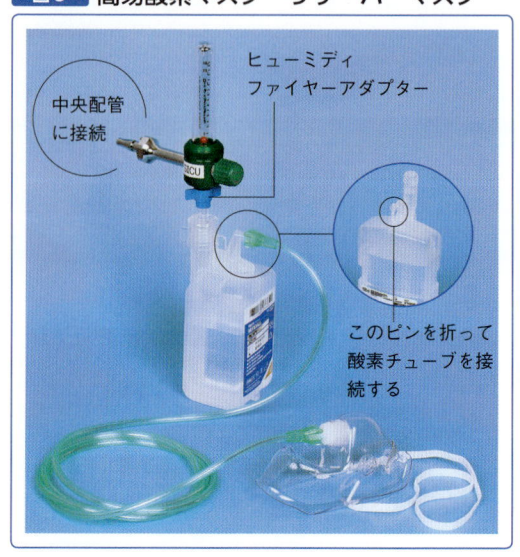

ライザー用フードは常時装着する。

インスピロンネブライザー（図10）

①酸素流量計にインスピロンネブライザーを接続し、白いキャップを外して蒸留水を入れる。
②加温しないときは白いキャップを2つ付ける。加温するときは、白いキャップを1つ外して、加温棒を挿入する。
③酸素吹き出し口に蛇管を接続し、途中にウォータートラップを組み込み、酸素マスクを接続する。

レスピフロー（図11）の場合

①酸素流量計にネブライザーアダプターを接続し、ボトル入り滅菌水を接続する。
②リターンチューブ（リサーキュレーションチューブ）をボトル入り滅菌水の横の差し込み口に挿入する。
③酸素吹き出し口に蛇管を接続し、途中にウォータートラップを組み込み、酸素マスクを接続する。
④加温するときは、ネブライザーアダプターとボトル入り滅菌水の間にヒーターを接続する。

（露木菜緒）

図9　ベンチュリーマスク

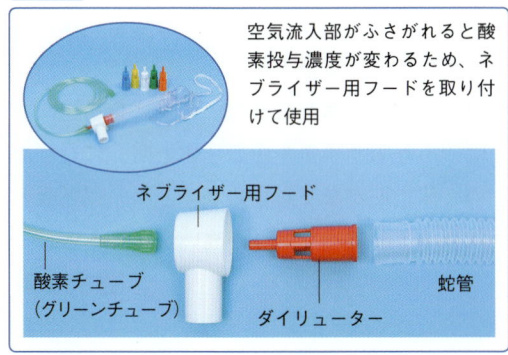

- 空気流入部がふさがれると酸素投与濃度が変わるため、ネブライザー用フードを取り付けて使用
- 酸素チューブ（グリーンチューブ）
- ネブライザー用フード
- ダイリューター
- 蛇管

図10　インスピロンネブライザー

- 酸素流量計
- 酸素吹き出し口に蛇管を接続
- インスピロンネブライザー

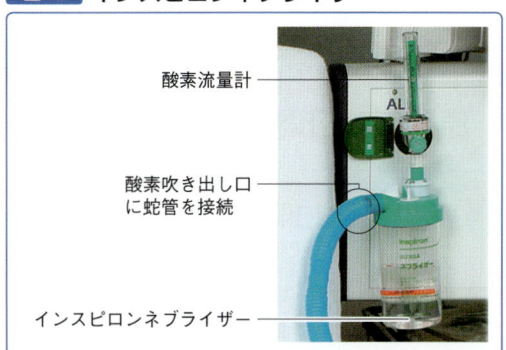

図11　レスピフロー

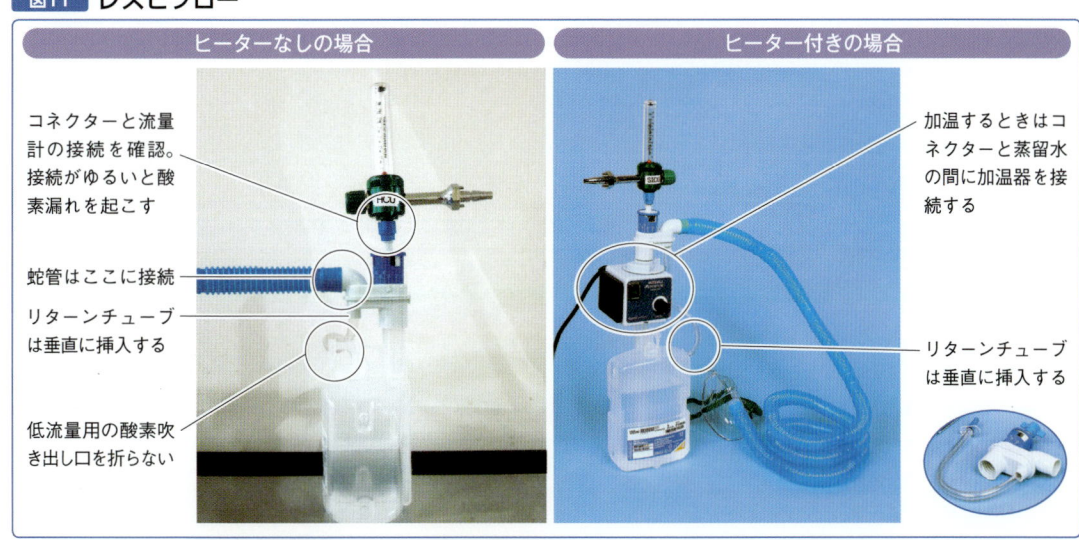

ヒーターなしの場合
- コネクターと流量計の接続を確認。接続がゆるいと酸素漏れを起こす
- 蛇管はここに接続
- リターンチューブは垂直に挿入する
- 低流量用の酸素吹き出し口を折らない

ヒーター付きの場合
- 加温するときはコネクターと蒸留水の間に加温器を接続する
- リターンチューブは垂直に挿入する

酸素療法の進め方　119

Q8 酸素療法中に、患者が口渇を訴えたらどうするの？

A 酸素の加湿のみで対処しようとせずに、口渇の原因を考えて対応しましょう。

- 一回換気量に含まれる酸素量は少ない。そのため、口渇の改善を目的として酸素加湿を行っても、一回換気量のごく一部を加湿したことにしかならず、効果的ではない。
- 口渇時は、酸素流量にかかわらず口渇の原因を考える。

原因別・口渇への対応

1 脱水による口渇

- 脱水による口渇ならば、酸素加湿より、含嗽のほうが効果的である。
- 水分出納バランスや尿量・尿比重、中心静脈圧などから体液量を評価し、脱水の是正を医師と検討する。

2 口内の不感蒸泄増加による口渇

- 頻呼吸時の口呼吸など、口内の不感蒸泄増加による口渇であれば、口内の清拭や、保湿剤の塗布などで対応する。
- 頻呼吸時は飲水をさせない。なぜなら、飲水は、1呼吸サイクル中の「休止期」に行うため、休止期がなく息止めができない頻呼吸の状態では、誤嚥リスクが高いからである。

（露木菜緒）

Q9 酸素療法中の食事はどうするの？

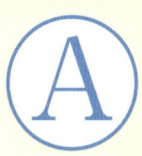

A 鼻カニューラの場合は、そのまま食事を摂ることができます。酸素マスクの場合は、医師に確認したうえで、食事時のみ鼻カニューラに変更し、休憩をはさみながら摂取するとよいでしょう。

鼻カニューラの場合

- 鼻カニューラの場合は、そのまま食事摂取が可能である。

酸素マスクの場合

- 酸素マスクの場合は、医師と相談し、食事摂取時のみ鼻カニューラに変更する。

1 食事中の観察・注意点

- 食事摂取は、酸素消費量を増加させるため、食事中の自覚症状・酸素飽和度・心拍数・努力呼吸の有無などを観察する必要がある。
- SpO_2 や自覚症状を見ながら、休憩や酸素マスクで酸素投与をする時間をはさみつつ、ゆっくり摂取を促す。
- 食事形態は、咀嚼に要するエネルギーを減らすために軟食とする。
- 水分は、誤嚥しやすいため、とろみをつけるなど工夫する。

食事中、低酸素状態となった場合の対応法

- 食事を中断する。
- 酸素マスクから鼻カニューラへ変更していた場合は、酸素マスクへ戻す。
- 鼻呼吸でゆっくりとした呼吸を促す。
- 休憩を入れながら食事を行う。
- 鼻カニューラだけではすぐに低酸素状態となる場合は、医師と相談し、鼻カニューラ以外の酸素を追加して投与するのか、食事を一時中止するのか、原因と状態をアセスメントする。

（露木菜緒）

Q10 気管切開患者の酸素療法はどうするの？

A 酸素流量が3L/分以下であれば、人工鼻に低流量システムを接続します。
酸素流量が4L/分以上であれば、高流量システムを用いて加温加湿します。

- 気管切開患者は、上気道がバイパスされているため、必ず加温加湿が必要になる。
- 方法としては、酸素療法における加温加湿か、人工鼻の装着のどちらかであり、酸素流量によっていずれかを選択する（図12）。

酸素流量3L/分以下のとき

- 人工鼻を装着し、横から低流量システムで酸素を接続する（図13）。
- 人工鼻は、軽量で死腔が少ない。その反面、人工呼吸器用よりも加湿率が低いため、乾燥した酸素を投与すると、分泌物がより乾燥しやすくなるため注意する。

酸素流量4L/分以上のとき

- 高流量システムを用いて加温加湿を行い、トラキマスクまたはトラキTアダプター（Tピース）を用いて気管切開孔に当てる。
- 上気道バイパス時は、加湿だけでなく、加温も必要になる。その際は、ヒーターを使用して加湿水を加温する。酸素への加温加湿時は、相対湿度が減少しないように、室温を温

図12 気管切開患者における酸素療法の選択

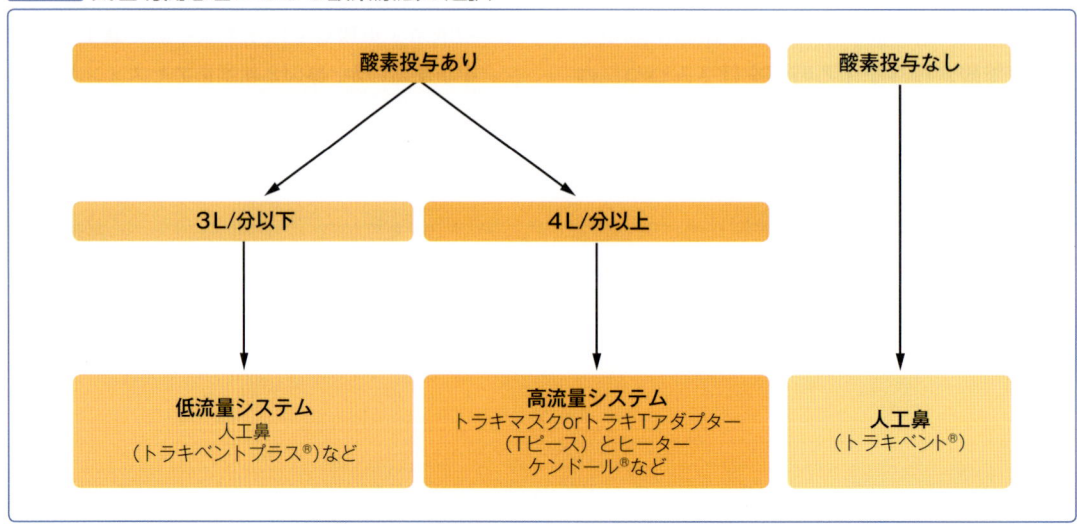

```
                    酸素投与あり                      酸素投与なし
                   ↙        ↘                          ↓
              3L/分以下    4L/分以上                  人工鼻
                 ↓           ↓                      （トラキベント®）
          低流量システム  高流量システム
             人工鼻     トラキマスクorトラキTアダプター
        （トラキベントプラス®）など  （Tピース）とヒーター
                              ケンドール®など
```

図13 人工鼻装着時の酸素投与方法

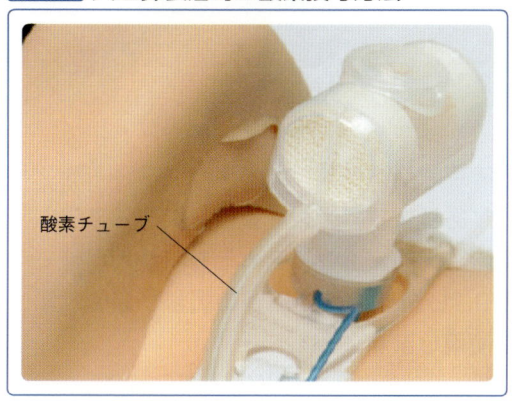

酸素チューブ

図14 Tピース使用時

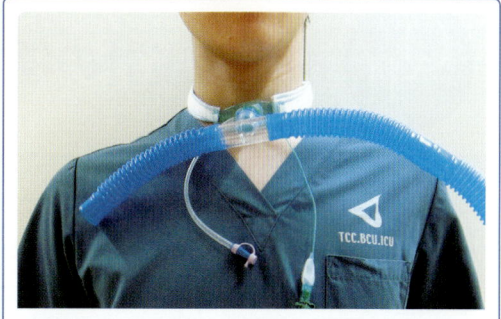

● 高流量システム時は、酸素濃度と加湿率を維持するため、リザーバーを1節（15cm）分、装着しておく

める、蛇管を短くするなど、蛇管を冷却させない工夫が必要となる。
● Tピース使用時は、必ず蛇管1節分（60mL程度）を装着し、リザーバーとする必要がある。これを装着しないと、室内気を吸い込んでしまい、酸素濃度・加湿率が下がる（図14）。

（露木菜緒）

Column

絶対湿度と相対湿度って？

絶対湿度は、1L中の空気中に溶け込む水分の量を示す（図1）。温度によって溶け込む水分の量は異なり、温度が高くなると溶け込む水分の量も増加する。

相対湿度は、空気中に含まれる水分の比率を表す（図2）。絶対湿度をバスの乗車定員に例えると、相対湿度はバスに乗っている乗客の数を比率で表したものと考えられる。例えば37℃のときは、バスの乗車定員は44人、そのバスに44人乗っていると100％、22人乗っていると50％、11人乗っていると25％となる。

（春田良雄）

図1 絶対湿度

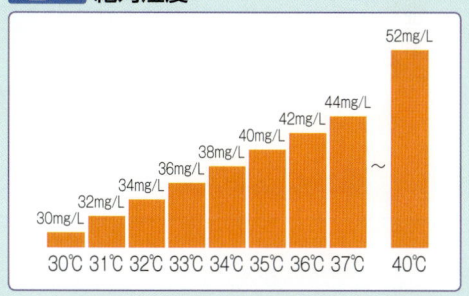

温度	絶対湿度
30℃	30mg/L
31℃	32mg/L
32℃	34mg/L
33℃	36mg/L
34℃	38mg/L
35℃	40mg/L
36℃	42mg/L
37℃	44mg/L
40℃	52mg/L

図2 相対湿度

37℃

絶対湿度	44mg/L	44mg/L	22mg/L	11mg/L
相対湿度		100％	50％	25％

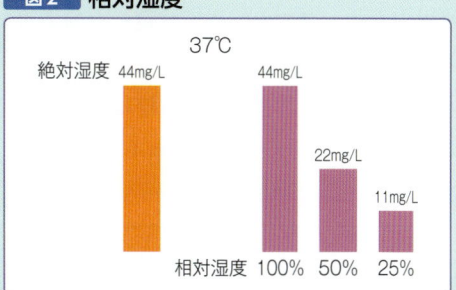

Q11 酸素流量計の種類と違いは？

A 酸素流量計には、大気圧式と恒圧式があります。大気圧式は低流量システムでしか使用できません。恒圧式は低流量・高流量システムともに使用可能です。また、COPDなど2L/分以下で0.1L/分ずつ酸素流量の調整が必要な場合は、低流量タイプの酸素流量計を使用します。

酸素流量計の種類

- 酸素流量計には「大気圧式」「恒圧式」の2種類があり、それぞれ選択すべき酸素療法器具や保管方法が異なる（図15）。
- 外観ではほとんど見分けがつかないが、「大気圧式」と「恒圧式」を見分ける2つのポイントを以下に示す。
  ① 「恒圧式」には、目盛りがついているゲージ管に「0.4MPa」の表示がある。
  ② 「恒圧式」は、流量計を配管にセットした際、流量計のコマが一瞬浮き上がる。

1 大気圧式

- 「大気圧式」では、流量計内部の圧力がほぼ大気圧（1気圧≒0.1MPa）に維持される設計構造になっている（図15-A）。そのため、高流量システムなどの流量抵抗がかかる器具を使用すると、コマの位置で設定した酸素流量より多くの酸素が流れてしまう。
- 「大気圧式」流量計を使用する際は、低流量システム（鼻カニューラ、フェイスマスク、リザーバーマスク）に限定する。

2 恒圧式

- 「恒圧式」では、流量計内部の圧力に配管圧力（0.4MPa）がかかっている。そのため、流量抵抗のある高流量システム（ベンチュリーマスクなど）であっても正確な酸素流量で使用できることから、高流量・低流量システムともに使用できる（図15-B）。
- 「恒圧式」は、長期間圧力がかかった状態でいると、流量計カバーが劣化して破裂する可能がある。そのため、使用後は酸素配管から外して保管する。

3 その他

- 上記2種類の他、「低流量タイプ」の酸素流量計もある。これは、COPDなど2L/分以下で0.1L/分ずつ酸素流量を調整する必要がある場合など、通常の流量計（1L/分ずつの目盛り）では不可能な微調整を行うときに使用する。

（露木菜緒）

図15 酸素流量計：大気圧式と恒圧式の違い

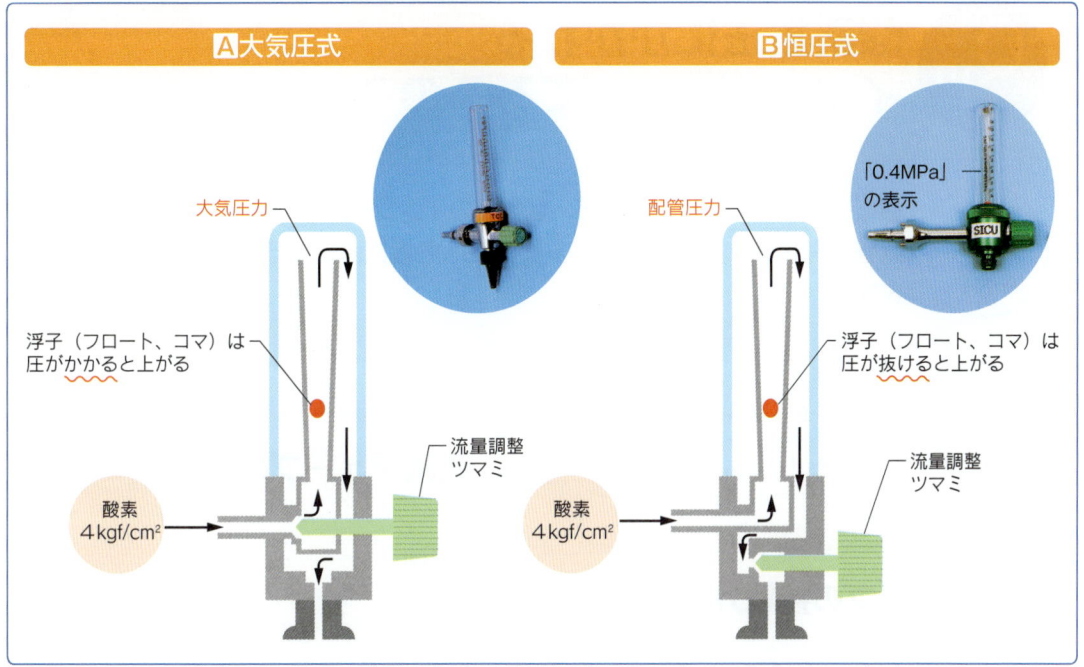

宮本顕二 監修：インスピロンQ＆A「より安全にお使い頂くために」Q10. 日本メディカルネクスト株式会社. http://www.j-mednext.co.jp/library/inspiron_faq_safe_ans.html#ans10（2014年11月18日閲覧）．を参考に作成

Q12 酸素療法にかかわるインシデントってあるの？

A 酸素チューブの接続外れなど、数多くのインシデントがあります。なかでも、気管切開患者に関するものが多く、生命危機に直結するインシデントもあります。

- 酸素療法にかかわるインシデントのうち、代表的な事例を紹介する。

酸素チューブの接続外れ（図16）

1 事例

- 低流量システムにて酸素投与していた患者のSpO₂が低下した。観察したところ、酸素チューブと接続部が外れていた。

2 原因

- 接続外れは、特に、フレアタイプのチューブを切らずに使用した場合に生じやすい。
- フレアタイプのチューブは、接続口に合わないため、抜けやすくなってしまうためである。

3 対応

- SpO₂低下時は、まず、チューブの接続外れを確認する。
- フレアタイプのチューブは、接続口に合わせて切ったうえで使用する。

酸素チューブの誤接続（図17）

1 事例

- 気管切開患者に酸素3L/分の指示が出たため、気管切開孔に酸素チューブを直接つなげて酸素投与を開始したところ、呼吸困難・ショック状態となった。

2 原因

- 気管切開孔が、酸素チューブでふさがれたことで呼吸ができず、窒息となった。

3 対応

- 気管切開孔に酸素チューブを直接つなげない。
- 低流量酸素投与時は、人工鼻に人工鼻専用の酸素供給チューブを使用する（→p.122Q10）。

人工鼻とネブライザーの併用（図18）

1 事例

- 気管切開孔に人工鼻を装着している患者にネブライザーを併用したところ、呼吸困難を訴え、SpO₂が低下した。

図16 酸素チューブの接続外れ

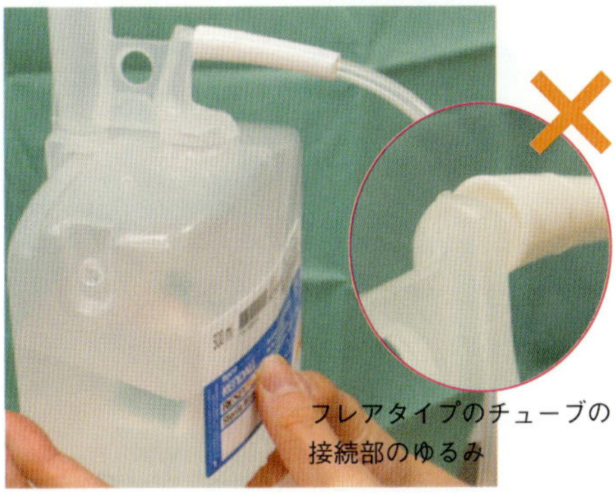

フレアタイプのチューブの接続部のゆるみ

図17 酸素チューブの誤接続

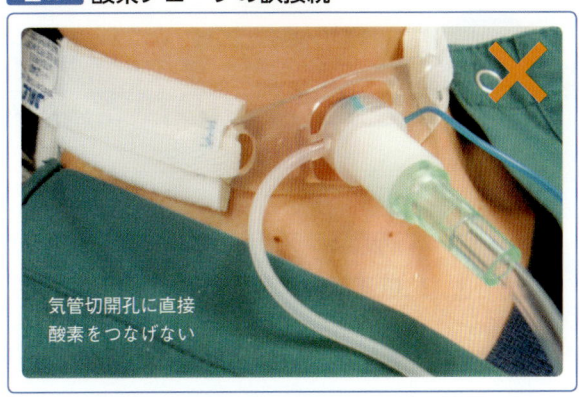

気管切開孔に直接酸素をつなげない

図18 人工鼻とネブライザーの併用

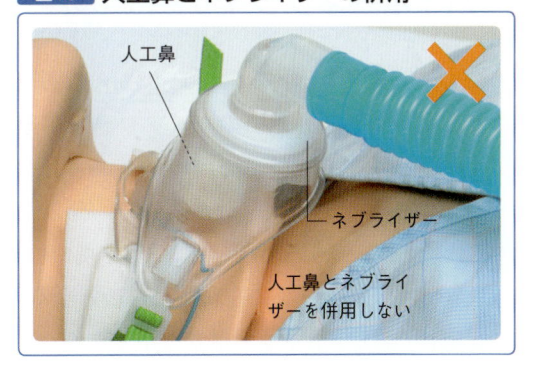

人工鼻
ネブライザー
人工鼻とネブライザーを併用しない

2 原因

- 人工鼻のフィルターは、ネブライザーと併用すると目詰まりを起こし、フィルターが酸素や空気を通さなくなる。その結果、呼吸ができなくなり、窒息する。

3 対応

- 人工鼻とネブライザーは併用してはいけない。
- なお、高流量システムとの併用も、フィルターの目詰まりを引き起こすため、禁忌である。

(露木菜緒)

Q13 酸素療法の新しいデバイスには、どんなものがあるの？

A 高流量システムではハイホーネブライザーやネーザルハイフロー、マスクではオキシマスクがあります。

ハイホーネブライザー（図19）

- ハイホーネブライザーは、40～98％の酸素濃度をすべて35L/分以上のハイフローで供給することができる高流量システムである。
- ハイホーネブライザーは、常に35L/分以上の流量を維持できるため、どの酸素濃度でも、患者の呼吸パターンに左右されることなく、安定して設定した酸素濃度管理ができる。
- 流量の目盛りを設定酸素濃度に合わせ、印字されている推奨流量どおりに酸素流量計の設定を行えばよいので、毎回総流量表を確認する必要がない。
- マスクや蛇管などは、従来のものを使用する。

ネーザルハイフロー（図20）

- ネーザルハイフローは、専用の鼻カニューラを用いて、加温加湿されたガスを高流量（30～60L/分）で供給できる高流量システムである。
- 高性能加湿器（人工呼吸器で使用するもの）と熱線入り回路を使用するため、十分な加湿が得られ、鼻が痛くなる心配は少ない。
- 加温加湿器、ガスブレンダー、それらをつなぐ回路がセットになっており、ハイフローで送気して気道の死腔をウォッシュアウト（洗い流し）できるだけでなく、少量の気道陽圧もかかる。
- 飲食・会話が可能で、音も静かである。
- 加湿用蒸留水の消費が非常に早い（500mLなら約3時間でなくなる）ため、早めに交換する。
- 流量設定時は、吸気時にも供給ガスが漏れる流量に設定する。吸気時に外気の吸い込みがあるときは、流量が不足している。
- ネーザルハイフローを装着しても呼吸状態の改善がないときは、NPPV（非侵襲的陽圧換気）[*9]を含む人工呼吸管理への移行を検討する。

オキシマスク（図21）

- オキシマスクの側面には大きな穴が開いており、呼気の再呼吸のリスクが少ないことから、5L/分以下の低流量でも使用できる。
- 酸素の吹き出し口がディフューザーと呼ばれる構造になっており、酸素が拡散せず、高いF_IO_2（吸入気酸素濃度）が得られる。
- オキシマスク1つで1～12L/分まで対応できるため、流量によってデバイスを変更する必要がなく、内服や口腔ケアが可能となる。

（露木菜緒）

図19 ハイホーネブライザー

酸素ダイヤル目盛り

酸素流量 (L/分)	10	15	20	25	30	35	35
酸素濃度 (%)	40	50	60	70	80	90	98
総流量 (L/分)	42	41	41	40	40	40	36

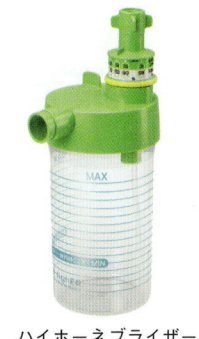

ハイホーネブライザー
（株式会社小池メディカル）

図20 ネーザルハイフロー

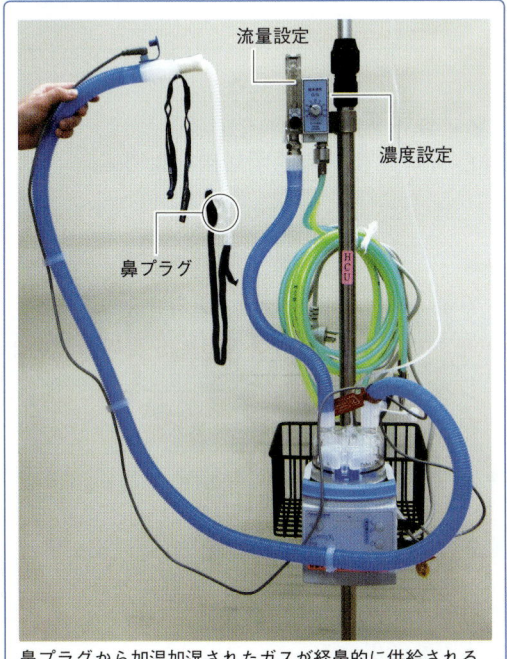

流量設定
濃度設定
鼻プラグ

鼻プラグから加温加湿されたガスが経鼻的に供給される

図21 オキシマスク

ディフューザー

口の部分があいているため、マスクを外すことなく内服や口腔ケアができる

【文献（p.106〜129「酸素療法の進め方」の項）】

1 田勢長一郎：酸素療法・酸素療法の適応と中止．丸川征四郎，横田浩史 編，呼吸管理・専門医にきく最新の臨床，中外医学社，東京，2003：58-60．
2 瀧健治：呼吸管理に活かす呼吸生理 呼吸のメカニズムから人工呼吸器の装着・離脱まで．羊土社，東京，2006：95．
3 Kallstrom TJ. AARC Clinical Practice Guideline: Oxygen thrapy for adults in the acute care facility-2002 revision & update. *Respir Care* 2002; 47: 717-720.
4 宮本顕二：インスピロンQ&A「より安全にお使い頂くために」Q10．日本メディカルネクスト株式会社．http://www.j-mednext.co.jp/library/inspiron_faq_safe_ans.html#ans10（2014年11月18日閲覧）．

＊9　NPPV（noninvasive positive airway pressure）：非侵襲的陽圧換気

Part 5 ■ 酸素療法

2 酸素ボンベ

Q14 酸素ボンベの残量チェック方法は？

A 酸素ボンベの残量は、圧力計でチェックします。
「指示流量」と「ボンベの内容積」から「早見表」を活用しましょう。

残量チェック時の注意点

- 酸素ボンベと圧力計、圧力計と酸素流量計の各接続部から酸素の漏れがないか確認する。
- 残量チェックは、酸素ボンベを立て、酸素流量計と残圧計が「0」を示す状態で行う。
- 開栓時には、完全に開く。以前は「開けたら少し戻す」としていたが、これだと酸素残量があっても出なくなることがあるため、現在は完全開栓が推奨されている。

1 酸素の残量の計算

- 使用可能時間は、圧力計の値・ボンベの容量・指示流量から計算できる。
- まず、圧力計の単位（kgf/cm²かMPa）、ボンベの内容積（ボンベに刻印されているVの値→3.5Lや10Lなど）を確認する。一般的に使用されているのは内容積3.5Lであり、ガス容量は500L（15mPa）である。
- 例：内容積3.5L（ガス容量500L）の新品のボンベから5L/分の流量で酸素を流した場合、100分（500L÷5L/分）酸素を供給できる。
- 残量計算の方法を図1に示す。

2 早見表の活用（表1）

- 計算が大変ならば、計算式を表にした「早見表」を活用する。
- 例：ボンベの圧力（MPa）が10のとき、酸素流量5L/分で使用すると使用可能時間は56分となる。
- 酸素ボンベ使用時は必ず残量を確認し、使用可能時間は余裕をもって使用する。

保管時の注意点

- 酸素ボンベ使用後は、必ず圧力計を0（ゼ

図1 酸素残量の計算法

①酸素残量を計算する
- 圧力計の単位が［MPa］表示の場合

  酸素残量(L) = ボンベ内容積(L)×圧力計の値×10

- 圧力計の単位が［kgf/cm²］表示の場合

  酸素残量(L) = ボンベ内容積(L)×圧力計の値

②酸素残量に0.8（安全係数）をかけて使用可能量を計算する

  使用可能量(L) = 酸素残量×0.8

③使用可能量を指示流量で割り、使用可能時間を算出する

  使用可能時間(分) = 使用可能量÷指示流量

表1 酸素の使用可能時間早見表（内容量3.5Lの場合）

内容積＝3.5L

ボンベの圧力 (kgf/cm²)	140	130	120	110	100	90	80	70	60	50	40	30
ボンベの圧力 (MPa)	14	13	12	11	10	9	8	7	6	5	4	3

酸素流量 (L/分)

流量	14	13	12	11	10	9	8	7	6	5	4	3
0.5	784	728	672	616	560	504	448	392	336	280	224	168
1	392	364	336	308	280	252	224	196	168	140	112	84
2	196	182	168	154	140	126	112	98	84	70	56	42
3	131	121	112	103	93	84	75	65	56	47	37	28
4	98	91	84	77	70	63	56	49	42	35	28	21
5	78	73	67	62	56	50	45	39	34	28	22	17
6	65	61	56	51	47	42	37	33	28	23	19	14
7	56	52	48	44	40	36	32	28	24	20	16	12
8	49	46	42	39	35	32	28	25	21	18	14	11
9	44	40	37	34	31	28	25	22	19	16	12	9
10	39	36	34	31	28	25	22	20	17	14	11	8

■＝使用可能時間が30分以下　■＝使用可能時間が30〜45分間　■＝使用可能時間が60分以下　〈分〉

ロ）にする。
- 圧力計がゼロになっていないときは、圧力計に圧力がかかっている状態であり、圧力計故障の原因となる。
- 圧力計がゼロになっていないと、開栓忘れが生じたときに、圧力計内部に残っていた酸素によって一時的に酸素が流れるため、開栓忘れに気づかないことがあり、危険である。
- ボンベ使用中止後は、①バルブを閉じ、②圧力計がゼロになったら、③流量計をオフにする、という順で行うとよい。

(露木菜緒)

Q15 酸素ボンベの交換方法は？

A 圧力計が「0」になっていることを確認し、スパナを使って酸素流量計・圧力計のボルトを外し、新しい酸素ボンベに接続します。
一般的に、圧力計の目盛りが赤色以下（5Mpa）を示すボンベは交換が必要です。

- 圧力計の目盛りには、赤・緑のマーキングがあるが、一般的に赤色以下（5Mpa）を示している酸素ボンベは交換しておく必要がある。

酸素ボンベ交換の手順

1 使用済み酸素ボンベを外す

①使用済み酸素ボンベのバルブを「閉」にする。
・圧力計が「0」になっていることを確認する。
・酸素流量計とボンベの接続部分に酸素が残留していると、噴出して事故の原因になる。

②酸素流量計・圧力計のボルトを、スパナを用いてゆるめ、ボンベから外す（図2）。

2 新しい酸素ボンベを接続する

③新しい酸素ボンベに酸素流量計・圧力計を接続する。
・接続する際には、酸素流量計のゴムパッキンの劣化がないこと、口金付近に塵埃がないことを確認し、ボルトを確実に締めて固定する（図3）。
④新しい酸素ボンベのバルブを「開く」の方向へ回し、圧力計で残量を確認する。
⑤酸素流量計を開け酸素の噴き出し口に手を当て、酸素が流れることを確認する。

（露木菜緒）

図2 酸素流量計・圧力計の外しかた

スパナを使用して、ボルトをゆるめる

酸素ボンベから外す

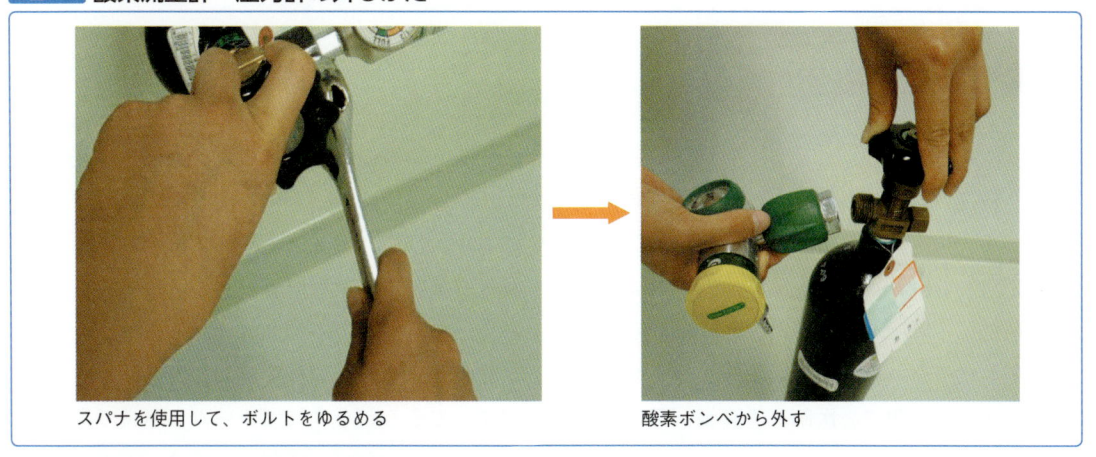

図3 酸素流量計・圧力計の接続法

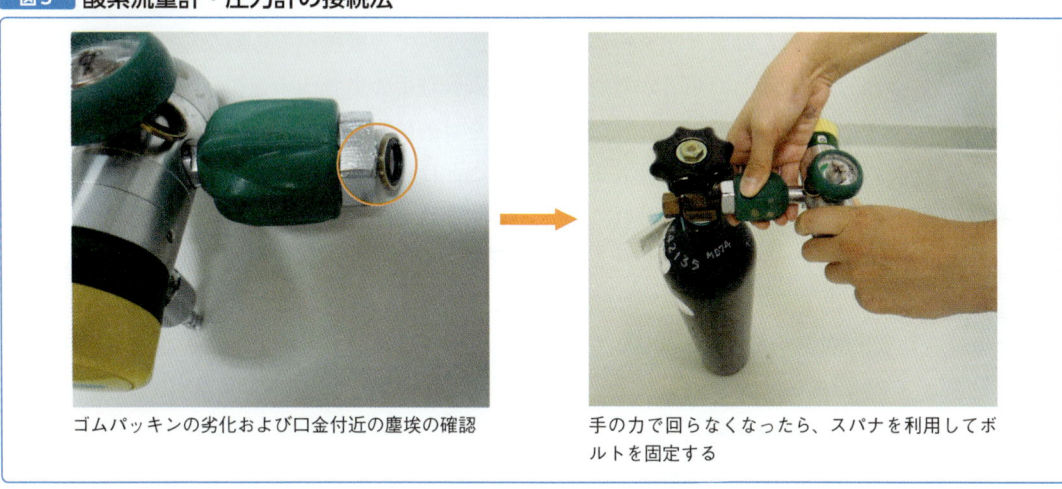

ゴムパッキンの劣化および口金付近の塵埃の確認

手の力で回らなくなったら、スパナを利用してボルトを固定する

Column

RSTってなに？

■RSTとは

　RST（respiratry support team：呼吸ケアサポートチーム）の正式な名称は、RCT（respiratry care team）といい、一般的に「呼吸ケアチーム」と呼ばれる。呼吸ケアチームは、主に人工呼吸器を装着した患者を対象に、医師、看護師、理学療法士や臨床工学技士などの多職種が集まって活動するチームである。

　具体的な活動内容は、呼吸ケアチーム回診で、人工呼吸器を装着した患者が適切な人工呼吸器設定となっているかの確認や、安全管理が守られているかどうか、人工呼吸器関連の合併症予防が適切に行われているかの確認などを行い、その確認したことを臨床の現場に提案や提言として還元し、より適正な人工呼吸管理をサポートすることである。

■呼吸ケアチームと診療報酬

　呼吸ケアチームの活動は、2010年から「呼吸ケアチーム加算」として診療報酬が算定できるようになった。この加算の算定条件は、人工呼吸器管理等について十分な経験のある専任の医師、人工呼吸器管理や呼吸ケアの経験を有する専任の看護師、人工呼吸器等の保守点検の経験を3年以上有する専任の臨床工学技士、呼吸器リハビリテーション等の経験を5年以上有する専任の理学療法士がチームに参加していることであり、特に、看護師については、特定の認定看護師または専門看護師がメンバーに必要となる。

　呼吸ケアチーム加算算定要件のメンバーがすべてそろわなければチームを運営できないわけではない。理想としては、人工呼吸に携わる多職種の参加が望まれるものの、すべての職種がそろわなくても、人工呼吸管理中の患者への適切な呼吸管理の提供を目的に限られた資源（人員）で活動することは可能である。また、呼吸ケアチーム加算算定要件ではないものの、歯科医師や歯科衛生士、管理栄養士や薬剤師など、より多角的に患者のことをとらえられるようなチームメンバーの参加にも期待が寄せられている。

*

　呼吸ケアチーム以外にも、栄養サポートチームや緩和ケアチームなど、近年チーム医療が注目されている。1人の医師が自分の患者を抱え込む時代から、多職種で連携し、患者の回復の近道を模索するチーム医療が、今後の医療の流れとなることは間違いなさそうである。

（清水孝宏）

Part 6

気道確保

1 気道確保とエアウェイ　　　露木菜緒
2 気管チューブ　　　　　　　露木菜緒
3 気管挿管　　　　　　　　　露木菜緒
4 気管切開　　　　　露木菜緒／塚原大輔
5 バッグバルブマスクと
　ジャクソンリース回路　　　露木菜緒

Part 6 ■ 気道確保

1 気道確保とエアウェイ

> **Q1** 気道確保には、いくつか方法があるの？
>
> **A** 補助具を使用せず徒手によって行う下顎挙上法と、補助具（エアウェイやチューブ）を使用する方法があります。

気道確保の目的

- 気道確保の目的は、さまざまな理由で気道が閉塞したとき、人工的に気道を開存させ、空気の通り道を確保することである。

気道確保の適応

- 気道確保の適応となるのは、以下の場合である。
  ① 意識障害にて舌根沈下など、自分で気道が保てなくなる場合
  ② 呼吸抑制する薬剤を使用した場合
  ③ 嚥下反射や咳嗽反射が不十分となり、誤嚥のリスクが高い場合
  ④ 出血・異物など気道確保が困難な場合

気道確保方法の選択

- 気道確保が必要だと判断した場合には、すみやかに実施する。
- まず、器具を用いない手動式気道確保を行う（図1）。頭部後屈顎先挙上法が一般的であるが、転倒・外傷など頸椎保護が必要な患者には下顎挙上を行う。
- 気道確保では「気道の連続性を確保すること」が大切である。長時間の気道確保が困難な場合や、徒手による下顎挙上法に人員を割けない場合は、エアウェイを用いる（図2）。
- 気道確保の確実性が高く、長期の気道確保や人工呼吸管理を行う必要がある場合は、気管挿管を行う（図3）。

（露木菜緒）

図1 手動式気道確保

頭部後屈顎先挙上法	下顎挙上法
頭部後屈顎先挙上法が一般的	頸椎保護が必要なとき（転倒後、外傷）などには、下顎挙上法を選択

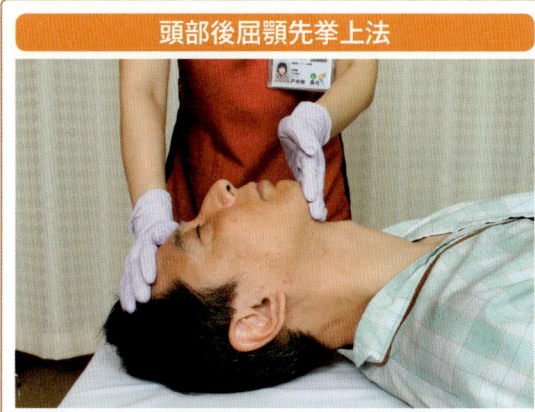

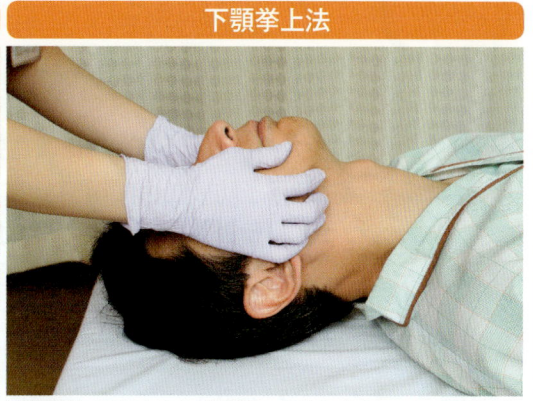

図2 エアウェイ

経口用エアウェイ	経鼻用エアウェイ

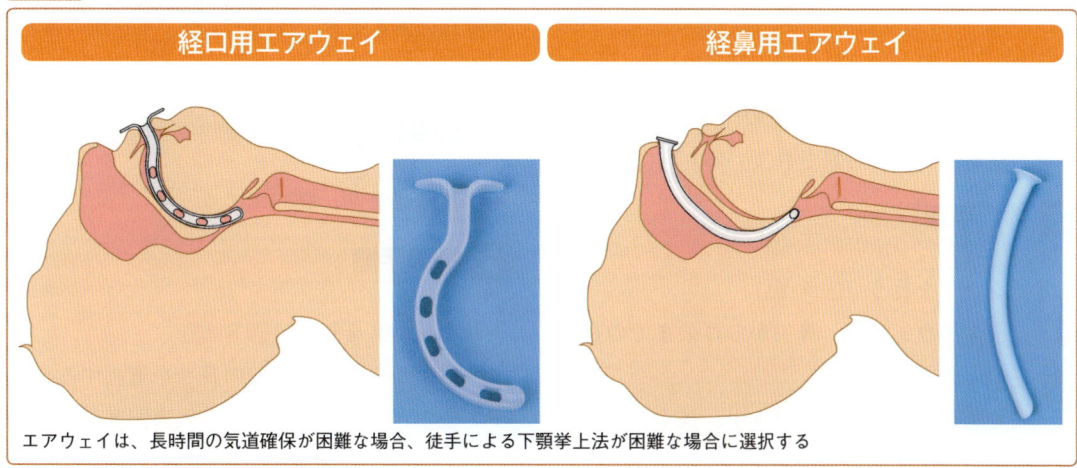

エアウェイは、長時間の気道確保が困難な場合、徒手による下顎挙上法が困難な場合に選択する

図3 気管挿管

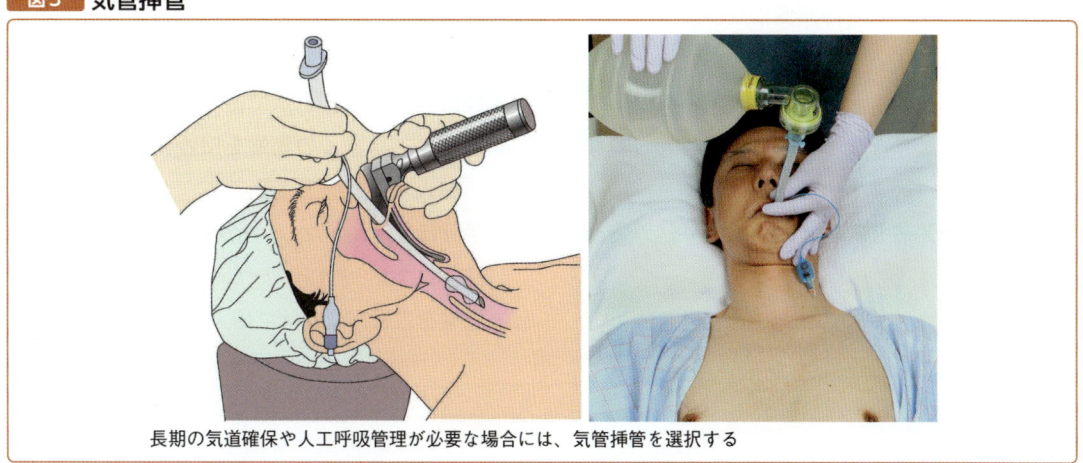

長期の気道確保や人工呼吸管理が必要な場合には、気管挿管を選択する

気道確保とエアウェイ

Q2 エアウェイの種類と使用方法は？

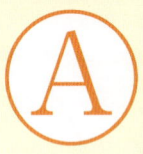

A エアウェイは、舌根沈下による気道閉塞が疑われる場合の気道確保、または舌根沈下予防のために用います。種類としては、経口エアウェイ、経鼻エアウェイ、ラリンジアルマスク、食道閉鎖式エアウェイがあります。

経鼻エアウェイ（図4）

- 意識がある患者には経鼻エアウェイを用いる。

1 必要物品

- 手袋、潤滑剤、経鼻エアウェイ（男性7 mm、女性6 mmの内径のものがめやす）、安全ピン（脱落防止用に付属されている）

2 挿入手順

①サイジングを行う（図4-A）。
　・経鼻エアウェイは、鼻尖から耳朶までの長さのものを選択する。
　・短すぎると気道確保ができず、長すぎると食道に迷入する。
②スタンダードプリコーションを実施し、患者を仰臥位とし、患者の頭側に立つ。
③分泌物を吸引する。
④経鼻エアウェイに潤滑剤を塗布する。
⑤経鼻エアウェイをまっすぐ立てて持ち、鼻腔へ挿入する（図4-B）。
⑥安全ピンを装着し、鼻腔内への入り込みを予防する（図4-C）。

経口エアウェイ（図5）

- 意識がない患者には経口エアウェイを用いる。
- 意識のある患者に経口エアウェイを用いると、咽頭反射を誘発し、嘔吐する危険がある。

1 必要物品

- 手袋、潤滑剤、経口エアウェイ

2 挿入手順

①サイジングを行う（図5-A）。
　・口角から下顎角までの長さを選択する。
　・長すぎても短すぎても上気道閉塞のリスクとなる。
②スタンダードプリコーションを実施し、患者を仰臥位として、患者の頭側に立つ。
③分泌物を吸引する。
④経口エアウェイを水で濡らす。
⑤経口エアウェイの先端を口蓋側に向け、口腔へ挿入する（図5-B）。
⑥半分ほど挿入したら、舌を押し込まないように注意しながら経口エアウェイを180度回転させ、先端を舌根部に向けて挿入する（図5-C）。

図4 経鼻エアウェイの挿入

A サイジング　**B** 垂直に挿入　**C** 安全ピンを装着（落下予防）

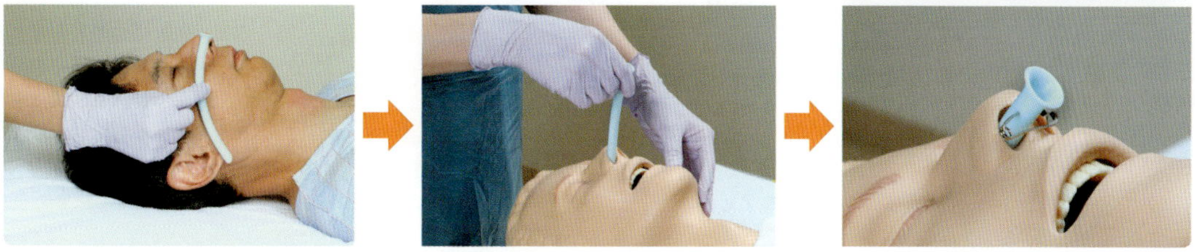

図5 経口エアウェイの挿入

A サイジング　**B** 口蓋に向けて挿入　**C** 舌根部に向けて挿入

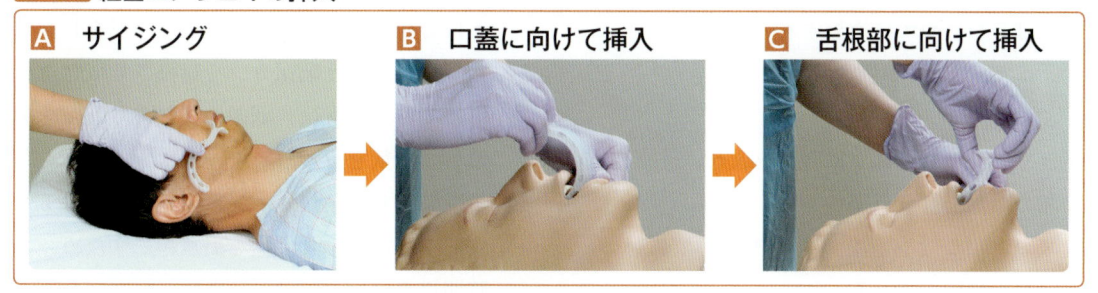

図6 ラリンジアルマスクの挿入

A 破損の有無の確認　**B** 潤滑剤の塗布

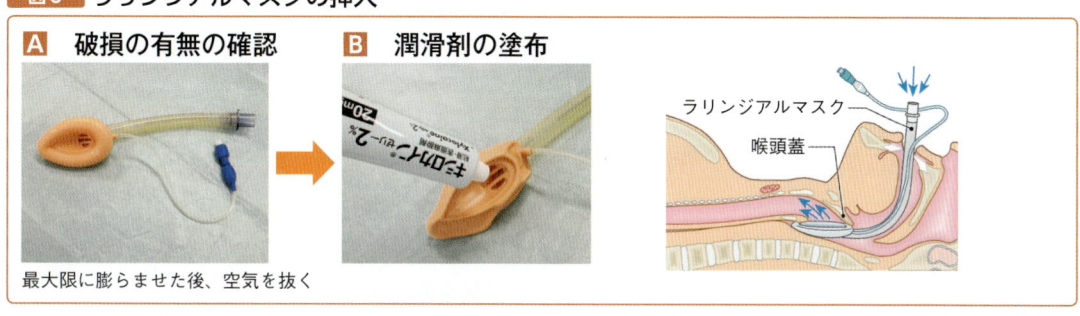

最大限に膨らませた後、空気を抜く

ラリンジアルマスク
喉頭蓋

ラリンジアルマスク（図6）

- ラリンジアルマスクは、気管チューブの先端にマスクが付いたような形をしている。
- マスク部で喉頭を覆うことで換気ができる器具であり、喉頭展開が不要で、操作も簡便なのが特徴である。
- ただし、シーリングには限界があるため、確実または長期に気道確保が必要な場合（人工呼吸器の装着が必要など）には、すみやかに気管挿管を実施する。
- 非熟練者が実施した場合は成功率が低いので、緊急の場で慣れていない器具を使用するより、気管挿管を選択するほうが安全である。
- 最近では、i-jel（インターサージカル）と呼ばれる新しい製品も登場している。これは、ラリンジアルマスクと同様の形をしているが、カフがなく、ラリンジアルマスクより迅速・確実かつ容易に挿入でき、非熟練者でも成功率が高い。

1 必要物品

- 手袋、潤滑剤、ラリンジアルマスク、カフ用シリンジ
- サイズは、成人であれば4、70kg以上であ

Part 6 気道確保

気道確保とエアウェイ　139

図7 食道閉鎖式エアウェイ

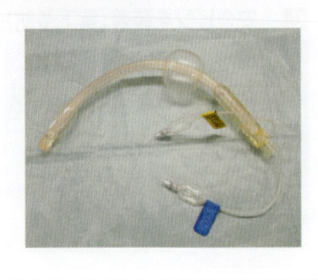

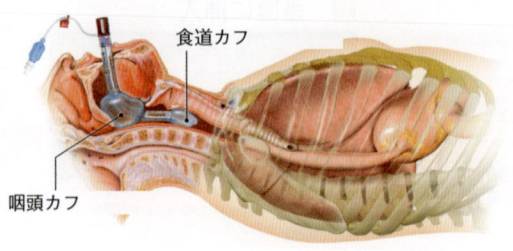

患者の口腔に左手親指をできるだけ深く挿入し、舌を顎側に押さえ、残り4本の指で顎を軽く持ち上げる

れば5をめやすに選択する。

2 挿入手順

①ラリンジアルマスクに空気を入れ、破損の有無の確認を行う（図6-a）。
  ・カフ用シリンジをカフ用チューブに付け、最大に膨らませる。
  ・破損がないことを確認したら、カフ面を下にして指で押し下げながら、カフ用シリンジで空気を抜く。
③潤滑剤を塗布する（図6-b）。
  ・潤滑剤は、開口部には塗らず、背面のみに塗布する。
④患者の頭側に立つ。
⑤ラリンジアルマスクを挿入し、最大空気量を確認して空気を注入する。
  ・空気量のめやすは、サイズ4であれば35mL、サイズ5であれば55mL程度である。

食道閉鎖式エアウェイ（図7）

- 食道閉鎖式エアウェイは、気管チューブの上下に2つカフが付いているような形をしている。食道カフと咽頭カフを膨張させて食道を閉鎖するとともに、咽頭カフにより咽頭を閉鎖し、換気を行う器具である。
- 長時間、食道閉鎖式エアウェイを使用すると食道損傷などの合併症を引き起こすため、2時間以上使用してはいけない。

1 必要物品

- 手袋、潤滑剤、食道閉鎖式エアウェイ、カフ用シリンジ

2 挿入手順

①食道カフと咽頭カフに空気を入れ、破損の有無を確認する。
  ・破損のないことを確認したら、それぞれのカフの空気を抜く。
②先端部分に潤滑剤を塗布する。
③患者の頭側に立つ。
④食道閉鎖式エアウェイが挿入されたら、最大空気量を確認して空気を注入する。

（露木菜緒）

Part 6 ■ 気道確保

2 気管チューブ

> **Q3** 気管チューブの挿入経路と適応は？
>
> **A** 挿入経路は、経口挿管、経鼻挿管、気管切開の3種類です。
> 緊急時の第一選択は経口挿管、開口できない患者は経鼻挿管、挿管が長期にわたる場合や上気道閉塞のある患者は気管切開となります。

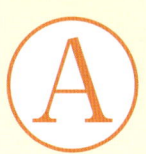

気管チューブの挿入経路

- 気管チューブの挿入経路は、以下の3種類である（図1）。
  ①口腔を経由する経口挿管
  ②鼻腔を経由する経鼻挿管
  ③外科的に気管を切開する気管切開

気管挿管の適応

- 緊急時の第一選択は、経口挿管である。
- 口腔領域の外傷や頭頸部がんなどにより、開口操作や口腔を経由することができない場合は、経鼻挿管が行われる。

図1 気管挿管の方法

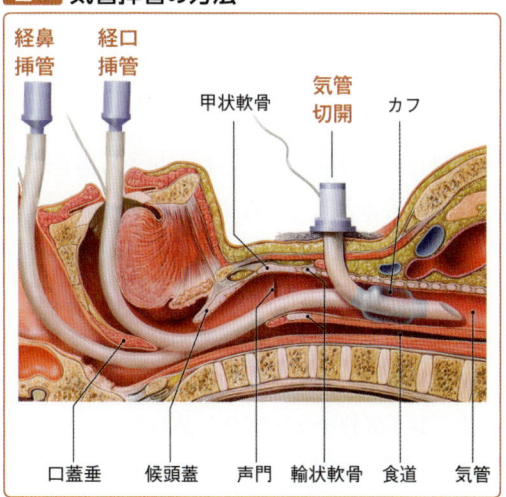

（経鼻挿管／経口挿管／甲状軟骨／気管切開／カフ／口蓋垂／喉頭蓋／声門／輪状軟骨／食道／気管）

- 上気道が閉塞した場合、長期人工呼吸が必要な場合は気管切開が行われる。

（露木菜緒）

Q4 気管チューブの種類は、用途によって異なるの？

A 気管チューブでは、両肺を換気する一般用チューブと、分離換気用に内腔が2つに分かれているダブルルーメンチューブがあります。その他、特殊な形状のものや、特殊な機能を有するチューブもあります。

両肺換気用のチューブ（図2）

1 一般用チューブ

- 両肺を換気する一般的なチューブは、カフあり／カフなしの2タイプがある。
- カフありチューブは、さらに、カフ上部吸引あり／なしの2タイプに分かれる。
- チューブの先端にマーフィー孔（側孔）があるタイプと、ないタイプがある。

2 特殊なチューブ

- 術操作により屈曲やねじれが起こる場合に使用するものとして、らせんワイヤー入りのスパイラルチューブ、リンフォース気管内チューブなどがある。
- 術野を邪魔しないために最初からチューブの上部が屈曲しているものとしてテーパーガード™レイ気管チューブなどがある。

ダブルルーメンチューブ（図3）

- 胸腔鏡下手術では、肺の虚脱部で術操作を行うため、片肺換気ができるダブルルーメンチューブを用いる。
- ダブルルーメンチューブは、健側肺への血液や膿の垂れ込みを防止したいとき（大量の肺出血や肺膿瘍など）、胸腔や皮膚に交通している場合（気管断裂や気管支瘻など）など、陽圧換気の適応でないときに用いられることもある。

その他：カフに工夫のあるチューブ

- カフの形状にも、テーパー型（円錐状に先が細くなる）、円筒型、球形の円型、卵型などがある。
- 一定のカフ圧を維持できるランツチューブ、カフの口側にある側孔からカフ上部吸引が容易なテーパーガード™エバック気管チューブなどもある。
- カフの形状も、大容量で気管壁に低圧でシールできるカフ（最近はこのタイプが多い）と、低小容量で気管壁に高圧がかかるカフがある。

（露木菜緒）

【文献（p.141～143「気管チューブ」の項）】
1 日野博文：気管チューブの種類とその選択法、および気管挿管の合併症は？. オペナーシング 2009；24（6）：592-598.

図2 両肺換気用チューブ

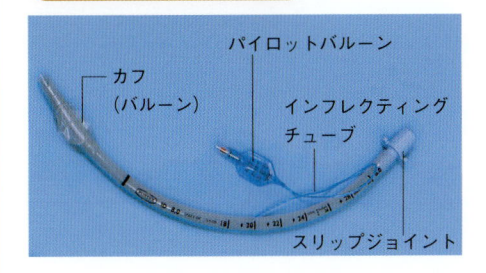

一般的なカフありチューブ
- カフ（バルーン）
- パイロットバルーン
- インフレクティングチューブ
- スリップジョイント

カフ上部吸引ポート付きチューブ
- マーフィー孔
- インフレクティングチューブ
- パイロットバルーン
- 吸引ポート
- カフ

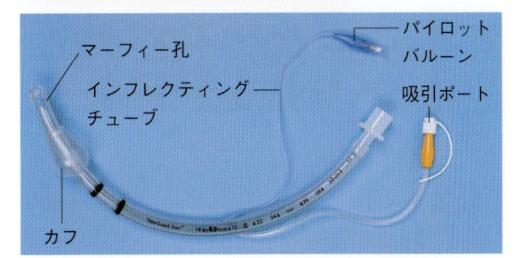

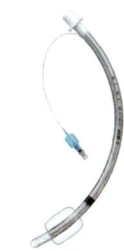

RUSCH ストレート
スパイラル気管チューブ
（東レ・メディカル株式会社）

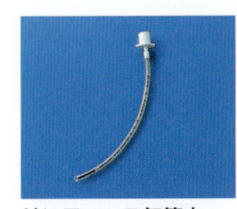

リンフォース気管内
チューブ カフなし
（コヴィディエン ジャパン株式会社）

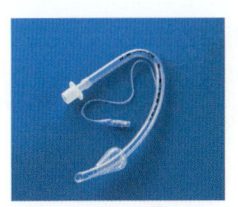

テーパーガード™
レイ気管チューブ（経口用）
（コヴィディエン ジャパン株式会社）

図3 ダブルルーメンチューブ

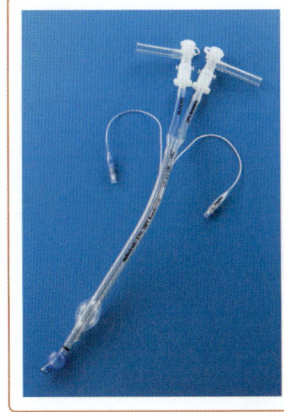

ブロンコ・キャス™
気管支内チューブ
左気管支用
（コヴィディエン ジャパン株式会社）

気管チューブ 143

Part 6 ■ 気道確保

3 気管挿管

Q5 気管挿管の際に準備するものは？

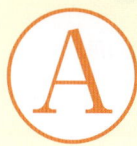

A チューブや喉頭鏡など必要物品だけでなく、挿管確認に用いる物品、スタンダードプリコーションに用いる物品も準備します。また、救急カート、モニタは必須です。

- 気管挿管の必要物品を図1に示す。
- 挿管時に、足りない物品を途中で探しに行くことはできないため、最初から必要な物品を周到に準備しておく。
- 抜管時にも、再挿管に備えて、必ずこれらの準備をしておく。

（露木菜緒）

図1 気管挿管時に準備するもの

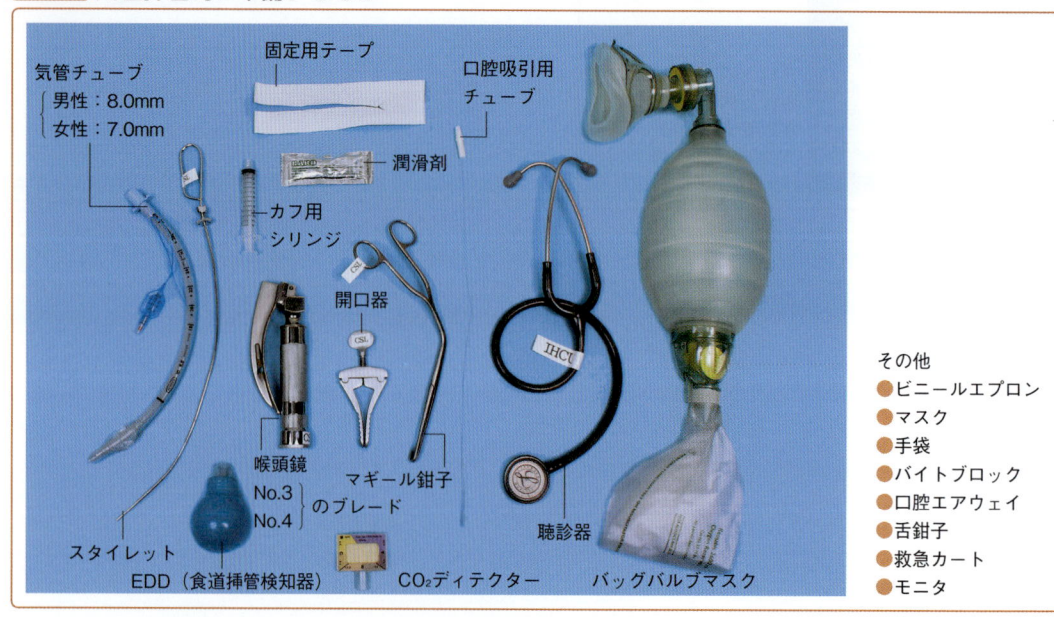

- 気管チューブ
  - 男性：8.0mm
  - 女性：7.0mm
- 固定用テープ
- 口腔吸引用チューブ
- 潤滑剤
- カフ用シリンジ
- 開口器
- 喉頭鏡 No.3 No.4
- マギール鉗子のブレード
- 聴診器
- スタイレット
- EDD（食道挿管検知器）
- CO_2ディテクター
- バッグバルブマスク

その他
- ビニールエプロン
- マスク
- 手袋
- バイトブロック
- 口腔エアウェイ
- 舌鉗子
- 救急カート
- モニタ

Q6 どうして気管挿管時に頭を高くするの？

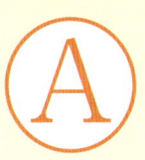

A 気管挿管を容易にするためです。この体位は、スニッフィングポジション（sniffing position：においを嗅ぐ姿勢）と呼ばれます。

基本はスニッフィングポジション

- 気管挿管時には、スニッフィングポジションと呼ばれる体位をとる。
- 口腔→咽頭→喉頭の軸が、自然位だとずれてしまうのに対し、スニッフィングポジションでは直線に近づくため、喉頭展開が容易になる（図2）。
- スニッフィングポジションをとる際は、枕や折りたたんだタオルを頭の下に入れて高さを調整する。高さのめやすは、外耳孔と胸骨が同じ高さになる程度である。

スニッフィングポジションがとれない場合

- 頸椎損傷など頸部を動かせない患者、意識があり呼吸困難感が強く臥床できない患者などは、スニッフィングポジションがとれない。
- 頸椎損傷患者は、挿管困難症例に該当し、エアウェイスコープや気管支ファイバーを用いた挿管が必要になる（→p.153Q11）。
- 呼吸困難感が強く臥床できない患者は、鎮痛・鎮静を行う。鎮痛・鎮静により呼吸停止や循環動態の悪化が予測される場合は意識下挿管を行う（→p.146Q7）。

（露木菜緒）

図2 自然位とスニッフィングポジション

自然位
臥位のままで水平の状態
- 口腔軸
- 喉頭・気管軸
- 咽頭軸

スニッフィングポジション
目線上に声門が現れ、喉頭展開が容易になる
- 口腔軸
- 喉頭・気管軸
- 咽頭軸

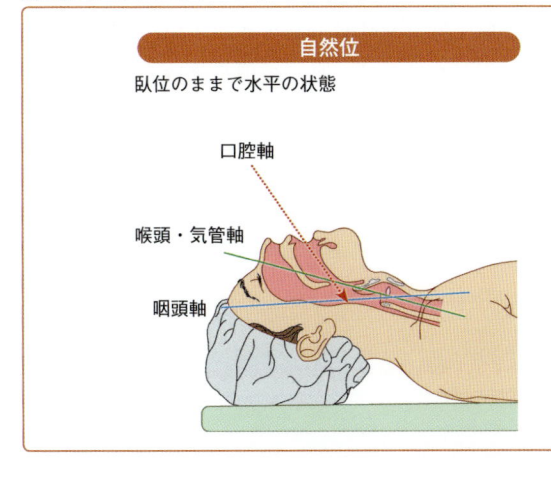

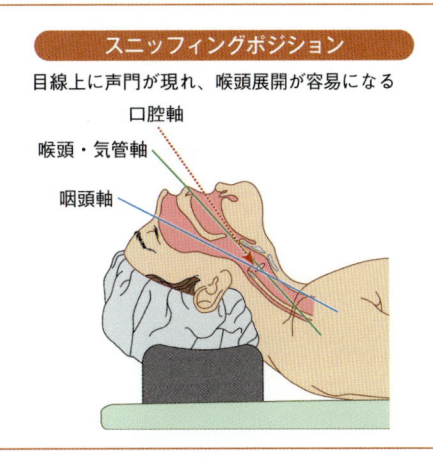

Q7 意識のある患者に気管挿管を行うときは、鎮静するの？

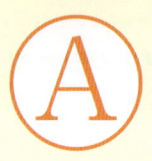

A 酸素化・換気困難、挿管困難などがなく、呼吸・循環動態が鎮静薬の投与に耐えられるのであれば、鎮静・鎮痛薬を投与して気管挿管を行います。

- 基本的に、酸素化・換気困難や挿管困難などがなく、呼吸・循環動態が鎮静薬の使用に耐えられるのであれば、鎮静・鎮痛を行う。
- ただし、以下の場合には、意識下挿管（鎮静・鎮痛を行わない。または少量の鎮静・鎮痛薬を使用）を実施する。

意識下挿管を行う場合

- **挿管困難が予想される患者**：意識下であれば自発呼吸が残っているため、挿管困難かつ換気困難患者で、気管挿管に時間を要しても呼吸を維持できる。
- **フルストマック（食事直後）患者**：胃内に食物が多く残留している場合、鎮静によって嚥下反射が抑制されて誤嚥のリスクが高くなるが、意識下であれば嚥下反射が残存するため誤嚥を予防できる。
- **状態が悪く鎮静薬の使用に耐えられない患者**：状態が悪い患者の場合、軽度の鎮静でも血圧低下や呼吸抑制をきたすが、鎮静薬を使用しなければ呼吸・循環を維持できる。
- 図3に意識下挿管の手順を示す。

図3　意識下挿管の手順

① 可能なら、軽度の少量の鎮痛・鎮静薬を投与する
↓
② 開口し、キシロカイン®スプレーで口腔麻酔をする
↓
③ 喉頭鏡をかけて、咽頭にもキシロカイン®スプレーを噴霧したら、一度喉頭鏡を外して麻酔の効果を待つ
↓
④ 説明しながら喉頭鏡をかけ、気管挿管を行う
↓
⑤ 可能なら鎮静・鎮痛薬を投与する

（露木菜緒）

Q8 意識のない患者に気管挿管を行うときは、鎮静しなくていいの？

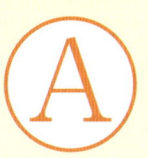

A 心肺停止など緊急を要する場合は鎮静薬を使用せずに挿管しますが、クモ膜下出血や頭部外傷などの場合は鎮静下で実施します。

心肺停止時の対応

- 心肺停止時など、意識がなく、無呼吸で、嚥下反射がない患者に気管挿管を行う場合は、鎮静薬を使用しない。
- ただし、バッグバルブマスクなどで手動式換気を行い、酸素化を図った後に挿管する。

クモ膜下出血・頭部外傷時の対応

- 循環のあるクモ膜下出血や頭部外傷時の患者に対しては、血圧や頭蓋内圧の変動による再出血を回避するため、意識がなくとも鎮静・鎮痛薬を使用する。

（露木菜緒）

Column

医療関連機器圧迫創傷って？

医療関連機器圧迫創傷とは、医療機器（手術用体位固定具や弾性ストッキング、抑制帯、義肢や装具など）によって圧迫を受けた際に生じる創傷のことを指す。

呼吸管理の場面でいえば、酸素療法やNPPVのデバイスによって生じる皮膚障害が、医療関連機器圧迫創傷に該当する。治療を行うにあたり、除去することが不可能な医療機器によってもたらされる皮膚障害であることから、予防策（接触部に皮膚保護材を貼付する、固定用バンドの強さ・角度を適宜調整するなど）をとるとともに、定期的に皮膚状態を確認することが必要となる。

デバイス別・代表的な好発部位

- 経鼻カニューレ：耳の裏、鼻孔周辺、頬上部のチューブが当たる部分など
- 酸素マスク：マスクや固定用のゴムが当たる部位（鼻根、鼻背部、頬上部、耳の付け根など）
- NPPVのマスク：鼻マスクでは鼻の周囲、フェイスマスクでは前額部・鼻根部・下顎部、トータルフェイスマスクでは前額部や前胸部など

（道又元裕）

Part 6 気道確保

気管挿管

Q9 気管挿管の方法と介助方法は？

A 鎮静をかけ、スニッフィングポジションをとり、十分な酸素化と口腔吸引を行った後で気管挿管を行います。挿管後には、必ず挿管確認を行い、片肺挿管や食道挿管になっていないことを確認してから固定を行ってください。

- 介助者が挿管手順を知ることで、より安全・円滑に挿管処置が行えるようになるため、方法を熟知しておく必要がある。

準備（図4）

1 物品の準備

1）スタンダードプリコーション
- 手袋・マスク・エプロンを着用する。

2）喉頭鏡の準備（図4-A）
- 喉頭鏡を組み立て、ライトが点灯するか確認する。

3）気管チューブの準備（図4-B）
- 気管チューブのサイズを医師に確認する。
- カフを目一杯膨らませてカフの破損がないことを確認したら、ぺしゃんこになるまでカフの空気を抜く（引っかかりの原因にならないように）。
- スタイレットを挿入し、気管チューブの先端からスタイレットの先端が出ない位置で、ネジで固定する。
- 気管チューブの先端にキシロカイン®ゼリーを塗布する。

- 医師に気管挿管の準備ができたことを伝える。

2 患者の準備（図4-C）

- 鎮静薬の使用を確認し、鎮静薬の準備をする。
- 人工呼吸器を準備し、人工呼吸器の設定を確認して作動させておく。
- スニッフィングポジションにする。
- バッグバルブマスクで十分に酸素化をする。
- 口腔吸引を行って分泌物を除去し、義歯の確認をする。

挿管介助（図5）

1 鎮静レベルの確認

- 声をかけ、肩を叩いて覚醒しなければ挿管できる。

2 喉頭鏡を渡す（図5-A）

- ブレードの先端を足側（挿入方向）に向けて渡す。

3 気管チューブを渡す（図5-B）

- 術者の視野を妨げないよう、気管チューブと

---

*1 SpO$_2$ (saturation of percutaneous oxygen)：経皮的酸素飽和度

図4　気管挿管の準備

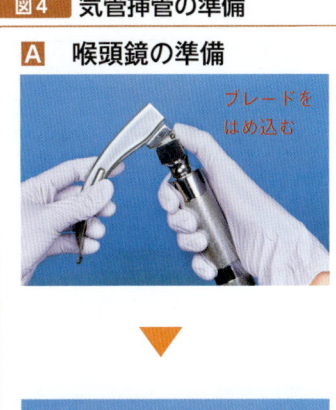

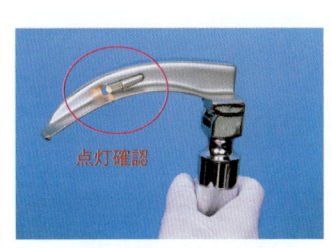

A　喉頭鏡の準備
ブレードをはめ込む

点灯確認

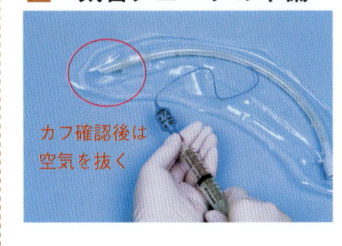

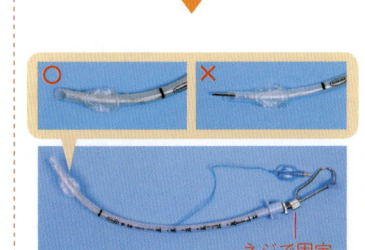

B　気管チューブの準備
カフ確認後は空気を抜く

○　×

ネジで固定

C　患者の準備
スニッフィングポジション

十分な酸素化

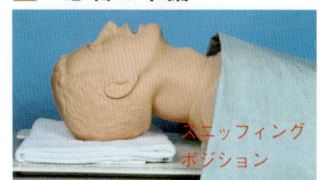

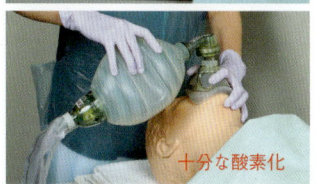

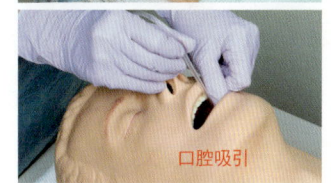

口腔吸引

図5　気管挿管の介助

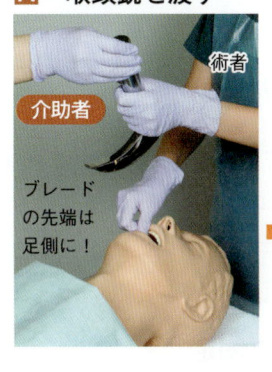

A　喉頭鏡を渡す
介助者　術者
ブレードの先端は足側に！

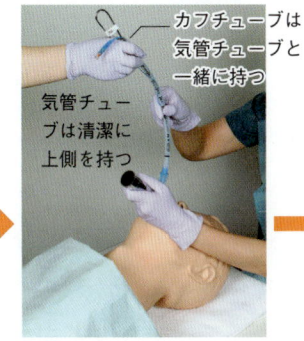

B　チューブを渡す
カフチューブは気管チューブと一緒に持つ
気管チューブは清潔に上側を持つ

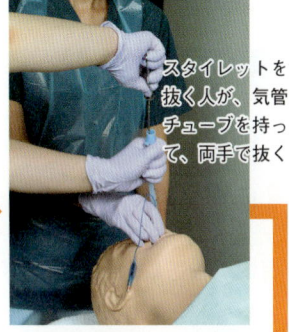

C　スタイレットを抜く
スタイレットを抜く人が、気管チューブを持って、両手で抜く

気管チューブを抜去しないように注意

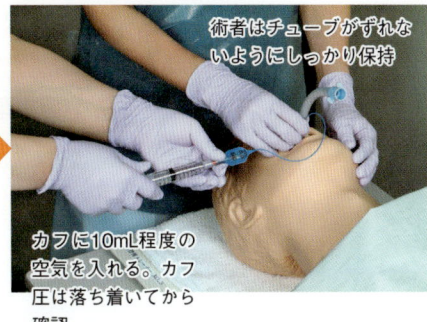

D　カフを膨らませる
術者はチューブがずれないようにしっかり保持

カフに10mL程度の空気を入れる。カフ圧は落ち着いてから確認

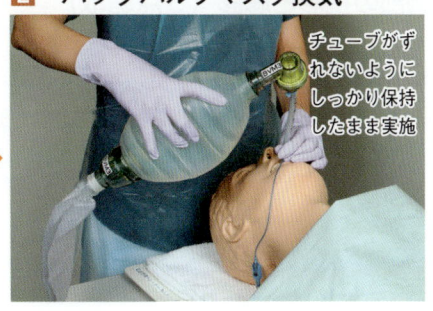

E　バッグバルブマスク換気
チューブがずれないようにしっかり保持したまま実施

Part 6　気道確保

気管挿管　149

カフチューブを一緒に持つ。
- 気管挿管中はSpO$_2$[*1]を声に出して伝える。
- SpO$_2$が低下した場合や、気管挿管に30秒以上かかっている場合には、一度バッグバルブマスク換気に戻し、十分に換気してから、再度気管挿管を試みる。

4 スタイレットを抜く (p.149図5-C)

- 気管チューブが声帯を越えたら、スタイレットを抜く。

5 カフに空気を入れる (p.149図5-D)

- カフに約10mL空気を入れ、膨らませる。

6 バッグバルブマスクによる換気 (p.149図5-E)

- バッグバルブマスクを接続し、換気する。

気管挿管の確認 (図6)

- 医師だけでなく、看護師も確認する。

1 心窩部の聴診

- 胃内への送気音（胃のゴボゴボ音）がないことを確認する（図6-A）。
- 胃内への送気音を聴取したら、ただちに抜管し、バッグバルブマスク換気に戻る。

2 胸部の視診と聴診（5点聴取）

- 胸郭の動きに左右差がないことを確認する。
- 同時に、左右前胸部・側胸部の聴診で左右差がないこと、再度心窩部の聴診を行って胃内への送気音がないことを確認する（5点聴取、図6-B）。胃内への送気音を聴取したら、ただちに抜管し、バッグバルブマスク換気に戻る。
- 胸郭の動き・聴診に左右差があるときは、片肺挿管になっているため、左右差が消失する位置まで気管チューブを抜き、位置を調節する。
- 心肺蘇生中の気管挿管時は、この段階で胸骨圧迫（心臓マッサージ）を再開する。

3 気管チューブの観察

- 気管チューブ内に、くもり（呼気による水蒸気）があることを確認する（図6-C）。

4 リザーバーの膨張確認

- リザーバーが膨らんでおり、100％酸素がつながっていることを確認する（図6-D）。

5 器具を用いた確認

- EDD（食道挿管検知器）[*2]または/かつCO$_2$ディテクター、さらにE$_T$CO$_2$（呼気終末二酸化炭素分圧）[*3]モニタを用いた二次確認を行うのが望ましい（図6-E）。

6 気管チューブ固定

- 気管チューブの口角の位置を確認し、気管チューブを固定する（→p.185Part6 Q16）。
- 固定後、人工呼吸器を装着し、胸部X線で気管チューブ先端の位置、肺野の確認をする（図7）。

（露木菜緒）

[*2] EDD（esophageal detection device）：食道挿管検知器
[*3] E$_T$CO$_2$（end tidal CO$_2$）：呼気終末二酸化炭素分圧

図6　気管挿管の確認

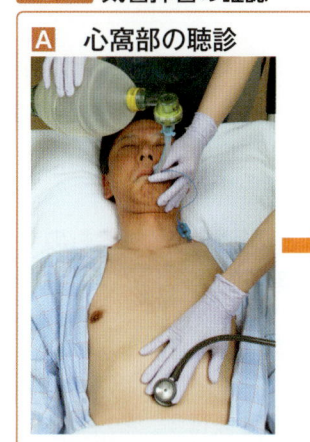

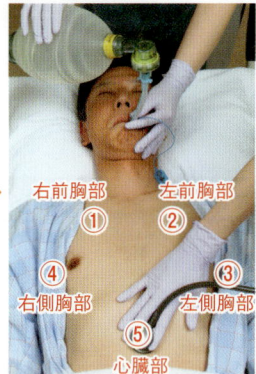

A 心窩部の聴診

B 5点聴取
- 右前胸部 ①
- 左前胸部 ②
- 右側胸部 ④
- 左側胸部 ③
- 心臓部 ⑤

胸郭の上がりも一緒に見る

→ **心肺蘇生時には胸骨圧迫を再開**
※ここからの換気と胸骨圧迫は非同期で

C チューブのくもり確認

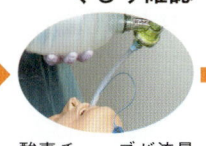

酸素チューブが流量計に接続されているかも確認

D リザーバーの膨らみ確認

E 器具を用いた確認

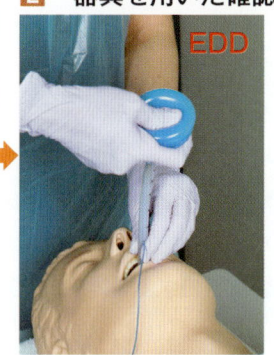

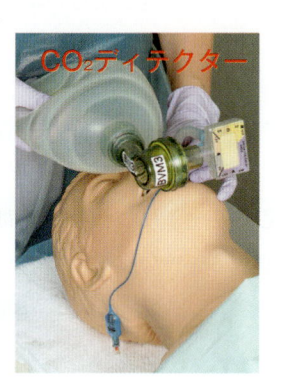

EDD　　CO₂ディテクター

- **A**～**B**のとき、換気者は、聴診する人の動きをよく見て、聴診器を当てたタイミングに合わせてバッグを押す。換気量は、胸郭が挙上するくらいがめやす。
- 気管挿管後の心肺蘇生は非同期で実施（心臓マッサージは連続的に100回/分以上、人工呼吸は6～8回/分で実施）

図7　気管チューブの位置

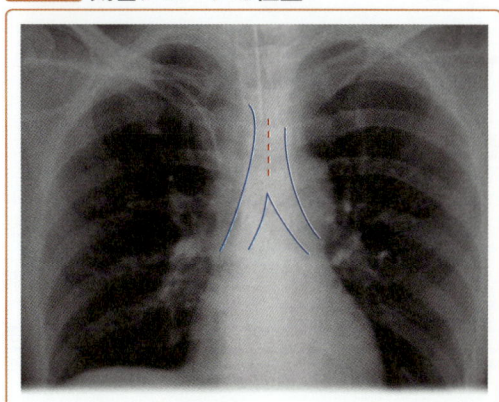

気管分岐部よりも5±2cm上

Part 6　気道確保

気管挿管　151

Q10 気管挿管の合併症はあるの？

A 歯牙損傷など挿管操作中に起こるものや、食道挿管など挿管後に気づくものがあります。バイタルサインの変動をはじめ、常に観察が必要です。

気管挿管の主な合併症（表1）

1 歯牙損傷

- 気管挿管の際には、喉頭鏡や気管チューブで口腔や気管を傷つけることがある。
- 特に、動揺歯に気づいた場合は、絹糸で固定して体内への脱落を予防する、または愛護的に挿管する。
- 動揺歯がある場合には、本数と場所を明記し、確認していく。

2 嗄声

- 損傷により、喉頭浮腫や気道穿孔などが起こると、抜管後まで影響を及ぼす。
- 抜管後、嗄声に加え呼吸困難感や呼吸状態不良となった場合、喉頭の評価が必要となる。

3 食道挿管

- 挿管操作に時間を要した場合や、食道挿管に気づかなかった場合には、一時的に酸素化が行われない時間が生じるため、低酸素血症となる。
- 挿管後は食道挿管を否定すること、確実に気管に入っていることを複数の方法で確認することが重要である（→p.150図6）。
- 挿管中・挿管後も合併症の有無を観察し、バイタルサインの変動に注意する。

（露木菜緒）

表1 気管挿管の合併症

挿管操作中	損傷	●歯牙損傷　●口腔、口唇損傷 ●舌損傷　●咽頭、喉頭損傷
	喉頭浮腫	●嗄声
	その他	●食道挿管　●気管、気道穿孔 ●咽頭けいれん　●気管支けいれん ●誤嚥　●低酸素血症、高二酸化炭素血症 ●高血圧、不整脈、徐脈
挿管後		●食道挿管　●片肺挿管 ●声門に位置したカフによる声帯損傷 ●気管支けいれん

Q11 気管挿管が困難な症例には、どう対応する？

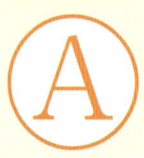

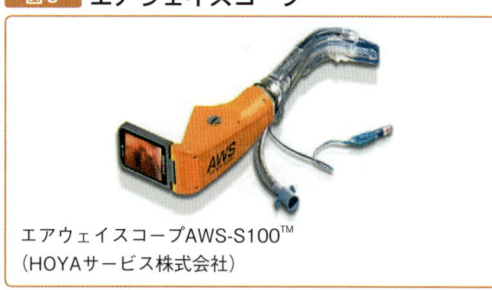

A 挿管困難症例には、頸椎損傷や頸椎手術の患者、首が短い／首が太い患者などが該当します。挿管困難な場合は、エアウェイスコープなど補助物品を使用します。

- 挿管困難とは、トレーニングを積んでいる麻酔科医が、マスク換気困難、喉頭展開困難であると判断した状態であり、失敗した回数に規定されるものではない。
- 挿管困難患者の特徴を**表2**に示す。

表2 挿管困難患者の特徴

- 短頸
- 小顎
- 開口障害
- 歯列異常
- 顔面外傷
- 頭頸部腫瘍
- 頸椎脱臼
- 妊娠

など

挿管困難時に用いる補助物品

1 エアウェイスコープ（図8）

- エアウェイスコープは、モニター画面で声門を確認しながら気管チューブを挿入できる器具である。
- 喉頭鏡より少ない喉頭伸展で気管挿管が可能であること、操作が簡単で習得しやすいこと、気管支ファイバースコープよりも画像が見やすく鮮明であることなどが利点である。
- ただし、ブレードが厚いため、開口制限のある患者には用いにくい。また、口腔出血があると視野が不鮮明となる。

2 気管支ファイバースコープ

- 気管支ファイバースコープは、声門を確認しながら挿入できる器具である。
- 開口困難時に経鼻挿管が可能であり、意識下挿管でも使用できる。また、操作時にすぐ吸引ができ、歯牙欠損などのリスクも少ないことが利点である。

図8 エアウェイスコープ

エアウェイスコープAWS-S100™
（HOYAサービス株式会社）

- デメリットとしては、手技が難しい、くもりに弱く分泌物などによって視野不良になりやすい点などが挙げられる。

3 マッコイ喉頭鏡

- ブレードの先端部が屈曲できるようになっており、喉頭蓋を挙上できる器具である。

（露木菜緒）

【文献（p.144〜153「気管挿管」の項）】
2 薊隆文, 勝屋弘忠：気管挿管法. 外科治療 2006；94：361-372.
3 天谷文昌, 松田愛：気管挿管の手技と注意点. The Lung Perspectives 2012；20：27-30.

Part 6 ■ 気道確保

4 気管切開

> **Q12 気管切開は、どんなときに行うの？**
>
> **A** 気管切開は、気管挿管が長期にわたる（または長期化が見込まれる）場合、自己喀痰が困難な場合、経口気管挿管が困難な場合、頭頸部領域の手術・外傷に付随する場合などに行われます。

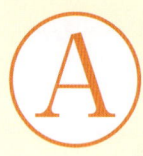

気管切開の適応

- 気管切開のメリットを**表1**に示す。

1 人工呼吸器装着患者の場合

- 2週間以上の人工呼吸器管理が必要な患者、または長期化が見込まれる患者（死腔や気道抵抗の減少や呼吸仕事量の軽減などが目的）
- 人工呼吸器離脱困難患者（高度意識障害、重症呼吸不全・神経筋疾患など）
- 分泌物が多く、頻繁な気管吸引が必要な患者

2 非人工呼吸器装着患者の場合

- 上気道閉塞患者
- 過剰な気道分泌物、出血などによる誤嚥や気道閉塞のリスクがある患者
- 頭頸部領域の手術・外傷のある患者

表1 気管切開のメリット

- 呼吸仕事量の減少
- 死腔の減少
- 気道分泌物の吸引が容易
- 口腔の清潔
- 口腔・咽頭・喉頭損傷の減少
- 経口摂取が可能
- 活動性の上昇
- 鎮静・鎮痛薬の減量、中止
- 患者の不快感の減少
- チューブ交換が容易
- 緊急時のアクセスが容易

気管切開の禁忌

- 緊急気道確保（緊急時は合併症が多く時間も要するため、気管切開ではなく輪状甲状靱帯切開や穿刺を行う）
- 甲状腺肥大
- 短頸肥満
- 気管切開部の手術歴
- 穿刺部の感染・膿瘍
- 出血傾向

（露木菜緒）

Q13 気管切開の際に準備するものは？

A 気管切開チューブ、気管切開セット、電気メスなどを使用します。施設によって準備する物品が異なるため、事前に確認しておきましょう。

気管切開の必要物品（図1）

- 気管切開チューブ（2～3サイズ用意しておく）、カフ用シリンジ、潤滑剤
- 気管切開セット（ピンセット、モスキート、ペアン、筋鈎、剪刀、持針器、針、糸など）
- 電気メス、対極板
- 無影燈
- 処置カート（消毒、ガーゼ・Yガーゼ、滅菌ガウン、滅菌手袋、滅菌覆布、穴あき覆布など）
- 局所麻酔、シリンジ、23G針
- 気管吸引器、吸引チューブ
- チューブ固定用紐
- バッグバルブマスク、モニタ
- カフ圧計など

（露木菜緒）

図1 気管切開の主な必要物品

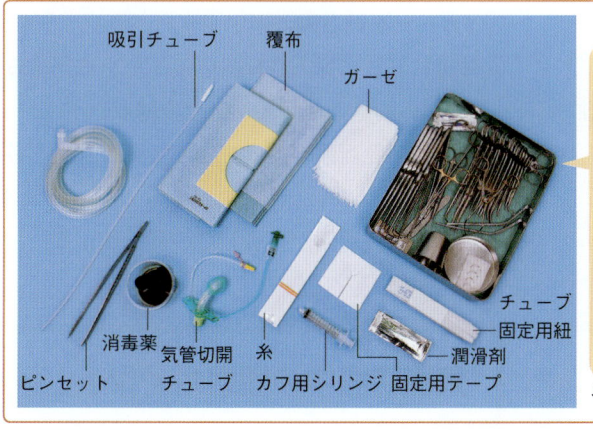

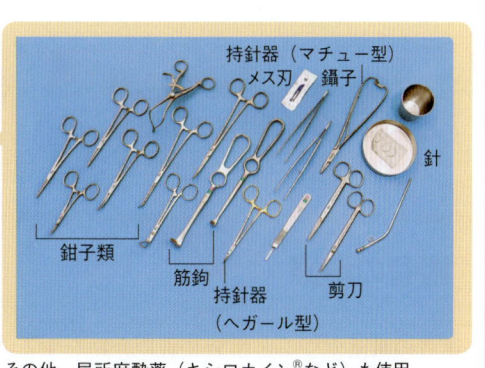

その他、局所麻酔薬（キシロカイン®など）も使用

気管切開 155

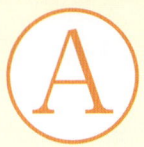

Q14 気管切開の方法と介助方法は？

A 気管切開は、マキシマムバリアプリコーションを徹底し、無菌的に実施します。介助者は、主に、気管切開中は患者への声かけ、モニタリングを行います。

- 気管切開のながれを以下に示す。安全・円滑に気管切開処置が行えるよう、介助者が手順を熟知しておくことが大切である。

物品準備

①患者に説明する。
②術者に体位を確認し、肩枕などを挿入して術野を確保する。
③電気メスの対極板を貼り、術者に出力などを確認し、セットする。
④モニタ未装着の場合、モニタを装着する。
⑤必要物品をそろえ、不潔にならないよう注意しながら開封していく。

術者の準備

- 術者の滅菌ガウン・手袋装着の介助をする。

気管切開の介助

①術者が気管切開チューブのカフ損傷がないことを確認したら、カフ先端に潤滑剤を塗布する（カフ損傷の有無の確認方法は、気管チューブと同様）。
②術者が前頸部を消毒して穴あき覆布を被せている間に、必要物品を術者が操作しやすい位置にセットし、無影燈の位置を合わせる。
③口腔・気管吸引を行う。
④術者が局所麻酔（患者に局所麻酔薬を吸ってもらう）をかけ、気管切開が行われている間は、注意深く患者の状態を観察する。
⑤気管挿管されている場合は、術者とタイミングを合わせ、挿管チューブを抜く。
⑥気管切開チューブが挿入されたら、気管吸引を行う。
⑦Yガーゼをはさみ、固定する。
⑧確実に気管に挿入されていることを確認する（胸郭の動きの確認、換気音の聴取）。
⑨気管切開孔周囲の出血や皮下気腫の有無を確認する。
⑩患者に気管切開が終了したことを伝える。

気管切開中の観察ポイント

- バイタルサイン、SpO_2の変化を観察し、適宜術者に伝える。
- 患者の疼痛や苦痛を観察し、必要時は局所麻酔や鎮静薬について医師と相談する。
- 人工呼吸器管理がされている場合は、気道内圧や換気量などに注意する。

（露木菜緒）

Q15 気管切開による合併症を予防するためには？

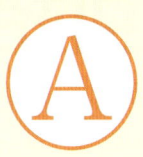

A 特に出血、気道閉塞、事故抜去に注意が必要です。出血予防は気管切開チューブ入れ替え時のケア、気道閉塞予防はケアに伴うずれ、事故抜去予防は確実な固定がポイントです。

- 気管切開の合併症を**表2**に示す。

出血

- 術中操作、術後の気管粘膜の炎症性病変、潰瘍・肉芽からの出血が多く、吸引の刺激やカテーテルによる損傷が誘因となる。
- 気管切開チューブの入れ替え時、肉芽を傷つけて出血する場合もあるため注意する。
- 長期間気管切開チューブが留置された例では、まれに気管と気管腕頭動脈が接する部位に気管切開チューブやカフが当たり、気管と動脈に瘻孔を生じ大出血をきたす危険がある。

気道閉塞

- 血液や気道分泌物により気管切開チューブ内腔が閉塞する。また、患者の体動や体位変換、人工呼吸器回路の重みにより気管切開チューブの位置がずれて、肉芽や気管壁に接触することにより、閉塞することもある。
- Tピースやトラキマスクを使用する場合、回路の呼気側の閉塞や、気管切開チューブがずれてマスクに当たり閉塞する危険もある。

表2 気管切開の合併症

気管切開チューブ	回路接続外れ、事故抜去、狭窄・閉塞、位置異常
気管切開孔	出血、狭窄、感染、皮下気腫、潰瘍
カフ	カフ漏れ、カフ破裂、気管粘膜の潰瘍・圧迫壊死、気管拡張、気管食道瘻、大血管からの出血、誤嚥、サイレントアスピレーション
声帯・喉頭の機能不全	失声、誤嚥の助長、生理的PEEPの消失
その他	肺炎、縦隔気腫、気胸、皮下気腫

事故抜去

- 特に気管切開術後2週間は、気管壁と皮膚の間の組織に確実な通路ができていないため、事故抜去による閉塞から窒息する危険性がある。
- 無理に再挿入すると、チューブが皮下に迷走し換気困難をきたす危険性がある。
- 術後はカニューレバンドを使用した確実な固定と、皮膚と気管切開チューブの縫合が必要になる。

(塚原大輔)

【文献 (p.154〜157「気管切開」の項)】
1 片岡英幸, 北野博也：気管切開術の基本手技と合併症対策. 日本気管食道科学会会報 2012；63：201-205.
2 水野勇司：さまざまな事故や合併症に注意が必要〜気管切開の管理〜. 難病と在宅ケア 2011；17：31-34
3 3学会合同呼吸療法認定士認定委員会：3学会合同呼吸療法認定士 第18回認定講習会テキスト. 2013：297.

Part 6 ■ 気道確保

5 バッグバルブマスクとジャクソンリース回路

> **Q16** バッグバルブマスクとジャクソンリース回路の違いは？　どう使い分けるの？
>
> **A** 「使用時に医療ガスが必要かどうか」が違います。バッグバルブマスクは医療ガスがなくても使用できますが、ジャクソンリース回路は医療ガスがないと使用できません。ガスの供給源・人工気道の有無などで使い分けます。

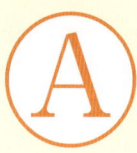

バッグバルブマスク（表1-a）

- バッグバルブマスクは、「自動的に膨張するバッグ」「リザーバーバッグ」「一方弁」からなる。
- バッグバルブマスクは、自動的にバッグが膨張するため、酸素ガスなどがなくても使用できる。したがって、人工気道（気管チューブ、気管切開チューブ）の存在がなく、患者移送や検査中における緊急時には、バッグバルブマスクを選択する。
- バッグバルブマスクにリザーバーバッグを装着すると、高濃度の酸素投与が可能となる。リザーバーバッグを使用しないとバッグ膨張時に大気が流入するため、高濃度の酸素は投与できない。
- 吸気時、呼気時でそれぞれ一方向にガスが流れ、一方弁の働きにより呼気ガス（二酸化炭素）が逆流しない。
- 人工気道留置中の患者に使用するときは、自発呼吸がわかりにくく、一方弁により呼吸と合わないと呼吸困難感が生じる。自発呼吸のある患者に使用するときは、呼吸に合わせて徒手的にバッグを押す必要がある。

ジャクソンリース回路（表1-b）

- ジャクソンリース回路は、「Tピース」「蛇管」「バッグ」「ガス放出弁」からなる。
- ガス供給源があり、人工気道が存在し、特に自発呼吸が認められる場合は、ジャクソンリースが適している。
- 回路内のガスの流れは双方向になり、供給ガス流量（酸素流量）が少ないと、二酸化炭素の再呼吸を行うことになる。

（露木菜緒）

表1 バッグバルブマスクとジャクソンリースの特徴

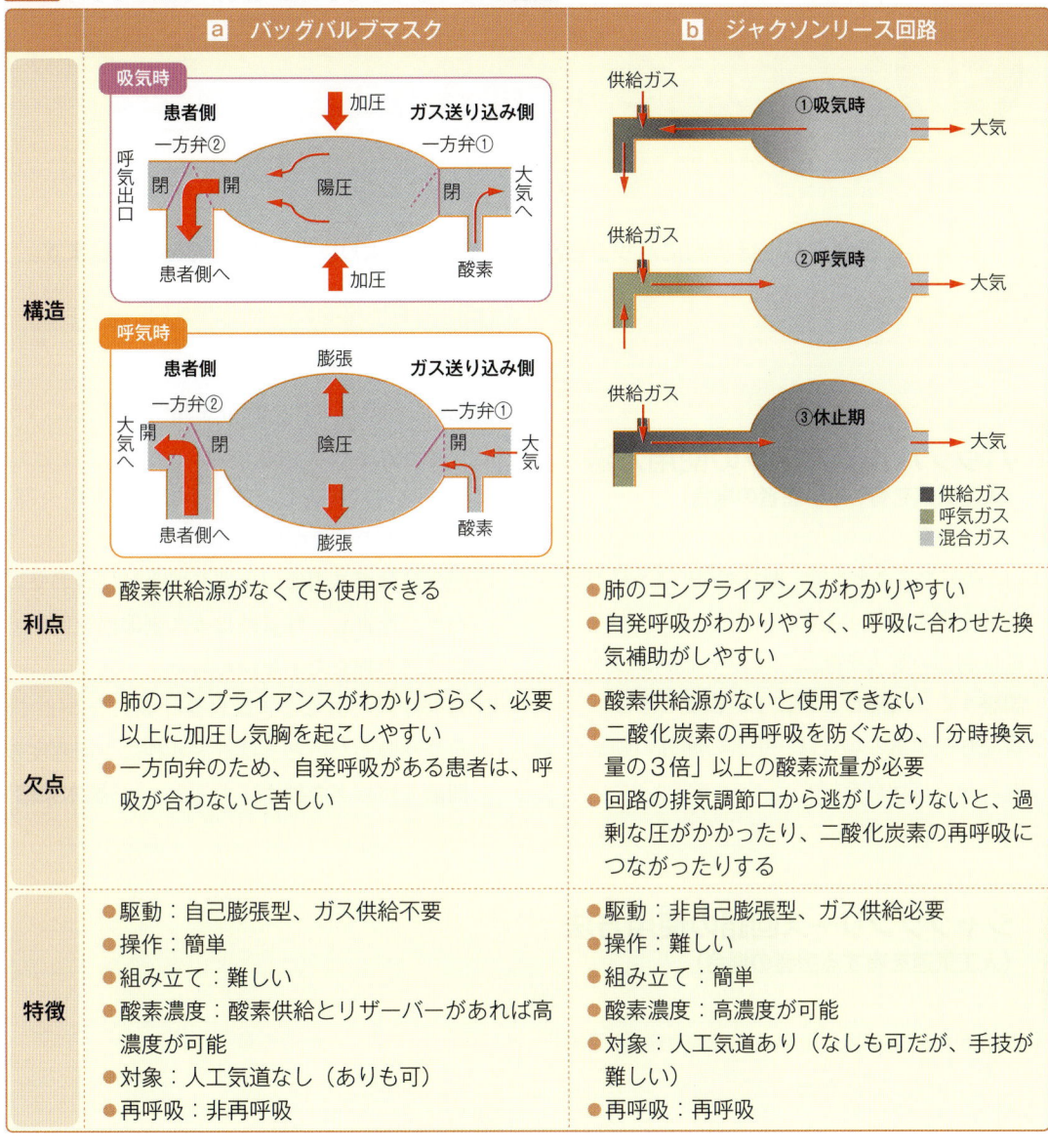

	a　バッグバルブマスク	b　ジャクソンリース回路
構造	（吸気時：患者側 一方弁②閉→開、陽圧、加圧、一方弁①閉、大気へ、酸素／呼気時：患者側 一方弁②開→閉、膨張、陰圧、膨張、一方弁①開、大気、酸素）	①吸気時／②呼気時／③休止期（供給ガス、大気、供給ガス・呼気ガス・混合ガス）
利点	●酸素供給源がなくても使用できる	●肺のコンプライアンスがわかりやすい ●自発呼吸がわかりやすく、呼吸に合わせた換気補助がしやすい
欠点	●肺のコンプライアンスがわかりづらく、必要以上に加圧し気胸を起こしやすい ●一方向弁のため、自発呼吸がある患者は、呼吸が合わないと苦しい	●酸素供給源がないと使用できない ●二酸化炭素の再呼吸を防ぐため、「分時換気量の3倍」以上の酸素流量が必要 ●回路の排気調節口から逃がしたりないと、過剰な圧がかかったり、二酸化炭素の再呼吸につながったりする
特徴	●駆動：自己膨張型、ガス供給不要 ●操作：簡単 ●組み立て：難しい ●酸素濃度：酸素供給とリザーバーがあれば高濃度が可能 ●対象：人工気道なし（ありも可） ●再呼吸：非再呼吸	●駆動：非自己膨張型、ガス供給必要 ●操作：難しい ●組み立て：簡単 ●酸素濃度：高濃度が可能 ●対象：人工気道あり（なしも可だが、手技が難しい） ●再呼吸：再呼吸

Part 6　気道確保

バッグバルブマスクとジャクソンリース回路

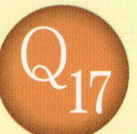

> **Q17** バッグバルブマスクとジャクソンリース回路は、どうやって使うの？
>
> **A** どちらも、徒手的にバッグ部分を押すことにより、患者の換気を補助します。

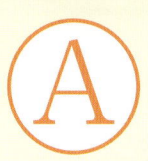

バッグバルブマスクの使用方法
（人工気道を有しない患者の場合）

①口と鼻にマスクを当て、漏れがないようにバッグ部を押す（図1-A）。
②量は胸郭の挙上を確認し、やや上がる程度に調整する。間隔は5秒に1回程度とする。
③自発呼吸がある場合は、患者の胸郭の動きに合わせてバッグを押す。

ジャクソンリース回路の使用方法
（人工気道を有する患者の場合）

①供給ガスを分時換気量の3倍程度の流量で流し、L字型コネクト部分を指でふさぎ、バッグを膨張させる（図1-B）。
②人工気道に接続し、利き手でバッグ中央部、もう一方の手でガス調節口を持つ。
③吸気時はガス調節口を閉じて吸気に合わせてバッグを押し、呼気時はガス調節口を開いてバッグを押した手をゆるめる。
④自発呼吸があるときは自発呼吸に合わせて、自発呼吸がないときは6～8秒に1回程度の間隔でバッグを押す。

（露木菜緒）

図1 バッグバルブマスクとジャクソンリース回路の使用方法

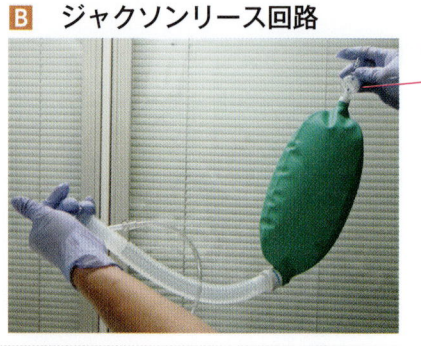

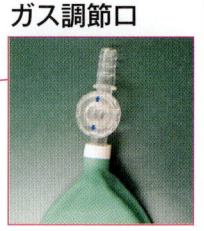

A バッグバルブマスク　　**B** ジャクソンリース回路　　ガス調節口

Part 7

気道ケア

1 気管吸引　　　　　　　　　　　　　　　　　露木菜緒
2 カフ圧管理　　　　　　　　　　　　　　　　露木菜緒
3 気管チューブ固定　　　　　　　　　　　　　露木菜緒
4 オーラルケア　　　　　　　　　　　　　　　露木菜緒
5 加温加湿管理　　　　　　　　　　　露木菜緒／春田良雄
6 ネブライザー　　　　　　　　　　　　　　　露木菜緒
7 トラブル・シューティング　　　　　　露木菜緒／塚原大輔
8 人工気道留置中患者のコミュニケーション　　露木菜緒

Part 7 ■ 気道ケア

1 気管吸引

Q1 気管吸引は、なぜ必要？

A
気管吸引は、分泌物による気道の狭窄・閉塞が考えられるとき、気道を開存させるために必要です。無気肺や肺炎の予防は、主目的ではありません。

気管吸引の目的

- 気管吸引は、分泌物による気道の狭窄・閉塞が考えられるとき、気道を開存させることを目的として行われる。
- 気道を開存させて正常なガス交換環境を提供することが、気管吸引の最大の目的であり、分泌物の貯留による合併症予防が主目的ではない。
- 不必要な気管吸引を繰り返すことは、無気肺などの合併症の原因となるため避ける。

気管吸引の適応

- 気管吸引の適応となるのは、人工気道を有する患者で、効果的な分泌物の自己喀出ができない、以下のような場合である。

①分泌物が気道の開存を妨げているとき
②分泌物が主気管支部にあるとき
- 分泌物は、呼吸器官（口腔・咽頭から気管支まで）の粘膜すべてでつくられるが、気管吸引で吸引チューブが届くのは、気管分岐部までである（図1）。

気管吸引の合併症

- 気管吸引は必要なケアであるが、合併症の多い怖いケアでもある。起こりうる合併症を表1にまとめる。

1 血圧・心拍数上昇（図2）

- 不整脈や血圧の上昇などは、気管吸引の刺激が交換神経に伝わり、アドレナリンやノルアドレナリンが分泌され、血圧・心拍数を上昇させることで起こる。

図1 気管の構造

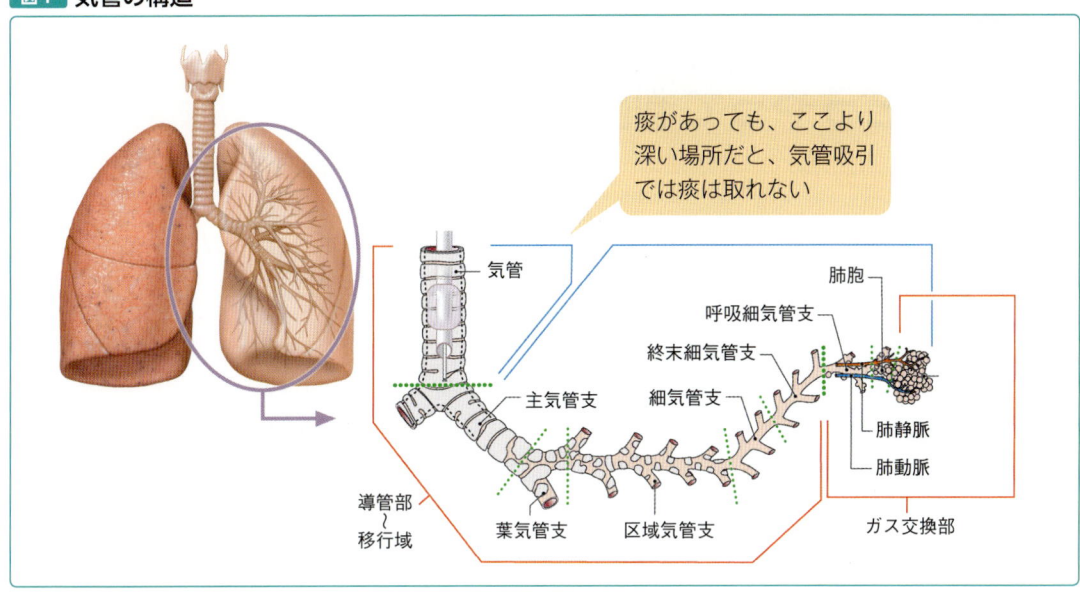

痰があっても、ここより深い場所だと、気管吸引では痰は取れない

気管／呼吸細気管支／終末細気管支／肺胞／細気管支／主気管支／肺静脈／肺動脈／導管部～移行域／葉気管支／区域気管支／ガス交換部

表1 気管吸引の合併症

- 低酸素血症
- 肺胞虚脱、無気肺
- 感染
- 不整脈、徐脈、頻脈
- 頭蓋内圧上昇
- エネルギー消費
- 高二酸化炭素血症
- 気道粘膜損傷
- 気管支攣縮
- 異常血圧（高血圧、低血圧）
- 冠血管攣縮

など

図2 気管吸引のリスク

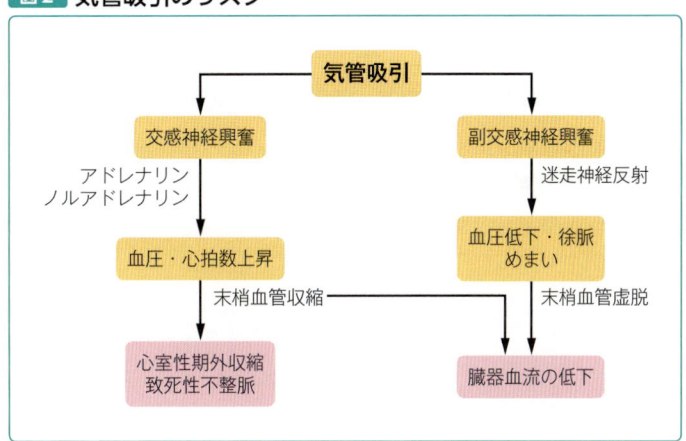

気管吸引
→ 交感神経興奮 → アドレナリン・ノルアドレナリン → 血圧・心拍数上昇 →（末梢血管収縮）→ 心室性期外収縮・致死性不整脈
→ 副交感神経興奮 → 迷走神経反射 → 血圧低下・徐脈・めまい →（末梢血管虚脱）→ 臓器血流の低下

- 血圧上昇は、末梢血管の収縮によって生じ、結果的に臓器血流の低下につながる。

2 血圧低下・徐脈・めまい

- 気管吸引の刺激が副交感神経に伝わると、迷走神経反射が起こり、血圧低下や徐脈、めまいなどが生じる。
- 血圧低下は、末梢血管の虚脱によって生じ、これも臓器血流の低下につながる。

（露木菜緒）

Q2 気管吸引のタイミングは、どうやって判断するの？

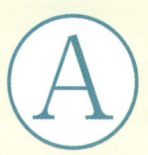

A 咳嗽、気管分岐部付近での副雑音の聴取、フローボリュームパターンの変化などで判断します。決してルーチンで吸引してはいけません。

ルーチンには行わない

- 咳嗽を促したり、侵襲の少ない方法を実施したりしても分泌物の喀出が困難で、**表2**に示す状態となったときは、総合的に気管吸引のタイミングを判断する。
- 決して「2時間ごと」など、ルーチンで気管吸引を実施してはいけない。
- SpO_2（経皮的酸素飽和度）[*1]は、さまざまな原因で低下するため、SpO_2の低下は、それだけでは気管吸引のタイミングとはならない（**表3**）。
- 気管吸引は、分泌物による気道の狭窄や閉塞があると判断できたときのみ適応となる。
- 必要な気管吸引をするためのアルゴリズムを**図3**に示す。これに沿って必要性を判断し、適応ではないときは気管吸引以外の低侵襲な方法を考える。

（露木菜緒）

---

*1　SpO_2（saturation of percutaneous oxygen）：経皮的酸素飽和度

表2 気管吸引のタイミング

以下から総合的に判断する

1. 視覚的にチューブ内に分泌物が確認できるとき
2. 胸骨角付近での気道分泌物の存在を示すと考えられる副雑音（連続性ラ音）の聴取、または呼吸音の低下があるとき
3. 胸骨角付近での触診で、ガスの移動に伴った振動が感じられるとき
4. 人工呼吸器装着患者では、気道内圧が上昇したとき
5. 人工呼吸器装着患者では、グラフィックモニタにおけるフローボリュームパターンが変化したとき

胸骨角（気管分岐部）の位置

胸骨角は第二肋骨付近に位置する。ここは気管分岐部である

フローボリュームのパターンを見る

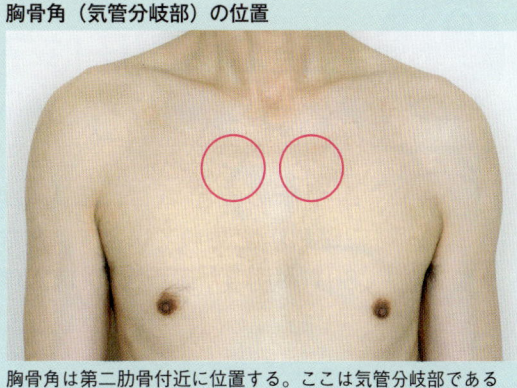

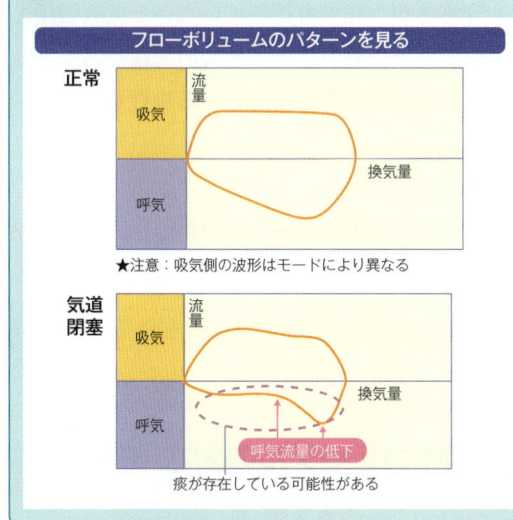

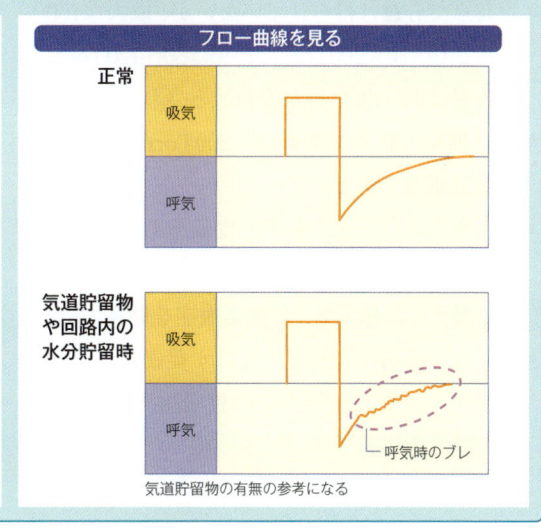

正常（吸気／呼気、流量、換気量）
★注意：吸気側の波形はモードにより異なる

気道閉塞
呼気流量の低下
痰が存在している可能性がある

フロー曲線を見る

正常（吸気／呼気）

気道貯留物や回路内の水分貯留時
呼気時のブレ
気道貯留物の有無の参考になる

表3 SpO₂低下の原因

- 血胸、気胸、肺塞栓
- 片肺挿管
- 体位調整
- センサーの汚れ
- マニキュア
- 呼吸抑制
- 循環不全
- SpO₂モニタ外れ
- 気管チューブ破損
- 直射日光

など

図3 気管吸引のアルゴリズム

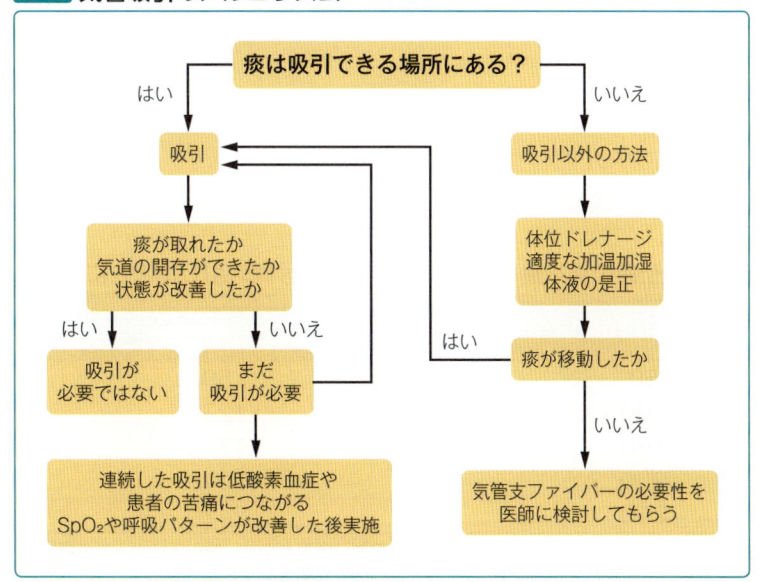

痰は吸引できる場所にある？

- はい → 吸引 → 痰が取れたか 気道の開存ができたか 状態が改善したか
  - はい → 吸引が必要ではない
  - いいえ → まだ吸引が必要 → 連続した吸引は低酸素血症や患者の苦痛につながる SpO₂や呼吸パターンが改善した後実施
- いいえ → 吸引以外の方法 → 体位ドレナージ 適度な加温加湿 体液の是正 → 痰が移動したか
  - はい → 吸引
  - いいえ → 気管支ファイバーの必要性を医師に検討してもらう

道又元裕：気管吸引・排痰法．南江堂，東京，2012．より引用

Part 7 気道ケア

気管吸引

Q3 適正な吸引圧は？

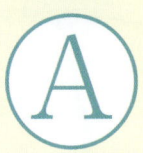

A 吸引圧の安全域は、成人の場合、150Torr前後で最大200Torr（20〜26kPa）とされています。ちなみに、小児は80〜120Torr、新生児は60〜80Torr程度が適正とされています。

- 現時点で合意は得られていないが、成人は150Torr前後（最大200Torr）、小児は80〜120Torr、新生児は60〜80Torrが安全域とされる。
- 低粘稠度の粘液であれば、200Torrまでの吸引圧は不要である。
- 高圧吸引を行うと、線毛上皮細胞も吸引されてしまい、気道粘膜損傷が生じる。空気を多量に吸引し、無気肺、低酸素血症を助長する。
- 以下に、吸引圧に影響を及ぼす要素について解説する。なお、吸引圧の設定（屈曲閉鎖）は、挿入前に行う。

吸引カテーテルの種類

1 多孔式

- 多孔式の吸引カテーテルの場合、分泌物がすべての孔に接していれば、吸引圧は高くなる。
- 分泌物が1孔でも接していないと低吸引圧となるため、吸引カテーテルの先端を回転させて、分泌物と孔を接触させる場合もある。

2 単孔式

- 単孔式の吸引カテーテルの場合は、吸引圧が先端の孔のみにかかるため、吸引カテーテルを回転させる必要はない。

吸引カテーテルの太さ（表4）

- 吸引カテーテルと人工気道の間に隙間がある場合、外気も吸引されるので、トータルで数十mL程度しか気道内空気は吸引されない。
- 高吸引圧で、吸引カテーテルと人工気道の間に隙間がなく、長時間にわたって行う場合、気道内空気は大量に吸引される。（**露木菜緒**）

表4 吸引時の空気量（人工肺を用いて10秒間吸引したときに引かれる空気量の測定結果）

吸引圧（Torr）	10Fr 開放状態（mL）	10Fr 密封状態（mL）	12Fr 開放状態（mL）	12Fr 密封状態（mL）
50	微量	500	20	860
100	10	1230	50	1910
150	30	1720	80	2650
200	40	2010	110	3150
250	50	2420	130	3600

※開放状態：気管チューブと吸引カテーテルの間に隙間があり、吸引圧によって外気が気管チューブ内に入ってくる状態
※密封状態：気管チューブと吸引カテーテルの間の隙間をなくした状態
小泉恵，門脇睦美：研究の動向と問題点．ナーシングトゥデイ1998；13（10）：28-32．より引用

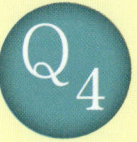

Q4 吸引カテーテルを挿入する長さは？

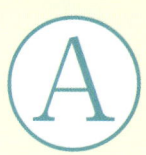

A 吸引カテーテルは、気管分岐部直上まで挿入します。気管チューブは、気管分岐部の3〜5cm上に先端が来るように留置されていますから、気管チューブと吸引カテーテルの目盛りを使用して、挿入の長さを調節しましょう。

適正な挿入長

- 吸引カテーテルを挿入する長さは、気管分岐部直上までである（図4）。
- 気管チューブは、気管分岐部から3〜5cm上に先端が来るように留置されている。胸部X線で気管チューブの位置を確認し、先端から気管分岐部まで何cmかをあらかじめ確認しておく。
- 挿入の長さは、気管チューブと吸引カテーテルの目盛りを使用して調節する。双方の目盛りが合ったところ（＝気管チューブと吸引カテーテルの先端が同じ位置になるところ：図5）から、あらかじめ確認しておいた気管分岐部までの長さの分（通常は2〜3cm）だけ吸引カテーテルを挿入する。

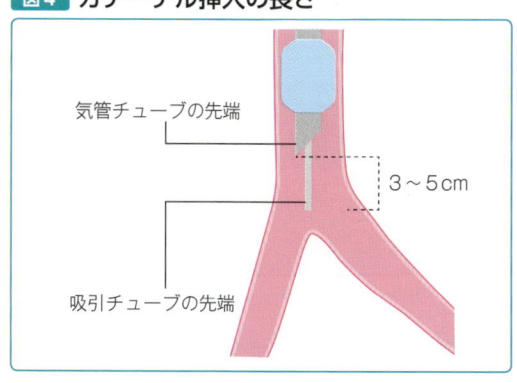

深く挿入しすぎたときの合併症

1 無気肺

- 気管分岐部を越えて挿入すると、片肺吸引となる。その際、多くは右の気管支に挿入される（気管は右のほうが鈍角であるため）。
- 気管分岐部を越えて最初の分岐（右上葉枝）で吸引圧をかけると、本来最も無気肺を起こしにくい肺野が無気肺となることがある。

2 出血・肉芽形成

- 吸引カテーテルを長く挿入し、コツンと当たる感触がする部位は気管分岐部である。そこを何度も突くと出血する。分泌物に鮮血が混入したら気管損傷を疑い、挿入長を再確認する。
- 気管分岐部に刺激が加わり続けると、肉芽が形成され、気道狭窄の原因となる。（露木菜緒）

図4 カテーテル挿入の長さ

図5 挿入長の確認方法

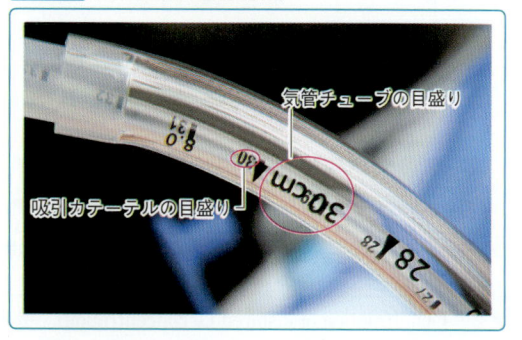

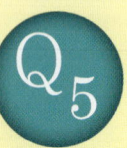

Q5 1回の気管吸引の時間は？

A 10秒以内にとどめましょう。
できるだけ、吸引時間は短いことが望ましいです。

- 吸引にかける時間は、10秒以内で、短ければ短いほどよい。吸引時間が長いほど、SpO_2 は大きく低下して回復も遅く、気道粘膜損傷や無気肺のリスクも高まる。
- F_IO_2（吸入気酸素濃度）[*2]が高いほど、気管吸引によるSpO_2低下は著しい。F_IO_2 0.5以上の場合は、より短時間で吸引を行う（図6）。

吸引時間とSpO_2

- 吸引時間の指標に「SpO_2低下」を用いるのは危険である。パルスオキシメータの値が、そのときの患者の酸素飽和度をリアルタイムに反映していない場合があるためである。
- 特に、末梢循環不全のある患者は、中枢の酸素飽和度が低下してから1分以上遅れて、末梢の酸素飽和度が低下することがある。

吸引時間の配分

- 分泌物が貯留していない限り、気管チューブ内をゆっくり吸引する必要はない。低酸素血症を助長するだけである。

（露木菜緒）

図6 吸引時間とSpO_2の減少率

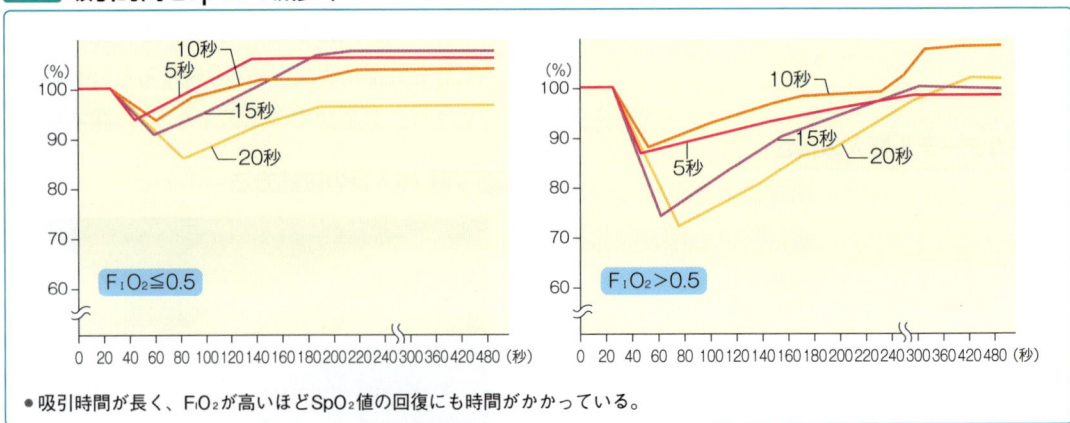

- 吸引時間が長く、F_IO_2が高いほどSpO_2値の回復にも時間がかかっている。

坂本多衣子, 前田里美, 笠作祐子, 他：吸引操作の患者への影響. ICUとCCU 1985；9（6）：730. より引用

[*2] F_IO_2（fraction of inspired O_2 concentration）：吸入気酸素濃度

Q6 SpO₂が低いときの気管吸引は、どうすればいいの？

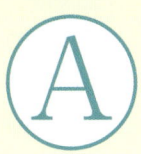

A 人工呼吸器装着中ならば、気管吸引を実施する前に、人工呼吸器の100％濃度酸素を投与します。深呼吸（サイ）モードなど、約2分間100％酸素濃度を投与するモードを活用します。

人工呼吸器の「100％酸素投与モード」

- 気管吸引は、気道内の空気を吸引することから、低酸素血症を助長する。そのため、特にSpO₂が低いときは、事前に高濃度酸素を投与する。
- 各人工呼吸器が有する「100％の酸素投与を行う機能」を用いる場合、100％酸素フラッシュボタン（深呼吸［サイ］モード）を押す（図7）。

手動式酸素投与の弊害

- 従来、肺の再拡張促進、高濃度酸素の一定時間の送り込みを目的として行っていた「気管吸引の前後にジャクソンリース回路などの手動式換気器具を用いた酸素投与（手動式リクルートメント・マヌーバー）」は、弊害のほうが大きいため、現在では推奨されない。
- PEEP[*3]を設定している患者に対して手動式リクルートメント・マヌーバーを行うと、

図7 深呼吸モードによる100％酸素投与

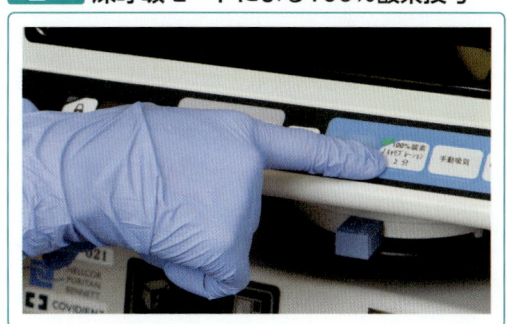

PEEPが解除されて肺が虚脱する（ジャクソンリース回路での再拡張時には、PEEPはかからない）。

- 不慣れな人がジャクソンリース回路を扱った場合、一定の送気量を維持できないために気道内圧がきわめて不安定となる。過剰な量のエアを送り込むことで気道内圧が異常に高くなり、血圧の低下や気胸を合併することもある。
- 気管吸引時には、安定した吸入酸素濃度送気や換気量が必要であることから、人工呼吸器の100％換気モードを活用するほうが安全である。

（露木菜緒）

---

*3　PEEP（positive end expiratory pressure ventilation）：呼気終末陽圧換気

Q7 閉鎖式気管吸引と開放式気管吸引は、どう違うの？

A 吸引時に「大気に開放されるかどうか」が違います。閉鎖式は、人工呼吸器回路に吸引カテーテルを組み込み、大気に開放せず人工呼吸器による補助換気を行いながら吸引する方法です。一方、開放式は、いったん人工呼吸器回路を外し、大気に開放してから吸引する方法です。

- 閉鎖式気管吸引は、大気に開放されず、人工呼吸器による補助換気を行いながら吸引できるため、PEEPや肺容量を維持でき、低酸素血症を予防できるなど、愛護的な気管吸引が可能となる。
- 閉鎖式気管吸引と開放式気管吸引を比べても、分泌物の吸引量は変わらない。
- 閉鎖式気管吸引のメリットとデメリットを以下に示す。

表5 閉鎖式気管吸引のメリット

- 呼吸器回路の接続を外すことによる分泌物の飛散回避
- 呼吸器回路の接続を外すことによる低酸素状態の回避
- 呼吸器回路の接続を外すことによるPEEP解除の回避
- 吸引操作のたびのスタンダードプリコーションの回避
- 吸引所要時間の短縮
- 吸引に要する物品数の減少

閉鎖式気管吸引のメリット（表5）

- 閉鎖式気管吸引は、人工呼吸器の補助を受けながら吸引できる。そのため、原理的に、気管吸引の合併症である低酸素血症・肺胞虚脱などの予防に優れている。
- 人工呼吸管理では、PEEP付加が重要である。開放式気管吸引時に、PEEPが解除されると、肺胞虚脱や低酸素血症を助長するなど、肺機能に大きな侵襲を与える。しかし、閉鎖式回路であれば、PEEPを解除せず、肺容量を維持したまま吸引できる（図8）。
- 分泌物の飛散などによる感染問題も最低限とすることができる。
- ARDS（急性呼吸窮迫症候群）[*4]など呼吸状態が大きく悪化した患者や、易感染状態の患者には、特に閉鎖式気管吸引が適している。

閉鎖式気管吸引のデメリット

- 吸引カテーテルの内腔洗浄時、洗浄液を注入するタイミングと吸引圧をかけるタイミングがずれると、洗浄液が気管に流れ込む。
- 吸引カテーテルを、マーカーの適切な位置まで引き抜かないと、洗浄液が気管に流れ込んでしまう。逆に、吸引カテーテルをマーカーの適切な位置以上に引き抜くと、スリーブ内にガスが漏れてしまう。
- 閉鎖式気管吸引キットの価格は高価である。ただし、吸引で必要とする物品経費を合計すると、それほど変わらないともいわれる。

（露木菜緒）

図8 気管吸引による酸素化への影響

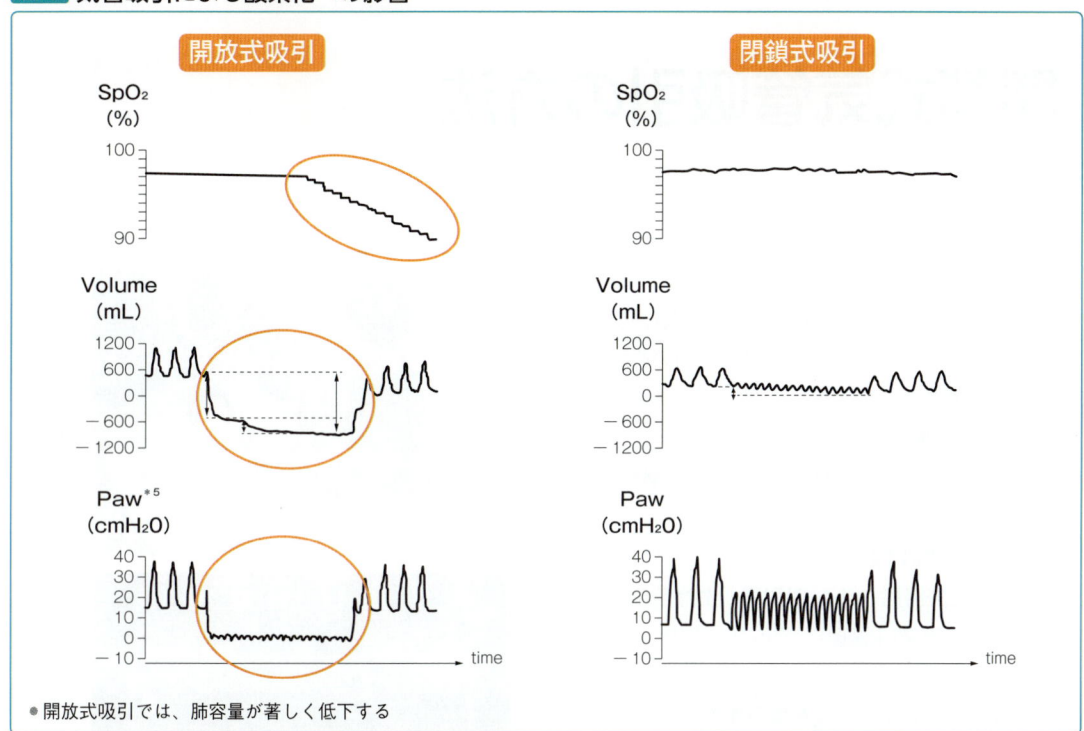

開放式吸引 / 閉鎖式吸引

● 開放式吸引では、肺容量が著しく低下する

Cereda M, Villa F, Colombo E, et al. Closed system endotracheal suctioning maintains lung volume during volume-controlled mechanical ventilation. *Intensive Care Med* 2001; 27: 648-654.

---

*4 ARDS（acute respiratory distress syndrome）：急性呼吸窮迫症候群
*5 Paw（airway pressure）：気道内圧

Visual Guide

閉鎖式気管吸引の方法

準備

❶ **気管吸引の必要性の判断**
- 気管分岐部の聴診（副雑音の聴取）、グラフィックモニタなどで、気管吸引の必要性を判断する。

❷ **患者への説明**
- 意識の有無にかかわらず、吸引の必要性、どんなことをするのか説明する。

❸ **必要物品の準備**
- 閉鎖式吸引キット、吸引器、洗浄用生理食塩液、手袋（未滅菌）、アルコール綿

❹ **スタンダードプリコーションの実施**
- 手洗いを行い、手袋を着用する。

❺ **吸引前の酸素化**
- 人工呼吸器の100%酸素換気モードにて、吸引前に酸素投与を実施する。

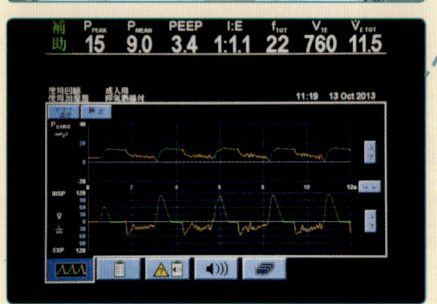

吸引実施

❶ **吸引圧の設定**
- 吸引圧を20～25kPa（150～200Torr）に合わせる。

❷ **口腔・カフ上部吸引**
- 吸引前に、口腔吸引さらにカフ上部吸引（ポートがある場合のみ）を実施する。

❸ **吸引カテーテル挿入の準備**
- 手袋を装着する。
- コネクティングチューブを吸引コントロールバルブに接続し、バルブを180度回転させて開く。

❹ **吸引カテーテルの挿入**
- 気管チューブとL字型コネクターの接続部を持ち、スリーブをたぐり上げながら、吸引カテーテルを挿入する。

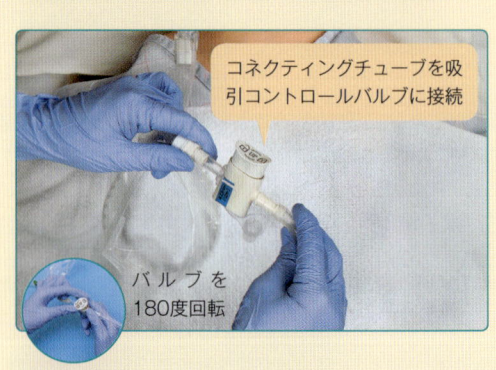

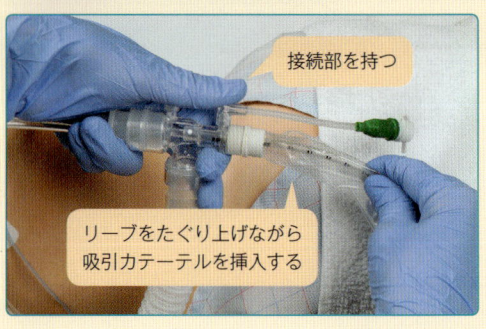

コネクティングチューブを吸引コントロールバルブに接続

バルブを180度回転

接続部を持つ

スリーブをたぐり上げながら吸引カテーテルを挿入する

- 気管チューブと吸引カテーテルの目盛りが合ったところから2～3cm進める。

❺ 吸引
- 気管分岐部直上まで挿入できたら、吸引圧をかけるコントロールバルブを押さないと、吸引圧はかからない。
- 気管分岐部から1～2cmまでは、ゆっくり（5秒程度）陰圧をかけながら吸引カテーテルを引き戻す。痰は、気管分岐部直上に多い（体位ドレナージは、ここに痰を集めるように行っている）ため、ここをゆっくり吸引する。分泌物のある場所では、一時止めてもよい。
- 吸引カテーテルが気管チューブ内に入ったら、さっと引き抜く。閉鎖回路を維持するため、黒い印の部分まで引き抜くことが重要である。
- 吸引時間は10秒以内で、できる限り短い時間で行う。

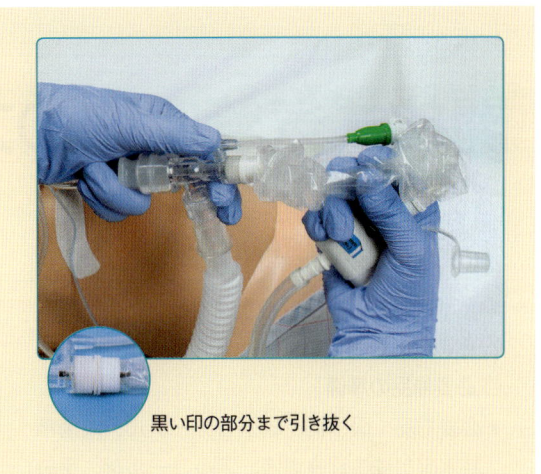

黒い印の部分まで引き抜く

吸引後

❶ 吸引カテーテル内腔の洗浄
- 痰の性状を確認する。
- 吸引圧をかけながら、洗浄液注入ポートをアルコール綿で消毒する。
- 洗浄液（生理食塩液）10mL程度を注入し、吸引カテーテル内腔を洗浄する。十分に洗い流すことが重要であるため、洗浄液を少なくしたり、次に使い回したりしない。
- 洗浄が終わったら、すぐに洗浄液注入ポートから洗浄液を外す。洗浄液注入ポートに洗浄水をつけたままにすると、洗浄水が気管へ逆流するリスクとなる。

❷ 終了後
- バルブを180度回転させ、ロックする。
- 手洗い・手指消毒を行う。
- 吸引効果の評価をする。

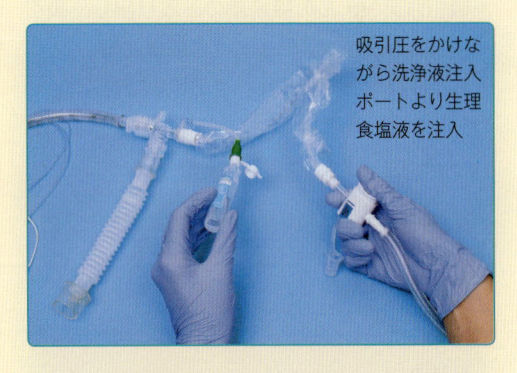

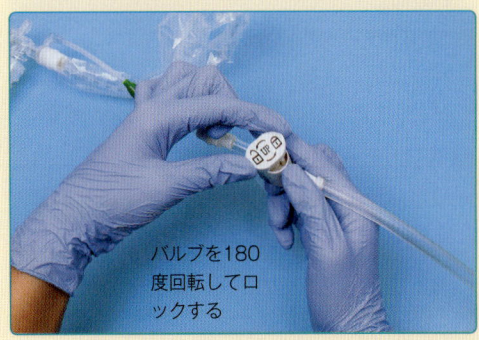

吸引圧をかけながら洗浄液注入ポートより生理食塩液を注入

バルブを180度回転してロックする

Part 7 気道ケア

気管吸引 173

Visual Guide
開放式気管吸引の方法

■ 準備（閉鎖式気管吸引と同様）

❶ 気管吸引の必要性の判断
❷ 患者への説明
❸ 必要物品の準備
- 必要物品：吸引器、吸引カテーテル、滅菌精製水または生理食塩液、アルコール綿、手袋（滅菌、または滅菌と未滅菌）、ゴーグル、エプロン、マスク。

❹ スタンダードプリコーションの実施
- ゴーグル・マスク・エプロンを着用したうえで、利き手の反対側の手に未滅菌手袋を装着し、飛沫感染を防止する。

❺ 吸引前の酸素化
❻ 吸引カテーテルの接続
- 吸引カテーテルの接続部のみ取り出し、吸引用コネクティングチューブと接続する。
- 人工呼吸器と気管チューブの接続部をゆるめ、外しやすくしておく。

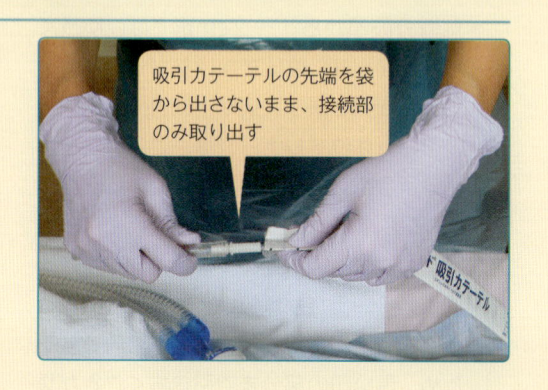

> 吸引カテーテルの先端を袋から出さないまま、接続部のみ取り出す

■ 吸引実施

❶ 吸引圧の設定
- 吸引圧を20～25kPa（150～200Torr）に合わせる。

❷ 吸引カテーテル挿入の準備
- 利き手に、滅菌（または準滅菌）手袋を装着する。

❸ 吸引カテーテルの挿入
- 吸引カテーテルを周囲に触れないよう清潔に取り出し、滅菌手袋を装着した利き手で持つ。
- 利き手と反対側の手（未滅菌手袋の手）で人工呼吸器と気管チューブの接続部を外し、あらかじめ気管分岐部直上の長さに定めた位置まで挿入する。

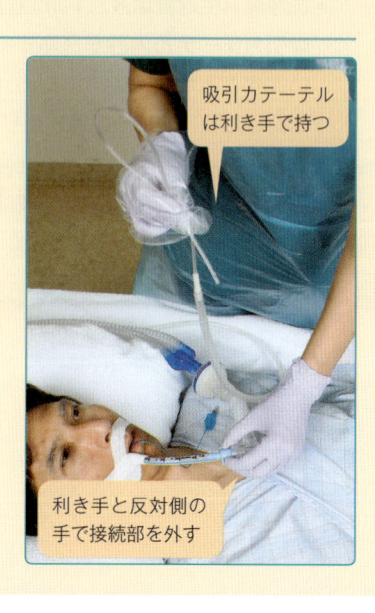

> 吸引カテーテルは利き手で持つ

> 利き手と反対側の手で接続部を外す

- 吸引カテーテル挿入時は、陰圧をかけたまま挿入する。吸引圧をかけずに吸引カテーテルを折った（閉塞させた）状態で挿入すると、気管内で開放したとき一時的に吸引圧が高くなり、気管粘膜を損傷する恐れがある。

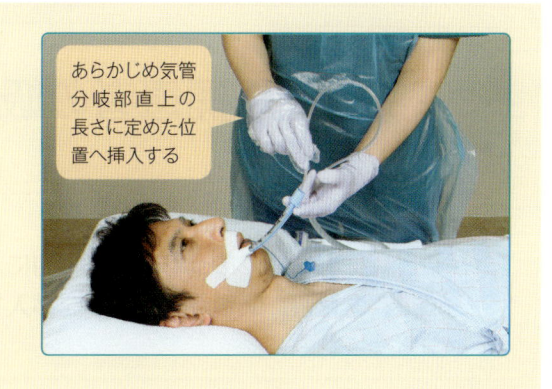

❺ **吸引**
- 吸引カテーテルは、気管分岐部直上から1～2cmまでゆっくり進めた後、多孔式の場合はこよりをねじるように先端を回転させながら引き戻し、その後はさっと引き抜く。
- 吸引カテーテルを引き戻す際、吸引カテーテルをぐるぐる回しても吸引カテーテルの先端は回らない。
- 吸引時間は10秒以内で、できる限り短い時間で行う。

> あらかじめ気管分岐部直上の長さに定めた位置へ挿入する

吸引後

❶ **人工呼吸回路の閉鎖**
- 気管チューブに人工呼吸器を再装着する。

❷ **吸引カテーテルの洗浄**
- 吸引カテーテルの外側をアルコール綿で拭き取った後、洗浄水を吸引する（再度吸引が必要なときは、滅菌水を吸引し、通水する）。
- 洗浄水は、滅菌コップに入れて使用し、滅菌水・滅菌コップともに再利用せず破棄することが推奨されている。

❸ **終了後**
- 手洗い・手指消毒を行う。
- 吸引効果を評価する。

ここをチェック！

開放式気管吸引で「やってはいけない」こと

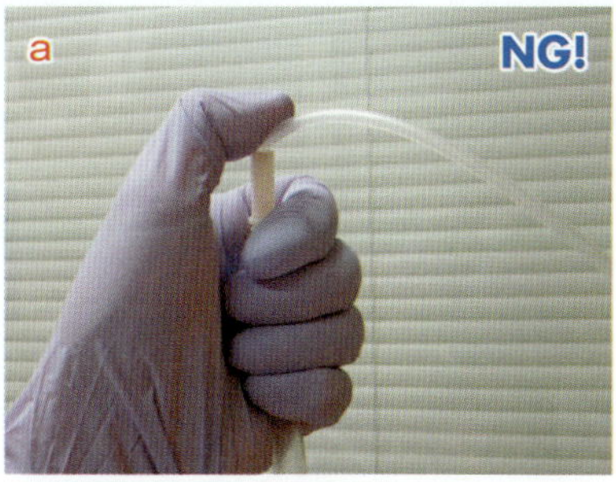

a NG!
吸引カテーテルを入れるときにカテーテルを折り曲げない

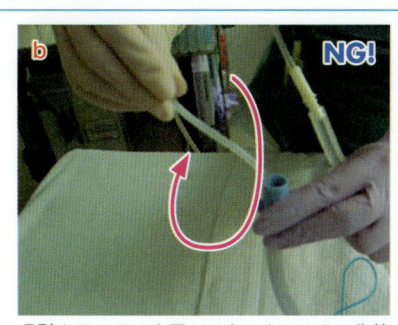

b NG!
吸引カテーテルを回しても、カテーテル先端は回らない

Part 7 気道ケア

気管吸引 175

Q8 気管切開患者の吸引方法は？

A 気管切開であっても、基本的に、経口挿管時の吸引と方法は同じです。ただし、吸引カテーテルを挿入する長さが異なります。

- 気管切開における気管吸引の手順は、閉鎖式気管吸引でも、開放式気管吸引でも、経口挿管時と同様である。
- 異なる点は、吸引カテーテルを挿入する長さである。

気管切開時の吸引カテーテル挿入長

- 閉鎖式気管吸引の場合、吸引カテーテルの目盛りを見ながら、12〜15cm挿入する。
- 開放式気管吸引の場合も、挿入する長さは12〜15cmであるが、あらかじめその部分を持ち、それ以上奥へ挿入しないようにする（図9）。
- 開放式気管吸引でも閉鎖式気管吸引でも、吸引カテーテルを根元まで全部挿入してはいけない。既製品は長めにつくられており、根元まで入れようとすると、長く挿入しすぎてしまうためである。

（露木菜緒）

図9 気管切開時の吸引カテーテル挿入長

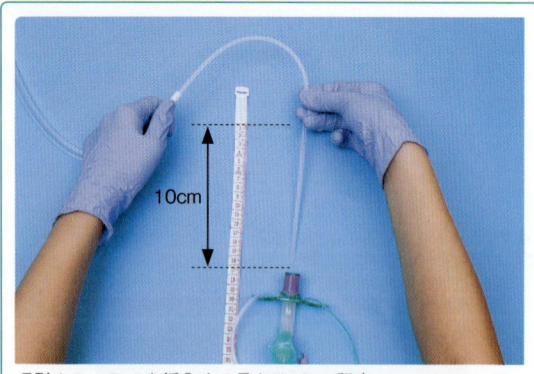

吸引カテーテルを挿入する長さは10cm程度

吸引カテーテルは根元まで挿入しない

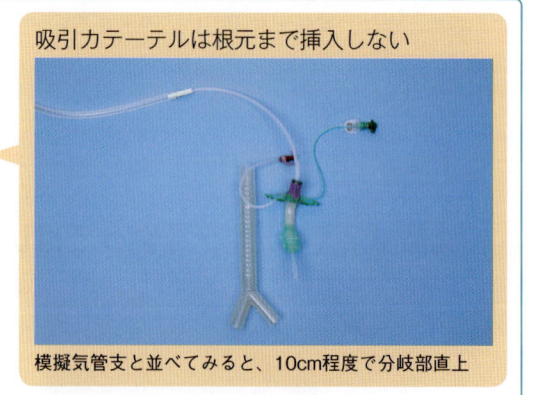

模擬気管支と並べてみると、10cm程度で分岐部直上

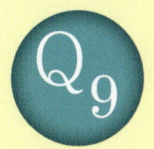

Q9 吸引後の評価では、なにを、どう評価するの？

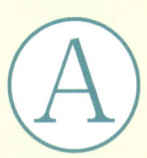

A 気管分岐部の副雑音や、グラフィックモニタ波形の変化など、「吸引が必要」と判断したことが、吸引によって改善されたかを評価します。吸引中から生体への影響を観察することが大切です。

吸引後に必要な評価項目

- 吸引は、「吸引が必要だ」とアセスメントした結果、実施している。そのため実施後には、再度評価を行い、記録に残すことが必要である。
- 吸引後に評価すべき項目を表6に示す。これらは吸引中からモニタリングし、安全かつ効果的に気管吸引を実施できたか、目的を達成できたか評価する。
- 吸引後の評価で、効果的でないと判断されたときは、加温加湿管理、体位ドレナージなど他の方法を検討する必要がある。

（露木菜緒）

表6 吸引後の評価項目

- □ 分泌物が除去できたか？
- □ 量・性状・出血の有無は？
- □ 呼吸音は改善したか？
- □ 気道内圧は低下したか？
- □ 湿性咳嗽（バッキング）は消失したか？
- □ SpO₂は改善したか？
- □ 自覚症状は改善したか？
- □ 呼吸回数や心拍数は改善したか？
- □ 合併症はないか？　　　　　　　など

【文献（p.162～177「気管吸引」の項）】

1 Cereda M, Villa F, Colombo E, et al. Closed system endotracheal suctioning maintains lung volume during volume-controlled mechanical ventilation. *Intensive Care Med* 2001; 27: 648-654.
2 小泉恵，門脇睦美：研究の動向と問題点．ナーシングトゥデイ1998；13：28-32.
3 坂本多衣子，前田里美，笠作祐子 他：吸引操作の患者への影響．ICUとCCU1985；9：730.

Part 7 ■ 気道ケア

2 カフ圧管理

Q10 カフはなんのためにあるの？
なぜカフ圧調整しなくてはいけないの？

A 気管チューブのカフの役割は、気管壁とチューブの間のリーク防止です。カフ圧は、経時的な自然脱気に加え、体位変換や気管吸引刺激などでも変動するため、カフ圧計を用いた定期的な調整が必要です。

カフの役割

- 気管チューブのカフの役割は「気管壁とチューブの間のリーク防止」である。
- 気管壁とチューブの間にリークがあると、気管分泌物や吐物を誤嚥してVAP（人工呼吸器関連肺炎）[*1]の原因になるだけでなく、人工呼吸中のエアリークが換気量の低下を引き起こすためである。
- カフは、風船のような形状をしているが、経時的な自然脱気に加え、体位変換や気管吸引刺激などでも変動するため、定期的なカフ圧調整が必要となる。

カフ圧調整の必要性

- カフ圧の調整は重要である。
- 「カフ圧≠カフが気管壁面に与える圧」だが、気管壁がカフから受ける圧力を直接測定できないこと、カフ圧が高いほど気管壁にかかる圧力は高くなり、気管壁を損傷する恐れがあることから、カフ圧の調整の重要性がわかる。

カフ管理のポイント

1 カフの定期的な脱気は行わない

- 現在は、カフの定期的な脱気は不要となっている。以前は、カフが気管壁を圧迫すること

---

*1 VAP（ventilator-associated pneumonia）：人工呼吸器関連肺炎
*2 PEEP（positive end expiratory pressure ventilation）：呼気終末陽圧換気

で生じる血流途絶・壊死を防止するため、定期的にカフの空気を抜いたが、カフ圧計を用いて気管壁の動脈圧より低い圧で管理すれば血流を途絶させないことが判明したためである。

- 定期的な脱気は、PEEP[*2]の解除、エアリークによる換気量の低下、分泌物の垂れ込みなど、デメリットが大きい。

2 カフは誤嚥を防止できない

- カフ圧を高くしても、垂れ込みを防ぐことはできない。なぜなら、カフ上部に貯留した分泌物は、カフを膨らませた際にできるひだを伝って、下気道へ垂れ込むためである。
- 誤嚥を最小限にとどめるには、気管の内腔を広範囲にシールドし、カフ上部吸引機能がついた気管チューブを選択することが望ましい。

図1 垂れ込みにくい形状のカフ

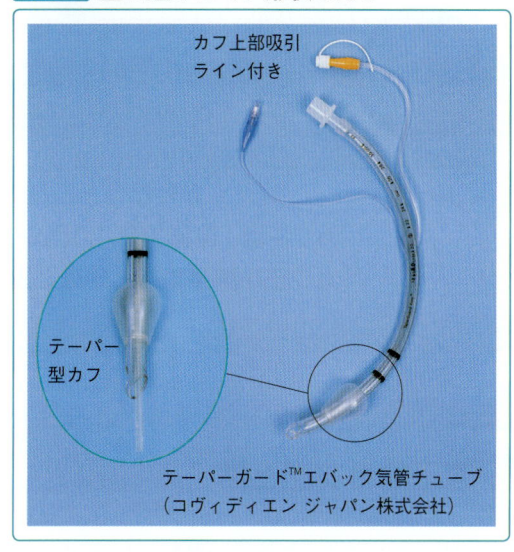

カフ上部吸引ライン付き
テーパー型カフ
テーパーガード™エバック気管チューブ
（コヴィディエン ジャパン株式会社）

- 最近は、垂れ込みにくい形状のカフ（テーパーガード：図1）を内蔵しているチューブも販売されている。

（露木菜緒）

Q11 パイロットバルブの硬さ、「耳朶程度」では、なぜいけないの？

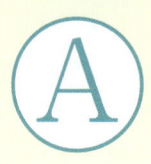

A 手の感覚で調整した場合、適正圧を維持できないためです。多くの場合、高圧になり、合併症を併発する可能性が高くなってしまいます。

- 手の感覚でカフ圧調整を行っても、適正圧に維持できない。
- 「手の感覚で調整したカフ圧を、実際に測定してみると、12～83cmH$_2$Oとばらつきがあり、半数以上が30cmH$_2$O以上の高圧を示した」との報告があり[1]、高圧による合併症を起こす可能性が高くなる。
- カフの適正圧は20～30cmH$_2$Oであり、10cmH$_2$Oという狭い範囲に維持しなくてはならない。これは、量にすると0.5mL程度であり、これを手の感覚だけで調整しようというのは無理である。

（露木菜緒）

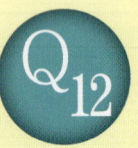

Q12 適切なカフ圧は、いくつ？

A カフ圧は、常時20〜30cmH₂Oの間に維持しなければなりません。そのため、カフ圧を調整するときは、30cmH₂O程度に調節してください。

適正なカフ圧とは

- カフ圧の上限は、気管壁の動脈圧に由来する（表1）[1]。気管壁の壊死を防ぐため、動脈圧30cmH₂Oを超えないように調節する。
- カフ圧の下限は、低カフ圧がVAP（人工呼吸器関連肺炎）の要因の1つであることが報告されたことに由来する。
- 2005年に発表されたATS（米国胸部学会）[*3]ガイドラインでは「気管チューブのカフ圧は、カフのまわりの細菌病原体が下気道に漏れることを予防するために20cmH₂O以上に維持されるべきである」[2]とされている。
- 上記から、カフ圧は常時20〜30cmH₂Oの間に維持させる。

カフ圧計の脱着時、カフ圧は低下する

- カフ圧は、カフ圧計装着時に低下する。カフ内圧は、カフ圧計よりも高いため、接続後は内圧が平衡になり、カフ圧が低下するのである[*4]。
- つまり、カフ圧計の値は、平衡になった値を示しているため、現在のカフ圧を表示しているわけではない。
- 同様に、カフ圧は、カフ圧計を外す手技によって2〜3cmH₂O低下する[3]。そのため、カフ圧を調整する際は、カフ圧の上限である30cmH₂O程度に調節すると、生体ではちょうど27〜28cmH₂O程度となる。　（露木菜緒）

表1 気道粘膜の血流

	正常圧（1 Torr＝1.36cmH₂O）	高圧による障害
気管動脈圧	25〜30Torr（34〜40.8cmH₂O）	壊死
気管静脈圧	15〜20Torr（20.4〜27.2cmH₂O）	うっ血
リンパ管圧	15Torr（20.4cmH₂O）	浮腫

Seegobin RD, van Hasselt GL. Endotracheal cuff pressure and tracheal mucosal blood flow: endoscopic study of effects of four large volume cuffs. *Br Med J* 1984; 288: 965-968.他を参考に作成

＊3　ATS（American Thoracic Society）：米国胸部学会
＊4　パイロットバルブにカフ圧計を接続したとき、カフ内圧は20〜30cmH₂Oだが、カフ圧計は0cmH₂O（＝大気圧）である。そのため、圧は平衡になろうとして、カフ内の空気をカフ圧内に移動させることから、カフ圧が低下してしまう。

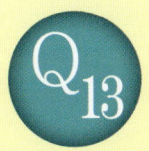

Q13 カフ圧調整のタイミングは？

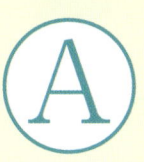

A カフ圧の調整は、8時間以内に行います。
オーラルケアなど、垂れ込みが起こりやすいケアの前などにも行ってください。

カフの自然脱気時間を考慮

- 新品の気管チューブの場合、カフ圧が自然脱気によって5cmH$_2$O低下するまでには、約8時間かかる[3]。
- カフ圧は、カフ圧計を外す手技によって2～3cmH$_2$O低下する（→p.180Q12）。そのため、カフ圧調整時に30cmH$_2$O程度にしておけば、8時間以内であれば20cmH$_2$O以上に維持できる。

垂れ込みが起こりやすいケア実施前

- カフの自然脱気時間は、チューブの劣化状況や患者の状態によって異なる。そのため、常時エアリークなどを観察し、頸部の聴診とともにカフ圧調整のタイミングを考える必要がある。
- カフは、垂れ込みを完全に防止することができないため、オーラルケアなど垂れ込みが起こりやすいケアの前にはカフ圧調整を行って、垂れ込みを防止する。

（露木菜緒）

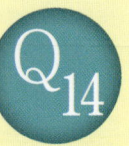

Q14 カフ圧の調整方法は？

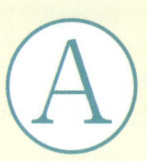

A カフ圧計の内圧を上げてから接続するのがポイントです。そうすることで、圧較差が是正され、カフ圧調整手技によるカフ圧低下を少なくできます。

カフ圧調整の手順（図2）

1 使用物品の用意

- カフ圧計、三方活栓、延長チューブ（短く容量の少ないもの）、シリンジ（5〜10mL）を用意する。

2 カフ圧計の準備（図2-1）

- カフ圧計に三方活栓と延長チューブを接続し、シリンジに空気を入れ、三方活栓の側管に接続する。
- カフ圧計の目盛りが0cmH$_2$Oであることを確認する（0点の確認）。
- 各接続部のゆるみを確認する（調整時に接続が外れると、カフ内の空気が漏れるため）。

3 カフ圧測定

- 三方活栓の患者側はoffにしたまま、気管チューブのパイロットバルブとカフ圧計を接続し、カフ圧計の目盛りを見ながらシリンジで空気を注入し、カフ圧計の内圧を30cmH$_2$O程度にする（図2-2）。
- 三方活栓を全方向に開き、30cmH$_2$O程度になるまで、カフ圧計の目盛りを見ながら、シリンジで空気を入れる（図2-3）。
- わずか1mLの空気の増減でも圧は大きく変化するため、必ずカフ圧計を見ながら調整する。

4 カフ圧計の取り外し

- 調整を終えたら、再び三方活栓の患者側をoffにし、パイロットバルブを外す。

カフ圧調整時の注意点

1 ゴム球を使用する場合

- カフ圧計を直接パイロットバルブに接続し、カフ圧計のゴム球を握って加圧して空気を注入した後、排気用のボタンを押してカフ圧を調整する。微調整が難しい。
- メーカーは付属の延長チューブ使用を推奨しているが、三方活栓がないため、カフ圧計の内圧を上げてからパイロットバルブに接続することができないことに注意する。
- 現在、圧調整がダイヤル式で微調整ができ、付属の延長チューブにクランプがついているためカフ圧計の内圧を上げてから接続できるカフ圧チェッカーが販売されている（図3）。

2 パイロットバルブと三方活栓

- パイロットバルブに、三方活栓を直接接続してはいけない（パイロットバルブが破損する

図2 カフ圧調整の手順

カフ圧計の準備 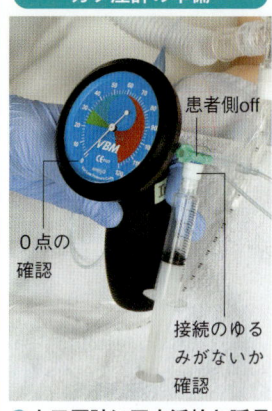
- カフ圧計に三方活栓と延長チューブを接続し、5〜10mLのシリンジに空気を入れ、三方活栓の側管に接続する
- カフ圧計の目盛りが0cmH_2Oであることを確認する
- 接続部にゆるみがないか確認する

（0点の確認／患者側off／接続のゆるみがないか確認）

カフ圧測定 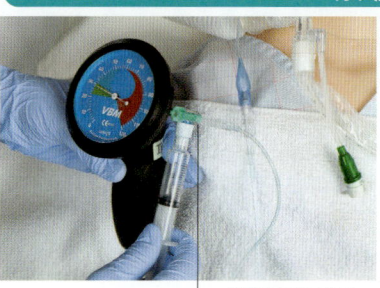
- 三方活栓を開いて、シリンジで空気を注入し、30cmH_2O程度になるよう調整する
- 調整を終えたら、三方活栓の患者側をoffにして、パイロットバルブを外す

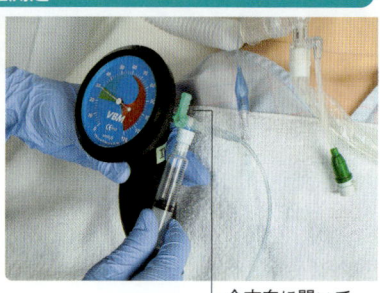

（患者側offのまま30cmH_2Oまで空気を注入）

- パイロットバルブとカフ圧計を接続し、シリンジで空気を注入して、カフ圧計が30cmH_2O程度になるよう調整する

（全方向に開いて、30cmH_2Oまで空気を注入）

図3 カフ圧チェッカー

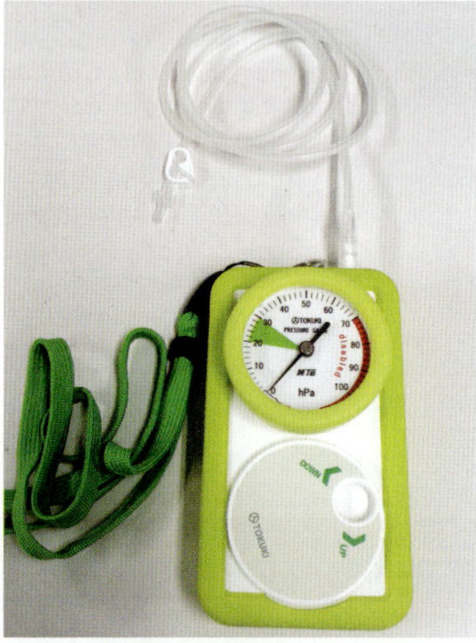

- 圧調整はダイヤル式
- クランプつきの延長チューブ

との事故報告があるため）。
- パイロットバルブに、三方活栓を装着したままにしてはいけない（破損だけでなく、そこから脱気してカフ圧が低下するため）。

（露木菜緒）

Q15 カフ圧管理の新しいデバイスには、どんなものがあるの？

A 「自動カフ圧コントローラ」があります。カフ圧の制御・調整を自動で維持するデバイスです。

- 自動カフ圧コントローラ（図4）は、カフ圧の制御・調整を自動で維持できるため、カフ内圧に起因する気管損傷や垂れ込みによる誤嚥のリスクを低減させる。
- 始動時は25cmH$_2$Oに設定されているが、0～99cmH$_2$Oまで設定が可能で、精度も高い（調整精度は±1cmH$_2$O、表示精度も±1cmH$_2$O）。
- 自動カフ圧コントローラは、麻酔ガスの拡散による増圧時や体位調整による減圧時など、カフ圧が変化した状態が3秒以上になると、自動で調節を行う。
- カフの破損など設定圧が維持できないときや、接続外れが生じたときは、アラームが鳴る。
- なお、本体とパイロットバルブをつなぐ接続チューブは外れにくく、不穏時など接続チューブを引っ張ると気管チューブの予定外抜去につながるため注意する。
- 患者搬送時は自動カフ圧計を外すが、その際は、パイロットバルブから接続チューブを外す（パイロットバルブに接続したまま本体から接続チューブを外すと、カフの空気が抜ける）。

（露木菜緒）

文献 (p.178～184「カフ圧管理」の項)

1. Seegobin RD, van Hasselt GL. Endotracheal cuff pressure and tracheal mucosal blood flow: endoscopic study of effects of four large volume cuffs. *Br Med J* 1984; 288: 965-968.
2. American Thoracic Society, Infectious Disease Society of America. Guidelines for the management of adults with hospital-acquired, ventilator-associated and healthcare-associated pneumonia. *Am J Crit Care Med* 2005; 171: 388-416.
3. 露木菜緒：気管チューブのカフ圧は調整手技により低下する－実験研究による検討－. 日本クリティカルケア看護学会誌 2010；6：50-57.
4. 中嶋美和子：カフ圧の測定を怠ってはいけない. 道又元裕, 木下佳子, 杉澤栄 他 監修, やってはいけない人工呼吸器管理50, 日本看護協会出版会, 東京, 2006：138-140.

図4 自動カフ圧コントローラの使用方法

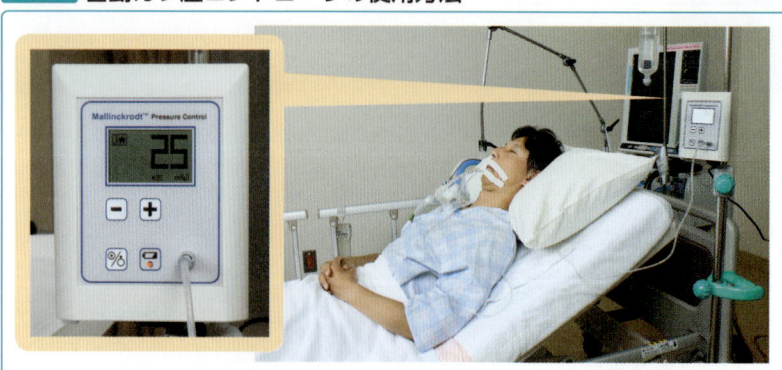

① 付属の接続チューブを本体に接続し、気管チューブのパイロットバルブへ接続する
② 本体の電源を入れる
③ カフ圧は自動的に25cmH$_2$O（17Torr）へ調節されるが、設定圧を変更するときは「＋」「－」ボタンを押し、変更する

Part 7 ■ 気道ケア

3 気管チューブ固定

> **Q16** 患者によって固定方法をどう変えるの？選択基準は？
>
> **A** 固定方法は、鎮静レベルによって変更します。鎮静が浅いときほど、テープ固定の支持面を広くし、体動や重力によって気管チューブにかかる力を、多方向から固定できるようにしましょう。

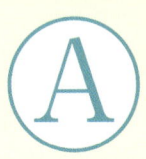

- チューブ固定の最大の目的は「気管チューブの確実な固定」である。確実に固定でき、さらに「皮膚障害予防」と「ケアのしやすさ」を考慮して固定方法を選択する。
- 固定方法に決まったやり方はない。各施設の基準・手順を確認して実施する。
- 以下に、テープによる固定方法と選択例を、固定力の強い順に示す。

4面固定（図1）

- 皮膚とテープの接着面が4面ある固定法である。チューブを支点に、①上顎、②頬の上

図1　4面固定の例

方法1　テープ2本を使う方法

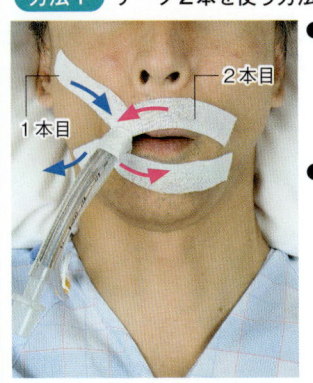

- 1本目：上頬部からチューブに巻きつけ、下頬部に固定する（→）
- 2本目：上顎からチューブに巻きつけ、下顎に固定する（→）

方法2　切り込みを入れたテープを2本重ねる方法

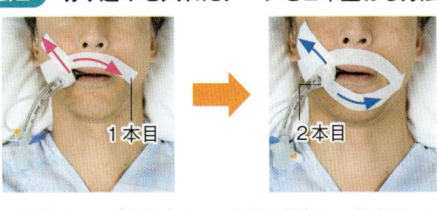

- 1本目：気管チューブを固定する口角側の頬部に、基底面になる部分を平行に貼る。その後、切り込みの上側をチューブに巻きつけて上顎に貼り、続けて切り込みの下側をチューブに巻きつけて上頬部に貼る（→）
- 2本目：気管チューブを固定する口角側の頬部に、基底面になる部分を平行に貼る。その後、切り込みの下側を下顎に貼り、続けて切り込みの上側をチューブに巻きつけて上頬部に貼る（→）

気管チューブ固定　185

側、③下顎、④頬の下側の４方向でチューブを支持する。固定力が最も強く、固定テープの貼付範囲が広い。
- ４面固定には、テープ２本を使う方法（図1- 方法1 ）と、切り込みを入れたテープを２枚重ねて固定する方法（図1- 方法2 ）がある。
- 鎮静が浅く（RASS*¹ ２以上など）、事故抜去のリスクの高い患者に有効である。
- 最も一般的で推奨されている。

3面固定（図2）

- ３面固定には、皮膚とテープの接着面が３面ある固定法である。チューブを支点に、①上顎、②下顎、③頬の３方向でチューブを支持する。

2面固定（図3）

- ２面固定は、皮膚とテープの接着面が２面（口唇から左右へ）ある固定法である。
- ４面固定より固定力が低いため、鎮静が深く（RASS３以下など）、事故抜去のリスクの低い患者に適応される。
- ３面固定を応用した方法（図3- 方法1 ）と、チューブを支点に上顎と頬の２方向による２面固定（図3- 方法2 ）がある。
- 接着面積が小さいため、皮膚が脆弱な患者に

図2 ３面固定の例

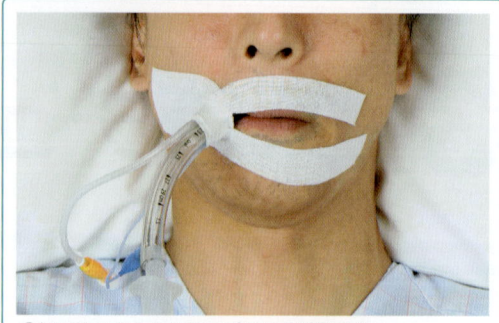

①切り込みを入れたテープを１本用意する
②気管チューブを固定する口角側の頬部に、基底面となる部分を平行に貼る
③切り込みを入れた上側はチューブに巻きつけてから上顎へ貼り、下側はチューブに巻きつけてから下顎に貼る

有効である。流涎などの影響も受けにくい。
- チューブが引っ張られ、口腔でのチューブのたわみの原因となるため、必ずチューブを中心に左右対側に支持できるように固定する。チューブを中心に同側の上下２方向への支持（図3- 注意 ）は、固定力が低くなるため避ける。

1面固定（図4）

- 皮膚とテープの接着面が口唇の上１面だけの固定法である。潰瘍形成などで口角固定できないときに有効である。
- 開口を妨げないが、剥がれやすいため、鎮静が深く、事故抜去のリスクが低い患者にのみ適応となる。
- 固定力が弱いため、事故抜去への十分な注意が必要となる。

（露木菜緒）

図3 2面固定の例

方法1 3面固定の応用 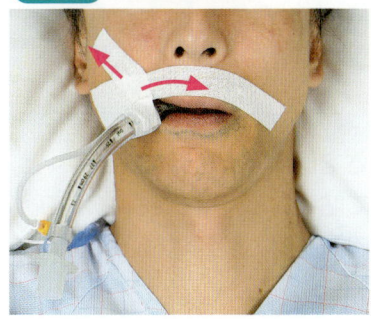
① 切り込みを入れたテープを1本用意する
② 4面固定 **方法2** （図4-右）の1本目と同様に巻く

方法2 テープ1本を使う方法 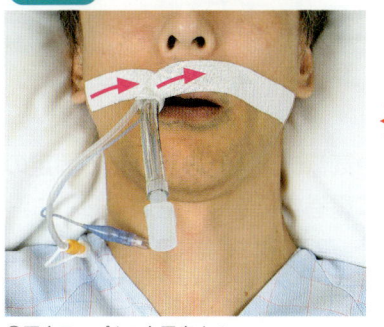
① 固定テープを1本用意する
② 上頬に貼った後、チューブに巻きつけて対側部に貼る

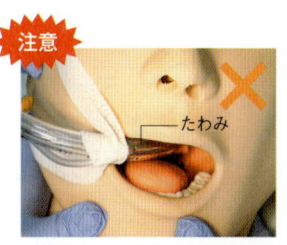

注意
同側の上下2方向での固定は避ける（口腔でのたわみが生じる原因）
たわみ

図4 1面固定の例

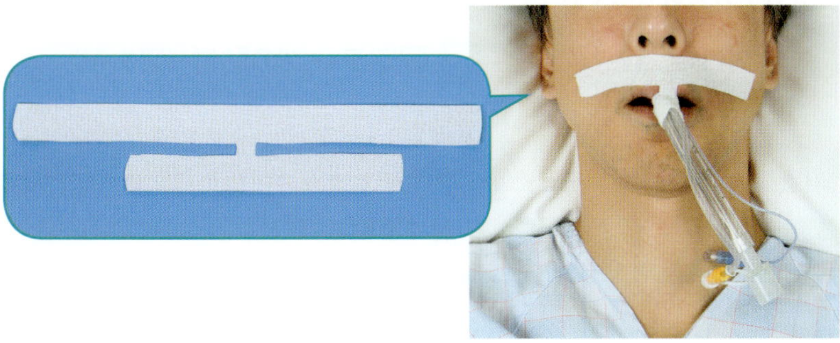

① H型にテープを切る
② 長いほうを上顎に貼る
③ 短いほうをチューブに巻き付ける

＊1　RASS（Richmond Agitation-Sedation Scale）：リッチモンド鎮静興奮スケール

気管チューブ固定

Q17 テープによる固定、実施のポイントは？

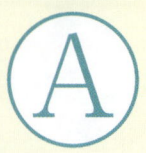

A マーキングや気管チューブの目盛りで固定の長さを確認する、テープを巻くときは根元を二重巻きにする、皮膚のしわに沿って貼るなど、基本を押さえて固定します。テープ交換は、誤抜去を防ぐため、必ず2人以上で実施しましょう。

準備

- 人手を確保し、必ず2人以上の複数人数で行う（可能であれば医師とともに行うことが望ましい）。1人はチューブが移動しないよう保持に徹する。
- 古いテープを剥がす前に、口内を確認し、分泌物があれば吸引する。

1 必要物品の準備（図5-A）

- 必要物品：吸引用の物品、固定用テープ、髭剃り、タオル、皮膚保護材

2 古いテープを剥がす（図5-B）

- 古い固定テープを、皮膚にやさしく剥がす。皮膚が脆弱なときは、剥離剤などを使って、びらんを起こさないように剥がす。

固定の実施

1 皮膚保護材の貼付（図5-C）

- 潰瘍形成を防ぐため、これから固定する側の口角に、皮膚保護材を貼付する。
- 対側の口角への位置変更は、必ずしも1日1回行う必要はない。ただし、位置変更を行う場合には、チューブの口角固定位置が同じになるように調整する。
- 皮膚保護材の貼付後、チューブの根元から指でたどり、たわみがないか確認する。

2 固定テープの貼付（図5-D）

- 固定テープの切れ込みの端が気管チューブと密着するように、口角固定側の頬に皮膚保護材ごと貼る。
- 動きの少ない上顎から上部のテープを貼り、マーキング部の根元を二重に巻き、テープの先端は上向きに貼付する。
- 皮膚にたるみやしわがあるときは、皮膚の凹凸に合わせて貼る。
- テープを貼付するときは、カフのチューブに注意する。歯やバイトブロックに接触すると、損傷してそこからカフ漏れを起こす場合があるため、接触しないような位置で気管チューブと一緒に巻いてもよい。

固定実施後に行うこと

- 患者がチューブを噛んでしまうときは、バイトブロックを挿入する。
- 呼吸音を確認する。

（露木菜緒）

図5 固定の方法

A 必要物品の準備

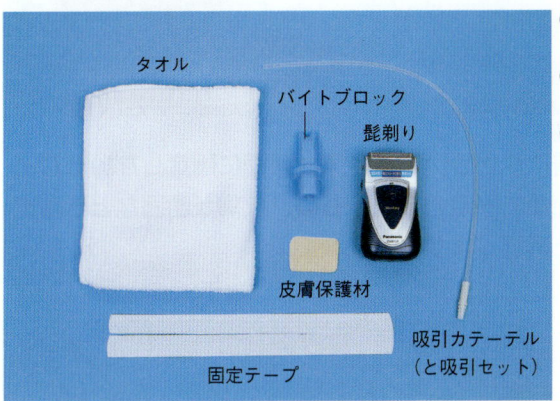

タオル、バイトブロック、髭剃り、皮膚保護材、固定テープ、吸引カテーテル（と吸引セット）

- バイトブロックは、気管チューブを噛んでしまう危険がある患者に対して使用する
- 皮膚が脆弱な場合は、剥離剤（コンバケア リムーバーなど）も用意する
- 切り込みを入れたテープを用いる場合は、基底面を長めにするとよい

B 古いテープを剥がす

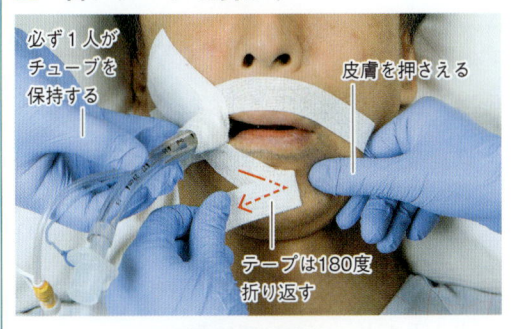

- 必ず1人がチューブを保持する
- 皮膚を押さえる
- テープは180度折り返す

ここをチェック！　男性患者の場合

- 古いテープを剥がす前に、剃れる部分の髭は剃っておく
- 残りの部分の髭は、テープを剥がした後に剃る。その際も、1人が必ず気管チューブを保持する
- 脂性肌の場合は脱脂を行う

C 皮膚保護材を貼る

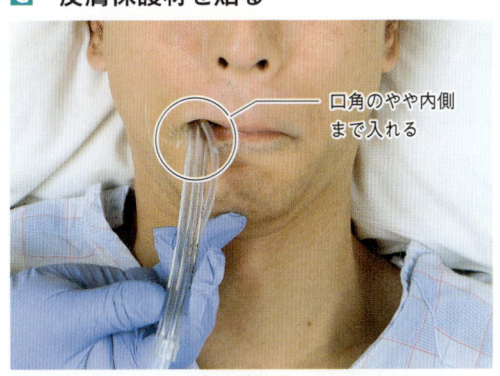

- 口角のやや内側まで入れる

- あらかじめ、口角など気管チューブが接触する部位に皮膚保護材を貼付し、潰瘍形成を予防する
- 口角に貼る際は、口角やや内側で、ふやけない程度の部位までカバーする

D 固定テープを貼る

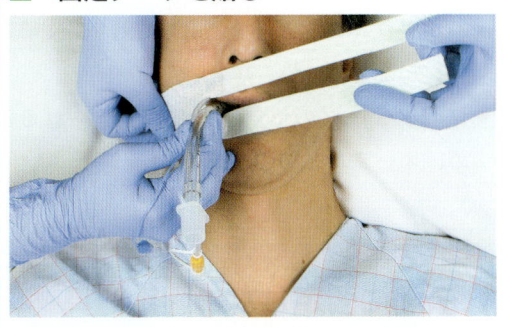

ここをチェック！　切り込みを入れたテープ使用時

- 切り込みの把持が、気管チューブに密着するように貼るのがポイント
- 基底部を貼った後、上側を上顎に貼り、下側をチューブに二重に巻きつけ、上頬部に貼る

- 上向きに貼ることで重力の影響（下に引っ張られること）を防ぐ
- パイロットチューブが歯に接触しないように注意
- 根元に二重に巻きつける

気管チューブ固定

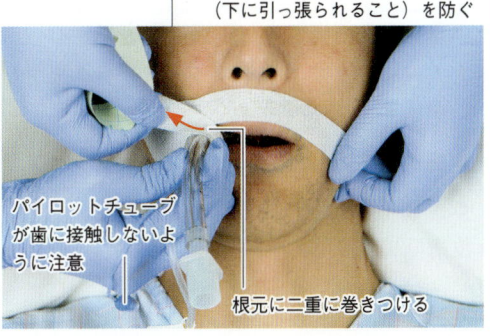

Q18 テープ以外のデバイスを使った固定方法は？

A 固定力が強いデバイス、皮膚にやさしいデバイス、顔面に固定しないデバイスがあります。緊急時には簡便で固定力の強いもの、皮膚が脆弱なときは皮膚障害を起こしにくいものを選択します。

固定力の強い固定器具（図6）

1 トーマスチューブホルダー（図6-A）

- テープを使用せず、バイトブロックを同時に装着できる。
- すばやく確実に固定できるため、緊急時に活用される。
- ダブルルーメンチューブやラリンジアルマスクなどの固定にも使用できる。
- 口腔がほとんどふさがれてしまい、ケアしにくく、皮膚障害を起こしやすい。

2 グリップETチューブホルダー（図6-B）

- テープを使用せず、バイトブロックを同時に装着できる。
- 二重ロック機構により確実に固定できる。
- 大人〜小児まで1サイズで、ラテックスフリーである。
- 片側が広く開いているため、オーラルケアなどを行いやすい。
- 皮膚障害が生じやすい。

皮膚にやさしい固定器具（図7）

1 挿管チューブ固定ホルダースタビロック（図7-A）

- 低刺激性の固定テープを貼り、表面のマジックテープでネックバンドを固定するデバイスである。
- ネックバンドには、気管挿管チューブを固定するホルダーがついている。

2 アンカーファスト（図7-B）

- ネックバンドを後頭部にまわして固定するデバイスである。
- バイトブロックはない。
- ハイドロコロイド材を使用しており、皮膚障害を起こしにくい。
- 気管チューブの位置を左右に変えられるため、オーラルケアが容易である。

顔面に固定しない固定器具

1 気管内チューブホルダー（図8）

- マジックテープでホルダーに巻きつけ、首で固定するデバイスである。

図6 固定力の強い固定器具

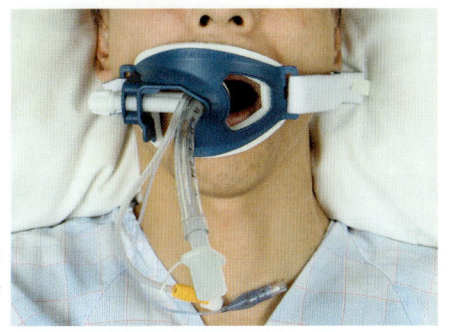

A トーマスチューブホルダー

（レールダル メディカル ジャパン株式会社）

B グリップETチューブホルダー

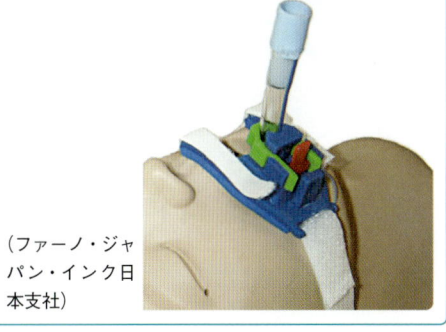

（ファーノ・ジャパン・インク日本支社）

図7 皮膚にやさしい固定器具

A 挿管チューブ固定ホルダースタビロック

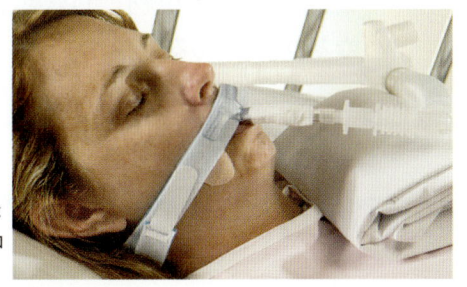

（株式会社メディカルプロジェクト）

B アンカーファスト

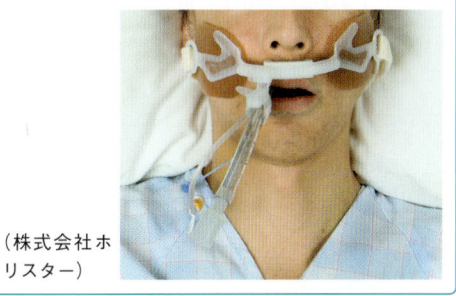

（株式会社ホリスター）

- バイトブロックはない。
- 顔面にテープで固定しないため、顔面外傷の患者などに使用する。
- 固定力は弱い。

（露木菜緒）

図8 顔面に固定しない固定器具

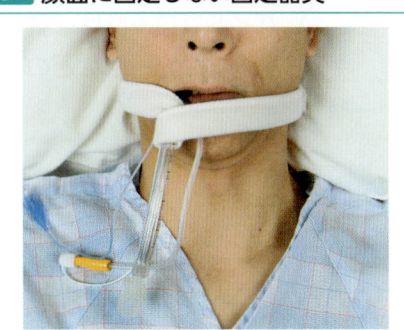

気管内チューブホルダー万能タイプ
（村中医療機器株式会社）

Q19 バイトブロックはすべての患者に用いるの？

A 歯牙がない患者や、重度の意識障害がある患者など、咬合の危険性がなければ、バイトブロックは使用しないほうがよいでしょう。

- バイトブロックの目的は「咬合による気管チューブの変形や損傷の予防」である。歯牙がない（または欠損）、重度の意識障害など、咬合の危険がなければ不要である。
- バイトブロック使用の基準はないが、不要な患者への使用は避ける。装着による不快や苦痛、口腔の視野の狭小、口唇や舌の粘膜障害などの危険があるためである。 　（露木菜緒）

Q20 バイトブロックの固定方法は？

A バイトブロックは、気管チューブと一緒に固定します。出血傾向などがある場合は、ガーゼなどのやわらかいもので代用します。

- バイトブロックは、気管チューブとともに固定する（図9-A）。気管チューブにはめ込むタイプの製品もある（図9-B）。
- 循環不全など皮膚粘膜障害のリスクが高いときは、あらかじめ接触部に保護剤を貼る、ガーゼなどのやわらかいもので代用する（図9-C）など工夫する。 　（露木菜緒）

図9 バイトブロックの固定

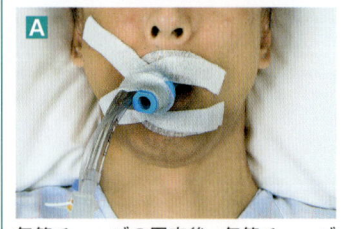

A 気管チューブの固定後、気管チューブに寄せ、一緒にテープで固定

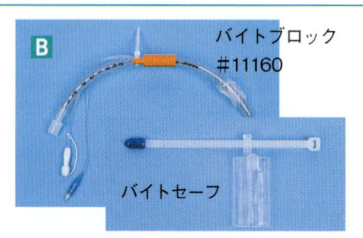

B 気管チューブにはめ込むタイプ（バイトブロック #11160／バイトセーフ）

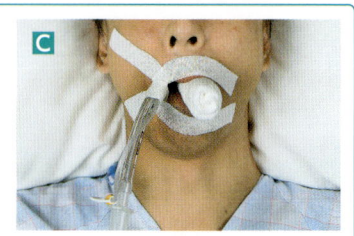

C ガーゼで代用する場合は、きっちり巻いて形をつくることが大切

Part 7 ■ 気道ケア

4 オーラルケア

Q21 オーラルケアは、なんのために行うの？

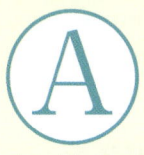

A 口腔環境の変化による上気道感染・誤嚥性肺炎予防を主な目的として行います。

- 人工呼吸器装着患者は、摂食や会話といった口腔機能不全に近い状態になる。そのため、唾液分泌の低下や、唾液中のIg-A[*1]量の低下、唾液の性状変化（粘液性の高い安静時唾液の分泌が優位になる）が生じる。
- 口腔の自浄作用が低下し、通常とは異なる細菌叢（黄色ブドウ球菌や、グラム陰性嫌気性桿菌）が生息するため、上気道感染・誤嚥性肺炎のリスクが高くなる。

気管挿管患者のオーラルケアの目的

- 気管挿管患者のオーラルケアの主な目的は、上気道感染・誤嚥性肺炎の予防である。

1 上気道感染・誤嚥性肺炎の予防

- 先述のように、人工呼吸器装着患者は、口腔環境の変化に伴い、上気道感染や誤嚥性肺炎が生じやすい状況にある。
- 誤嚥性肺炎は、口腔清掃（歯みがきなど）を中心とした器質的なケアの徹底により、予防できる。

（露木菜緒）

[*1] Ig-A（immunoglobulin A）：免疫グロブリンA

Q22 オーラルケア時に必要な物品は？

A 口腔清掃の使用物品に加え、スタンダードプリコーションに用いる物品、保湿剤などを漏れなく用意します。オーラルケア物品がキット化されたもの（Qケア）もあります。オーラルケア前後には、カフ圧調整を行うので、カフ圧計も忘れずに用意します。

オーラルケアの使用物品（図1）

- 手袋、マスク、ビニールエプロン
- カフ圧計
- 未滅菌ガーゼ、歯ブラシ、スポンジブラシ（舌ブラシ）
- 排唾管
- 保湿剤
- チューブ固定用テープ
- タオル

「Qケア」使用時に用意するもの

- Qケア（図2）：オーラルケアの物品がキット化されたもの
- 吸引に使用する物品
- 手袋、マスク、ビニールエプロン
- カフ圧計
- タオル

（露木菜緒）

図1 オーラルケアの必要物品

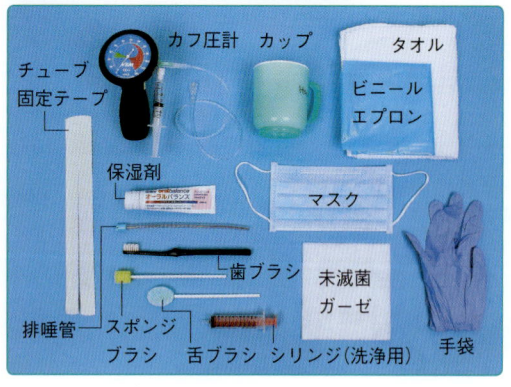

図2 Qケアの構成

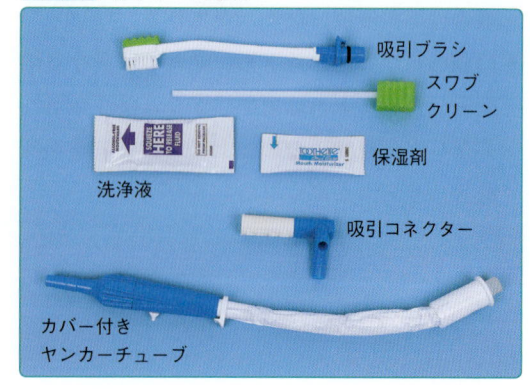

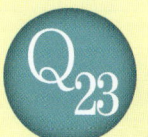

Q23 オーラルケアの方法は？どれくらいの頻度で行うの？

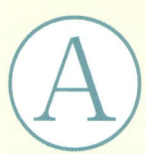

A 確実なブラッシングによる歯垢や舌苔の除去、保湿剤の使用による口内乾燥の防止を、少なくとも1日1回行います。オーラルケアは、早期から継続して行うことが重要です。

オーラルケアの施行間隔

- オーラルケアの回数は、細菌数が繁殖するといわれる4時間間隔で実施するのが理想だが、実際には、口腔の観察ツール（ROAG）（表1）に沿って機能障害の程度を評価し、回数を設定する（機能障害の程度が高くなるほどケア回数を増やしていく）。ROAGは簡便で客観的評価が可能である。
- 少なくとも1日1回は、歯垢や舌苔を除去できるような徹底したケアが重要である。

表1 口腔の観察ツール（ROAG：revised oral assessment guide）

カテゴリー	1度	2度	3度
声	正常	低いorかすれた	会話しづらいor痛い
嚥下	正常な嚥下	痛いor嚥下しにくい	嚥下不能
口唇	平滑でピンク	乾燥or亀裂and/or口角炎	潰瘍or出血
歯・義歯	きれい、食物残渣なし	1) 部分的に歯垢や食物残渣 2) むし歯や義歯の損傷	全般的に歯垢や食物残渣
粘膜	ピンクで、潤いあり	乾燥and/or赤、紫や白色への変化	著しい発赤or厚い白苔 出血の有無にかかわらず水疱や潰瘍
歯肉	ピンクで引き締まっている	浮腫性and/or発赤	手で圧迫しても容易に出血
舌	ピンクで、潤いがあり乳頭がある	乾燥、乳頭の消失 赤や白色への変化	非常に厚い白苔 水疱や潰瘍
唾液 （口腔乾燥）	ミラーと粘膜の間に抵抗なし	抵抗が少し増すが、ミラーが粘膜にくっつきそうにはならない	抵抗が明らかに増し、ミラーが粘膜にくっつく、あるいはくっつきそうになる

Andersson P, Hallberg IR, Renvert S. Inter-ratar reliability of an oral assessment guide for elderly patients residing in a rehabilitation ward. *Spec Care Dentist* 2002; 22: 181-186.
岸本裕充，塚本敦美：口腔ケアのアセスメントおよびケア方法概論（1）口腔のアセスメント．8020推進財団 編，入院患者に対するオーラルマネジメント，8020推進財団，東京，2008：12．より転載

図3 開口・視野の拡大

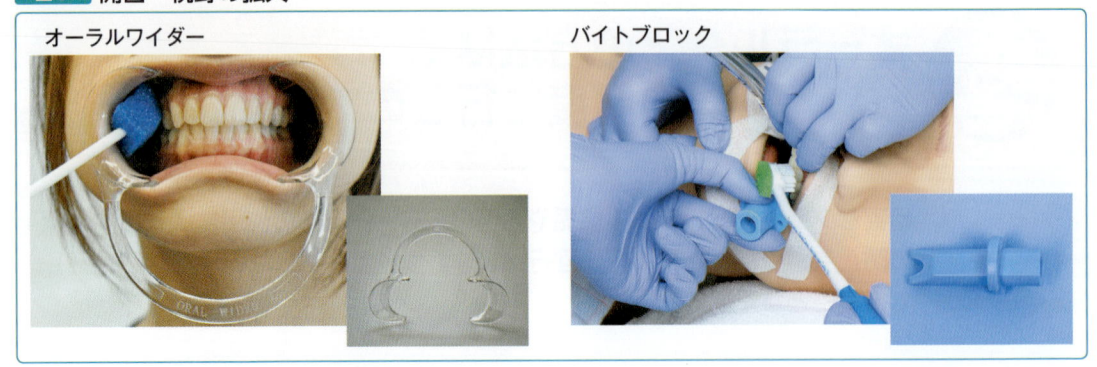

オーラルワイダー　　バイトブロック

図4 ブラッシングのポイント

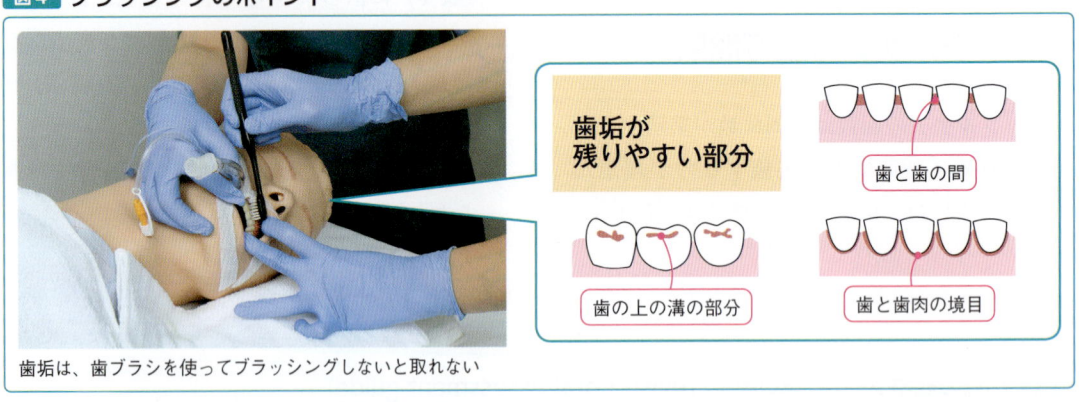

歯垢が残りやすい部分
- 歯と歯の間
- 歯の上の溝の部分
- 歯と歯肉の境目

歯垢は、歯ブラシを使ってブラッシングしないと取れない

オーラルケアの手順

1 観察

- 口腔の観察（**表2**）を行う。口唇や口腔が乾燥していたら、先に潤滑剤を塗布する。

2 体位の調整

- 頸部を前屈し、側臥位で顔を横に向けた誤嚥予防の体位とする。
- 麻痺がある場合は健側を下にし、姿勢が傾かないよう麻痺側にクッションなどを置く。
- 挙上角度は30度以下とする（30度以上では気管と食道の位置関係が誤嚥しやすい状態となるため）。

3 カフ圧の調整

- カフ圧を30cmH$_2$O程度へ調節する。「オーラルケア前にカフ圧を40cmH$_2$O程度へ上昇させる」と書かれている文献もあるが、以下の理由から、カフ圧は上限圧でよいと考える。
  ①カフ圧を上げても垂れ込みを完全に防ぐことはできない。
  ②カフ上部吸引がついていないチューブでは、一時的にカフ圧を上げてカフ上部に洗浄水をためても、吸引除去する術がない。
  ③カフ上部吸引がついているチューブであっても、適正圧への戻し忘れや、脆弱な気管壁への侵襲などのリスクがある。

4 開口・視野の拡大（図3）

- バイトブロックやオーラルワイダー（口角

図5 口腔粘膜と舌苔のケア

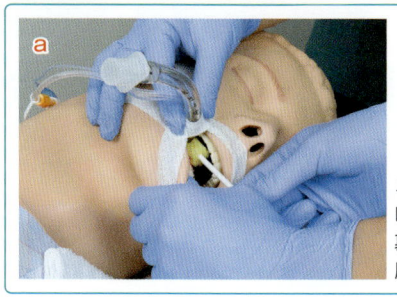

a スポンジブラシで口蓋・歯肉・頬の裏・気管チューブ周囲も清拭

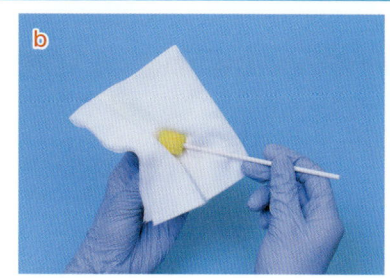

b スポンジブラシを拭き取る

図6 洗浄

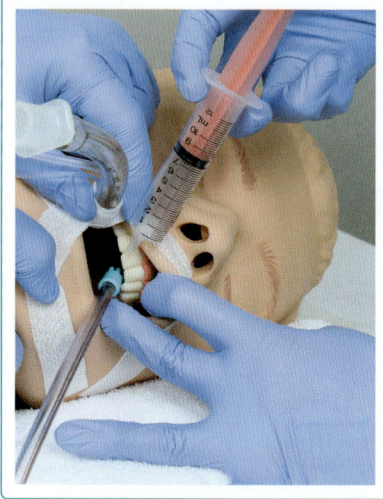

洗浄に関するエビデンス①洗浄するか否か
- 現在、洗浄するか否かに関する明確な基準はない
- 洗浄のメリットは汚れを物理的に洗い流せることと希釈効果、デメリットは菌を含む洗浄液を誤嚥するリスクがあることである
- 少なくとも、誤嚥予防の体位が維持できない患者や、誤嚥のリスクが高い患者では、洗浄を避ける
- 洗浄時、ガーゼを用いて咽頭パッキンする方法を紹介している文献もある

洗浄に関するエビデンス②洗浄液として何を使用するか
- 現在、洗浄する場合に使用する洗浄液に関する明確な基準はない
- CDCのガイドラインでは、洗浄液として0.12％グルコン酸クロルヘキシジンを推奨しているが、日本ではアナフィラキシーショックを起こしたケースがあったため、口腔粘膜への使用は禁忌とされ、濃度の薄いものが販売されている
- 7％ポビドンヨードは、広くオーラルケアに用いられているが、肺炎予防効果を証明する報告はなく、現在は水で十分に洗い流すほうがいいともいわれている

鉤）などを用いて開口し、視野を広くする。

5 ブラッシング（図4）

- 歯垢は、歯ブラシを使って物理的に破壊しないと除去できない。
- 歯と歯の間、歯と歯茎の間、気管チューブの裏側など、汚れが残存しやすいところを意識的にブラッシングする。

6 口腔粘膜と舌苔のケア（図5）

- 口蓋・歯肉・頬の裏・気管チューブ周囲をスポンジブラシで清拭する（図5-a）。
- スポンジブラシにねばつきや汚れが付着したら、そのつど、ティッシュペーパーや未滅菌ガーゼなどでスポンジブラシの汚れを拭き取る（図5-b）。汚れがスポンジに付着したままでは効率よく清拭できないためである。
- 舌苔は、軽くこすって剥がれてくるものだけを除去する。一度に全部取ろうとせず、保湿とスポンジブラシでの清拭を繰り返すのがポイントである。

7 洗浄

- 洗浄時は、洗浄する水量は減らし、顔を横に向けて頬部に洗浄液をため、排唾管で確実に吸引する（図6）。
- 洗浄液は、汚れ（歯など）に直接かけ、間違っても咽頭に向かってかけてはいけない。
- 誤嚥のリスクが高い場合、手技が不慣れな場合には、洗浄はしない。

8 保湿

- 乾燥を予防するため、口腔（口蓋・舌・口腔粘膜）に保湿剤を塗布する。
- 口唇にも、ワセリンやリップクリームを塗布する。

（露木菜緒）

Column
「Qケア」の使用法は？

　洗浄を行わず、オーラルケア物品をキット化したものがQケアである。ブラシの先端に3つの吸引孔があり、吸引しながらブラッシングできる。

　ブラシ類はディスポーザブルで、1人で短時間で実施できる。

（露木菜緒）

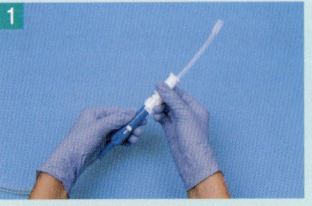

1 ヤンカーチューブのスリーブをたぐり、手元のスイッチをonにする。

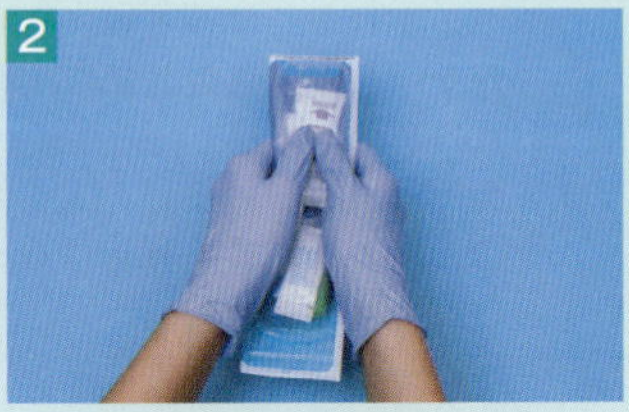

2 パックの上から洗浄液を押し出す。

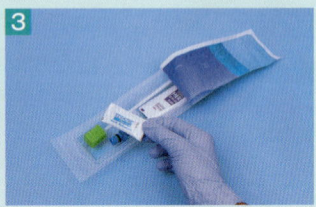

3 洗浄液がこぼれないように開け、保湿剤をスワブに塗布する。

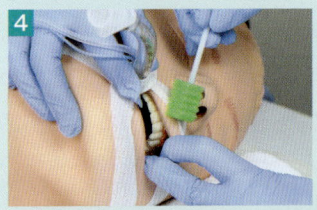

4 保湿剤を口唇などに塗布する（裂創防止）。舌など口腔にも保湿剤を塗布し汚れを浸軟させる。

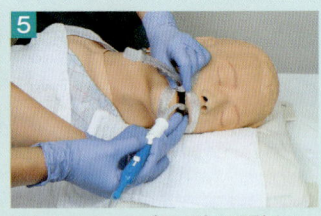

5 ヤンカーチューブで口腔を吸引する。

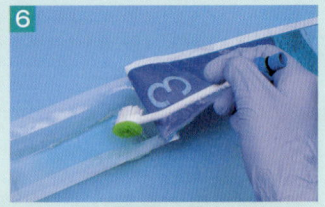

6 歯ブラシを洗浄液に浸す。吸引しながら清拭できるスワブもある。

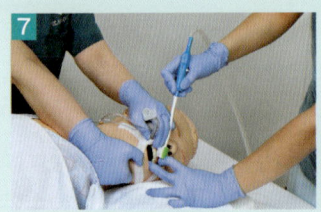

7 吸引ハンドルに歯ブラシを付け替え、ブラッシングと口腔粘膜清拭を行う。

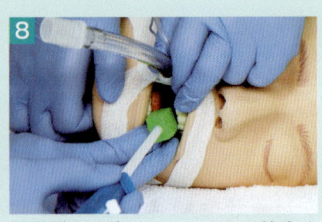

8 保湿剤を口腔にまんべんなく塗布する。

Q24 口腔乾燥は、なぜ、よくないの？

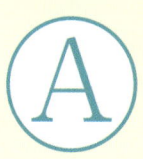

A 口腔の細菌が繁殖しやすくなるだけでなく、上皮剥離や分泌物が付着しやすくなるため、口臭の原因にもなります。咀嚼・嚥下機能の障害にもつながります。

- 人工呼吸器装着中の患者は、経口摂取不能、薬剤の副作用、発熱や高血糖など、さまざまな要因で唾液の分泌が低下する。
- 経口挿管では、閉口できないことで口腔粘膜の水分が蒸発し、より口腔が乾燥しやすい。
- 口腔乾燥の弊害を以下にまとめる。
  ①口腔の細菌が繁殖しやすい
  ②歯垢・舌苔・口蓋などへの剥離上皮や気道分泌物などが厚くなり、固く付着しやすい
  ③虫歯や歯周病が進行しやすい
  ④義歯の安定が悪くなる
  ⑤咀嚼・嚥下・発音障害
  ⑥口臭
- 口腔乾燥は、咀嚼・嚥下機能の障害にもつながる。

口腔乾燥の予防法

- エタノールは乾燥を助長するため、アルコールフリーの洗口液を選択する。

図7 気管挿管中のマスク着用

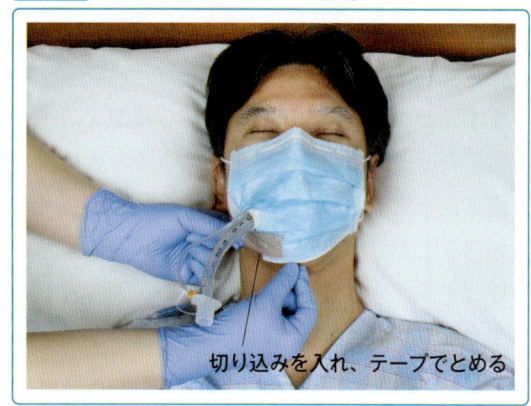

切り込みを入れ、テープでとめる

- オーラルケア後はジェルタイプの保湿剤を口唇・口腔にまんべんなく塗布し、粘膜表面からの水分蒸発を防ぐ。
- マスクの着用は、経口挿管中であっても、口腔の水分蒸発防止に有効である（図7）。
- また、唾液は天然の抗菌性洗口液であり、唾液の過度な吸引は自浄作用の低下、口腔乾燥の助長につながる。

（露木菜緒）

Q25 口腔トラブルには、どう対応するの？

A まずはトラブルの原因を探り、原因に基づいた対応を行います。ポイントは、出血部や潰瘍部などを刺激しないようにすることと、保湿を十分実施することです。

出血

- まず「どこからの出血なのか」を確認する。
- 口唇の擦過傷など、圧迫止血できるものは圧迫止血を実施する。
- 歯肉などから出血し続けるときは、凝固能を確認する。
- 出血部を刺激しない（スポンジブラシやガーゼなどでも触らない）。出血部を中心に愛護的に潤滑剤を塗布し、十分に保湿する。
- 局所から出血が持続するときは、医師に相談し、スポンゼル®（止血用ゼラチンスポンジ）などの使用を検討する。

潰瘍

- まず「なぜ潰瘍ができたのか」を考える。
- 気管チューブによる圧迫が原因であれば、接触部位にドレッシング材を貼付し、直接接触しないようにする。
- 口角の潰瘍であれば、潰瘍が治癒するまで、気管チューブの固定位置を左右へ変更することはやめる。
- 歯牙による褥瘡であれば、やわらかいプラスチックカバーを歯牙につける。
- 潤滑剤を塗布し、保湿を十分に実施する。

疼痛時

- まず「疼痛の原因」を考える。
- 口腔領域の廃用症候群が原因で開口困難になっているのであれば、無理に開口せず、開口器（アングルワイダーなど）を用いてできるところから始め、少しずつ開口できるようにリハビリテーションを行う。
- 潰瘍による疼痛であれば鎮痛薬を考慮する。キシロカイン®や、ゲル状のキシロカイン®ビスカスも有効である。なお、キシロカイン®によるアレルギーは、防腐剤が含まれているもの以外ではほとんど起こらないといわれているが、主治医と相談して処方してもらう。
- オーラルケアが快適でないと、患者は再び開口しなくなるため、鎮痛を図り、気持ちよさを感じられるケアを心がける。

（露木菜緒）

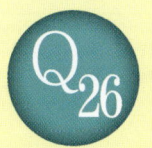

Q26 オーラルケアで加算を取るためにはどうすればいいの？

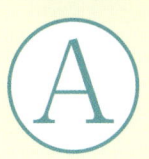

A 手術などの治療が決まったら、医師から歯科医へ連絡し、口腔環境を整えるための計画を立てて管理していくと、加算が取れるようになっています。

周術期口腔機能管理とは (表2)

- 平成24年度の診療報酬改定で、「周術期口腔機能管理料」が新設された。これは、周術期における術後の合併症（誤嚥性肺炎など）などの軽減を目的として、歯科が治療開始前から積極的に口腔に介入するしくみとして保険導入されたものである[4]。
- 周術期口腔機能管理の対象は「がん等に係る全身麻酔による手術又は放射線治療若しくは化学療法を実施する患者」とされている。
- 加算をとるためには、手術などの治療が決まったら医師から歯科医へ連絡し、口腔環境を整えるための計画を立て、管理していく必要がある（p.202 図8）。
- 気管挿管が行われてからの歯科治療は難しいため、手術前・入院前に介入するのが望ましいが、手術後からでも可能である。
- 歯科受診したばかりの患者に対しては、改めて歯科受診させなくてもよいとされているが、手術などの治療を受ける前提で管理されてはいないため、合併症の発症リスクが高い患者は、再受診するのが望ましい。
- 周術期口腔機能管理の導入で術後肺炎の発症率が減少したとの報告がある（p.202 図9）。

周術期口腔機能管理の実際

1 術前プラークフリー法

- 術前に、歯科で専門的歯面清掃を行うことによって、歯垢（デンタルプラーク）を完全に除去する方法である。
- 術前プラークフリーを行っておくと、術後は

表2 周術期口腔機能管理料

入院前	● 周術期口腔機能管理計画策定料………300点 ● 周術期口腔機能管理料（Ⅰ）…………手術前280点
入院中	● 周術期口腔機能管理料（Ⅱ）…………手術前500点／手術後300点
退院後	● 周術期口腔機能管理料（Ⅰ）…………手術後190点

院内または連携する歯科医療機関で一連の口腔機能の管理計画を策定し、歯科医師による歯科治療・歯科衛生士による予防的対応など口腔環境を整える
- 歯科医師による歯科治療：動揺歯の固定、虫歯の充填、抜糸　など
- 歯科衛生士による予防的対応：ブラッシング指導、術者みがき、歯石除去、専門的歯面清掃　など

図8 周術期における口腔機能管理のイメージ

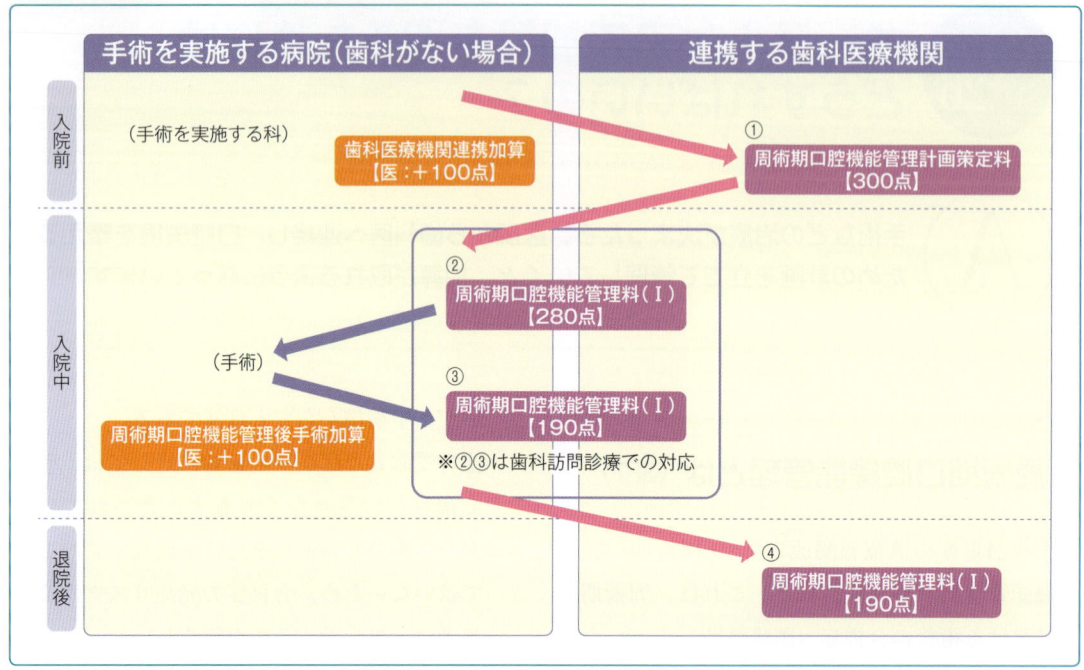

	手術を実施する病院（歯科がない場合）	連携する歯科医療機関
入院前	（手術を実施する科）　歯科医療機関連携加算【医：＋100点】	① 周術期口腔機能管理計画策定料【300点】
入院中	（手術）　周術期口腔機能管理後手術加算【医：＋100点】	② 周術期口腔機能管理料（Ⅰ）【280点】 ③ 周術期口腔機能管理料（Ⅰ）【190点】 ※②③は歯科訪問診療での対応
退院後		④ 周術期口腔機能管理料（Ⅰ）【190点】

厚生労働省：平成26年度診療報酬改定の概要（歯科診療報酬）：26. http://www.mhlw.go.jp/file/06-Seisakujouhou-12400000-Hokenkyoku/0000039900.pdf（2014年11月18日閲覧）．より引用

スポンジブラシや綿棒による清拭程度の簡単な口腔清掃でも、歯垢が再付着しにくくなる。

2 多職種チームでの介入

- オーラルケアは、歯科医との協働だけでなく、NST（栄養サポートチーム）、ICT（感染管理チーム）、ST（言語聴覚士）など、多職種チームでの介入が必要である。
- 多職種チームによる介入により、嚥下訓練・感染管理・栄養管理などが多角的に実施でき、結果的に患者のQOLの向上につながる。その調整役となることも、看護師の大事な役割である。

（露木菜緒）

図9 周術期口腔機能管理の効果

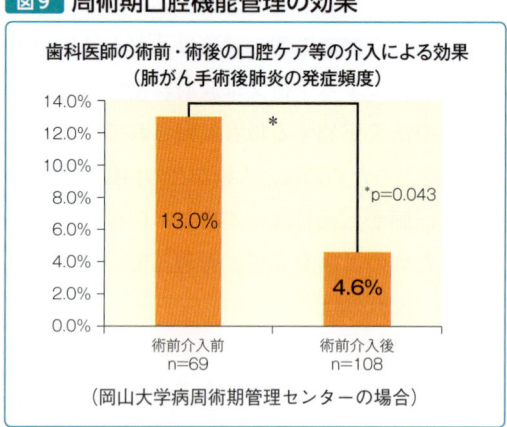

歯科医師の術前・術後の口腔ケア等の介入による効果（肺がん手術後肺炎の発症頻度）

- 術前介入前 n=69：13.0%
- 術前介入後 n=108：4.6%
- *p=0.043

（岡山大学病院周術期管理センターの場合）

厚生労働省：歯科診療報酬について：37. http://www.mhlw.go.jp/stf/shingi/2r9852000001wj9o-att/2r9852000001wkdi.pdf（2014年11月18日閲覧）．より引用

【文献（p.193～202「オーラルケア」の項）】

1 岸本裕充, 曽我賢彦：診療報酬に、なぜ「周術期口腔機能管理」が取り上げられたの？エキスパートナース 2012；28：28-31.
2 岸本裕充：知っておきたい！急性期の口腔ケア．オーラルケア，東京，2008：102-103.
3 磨田裕：加温加湿．沼田克雄, 奥津芳人 編, 新版 図説ICU 呼吸管理編，真興交易医書出版部，東京，1996：310-313.
4 厚生労働省：平成26年度診療報酬改定の概要（歯科診療報酬）：26. http://www.mhlw.go.jp/file/06-Seisakujouhou-12400000-Hokenkyoku/0000039900.pdf（2014年11月18日閲覧）．
5 岸本裕充, 塚本敦美：口腔ケアのアセスメントおよびケア方法概論（1）口腔のアセスメント．8020推進財団 編，入院患者に対するオーラルマネジメント，8020推進財団，東京，2008：12.

Part 7 ■ 気道ケア

5 加温加湿管理

Q27 加温加湿は、なぜ必要？

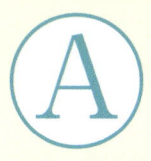

A 人工気道が留置されていると、加温加湿機能を果たす上気道がバイパスされ、乾燥したガスが加湿されずに肺に到達し、弊害を起こすためです。

- 生理的な気道の温度・湿度を図1に示す。
- 人工呼吸器から乾燥したガスが上気道に送られると、気道の水分が奪われ、気道粘膜の乾燥・損傷、線毛運動低下、痰の乾燥・固形化、痰によるチューブ閉塞などが生じる。
- 人工気道が留置されていると、加温加湿機能を果たす上気道がバイパスされ、乾燥したガスが加湿されずに肺に到達して弊害を起こすため、加温加湿が必要となる。

絶対湿度と相対湿度 (→p.123 Column)

- 絶対湿度は「一定の体積に含まれる水の量」、相対湿度は「飽和水蒸気量に対する空気中の水蒸気の量の割合」である。
- 飽和水蒸気量は、温度が上がるほど増加する。つまり、絶対湿度が同じでも、温度が上がれば相対湿度は下がる。
- 結露が生じている場合、回路中の相対湿度は100%である。

（露木菜緒）

図1 生理的な気道における温度・湿度

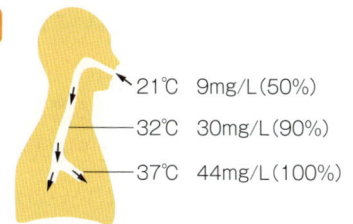

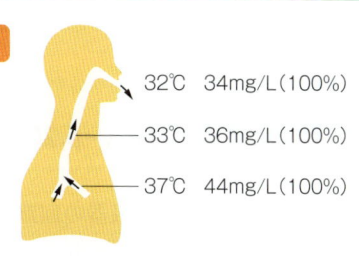

吸気時
- 21℃　9mg/L（50%）
- 32℃　30mg/L（90%）
- 37℃　44mg/L（100%）

呼気時
- 32℃　34mg/L（100%）
- 33℃　36mg/L（100%）
- 37℃　44mg/L（100%）

Q28 加温加湿の方法は？どう選択するの？

A 人工鼻回路と加温加湿器回路の2種類があります。それぞれの特徴をふまえ、患者の状態に併せて選択します。

人工鼻回路

- 人工鼻は、体温で温められた呼気（水蒸気）をフィルターでとらえ、次の呼吸で戻すことによって、加温加湿効果を得るものである（図2）。
- 受動的な加温加湿であり、電源が不要で、気道熱傷の危険もないなどの理由から、最近は人工鼻回路が標準的になっている。
- 気道分泌物が粘稠で、人工鼻まで到達する場合、フィルターが根詰まりを起こし、換気できなくなる。
- リークのある患者は、十分に呼気がとらえられないため、加温加湿効果が減少する。
- 分時換気量が多いと、呼気流速が速いことで呼気が冷却され、加温効果が減少する。
- 人工鼻は呼気を再呼吸させるシステムであるため、二酸化炭素が貯留しやすい患者、フィルターが呼気抵抗になるような呼吸筋疲労がある患者、呼吸仕事量を減少させたい患者は適応ではなくなる。

加温加湿器回路（→p.206 Q29）

- 加温加湿器は、人工呼吸器の回路の吸気側に接続して使用する。チャンバーと呼ばれる容器に入れた滅菌蒸留水を温めることで、送気するガスに水分を含ませる（相対湿度100%に加湿する）システムで、人工鼻よりも加温加湿性能は高い。
- 加温加湿器で相対湿度100%に加湿されたガスは、部屋の温度によって患者の口元に達するまでに冷やされる。結露は、冷やされて空気中に溶け込めなくなった水分が水となって回路に付着したものである。
- 加温加湿器回路には、回路が複雑であること、電源が必要であること、気道熱傷のリスクがあること、常に加湿用蒸留水が必要であることなど、デメリットがある。
- 対象に禁忌はないため、ARDS（急性呼吸窮迫症候群）[*1]やCOPD（慢性閉塞性肺疾患）[*2]患者のように、二酸化炭素の貯留や呼吸仕事量を減少させたいときは、加温加湿器回路を選択する。

加温加湿方法の選択

- 適切に加温加湿されているか評価することが大切である（表1）。
- 人工鼻回路を使っている際、分泌物が粘稠なときは表2のようなことがないか観察したうえで、どちらの回路がいいのか、メリット／デメリットと患者の状態から判断する。

図2　人工鼻回路

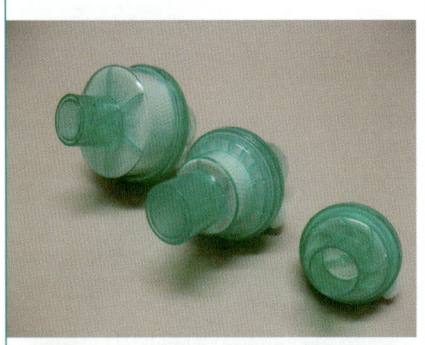

人工鼻は、人工呼吸器で換気する量により大きさが異なってくる。換気量に合わせてサイズを決める

吸気時
吸気側 → 人工鼻 水分を含んだガスを吸気 → 患者側
呼気側　乾燥したガスが人工呼吸器から送気　トラップしている水分をガスに溶け込ませる

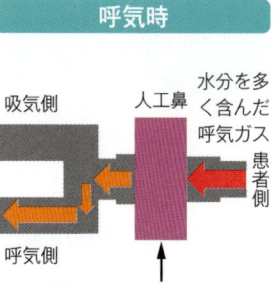

呼気時
吸気側　人工鼻　水分を多く含んだ呼気ガス ← 患者側
呼気側　水分を人工鼻でトラップされたガスを排気　人工鼻で水分をトラップ

メリット	禁忌
●受動的な加湿 ●電源がいらない ●回路がシンプルになる	●気道内分泌物が粘稠で、人工鼻まで到達する場合（泡沫痰を吹き出す肺水腫、気道出血） ●肺・気道からの大量のガスリークがある場合（カフなしチューブや気管支胸膜瘻） ●体温が32℃以下の低体温 ●人工鼻で加湿不十分な場合（分時換気量が多いなど） ●人工鼻の抵抗、死腔が無視できない場合（CPAPなどの場合、高二酸化炭素血症がある場合） ●ネブライザー中

表1　適正な加温加湿評価の指標

①喀痰がやわらかくなっている
②気管チューブ内壁に結露・水滴がある
③気管吸引カテーテルがスムーズに入る
④吸気回路終末部に配置した温度モニタで適温になっている　｝加温加湿器
⑤吸気回路末端付近で内面に結露がある　　　　　　　　　　　回路の場合

表2　分泌物が粘稠なときの観察ポイント

人工鼻であれば　｛
①低体温はないか
②分時換気量は多くないか
③リークはないか
④延長チューブはついていないか
⑤室温が低くないか
⑥脱水はないか
｝加温加湿器でも

- 加温加湿回路でも、以下に示す理由から、加湿しているつもりが、じつは乾燥させてしまっていることもあるためである。
  ①熱線が回路の外側にあるタイプでは、加湿効率が低くなる。
  ②室温が低い場合は、回路が冷却されて相対湿度が下がる。
  ③重症患者は、弛張熱（日差1℃以上）であることが多い。体温設定は受動ではないため、体温の変動とともに、必要な湿度が変化する。

（露木菜緒／春田良雄）

＊1　ARDS（acute respiratory distress syndrome）：急性呼吸窮迫症候群
＊2　COPD（chronic obstructive pulmonary disease）：慢性閉塞性肺疾患

Q29 加温加湿器回路にウォータートラップがなくなったのはなぜ？結露させない管理のポイントは？

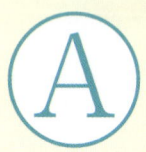

A 機器が高性能になり、チャンバーや口元温度を正確に設定できるようになったことから、回路にたまるほどの結露ができにくくなったためです。チャンバーの温度より口元温度を高く設定すると、水蒸気が飽和されないので結露がなくなります。

加温加湿器回路のしくみ

1 「熱線あり」だとウォータートラップ不要

- 加温加湿器回路は、人工呼吸器から送られるガスを、吸気回路側に接続された加温加湿器によって温め、患者の肺に送り込むしくみである。
- 加温加湿器を通った吸気は、冷めると結露となり、水分としてたまる。そこで、回路を温める熱線（ヒーターワイヤー）が必要になる。
- 温められた吸気は、今度は呼気となって排出されるが、呼気回路を通るときに水滴となって回路に水がたまるため、最近のディスポーザブル回路では、呼気回路にも熱線が入っているものが多い。
- ただし、熱線がない回路は、呼気側にウォータートラップが必要となる。

2 結露ができない設定原理（図3）

- 加温加湿回路は、以下に示すように、「人工呼吸器から送気される乾いた冷たいガスは、体温程度にチャンバーで温められた後、さらに熱線で温めることで相対湿度を下げて回路に結露ができないようにしておき、肺に入ったとき体温に戻って100％の加湿を得る」しくみとなっている。

① 加温加湿器を37℃に設定すると、チャンバー内で温められたガスは、温度37℃、相対湿度100％、絶対湿度約44mg/Lとなる。

② 口元を40℃に設定すると、絶対湿度は44mg/Lのままだが、相対湿度は85％となる。したがって、水蒸気は飽和されず、結露ができない。

③ 上記②によって40℃・相対湿度85％となったガスが肺内に入るとき、体温に戻される。その際、絶対湿度44mg/Lは不変であるため、相対湿度は100％に戻る。

図3 「ウォータートラップ不要」の原理

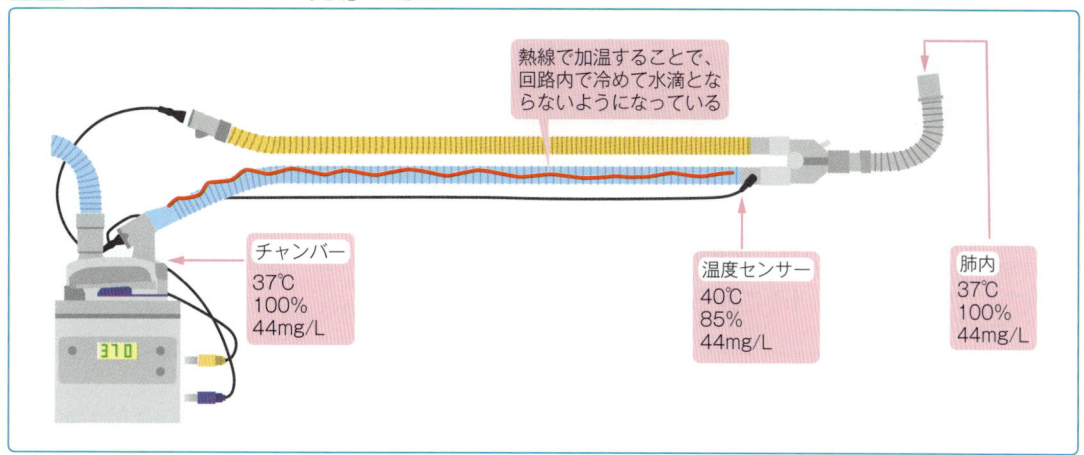

熱線で加温することで、回路内で冷めて水滴とならないようになっている

チャンバー
37℃
100%
44mg/L

温度センサー
40℃
85%
44mg/L

肺内
37℃
100%
44mg/L

結露させない設定のポイント(表3)

1 チャンバーの設定温度

- 肺や気管は、そのときの体温で相対湿度100%である。
- チャンバー内の設定温度が体温より低いと、肺に入ったときに絶対湿度が不足する。足りない湿度は、気道の水分を奪うことで補われるため、乾燥が生じてしまう。そのため、チャンバーの温度よりも口元温度を高く設定する必要がある（外気温やヒーター出力の影響をなくすため約2～3℃高くする）。

2 熱線の位置

- 熱線は、内側に通すタイプ（リユース回路）より、外側から温めるタイプ（ディスポーザブル回路）のほうが有効である。

3 その他の工夫

- 室温を下げすぎない（熱線で温めていても室温が低すぎれば温度は下がる）。
- フレックスチューブは可能なら外す（温度センサーより口元側には熱線がなく、室温で冷やされてしまう）。

表3 結露をなくす工夫
- チャンバー内温度を体温程度にする
- 口元温度をチャンバーより2～3℃高くする
- 室温を下げすぎない
- 可能であればフレックスチューブは外す

（露木菜緒）

Q30 手動調節式と自動調節式で、加温加湿器管理の方法は異なる？

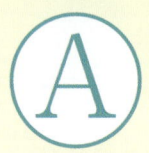

A 自動調節式は、電源さえ入れば、自動で調整されます。手動式は、口元温度とチャンバー温度の設定が必要です。チャンバー温＝患者の体温となるようにして、「そこからマイナス何度」と設定します。

- 加温加湿器は、フィッシャー＆パイケル社の製品がほとんどである。温度設定を手動で行うタイプ（MR730）と、自動調節式（MR850）があるが、現在の主流は自動調節式である。
- なお、デジタル表示されている値が、MR730とMR850で異なるため、注意する。

手動調節式の特徴（図4）

- 口元温度とチャンバー温度を、手動で設定する機器である。
- 「口元温度設定ダイヤル」で口元温度を40℃程度に、「チャンバー出口の温度設定ダイヤル」で、口元温度との差を「−2」程度（体温37℃程度になるように）に設定する。
- チャンバー出口の温度が、口元温度と同程度〜高くなるように設定してしまうと、回路内に結露が生じるため注意する。
- デジタル表示されている温度は口元温度である。チャンバー内温度を確認したいときは「チャンバー温度表示ボタン」を押すと、表示が切り替わる。

自動調節式の特徴（図5）

- 温度は自動調節される（初期設定では、チャンバー出口温度が、口元温度より3℃低くなっている）。
- 気管チューブモード時：チャンバー温度37℃（−1.5〜＋3℃）で口元温度37℃（−2〜＋3℃）
- マスクモード時：チャンバー温度31℃（0〜5℃）口元温度34℃（−6〜0℃）に自動調整される。
- 右上の切り替えボタンが、正しく表示されているか（挿管されていれば挿管の絵、NPPVなどマスクで使用するときはマスクの絵が点灯していること）を確認する。表示を切り替える際は、切り替えボタンを1秒押す。
- デジタル表示されている温度はチャンバー内温度である。口元温度を表示したいときは、左上の「消音ボタン」を長押しする。

給水システム

- 多くは自動給水システムを使用しており、滅菌蒸留水を接続する。誤って消毒や点滴製材などを接続しないようにする。誤接続によるインシデントが報告されている。
- 蒸留水を接続したら、空気取り込み口を必ず開ける。セミハードボトルであることが多く、空気取り込み口を開けないと、給水が止まってしまうことがある。

図4 手動調節式（MR730）

- 消音ボタン
- ヒータープレート
- チャンバー内温度ボタン
- アラーム部
- 口元温度設定ダイヤル（Yピースの温度センサー部の温度を設定）
- チャンバー出口の温度設定ダイヤル（口元温度との差で設定）
- 温度表示…通常は、口元温度を表示（チャンバー内温度ボタンを押すと、チャンバー内の温度が表示される）

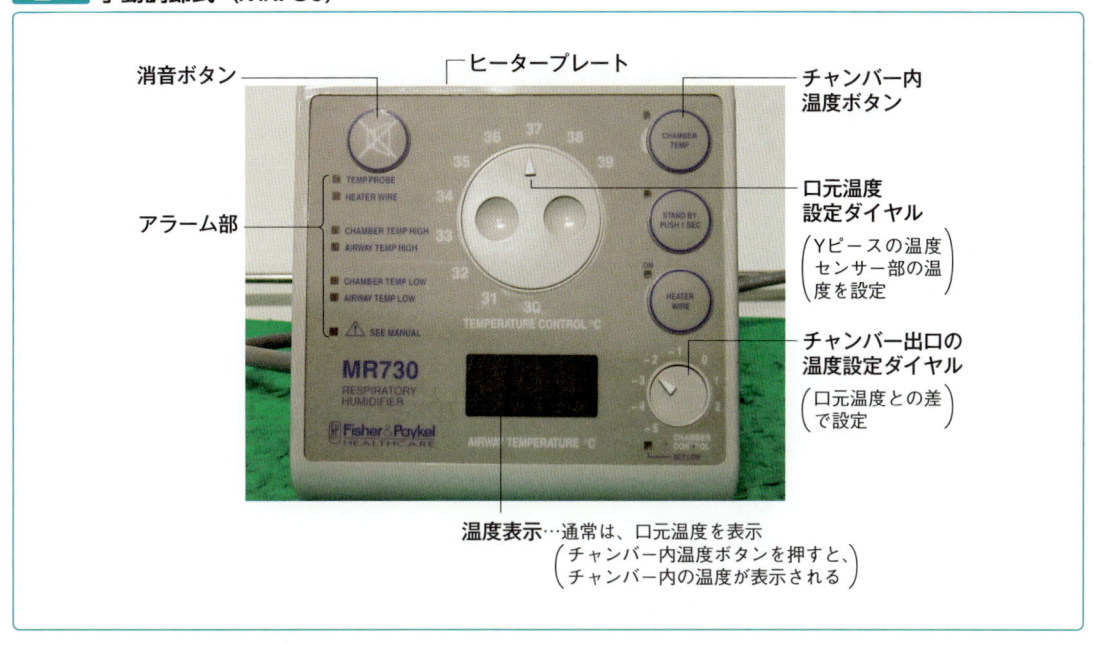

図5 自動調節式（MR850）

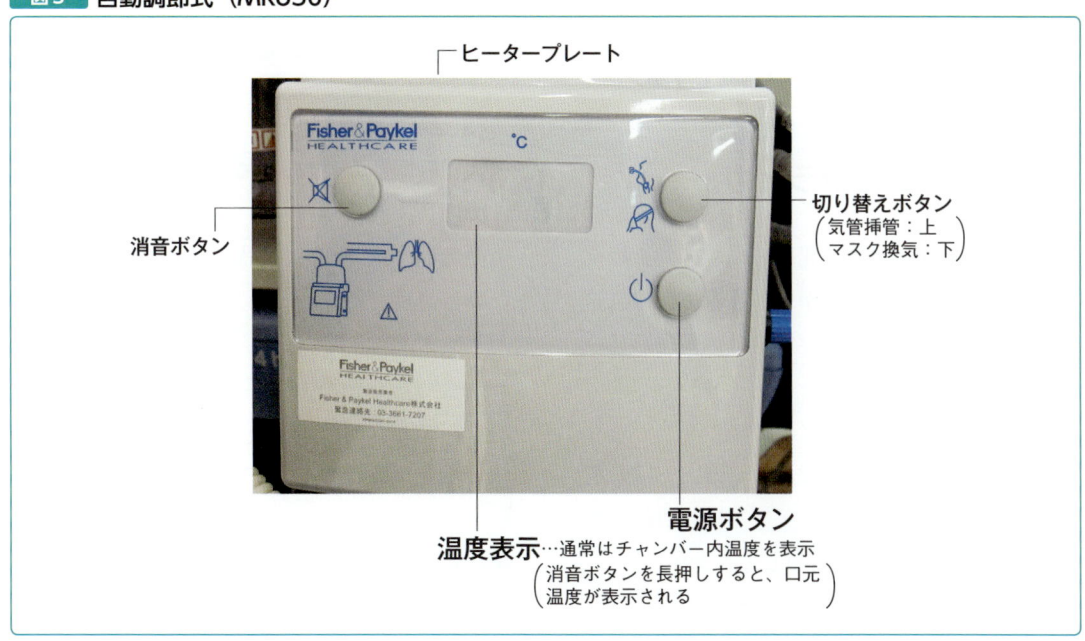

- ヒータープレート
- 消音ボタン
- 切り替えボタン（気管挿管：上／マスク換気：下）
- 電源ボタン
- 温度表示…通常はチャンバー内温度を表示（消音ボタンを長押しすると、口元温度が表示される）

- チャンバーには引いてあるラインは、「水をここまで入れる」ラインではなく、「これ以上水を入れてはいけない」ことを示すラインである。

- 水は、なくてはいけないが、多いと加温に時間がかかり、温度の安定性も悪くなるため、少なければ少ないほうがいい。特に、手動で給水する際は注意する。

（露木菜緒）

Part 7 ■ 気道ケア

6 ネブライザー

Q31 人工呼吸中のネブライザーには、効果があるの？

A 人工気道を有する患者の場合、未挿管患者に比べてエアゾルの到達が少なくなってしまいます。人工気道におけるさまざまな要因により、リスクに対して効果は得られにくいです。

人工気道とネブライザー

- 人工気道の存在自体が死腔・気流・気道抵抗に影響をもたらすことから、挿管患者の気管内には、乱状気流と高い気道抵抗が生じている。
- 人工気道のほうがエアゾルが届きやすいように感じるが、実際は逆であり、肺内へは薬剤がほとんど到達せず、エアゾルは、回路やチューブ内に水滴として貯留してしまう。
- ネブライザー効果に影響を与える因子を以下に示す。これらの影響により、肺内へのエアゾルの届きにくさは変わる。
・気道確保の方法：気管チューブか、気管切開チューブか
・人工気道：材質、サイズ、静電気の荷電
・エアゾルジェネレータ(投与器具)の種類：超音波ネブライザー、ジェットネブライザー、MDI（定量噴霧式吸入)[*1]
・人工呼吸器のセッティング：一回換気量、呼吸回数、吸気時間
・その他：人工呼吸器回路の加湿、温度、吸入ガス濃度など

人工呼吸中のネブライザーのエビデンス

1 加湿目的での使用について

- 人工呼吸器に使用されている加温加湿器は高性能であり、加湿効率は十分であることから生理食塩液などを加湿目的に使用しても効果はない。
- 通常、吸入療法には「ゆっくり深い呼吸」などが必要であるが、人工呼吸中には難しい。

2 MDIとの比較

- Fullerらの研究[1]では、気管の薬剤沈着はMDIが5.65±1.1%、ジェットネブライザーが1.22±0.4%であった。
- 人工呼吸器装着患者へのエアゾル投与に関しては、ネブライザーよりもシリンダー付きMDIのほうが優れている。

ネブライザーによる人工呼吸器への影響

1 起こりうるトラブル

- 人工鼻との併用は禁忌：人工鼻はフィルターである。薬剤が人工鼻に付着して効果が出ないばかりでなく、フィルターの目詰まりによる換気不全を起こす。
- 回路のリーク：ネブライザー装置を人工呼吸器に組み込むためには、人工呼吸器回路のつけ外しを行う必要がある。その際、接続時にPEEP[*2]が解除されたり、接続ミスによるリークが起こって換気量が低下したりする可能性がある。なお、MDI専用のポートが組み込まれている人工呼吸器回路もある。
- 精度不良：薬液に金属腐食性がある場合、精度不良となる可能性がある。

2 ネブライザー実施中の観察

- 換気不良などの可能性があるため、気道内圧や一回換気量のほか、SpO_2[*3]、E_TCO_2[*4]などのモニタリング、呼吸状態を観察する。

(露木菜緒)

文献（p.210～211「ネブライザー」の項）

1 Fuller HD, Dolovich MB, Chmbers C, et al. Aerosol delivery during mechanical ventilation: a predictive *in vitro* lungmodel. *J Aerosol Med* 1992；5：251-259.

---

*1 MDI（metered-dose inhalers）：定量噴霧式吸入
*2 PEEP（positive end expiratory pressure ventilation）：呼気終末陽圧換気
*3 SpO_2（saturation of percutaneous oxygen）：経皮的酸素飽和度
*4 E_TCO_2（end tidal CO_2）：呼気終末二酸化炭素濃度

Part 7 ■ 気道ケア

7 トラブル・シューティング

Q32 声が漏れるのはなぜ？どう対処すればいいの？

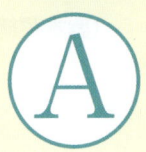

A チューブの位置異常や、カフの異常、生理的な要因が考えられます。声の漏れに気づいたら、まずは、呼吸状態・チューブが正しく挿入されているかを確認し、原因に応じて対応します。

「声が漏れる」原因

- 気管チューブの抜去（または浅くなっている）が生じている可能性がある。
- チューブの位置が適正ならば、カフの損傷や、何らかの原因によってカフの空気が少なくなった可能性が考えられる。
- 気管の形状は人によってばらつきがあるため、体位や頸部の向きによって気管のシールが不十分になり、気管壁とチューブの間に隙間が生じて、声が漏れることもある。

声漏れ発生時の対応

- 患者の呼吸状態、換気量、気道内圧、SpO₂[*1]の低下などを確認する。
- 口角の位置、口腔でのチューブのたわみの有無、X線画像で適切な位置かを確認する。浅くなっているだけならカフの空気を抜き押し込めば適正な位置へ調整できるが、完全に抜去されていたら再挿管が必要になる。
- チューブの位置が適正ならば、カフ圧調整を実施する。カフ圧が上昇しない、人工呼吸器の換気量が維持できない場合はカフ損傷が疑われ、気管チューブの交換が必要となる。
- 体位や頸部の向きを変えると声漏れが改善するときは、気管径の違いが原因と考えられる。声が漏れなくなる位置へ調整する。
- カフ圧を上昇させると声が漏れなくなることがあるが、チューブ入れ替えまでの一時的以外に、持続的にカフ圧の高値を維持してはいけない（→p.180Q12）。

（露木菜緒）

---

*1　SpO₂（saturation of percutaneous oxygen）：経皮的酸素飽和度

Q33 チューブトラブルを予防するためには？

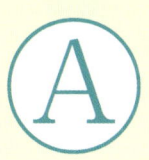

A チューブ管理を行ううえでの患者側の要因と、療養環境を理解して予防を行う必要があります。

患者側の要因

- チューブ管理を行ううえで、患者側の要因として医療従事者が認識しておくべき原則は、以下の3つである。

1 患者が動けばチューブトラブルの危険性が高まる

- 「患者が動く」ということには、患者自身による体動だけではなく、体位変換や移乗などの看護師による受動的な体動も含まれる。

2 体内に留置したチューブは抜ける、接続部は外れる危険性がある

- 患者に適した固定方法の工夫やマニュアルの作成を行う必要がある。

3 チューブ留置は不快であり、患者は本能的に取り除こうとする

- チューブ留置は、挿入局所の苦痛に加えて、つながれていることによる拘束感が不快をもたらす。
- 不快の程度は、チューブの種類や患者の病態、チューブ留置の期間によって異なる。
- チューブ留置の不快が強ければ強いほど、治療上の必要性が判断できない患者、かつ不快に耐えうる体力や精神力がない患者は、チューブを取り除こうとする。
- チューブトラブルは、すべてが事故につながるわけではない。しかし、患者の生命維持や治療に果たすチューブの役割の重要性と、トラブルの発見がどれほど遅れたかで、事故につながるか否かが決まる。

療養環境

- 患者を取り巻く療養環境においてもさまざまなリスクが存在する。
- 医療現場では、多重業務が半ば当たり前になっており、個人の能力では限界がある。医療従事者同士の「気づき」や「支え」によって事故発生を最小限に抑えているのが現状である。
- 医療現場は、主にコミュニケーションによって成り立っているため、職場風土や疲労や体調不良などの健康状態によってもエラーが起こりやすくなる。

（塚原大輔）

Q34 気管チューブが抜けてしまったら、どうすればいい？

A まず、自発呼吸の有無を確認してください。自発呼吸がなければ、バッグバルブマスク換気を行います。自発呼吸があれば、酸素マスクによる酸素投与を行います。

- 気管チューブの予定外抜去を発見したら、すみやかに人手を集め、医師への報告、救急カート、再挿管の準備を依頼する。
- 自発呼吸の有無、意識の変化、循環動態の確認をする。
- 気管チューブが抜けてしまった場合、気道の評価をせず抜管に至っていること、カフが膨らんだまま抜去されたことによる声帯や気道粘膜の損傷が生じている可能性があることから、気道浮腫のリスクが高い。そのため、上気道閉塞症状（嗄声など）の出現には十分注意する。

自発呼吸がない場合：
再挿管が必要

- 自発呼吸がない（または不十分である）ときは、患者を水平仰臥位として気道確保を行った後、バッグバルブマスクにて手動的に換気を行う。
- 再挿管が必要である。必要に応じて鎮静薬を用いて気管挿管を行う。

- 再挿管時は、気道浮腫によって同じサイズの気管チューブが入らない場合があるため、サイズの小さいチューブも用意しておく。

自発呼吸がある場合：
酸素投与を実施

- 自発呼吸がある場合は、酸素マスクを装着して酸素投与を行う。酸素濃度は、予定外抜去前と同程度から始め、SpO_2が低ければすみやかに増量する。ただし、COPD（慢性閉塞性肺疾患）[*2]患者は、高濃度酸素投与によってCO_2ナルコーシスをきたし、呼吸停止に至ることがあるため、低濃度の酸素投与から始め、呼吸パターンに注意する。
- 自発呼吸が十分あり、人工呼吸器装着の必要性もない場合には、再挿管が不要である。
- 酸素投与を行うときは、その必要性を説明し、確実な投与と十分な加湿を行う。SpO_2、呼吸パターンの十分な観察も重要である。

（露木菜緒）

＊2　COPD（chronic obstructive pulmonary disease）：慢性閉塞性肺疾患

Q35 気管切開チューブが抜けてしまったら、どうすればいい？

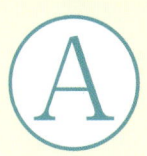

A まず、自発呼吸の有無を確認します。自発呼吸があれば、気管切開孔に酸素マスクを当てて酸素投与を行います。自発呼吸がなければ、気管切開孔を清潔なガーゼでふさぎ、口鼻をバッグバルブマスクで覆って、手動的に換気を行います。

- 基本的には、気管チューブ抜去時の対応と同じである。ただし、自発呼吸があっても基本的には気管切開チューブを再挿入する。
- 予定外抜去を発見したら、すみやかに人手を集め、医師への報告、救急カート、再挿入の準備を依頼する。
- 自発呼吸の有無・意識の変化・循環動態の確認を行う。

自発呼吸がない場合：
気管切開孔をふさいで手動式換気し再挿入

- 自発呼吸がない（または不十分である）ときは、患者を水平仰臥位とし、気管切開孔を清潔なガーゼでふさぎ、口鼻をバッグバルブマスクで覆って手動的に換気を行う（気管切開孔をふさがないと空気が漏れ、有効な換気ができない）。
- ただし、永久気管孔の患者は、気管切開孔に直接バッグバルブマスクを当てて換気する。永久気管孔の場合、気管切開孔をガーゼなどでふさぐと窒息してしまうため、注意が必要である。
- 決して看護師が気管切開チューブを再挿入してはならない。皮下に迷入すると窒息となる。

1 再挿入後の対応

- カフが膨らんだまま抜去されたことにより、気道粘膜や周囲組織から出血し、気管への垂れ込み、凝血塊による窒息の危険性がある。気管分泌物の性状や呼吸音を確認する。
- 気管切開チューブが抜けた際の刺激で空気が皮下に漏れると、皮下気腫ができる場合がある。頸部・鎖骨下周囲を触診し、皮下気腫の有無を確認する。

自発呼吸がある場合：
酸素投与を実施し再挿入

- 自発呼吸がある場合は、気管切開孔に酸素マスクを装着し、酸素投与を行う。
- 酸素濃度は予定外抜去前と同程度から始める。
- 気管切開孔がすぐに閉じてしまう場合や、SpO_2が低下するときには、自発呼吸がないときと同様に、気管切開孔をガーゼなどでふさぎ、口鼻に酸素マスクを当てる。
- 気管切開チューブ挿入後の対応は、上記、自発呼吸がないときと同様である。
- 再挿入が不要と判断された場合は、気管切開孔を縫合する。

（露木菜緒）

Q36 人工気道による合併症、どう予防する？

A 適切なカフ圧管理や加温・加湿、チューブ管理を行うこと、患者の状態変化を見逃さないことが大切です。

- 人工気道を挿入する際の操作、気管チューブやカフによる長期間の気道の圧迫・刺激が原因となり、喉頭浮腫や声門浮腫、気道粘膜の損傷が生じる。これらは、人工気道抜去後の気道狭窄・閉塞の原因となるため、適切なカフ圧管理を行う必要がある。
- 自然呼吸の場合には、空気が上気道（鼻腔、咽頭、喉頭などの気道）を通過する際に気道粘膜において加温加湿されている。しかし、人工呼吸では人工気道が挿入されるため、上気道がバイパスされ、生理的な加温加湿機能が損なわれ、気道からの水分の喪失や、それに伴う気道の脱水、気管（気管支）における上皮組織の損傷をもたらし、コンプライアンスの低下や界面活性物質の活性低下など肺機能の低下を招き、気道分泌物の乾燥、無気肺、低酸素血症が引き起こされる。そのため、人工呼吸管理中は、加温加湿器や人工鼻など加温・加湿システムを併用する必要がある。
- 人工気道自体の狭窄・閉塞は、チューブの屈曲や患者によるチューブの咬合、気道分泌物の付着などにより生じる。気道狭窄は、異常な気道内圧上昇と低換気アラーム、呼吸音の異常、バイタルサインの変化などにより発見される。
- 患者が咬合している場合には、バイトブロックを使用するか、苦痛が強い場合には鎮痛薬を検討する。
- 気道分泌物は、気管吸引により除去するか、吸引困難であれば気管チューブの交換も必要となる。

（塚原大輔）

Part 7 ■ 気道ケア

8 人工気道留置中患者とのコミュニケーション

Q37 人工気道留置中患者のコミュニケーションの方法は？

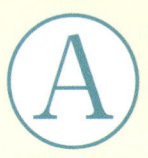

A 筆談、文字盤、ジェスチャーなど、さまざまなコミュニケーションツールがあります。患者の苦痛を知り、声をかけていくことで、コミュニケーションは単なる情報の伝達のみでなく、患者に安心感を与えるものとなります。

発声以外のコミュニケーション方法

1 筆談

- 紙とペンを用意し、患者に書いてもらう方法である。文字が書ける状態の患者に適する。
- 一般的には太いペンのほうが握りやすい。インクの色が濃く見やすいものを選択する。
- できるだけヘッドアップし、用紙はボードに固定するなど、書きやすい体勢を整える。
- 意思が的確に伝わり、後に家族への情報提供にもなるが、読めないことも多く、患者の疲労も大きい。

2 指文字

- 看護師の手掌や宙に、指で字を書いてもらう方法である。
- 物品が不要で、すぐに対応できるが、一文字ずつ確認しなくてはならず、時間がかかるうえに読み間違いも多い。

3 50音表、文字盤（図1、次頁）

- 50音を書いた文字盤を見せ、患者に指差してもらう方法である。
- 文字盤が透明な板であるのが望ましい（対側から、患者の注視した視線が見えるため、文字を特定しやすい）。
- 文字を探す必要があり、見つかりにくく、ストレスになる。

4 単語カード（表1、次頁）

- 患者がよく訴える内容をあらかじめ書き出し、患者に示してもらう方法である。
- 看護師が言葉で伝えて確認してもいい。

5 読唇

- 唇の動きで言葉を読み取る方法である。

図1 文字盤

あ	か	さ	た	な	は	ま	や	ら	わ
い	き	し	ち	に	ひ	み		り	を
う	く	す	つ	ぬ	ふ	む	ゆ	る	ん
え	け	せ	て	ね	へ	め	よ	れ	?
お	こ	そ	と	の	ほ	も	°	ろ	゛
0	1	2	3	4	5	6	7	8	9

表1 単語カード

- 傷が痛い
- 水が飲みたい
- 声が出ない
- 動きたい
- 眠れない
- のどが痛い
- 口を拭いてほしい
- 起きたい
- (抑制を) 外してほしい
- 家族を呼んでほしい

- 物品が不要で、すぐに対応できるが、読み取りにくく難しい。

6 ジェスチャー

- 患者の表情やアイコンタクトによって読み取る方法である。
- 物品が不要だが、理解できないことも多い。

コミュニケーションのポイント

1 患者の苦痛を知る

- 人工気道を留置した患者は、多くの苦痛を抱えている。チューブの疼痛だけでなく、話したいのに声が出ないことも苦痛である。気管チューブからうまく空気を吸えない、「のどが渇いた」と言っても水をくれない、動きたくてもさまざまな管が邪魔をして動けないことも苦痛である。
- シーツや寝衣のしわや、掛け物が足先まで掛かっていないことが気になったり、顔や固定テープがかゆかったりすることもある。
- コミュニケーションによって患者の苦痛を知ることで、少ない情報から、患者の訴えたい情報を得ることができる可能性が高まる。

2 声をかける

- 声をかけ、苦痛はないか問い、部屋を出るときは「また来ます」「遠慮なく呼んでください」とナースコールを渡す。
- 「ナースコールが鳴らないから、訴えがない」と判断してはいけない。ナースコールを押せないのかもしれないし、がまんして押さずにいるのかもしれない。ナースコールが押せるところにあるか、患者に押す力はあるかを確認する必要がある。
- 患者は、不安や恐怖、薬剤や環境の影響による注意力の低下などから、同じことを何度も聞いたり、せん妄を合併したりするが、これは症状であり、仕方ないことである。根気強く説明し、対応していくことで安心にもつながる。

(露木菜緒)

Part 8

人工呼吸中の鎮痛・鎮静・せん妄

1 鎮痛　　　　　　　古賀雄二
2 鎮静　　　　　　　植村　桜
3 せん妄　　　　　　茂呂悦子

Part 8 ■ 人工呼吸中の鎮痛・鎮静・せん妄

1 鎮痛

> **Q1** 人工呼吸中の鎮痛・鎮静は、なぜ重要なの？
>
> **A** 薬理学的・非薬理学的ケアにより患者の苦痛緩和と快適性を保持し、人工呼吸との同調性を高めるために重要です。

- 鎮痛と鎮静の失敗は、患者に即時的な影響や、ICU退室後までも含めた影響を及ぼすことがある（→p.224 Q3）。
- 即時的影響としては、日本呼吸療法医学会の「人工呼吸中の鎮静のためのガイドライン」にある「鎮静・鎮痛の目的（表1）」が達成できないことが挙げられる。
- 他の影響としては、直接的に不穏やせん妄のリスクファクターとなるだけでなく、その結果として人工呼吸器離脱や早期離床の妨げとなり、負のサイクル（→p.222 Q2）の一端を助長することが挙げられる。
- 人工呼吸中の鎮痛・鎮静は、薬理学的ケアだけではなく、非薬理学的ケアを伴うことが重要である。「鎮静の前に考慮すること（表2）」を人工呼吸管理中一貫して行うことが必要である。
- ABCDE+αの視点（→p.224 Q3）で医原性

表1 鎮静・鎮痛の目的

1	患者の快適性・安全の確保 ●不安をやわらげる ●気管チューブ留置の不快感の減少 ●動揺・興奮を抑え、安静を促進する ●睡眠の促進 ●自己抜去の防止 ●気管吸引の苦痛を緩和 ●処置・治療の際の意識消失（麻酔） ●筋弛緩薬投与中の記憶消失
2	酸素消費量・基礎代謝量の減少
3	換気の改善と圧外傷の減少 ●人工呼吸器との同調性の改善 ●呼吸ドライブの抑制

日本呼吸療法医学会・多施設共同研究委員会：ARDSに対するClinical Practice Guideline 第2版. 人工呼吸 2004；21(1)：44-61.

リスクを低減することが重要である。

（古賀雄二）

表2 人工呼吸中の鎮静を行う前に考慮すること

a	患者とのコミュニケーションを確立する 非言語的コミュニケーション技術（筆談・読唇術・文字ボードなど）を用いて、患者の意思やニードを明らかにする
b	患者の置かれた状況の詳しい説明を行う 患者の理解度に合わせ、現状の説明や処置・ケアについて説明を行い、現状が理解できるように働きかける。「期間」「予定」など具体的に説明を行うことは、患者の目標やはげみになる。また、人工呼吸器装着による弊害（声が出ない、気管チューブ留置による違和感、器械による換気のイメージ）および鎮静薬の使用が可能であることなどを説明する
c	安静による苦痛を取り除くため、体位交換、除圧マット類などを用いることによって体位を調節する
d	気管チューブによる疼痛や術後疼痛など、疼痛はスケールによる評価を行い、積極的に取り除く 〈解説〉人工呼吸中の患者は、気管チューブそのものによる疼痛や人工呼吸器装着による不快感、気管吸引や体位変換にともなう苦痛、創部痛などさまざまな苦痛を感じている。それらの苦痛を軽減させる鎮痛を行うことは、患者のストレス反応を減少させ、咳嗽や深呼吸を容易にし、呼吸器合併症の予防にもつながる。適切な鎮痛が行われれば、鎮静を行う必要性も少なくなり、過度の薬物投与を避けることができる
e	ベッド周辺の環境を整える 音・照明の調節、プライバシーへの配慮を行う。医療者の足音や話し声にも配慮を行う 医療スタッフとの人間関係（信頼関係）も重要な環境のひとつである
f	日常生活のリズムと睡眠の確保を行う 日時を伝え、光の調節や睡眠リズムを整える
g	患者家族の面会を延長し、家族とともにいる時間を多くする

日本呼吸療法医学会 人工呼吸中の鎮静ガイドライン作成委員会：人工呼吸中の鎮静のためのガイドライン．人工呼吸2007；24（2）：146-167．より引用

Q2 PADガイドラインってなに？

A PADとは、痛み（**P**ain）・不穏（**A**gitation）・せん妄（**D**elirium）を指し、ICUにいる成人患者のPAD管理のための診療ガイドラインを「PADガイドライン」といいます。

- 2013年にSCCM（米国集中治療医学会）[*1]から出されたPADガイドラインは、2003年の「重症成人患者の鎮痛薬・鎮静薬の持続使用のための診療ガイドライン」の改訂版である。タイトルからも薬剤管理から病態管理へとコンセプトが変更されていることがわかる。
- 2014年9月、日本集中治療医学会J-PADガイドライン作成委員会より「日本版・集中治療室における成人重症患者に対する痛み・不穏・せん妄管理のための臨床ガイドライン」が出された。これは、PADガイドラインの和訳ではなく、日本の医療背景に沿うよう内容調整が行われている。
- 重症患者の不穏は、不適切な痛み・不安・せん妄管理、人工呼吸の非同調により生じる可能性があるため、PAD各要素の評価スケールを用いて繰り返し評価を行うことが推奨されている。

PADガイドラインの概要

- 「痛み」については、痛みの評価はNRS[*2]、VAS、BPS[*3]、CPOT[*4]を使用してすべてのICU患者にルーチンに行い、処置に伴う痛みへの「先取り鎮痛」を行うことなどを推奨している（→p.227 Q4）。
- 「不穏」については、鎮静の深度と質の評価をRASS[*5]やSAS[*6]でルーチンに行い、浅めの鎮静レベル（light sedation）維持のために毎日の鎮静中断・減量を行って鎮静プロトコールを使用すること、人工呼吸患者には鎮痛重視型鎮静（analgesia first-sedation）を行って非ベンゾジアゼピン系薬剤を使用することなどを推奨している。
- 「せん妄」については、CAM-ICU[*7]やICDSC[*8]でルーチン評価を行ってせん妄リスクを評価し、早期離床や睡眠促進のために患者環境の調整などの非薬理学的ケアや適切な薬剤の選択などを推奨している。
- PADガイドラインケアを**表3**に示す。

（古賀雄二）

表3 J-PADガイドラインケアの概要

	痛み	不穏	せん妄
評価	**ペイン評価** ≧4回/シフト&必要時 ペイン評価ツール管理： ・自己評価可能な患者はNRS（0〜10） ・自己評価できない患者はBPS（3〜12）かCPOT（0〜8） **痛みの介入基準** ・NRS＞3、VAS＞3 ・BPS＞5、CPOT＞2	**不穏・鎮静評価** ≧4回/シフト&必要時 鎮静評価ツール管理： ・RASSやSAS ・筋弛緩薬使用中は、脳機能モニタリングを推奨 **不穏や鎮静深度の定義** ・不穏：RASS＋1〜＋4、SAS5〜7 ・覚醒や静穏：RASS0、SAS4 ・浅い鎮静：RASS−1〜−2、SAS3 ・深い鎮静：RASS−3〜−5、SAS1〜2	**せん妄評価** シフトごと&必要時 せん妄評価ツール管理： ・CAM-ICU（＋or−） ・ICDSC（0〜8） **せん妄の定義** CAM-ICU：＋ ICDSC：≧4
治療	30分以内に治療し再評価 〈非薬理学的治療〉 ・リラクセーションセラピー 〈薬理学的治療〉 ・非神経因性疼痛：ivオピオイド＋/−非オピオイド鎮痛薬 ・神経因性疼痛：ガバペンチンorカルバマゼピン、＋ivオピオイド ・S/p AAA[*9]置換術、肋骨骨折→硬膜外麻酔	鎮静目標やDSI（毎日の鎮静中断）[*10] ゴール：患者は不穏でなく、意図的に指示に従える RASS−2〜0、SAS3〜4 ・過少鎮静の場合（RASS＞0、SAS＞4） ペイン評価と処置→鎮静薬調整 ・過剰鎮静の場合（RASS＜−2、SAS＜3） 目標深度になるまで中止し、半分量から再開する	・必要なペイン処置 ・再オリエンテーション、安らげる環境、必要時メガネや補聴器の使用 〈せん妄の薬理学的治療〉 ・アルコールやベンゾジアゼピン中毒が疑われる場合にはベンゾジアゼピンを避ける ・リバスチグミンを避ける ・Torsades de pointesのリスク増加がある場合には、向精神薬の使用を避ける
予防	・処置前鎮痛薬投与や非薬理学的介入 ・一に鎮痛、二に鎮静	・禁忌でなければ、目標鎮静レベルにあれば毎日のSBT[*11]、早期離床を考慮する ・EEG[*12]モニタリング：けいれんのリスクがある場合、バーストサプレッションセラピーでICP[*13]上昇した場合	・せん妄のリスク評価：認知症、高血圧、アルコール依存、重症度、昏睡、ベンゾジアゼピン投与中 ・これらのせん妄リスク増加があれば、ベンゾジアゼピン使用を避ける ・早期離床 ・睡眠調整（光や騒音、ケアの標準化、夜間刺激の減少） ・適切であれば、常用している向精神薬の再開

*1 SCCM（Society of Critical Care Medicine）：米国集中治療医学会
*2 NRS（numeric rating scale）：数値評価スケール
*3 BPS（behavioral pain scale）
*4 CPOT（Critical-Care Pain Observation Tool）
*5 RASS（Richmond Agitation-Sedation Scale）
*6 SAS（sedation agitation scale）
*7 CAM-ICU（confusion assessment method for the ICU）
*8 ICDSC（intensive care delirium screening checklist）
*9 AAA（abdominal aortic aneurysm）：腹部大動脈瘤
*10 DSI（daily sedation interruption）：毎日の鎮静中断
*11 SBT（spontaneous breathing trial）：自発呼吸トライアル
*12 EEG（electroencephalogram）：脳波
*13 ICP（intracranial pressure）：頭蓋内圧

Q3 ABCDEバンドルってなに？

A 「バンドル」とは「束」の意味で、複数の行為を同時に行って効果を示すものをいいます。ABCDEバンドルは、それぞれの行為の頭文字をとったもので、医原性リスクを低減することで合併症を防ぎ、患者機能やQOL維持を目指す包括的ICU患者管理指針です。

- ABCDEバンドルは、人工呼吸や鎮静のデメリットおよびICUせん妄・ICU-AW（ICU神経筋障害）[*14]などの医原性リスク[*15]により生じる病態が負のサイクルを形成し患者に不利益をもたらすという理論（図1）に基づき、それらの低減策を組み合わせた管理指針である（表4、p.226表5）。
- ICU-AWは、重症敗血症や全身性炎症に伴う多臓器障害・不全、ベッド上安静や過剰鎮静による不動、高血糖、コルチコステロイドの使用、筋弛緩薬の使用が主なリスク要因となって生じる運動器（末梢神経・神経筋接合部・骨格筋線維）の障害である。
- ICU-AWは敗血症患者以外の患者にも出現しやすく、予防（リスク要因の除去）以外に特異的な治療法はないとされる医原性リスク管理の重要性が示される病態である（図2）。
- 医原性リスク低減策として、看護師には、ABCDE＋αの視点でケアプランを見いだすことが求められる。
- ＋αの内容には感染、皮膚トラブル、日常生活や家族からの隔離、病状や処置やケアに関連するさまざまな身体症状や不快感の対策など多岐にわたるが、患者の個別性が反映される部分である。家族の力（power of family）を加えてABCDEFバンドルと呼んでもよい。**（古賀雄二）**

図1 敗血症患者のICU-AD・ICU-AWの関係図

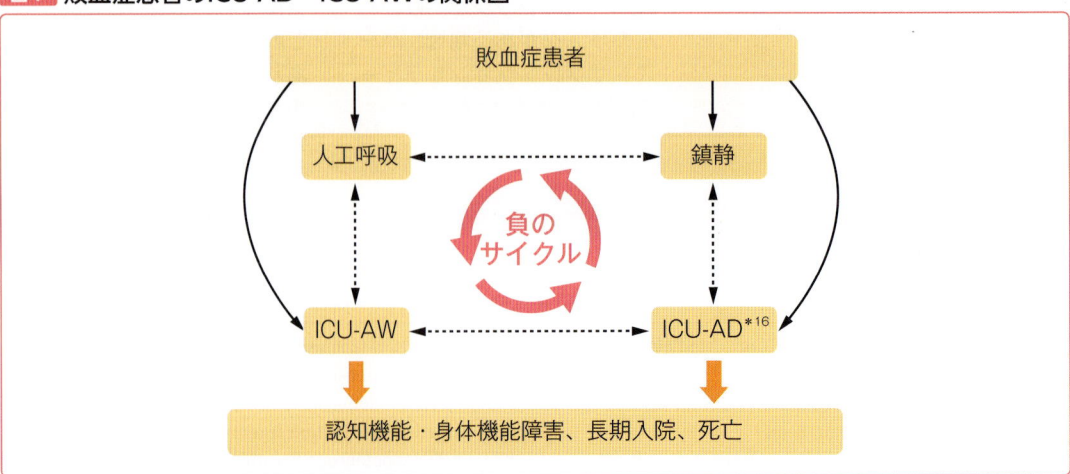

```
             敗血症患者
         ↙     ↓  ↓     ↘
       人工呼吸 ←······→ 鎮静
         ↓ ↕    負の    ↕ ↓
         ↓      サイクル    ↓
       ICU-AW ←······→ ICU-AD[*16]
            ↓         ↓
       認知機能・身体機能障害、長期入院、死亡
```

Vasilevskis EE, Ely EW, Speroff T, et al. Reducing iatrogenic risks: ICU-acquired delirium and weakness—crossing the quality chasm. *Chest* 2010 ;138:1224-1233.

表4 ABCDEバンドルの概要

A：毎日の鎮静覚醒トライアル	●鎮静薬を減量・中止することを毎日試みて過剰鎮静を防ぐ方法 ●類似する考え方に無鎮静管理などがあるが、ABS（鎮痛重視型鎮静）[17]が基本となっている
B：毎日の呼吸器離脱トライアル	●一定の条件を満たした患者の人工呼吸器への依存をできるだけ少なくしていく方法
C：AとBのコーディネーション、鎮静薬の選択	●毎日の鎮静覚醒トライアルと毎日の呼吸器離脱トライアルを統合したABCトライアルと、鎮静薬の選択を指す ●せん妄リスクのより高いベンゾジアゼピン系薬剤を避け、デクスメデトミジンの使用が推奨される
D：せん妄モニタリングとマネジメント	●CAM-ICU・ICDSCなどの評価ツールを用いたせん妄モニタリングを行い、せん妄リスクファクターの管理を行うことである
E：早期離床	●離床開始基準と4段階の離床プロセスを表5に示す ●このほかにもABCDEバンドルではICU-AW予防を早期離床に含めている（図2）

図2 ICU-AWと筋消耗

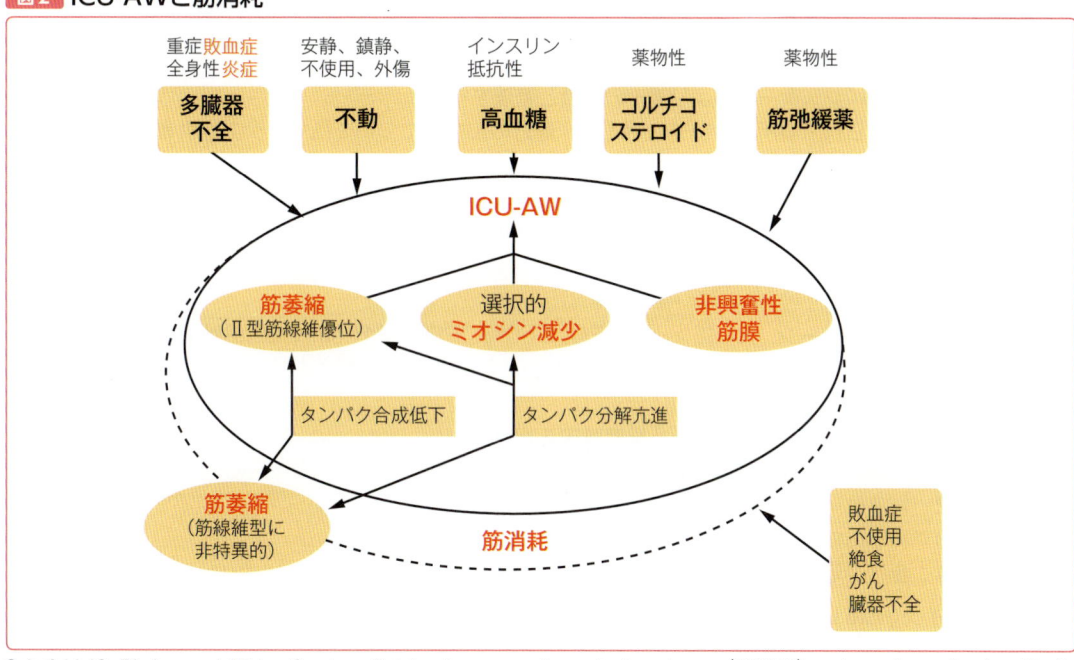

Schefold JC, Bierbrauer J, Weber-Carstens S. Intensive care unit-acquired weakness（ICUAW）and muscle wasting in critically ill patents with severe sepsis and septic shock. *J Cachexia Sarcopenia Muscle* 2010;1:147-157.

---

*14　ICU-AW（ICU-acquired weakness）：ICU神経筋障害
*15　医原性リスク：医療行為が原因で生じるリスク
*16　ICU-AD（ICU-acquired delirium）
*17　ABS（analgesia based sedation）：鎮痛重視型鎮静

表5　ABCDEバンドルのベッドサイドプロトコル

〈ABC〉 実施要件は人工呼吸管理中であること

1. **SAT安全評価**
   けいれんがない、アルコール離脱症状がない、興奮がない、麻痺がない、心筋虚血がない、頭蓋内圧上昇の所見がない

2. **SAT安全評価をパスしたらSATを実施する**
   SATは、すべての鎮痛薬・鎮静薬投与を中止する
   失敗：半量から鎮静を再開し、必要に応じて減量する
   成功：SBTスクリーンを実施する

3. **SBT安全評価**
   興奮がない、酸素飽和度≧88%、F_iO_2≦50%、PEEP≦7.5cmH$_2$O、心筋虚血がない、多量の昇圧薬を使用していない、吸気努力がある

4. **SBT安全評価をパスしたらSBTを実施する**
   SBTはTチューブを使用するか、人工呼吸器設定をRR 0、CPAP/PEEP≦5cmH$_2$O、PS≦5cmH$_2$Oにすることで、換気補助を中断することである
   失敗：SBT開始前の人工呼吸器サポートに戻す
   成功：抜管を検討する

〈D：非薬剤性せん妄介入〉　実施要件はRASS＞－3

　痛み：客観的ペインスケールにより痛みの評価と管理を行う。
　見当識：曜日・日付・場所について説明する、最近の出来事について話す、ケア提供者の名前がわかるようにする、時計やカレンダーが見えるようにする
　知覚：必要に応じて補聴器や眼鏡を使用する
　睡眠：睡眠維持テクニックの推進：騒音除去、昼夜の変化をつける、ケアなどによる睡眠を阻害しない、安楽・リラクセーションの促進

〈E：早期離床〉

1. **早期離床安全スクリーン**：RASS＞－3、F_iO_2≦60%、PEEP≦10cmH$_2$O、2時間以内に昇圧薬増量がない、24時間以内に活動期の心筋虚血がない、24時間以内に新たな抗不整脈薬を必要とした不整脈がない

2. **早期離床安全スクリーンをパスしたら早期離床を行う**
   レベル1：ベッド上や座位での可動訓練
   レベル2：端座位
   レベル3：椅子への移動、立位保持
   レベル4：歩行（足踏みや室内歩行）

ICU Delirium and Cognitive Impairment Study Group：Bedside Treatments for ABCDE Protocol. http://icudelirium.staging-vh.mc.vanderbilt.edu/docs/ABCDEF_Education_Handout.pdf（2014年11月18日閲覧）. より作者Dr. Elyの許可を得て和訳転載

Q4 鎮痛評価は、どのように行うの？

A 主観的痛み評価スケールと客観的痛み評価スケールを組み合わせ、かつ、患者の多彩な訴えを加味して評価することが必要です。

- 患者の意識状態は、self-report（セルフレポート）（患者の自己申告）と鎮痛・鎮静・せん妄・昏睡の評価を組み合わせて表現するという前提に立つ。
- 最良の痛みの評価はself-reportである。しかし、患者は病態や薬剤の影響により必ずしも痛みを的確に表現できないため、主観的痛み評価スケールと客観的痛み評価スケールを組み合わせて評価を行うとともに、鎮静深度やせん妄・昏睡の程度を加味して総合的な解釈を行う。
- バイタルサインのみを痛みの指標としないほうがよいが、バイタルサインを組み合わせるのはよい。
- 患者の多彩な痛みのとらえ方としては、痛みは神経因性疼痛と非神経因性疼痛に大別されることを理解する必要がある。

痛みの評価法

- 痛みの評価は、その時々の訴え・スケールの数値の大小だけでなく、それらの経時的な変化を評価することが重要である。

1 主観的痛み評価スケール（図3）

- 主観的痛み評価スケールとしては、10cmの

図3 主観的痛み評価スケール

Visual Analog Scale（VAS）（ビジュアル アナログ スケール）

痛みなし ——— 10cm ——— 今までに経験のない強い痛み

※患者に今の痛みがどこに位置するか指し示してもらい距離を計測する

Numeric Rating Scale（NRS）（ニュメリック レイティング スケール）

1 2 3 4 5 6 7 8 9 10

痛みなし　最強の痛み

※患者に今の痛みがどこに位置するか指し示してもらうか口頭で答えてもらう

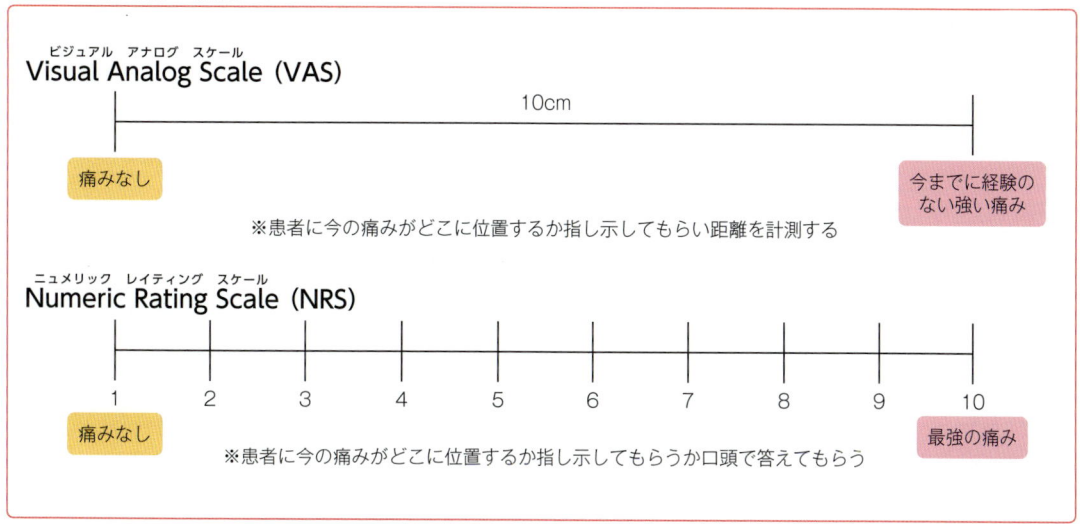

鎮痛 227

表6 BPS (behavioral pain scale)

項目	行動	スコア
表情	穏やかな	1
	一部硬い（例えば、まゆが下がっている）	2
	まったく硬い（例えば、まぶたを閉じている）	3
	しかめ面	4
上肢の動き	まったく動かない	1
	一部曲げている	2
	指を曲げて完全に曲げている	3
	ずっと引っ込めている	4
人工呼吸器との同調性	同調している	1
	時に咳嗽、大部分は呼吸器に同調している	2
	呼吸器とファイティング	3
	呼吸器の調整が利かない	4

日本呼吸療法医学会 人工呼吸中の鎮静ガイドライン作成委員会：人工呼吸中の鎮静のためのガイドライン．人工呼吸2007；24：146-167．より引用

線上に痛みの程度を患者に書き込んでもらうVAS（ビジュアルアナログスケール）や、0から10までの11段階のなかでの程度を患者に表現してもらうNRS（数値評価スケール）が代表的である。

2 客観的痛み評価スケール

- 客観的痛み評価スケールとしては、BPS（表6）やCPOT（表7）が挙げられる。この2つは、PADガイドラインで推奨されているスケールである。
- CPOTと主観的痛み評価スケールと組み合わせることで、人工呼吸の前後での一貫した痛み評価が行いやすい（図4）。
- BPSやCPOTには呼吸状態の評価項目が含まれている。その視点に立つと、ボルグスケール（患者が呼吸苦の状態を数値で表現する）なども、痛みや不快感の評価スケールと考えることができ、患者の痛みを評価する側面は多彩であるといえる。
- 痛みの評価スケール（主観的・客観的）によって量的評価を経時的に行い、その内容をself-reportやインタビューによって質的に評価するとよい。
- 痛みの介入基準（p.223表3）に達していなくても、痛みが存在しないわけではないことに留意し、潜在的な痛みや不快感（discomfort）の緩和につとめる必要がある。

（古賀雄二）

表7 CPOT（Critical-Care Pain Observation Tool：クリティカルケア疼痛観察ツール）

指標	説明	スコア	
表情	・リラックスした表情で、表情筋の緊張なし ・しかめ面、眉毛がさがる、眉間のしわ、表情筋緊張 ・上記の表情に加え、眼瞼を強く閉じている	リラックス 緊張 顔をゆがめる	0 1 2
体動	・動きはない（必ずしも痛みがないわけではない） ・ゆっくりとした、慎重な動き、痛む部位に触れたりさする、動きで注意をひく ・チューブを引っ張る、座ろうとする、手足を動かしたり殴ろうとする、指示に従わない、スタッフを叩く、ベッドから降りようとする	動きなし 防御 落ち着きがない	0 1 2
筋緊張 上肢の受動運動 （屈曲・伸展）に よる評価	・受動的な動きに抵抗しない ・受動的な動きに抵抗する ・受動的な動きに強く抵抗し、完全には動かせない	リラックス 緊張、硬直 強い緊張または硬直	0 1 2
人工呼吸器への 同調 （挿管患者） or 発語 （非挿管患者）	・アラームが多くなく、換気が容易 ・アラームが自動的に止まる ・同調不良：換気の中断、頻繁なアラーム ・通常の調子での会話、または訴えなし ・うめき声、ため息 ・泣く、叫ぶ	人工呼吸器との同調 バッキングはあるが同調 ファイティング 通常の調子の会話または訴えなし うめき声、ため息 泣く、叫ぶ	0 1 2 0 1 2

総合得点　0～8点

Gélinas C, Fillion L, Puntillo KA, et al. Validation of the critical-care pain do servation tool in adult patients. *Am J Crit Care* 2006; 15 : 420-427.

図4　痛み評価スケールと人工呼吸の関係

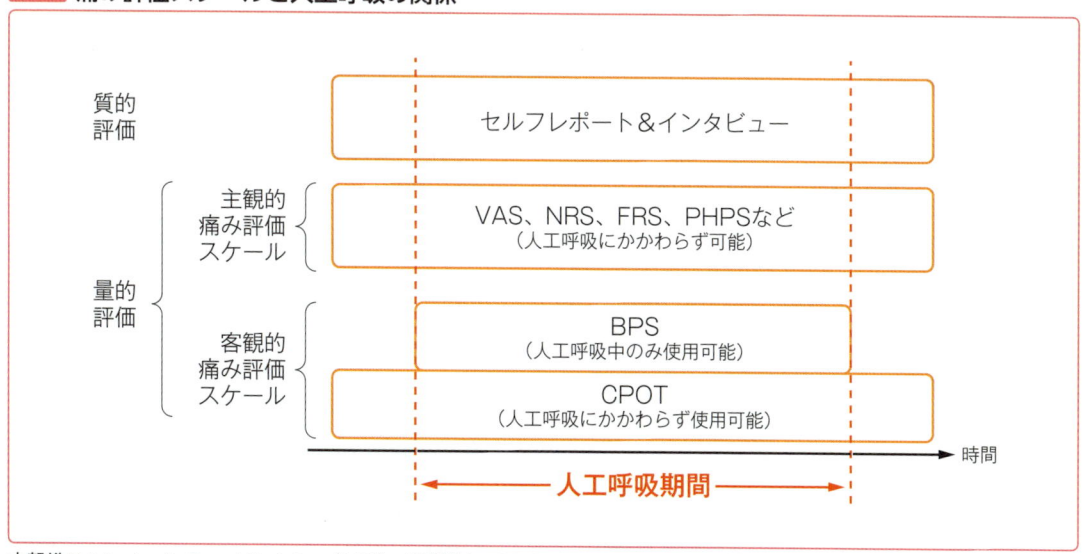

- 質的評価
  - セルフレポート＆インタビュー
- 量的評価
  - 主観的痛み評価スケール：VAS、NRS、FRS、PHPSなど（人工呼吸にかかわらず可能）
  - 客観的痛み評価スケール：
    - BPS（人工呼吸中のみ使用可能）
    - CPOT（人工呼吸にかかわらず使用可能）

←――人工呼吸期間――→　時間

古賀雄二：Analgesia Based Sedation（ABS）．呼吸器ケア2013；11：240-286．より引用

> **Q5** よく使用される鎮痛薬と、その特徴は？
>
> **A** ICU患者の鎮痛にはフェンタニルが使いやすく、その他にペンタゾシンやブプレノルフィンがよく使用されます。

- ICUでよく使用される鎮痛薬を**表8**に示した。
- PADガイドラインでは、非神経因性疼痛では静注オピオイドを第一選択とすることを推奨し、神経因性疼痛には抗てんかん薬として知られるガバペンチンやカルバマゼピンの経腸投与の追加が推奨されている。

麻薬

- 麻薬の共通の作用として、交感神経を抑制し迷走神経を緊張させるため、呼吸・循環に加えて消化管への影響など、全身の観察が必要となる。

1 フェンタニル

- フェンタニルは、即効性があり、モルヒネの50〜100倍の鎮痛効果をもつが、持続時間が短いため、持続静脈投与を行う。
- 心筋収縮力抑制作用などが少なく、循環が不安定な場合にはモルヒネよりも推奨される。

2 モルヒネ

- モルヒネは作用時間が4〜5時間と長く、間欠的投与がよく行われる。
- モルヒネは、循環器作用として血管拡張作用、ヒスタミン遊離作用による血圧低下が生じやすく、腎障害がある場合は作用が遷延しやすい。
- 呼吸器作用として呼吸抑制があり、用量依存性に強くなる。咳反射も抑制される。
- 消化器作用として、中枢性・末梢性に消化管運動が抑制される。胃から十二指腸への通過遅延とともに、下部食道括約筋収縮が低下するため、胃内容物が逆流しやすくなる。

3 麻薬拮抗薬

- 麻薬拮抗薬としてナロキソンがある。麻薬による呼吸抑制を改善する一方で、疼痛の出現や血圧上昇、頻脈、不整脈などの副作用もある。
- ナロキソンは、モルヒネの消化器抑制を拮抗する。

麻薬拮抗性鎮痛薬

- 麻薬拮抗性鎮痛薬は麻薬と拮抗的に作用するので、併用しないのが一般的である。

1 ペンタゾシン

- ペンタゾシンは静脈投与や筋肉投与を行う。3〜4時間の鎮痛効果が得られるが、術後痛に使用した場合には、習慣性・依存性が生じる場合がある。
- 副作用には、呼吸抑制、血圧・肺動脈圧上昇などがあり、心筋酸素消費量を増加させるた

表8 ICUでよく使用される鎮痛薬（主な商品名）

a. 麻薬	● フェンタニル（フェンタニル） ● モルヒネ（モルヒネ注）
b. 麻薬拮抗性鎮痛薬	● ペンタゾシン（ペンタジン®、ソセゴン®） ● ブプレノルフィン（レペタン®）
c. 非ステロイド性抗炎症薬	● ジクロフェナクナトリウム（ボルタレン®） ● フルルビプロフェン（ロピオン®） ● インドメタシン（インダシン®） ● アスピリン
d. その他	● ガバペンチン（ガバペン®） ● カルバマゼピン（テグレトール®）

め、心疾患のある患者には特に注意する。

2 ブプレノルフィン

- ブプレノルフィンの副作用には呼吸抑制があるが、鎮痛効果はモルヒネの25〜40倍で、作用時間は6〜9時間である。

NSAIDs

- NSAIDs（非ステロイド性抗炎症薬）[*18]は、他の鎮痛薬使用を減らす利点がある。
- 血圧低下、腎障害、消化管出血、血小板機能抑制などの副作用があり、高齢者や血管内脱水を呈する患者には注意が必要である。
- NSAIDs過敏喘息の既往に注意する必要がある。

（古賀雄二）

---

*18 NSAIDs（non-steroidal anti-inflamatory drugs）：非ステロイド性抗炎症薬

Q6 鎮痛管理のポイントは？

A 「患者は常に痛みを感じている」という前提に立ち、先制鎮痛を行うことが重要です。

- PADガイドラインでは、痛みを"ルーチン評価"することを推奨している。これは、定期的（盲目的）に評価するだけでなく、「患者は安静時を含めて常に痛み（不快感）を感じている」という前提に立って評価することを指している。
- とりわけ、self-reportを引き出す患者と医療者のコミュニケーションが重要である。患者-医療者間のコミュニケーションだけでなく、医療チーム内のコミュニケーションから見つめなおす必要がある場合もある（interdisciplinary team approach：学際的チームアプローチ）。

薬理学的ケア

- 処置に伴う痛み（procedure-related pain）については、積極的に鎮痛を図る。
- 鎮痛重視型鎮静（analgesia-first sedation）が推奨されており、鎮痛を重視した管理を行うことで過剰鎮静の予防にもつながる（→p.222 Q2）。
- 意識状態を総合的に評価し、self-reportが可能であればiv-PCA（経静脈的自己調節鎮痛法）[*19]も検討する。

非薬理学的ケア

- 薬理学的介入のまえに、実施可能な非薬理学的ケアが行われたかを確認する。
- PADガイドラインでは、非薬理学的ケアとして、ケアの効率化を含めた睡眠環境の調整や早期離床を挙げている。
- 痛み・不穏・せん妄は、自律神経の不均衡を共通のキーワードとしており、これらのケアを総じて「自律神経ケア」と表現可能であり（図5）、非薬理学的ケアはcomfortケアとして表現可能である。
- 患者の感じる多彩な痛みのとらえ方としてトータルペイン（身体的・精神的・霊的・社会的痛み）の考え方、comfort・discomfort（快・不快）の考え方、医原性リスクの考え方、家族からの情報などを参考に患者の個別な痛みを見いだすことが重要である。

（古賀雄二）

[*19] iv-PCA（intravenous patient-controlled analgesia）：経静脈的自己調節鎮痛法

図5 せん妄ケアの考え方

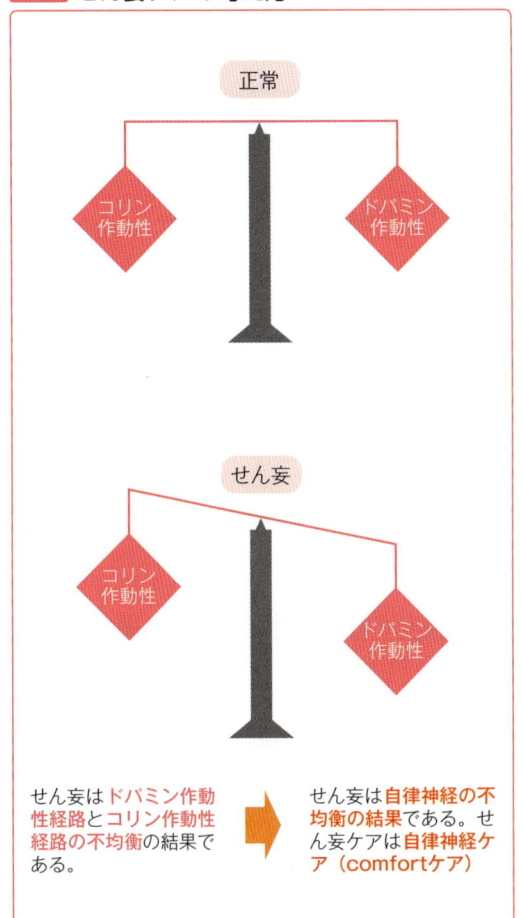

正常

コリン作動性 ／ ドパミン作動性

せん妄

コリン作動性 ／ ドパミン作動性

せん妄は**ドパミン作動性経路とコリン作動性経路の不均衡**の結果である。

→ せん妄は**自律神経の不均衡の結果**である。せん妄ケアは**自律神経ケア（comfortケア）**

Page V, Ely EW. Delirium in critical care. New York：Cambridge University Press；2011.

文献（p.220～233「鎮静」の項）

1. Barr J, Fraser GL, Puntillo K, et al. Clinical practice guidelines for the management of pain, agitation, and delirium in adult patients in the intensive care unit. *Crit Care Med* 2013; 41: 263-306.
2. Vasilevskis EE, Ely EW, Speroff T, et al. Reducing iatrogenic risks: ICU-acquired delirium and weakness--crossing the quality chasm. *Chest* 2010; 138: 1224-1233.
3. Schefold JC, Bierbrauer J, Weber-Carstens S. Intensive care unit-acquired weakness（ICUAW）and muscle wasting in critically ill patients with severe sepsis and septic shock. *J Cachexia Sarcopenia Muscle* 2010; 1: 147-157.
4. ICU Delirium and Cognitive Impairment Study Group：Bedside Treatments for ABCDE Protocol. http://icudelirium.staging-vh.mc.vanderbilt.edu/docs/ABCDEF_Education_Handout.pdf（2014年11月18日閲覧）.
5. 日本呼吸療法医学会 人工呼吸中の鎮静ガイドライン作成委員会：人工呼吸中の鎮静のためのガイドライン．人工呼吸 2007；24：146-167.
6. Gélinas C, Fillion L, Puntillo KA, et al. Validation of the critical-care pain observation tool in adult patients. *Am J Crit Care* 2006; 15: 420-427.
7. 古賀雄二：Analgesia Based Sedation（ABS）．呼吸器ケア2013；11：24-25.
8. 古川力丸：人工呼吸管理中における鎮痛・鎮静．急性・重症患者ケア2012；1：115-122.
9. 磨田裕：ICUでの一般的な鎮痛薬の使い方（硬膜外鎮痛を含む）．布宮伸，鶴田良介特集編集，鎮静・鎮痛管理Q&A－日本呼吸療法医学会のガイドラインを踏まえて－．総合医学社，東京，2009.
10. Page V, Ely EW著，鶴田良介，古賀雄二監訳：ICUのせん妄．金芳堂，京都，2013.
11. 日本呼吸療法医学会・多施設共同研究委員会：ARDSに対するClinical Practice Guideline 第2版．人工呼吸2004；21：44-61.
12. ICU Delirium and Cognitive Impairment Study Group：Bedside Treatments for ABCDE Protocol. http://icudelirium.staging-vh.mc.vanderbilt.edu/docs/ABCDEF_Education_Handout.pdf（2014年11月18日閲覧）.

Part 8 ■ 人工呼吸中の鎮痛・鎮静・せん妄

2 鎮静

> **Q7** 人工呼吸中の鎮静の目的は？
>
> **A** 鎮静は、患者の苦痛を軽減し、快適さを確保することで、安全で効果的な人工呼吸を行うことを目的に行います。

人工呼吸中の患者の苦痛（図1）

- 人工呼吸中の患者が抱える身体的苦痛には、疼痛・呼吸困難感・気管チューブの不快感・口渇感・嚥下困難感などがある。
- 人工呼吸中の患者が抱える精神的苦痛には、コミュニケーションの障害・睡眠障害・不安・緊張感・恐怖感・抑うつ感・孤独感・コントロール感の欠如などがある（図1）。

- 人工呼吸中の患者の身体的苦痛と精神的苦痛は相互に影響し合っている。
- 苦痛に伴う頻呼吸や交感神経刺激は、呼吸仕事量や酸素消費量の増加を招き、人工呼吸の目的達成を阻害する要因となる。
- 人工呼吸中の患者の苦痛は、不穏やせん妄の促進因子であり、事故（自己）抜管のリスクを高め、患者の長期予後にも影響を及ぼす可能性があるため、適切な鎮痛・鎮静が重要である（→p.220Q1 表1）。

図1 人工呼吸中の患者の苦痛

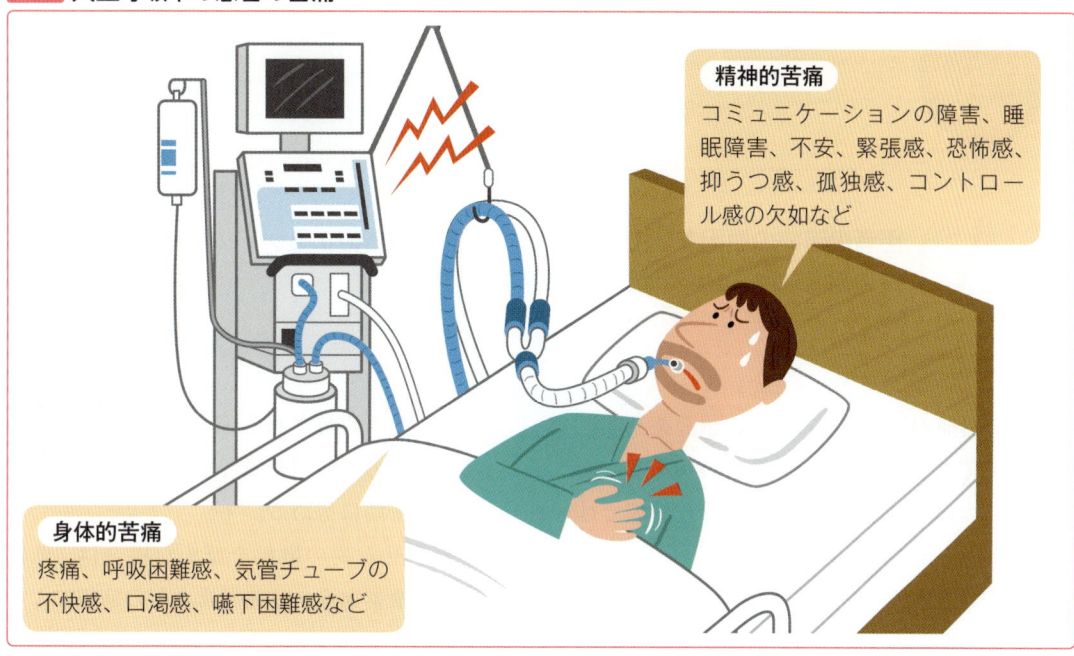

精神的苦痛
コミュニケーションの障害、睡眠障害、不安、緊張感、恐怖感、抑うつ感、孤独感、コントロール感の欠如など

身体的苦痛
疼痛、呼吸困難感、気管チューブの不快感、口渇感、嚥下困難感など

鎮静管理の考え方の変遷

- 従来の鎮静管理は、人工呼吸中の苦痛を患者に自覚させないことが基本であり、深い鎮静レベルを維持することが目標とされてきた。しかし、過剰な鎮静によるVAP（人工呼吸器関連肺炎）[*1]などの合併症の増加、人工呼吸器装着期間・ICU入室期間の長期化が問題となっている（→p.237Q9）。

- 近年の鎮静管理は、過剰鎮静による弊害を避けるため、十分な鎮痛を基盤として、早期に鎮静を中止するか必要最低限の浅い鎮静状態を目標とする考え方（analgesia-based sedation：鎮痛重視型鎮静）が主流となっている（→p.241Q12）。

（植村桜）

---

*1　VAP（ventilator-associated pneumonia）：人工呼吸器関連肺炎

Q8 鎮静を行う前に考慮することは？

A 患者の苦痛の原因をアセスメントし、予防・緩和するケアに努めます。鎮静薬使用時には、全身状態への影響を考慮します。

- 患者の苦痛の原因によっては、鎮静薬を使用しなくても予防・緩和できるものがある。
- 疼痛については、鎮静ではなく疼痛管理で対処する（→p.235 Q7）。
- 患者が呼吸困難感を有する場合は、モードやトリガーなど人工呼吸器の設定が適切であるか検討する。
- 気管チューブの不快感・口渇感・嚥下困難感などの身体的苦痛を軽減させるために、気管チューブの固定方法を工夫し、口腔ケアを充実させる。
- 患者の個別性に応じて、読唇術や筆談、文字盤などコミュニケーション方法を工夫し、患者の苦痛の表出を手助けする。
- 患者が置かれている状況を、繰り返し、ていねいに説明し、現状認知を促進する。必要時は鎮静薬の使用が可能であることを伝える。
- 人工呼吸が実施されるICUなどは特殊な環境であるため、照明や騒音などに配慮し、睡眠障害の予防に努める。
- 不穏やせん妄の徴候を認めた場合は、低血圧・低酸素血症・代謝異常などの病態によって急性脳機能障害が引き起こされていないか、全身状態をアセスメントする。
- 前述のような苦痛を予防・緩和するケアを実施しても、鎮静の目的が達成できない場合に、鎮静薬による鎮静を開始する。
- 鎮静薬によって作用・副作用に特徴があるが（→p.240 Q11）、急変の徴候がないか、急変に対処できる環境が整っているか確認する。
- 鎮静薬の使用により呼吸機能が抑制されるため、人工呼吸器の設定変更が必要ないか検討する（図2）。

（植村桜）

図2 鎮静薬投与前の確認

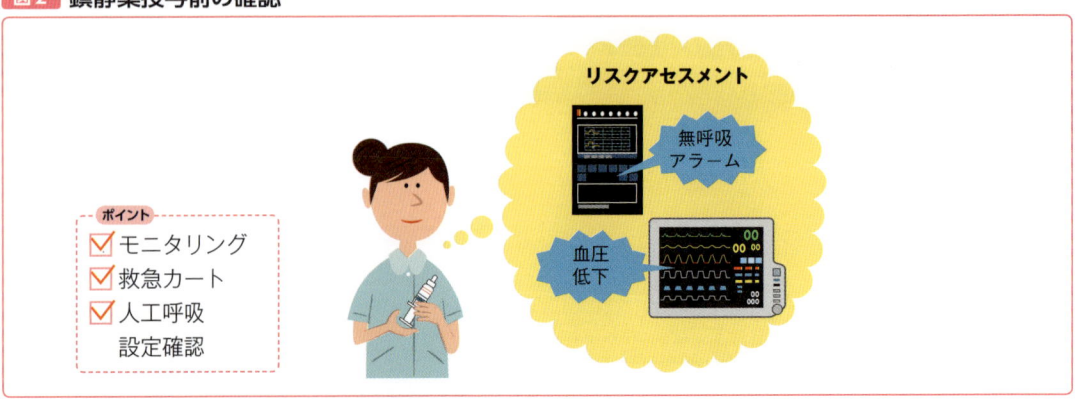

ポイント
- ☑ モニタリング
- ☑ 救急カート
- ☑ 人工呼吸設定確認

リスクアセスメント
- 無呼吸アラーム
- 血圧低下

Q9 鎮静は、患者の予後に、どんな影響を及ぼすの？

A 過剰鎮静による弊害として、VAP（人工呼吸器関連肺炎）などの身体的合併症、せん妄やPTSD（心的外傷後ストレス障害）など精神的合併症のリスクが増加します。

- 過剰鎮静による咳嗽反射の減弱や呼吸抑制は、VAPの発症に影響を及ぼす。
- 鎮静の結果、臥床安静が長期に及ぶと、廃用障害が引き起こされる（表1）。呼吸筋の萎縮や筋力低下は、人工呼吸器からの離脱困難を招く要因となる。
- ICUの重症患者においては、筋力低下を主体として、末梢神経や筋障害を併発する神経筋障害（ICU-AW）[*2]が注目されており、適切な鎮静管理下の早期運動療法の効果が期待されている。
- 鎮静による不動化は、DVT（深部静脈血栓症）[*3]や肺梗塞のリスクを増加させるため、リスクレベルに応じた予防策を講じる必要がある。
- 鎮静による健忘や妄想的な記憶がICU退室後のPTSD（心的外傷後ストレス障害）[*4]と関連している。
- ベンゾジアゼピン系薬剤は、せん妄やPTSD発症のリスク因子となる。

表1 廃用障害

骨格筋	筋萎縮、骨粗鬆症、関節拘縮、尖足
循環系	運動能力の低下、起立性低血圧、眩暈、浮腫
呼吸器系	低換気、下側肺障害
代謝系	異化作用の亢進
その他	尿閉、腎結石、便秘、褥瘡、無力

- 過剰鎮静そのものが人工呼吸器装着期間・ICU入室期間を長期化させ、精神的合併症のリスクをさらに増加させるという悪循環を招く。
- 鎮静は、身体的にも精神的にも患者の予後に影響を与えるため、医原性リスクとしてとらえ、ABCDEバンドル（→p.224Q2）のような包括的管理指針を導入し、患者の予後の改善に努めることが重要である。

（植村桜）

---

*2 ICU-AW（intensive care unit acquired weakness）：ICU神経筋障害
*3 DVT（deep vein thrombosis）：深部静脈血栓症
*4 PTSD（post-traumatic stress disorder）：心的外傷後ストレス障害

Q10 鎮静レベルの評価方法には、どんなものがあるの？

A 医療チーム全体で、RASSやSASなどの鎮静スケールを使用して評価します。

- 患者にとって最適な鎮静レベルを維持するためには、医療チーム全体で鎮静レベルを適切に評価し、共通認識する必要がある。

- 鎮静レベルの評価方法として、PADガイドライン（→p.222 Q2）では、信頼性・妥当性が検証されているRASS[*5]（表3）やSAS[*6]（表

表3 RASS

スコア	用語	説明	刺激
+4	好戦的な	明らかに好戦的な、暴力的な、スタッフに対する差し迫った危険	
+3	非常に興奮した	チューブ類またはカテーテル類を自己抜去；攻撃的な	
+2	興奮した	頻繁な非意図的な運動、人工呼吸器ファイティング	
+1	落ち着きのない	不安で絶えずそわそわしている、しかし動きは攻撃的でも活発でもない	
0	意識清明な 落ち着いている		
−1	傾眠状態	完全に清明ではないが、呼びかけに10秒以上の開眼およびアイ・コンタクトで応答する	呼びかけ刺激
−2	軽い鎮静状態	呼びかけに10秒未満のアイ・コンタクトで応答	呼びかけ刺激
−3	中等度鎮静状態	呼びかけに動きまたは開眼で応答するがアイ・コンタクトなし	呼びかけ刺激
−4	深い鎮静状態	呼びかけに無反応、しかし、身体刺激で動きまたは開眼	身体刺激
−5	昏睡	呼びかけにも身体刺激にも無反応	身体刺激

ステップ1
30秒間、患者を観察する。これ（視診のみ）によりスコア0〜+4を判定する

ステップ2
❶大声で名前を呼ぶか、開眼するように言う
❷10秒以上アイ・コンタクトができなければ繰り返す
以上2項目（呼びかけ刺激）により、スコア−1〜−3を判定する
❸動きが見られなければ、肩を揺するか、胸骨を摩擦する。これ（身体刺激）により、スコア−4、−5を判定する

日本呼吸療法医学会人工呼吸中の鎮静ガイドライン作成委員会：人工呼吸中の鎮静のためのガイドライン．人工呼吸2007；24（2）：146-167．より引用

4）などの鎮静スケールの使用を推奨している。
- RASSは、深鎮静から不穏・興奮状態を評価できる鎮静スケールで、せん妄のアセスメントツールであるCAM-ICU[*7]の評価項目にも含まれている（→p.246Q15）。
- RASSは「人工呼吸中の鎮静のためのガイドライン」においても推奨されており、国内でも普及が進んでいる。
- 筋弛緩薬を投与されているなど鎮静スケールでの評価が困難な場合は、脳機能の客観的指標であるBIS[*8]などの併用を考慮する。
- 全患者に共通した至適鎮静レベルは存在しないため、個々の患者に応じた目標鎮静レベルを設定し、医療チーム全体で共有する。
- 鎮静レベルの評価は数時間ごとに行うことが望ましく、鎮静薬の調整方法については、各施設の特性に応じたプロトコールを作成することが望ましい。
- 鎮静中は意識レベルが低下するため、中枢神経系の異常を見逃さないよう継続的に観察・評価を実施する。

（植村桜）

表4 SAS

スコア	状態	例
7	緊急不穏状態	気管チューブやカテーテルを引っ張る ベッド柵を越える 医療スタッフに暴力をふるう ベッドの端から端へ移動する
6	高度不穏状態	度重なる注意にもかかわらず不穏がある 身体の抑制が必要 気管チューブを噛む
5	不穏状態	不安あるいは軽度不穏 座ろうとするが注意すれば鎮静化する
4	平静で協力的	平静 容易に覚醒し、命令に従う
3	鎮静状態	覚醒困難 声をかけるか軽くゆすると覚醒するが、再び眠る 簡単な命令に従う
2	鎮静過剰	身体刺激で覚醒 意思は通じない 命令に従わない 自発運動はある
1	覚醒不能	強い刺激によってわずかに反応する あるいは反応しない 意思は通じない 命令に従わない

Riker RR, Picard JT, Fraser GL. Prospective evaluation of the Sedation-Agtation Scale for adult criticaly ill patients. *Crit Care Med* 1999; 27: 1325-1329.

[*5] RASS（Richmond agitation-sedation scale）
[*6] SAS（Sedation-Agitation Scale）
[*7] CAM-ICU（confusion assessment method for ICU）
[*8] BIS（Bispectral Index）

Q11 鎮静薬には、どんなものがあるの？

A 鎮静薬には、プロポフォール（プロポフォール）、ミダゾラム（ドルミカム®）、デクスメデトミジン（プレセデックス®）などがあり、特徴を考慮して使用します（表5）。

- 日本集中治療医学会の調査では、国内のICUにおける鎮静薬の使用頻度は、プロポフォールが最多で53％に使用されており、次いでミダゾラム23％、デクスメデトミジン19％の順であった[1]。
- プロポフォールは、作用発現がすみやかで、鎮静レベルの調節性がよいのが特徴である。脂肪製剤であり、12時間ごとに注入ラインの交換が必要である。
- ミダゾラムは、作用発現が早く作用時間が短いという特徴がある。ただし、48～72時間以上の持続投与が行われた場合、蓄積した代謝産物や脂肪組織から血中への移行により、中止後も鎮静効果が遷延することがある。また、長期投与後の突然の中止で、離脱症候群を引き起こすことがあり、注意が必要である。
- デクスメデトミジンは、鎮痛・鎮静作用を有する薬剤で、自然な睡眠に近い状態が維持され、刺激を与えると容易に覚醒し、反応することが特徴である。
- PADガイドライン（→p.222 Q2）では、ICU入室期間やせん妄のリスク因子を考慮し、ベンゾジアゼピン系薬剤（ミダゾラム）より非ベンゾジアゼピン系薬剤（プロポフォール、デクスメデトミジン）の使用を推奨している。
- ICUの重症患者では、腎機能障害や肝機能障害により鎮静効果が遷延する場合があるため、ウィーニング時には注意が必要である。

（植村桜）

表5 鎮静薬の持続投与量（集中治療における人工呼吸中の鎮静）

プロポフォール	ミダゾラム	デクスメデトミジン
0.3～3.0mg/kg/時	0.03～0.18mg/kg/時	0.2～0.7μg/kg/時

※添付文書を参考に作成

Q12 人工呼吸中の鎮静管理のポイントは？

A 過剰鎮静による弊害を避けるため、「analgesia-based sedation」の考え方に沿った鎮静管理を実施します。

- 近年の鎮静管理は、過剰鎮静による弊害を避けるため、十分な鎮痛を基盤として、早期に鎮静を中止するか必要最低限の浅い鎮静状態を目標とする考え方（analgesia-based sedation）が主流となっている。
- 人工呼吸中の過剰鎮静を避ける方法として、PS（鎮静スケールを用いてプロトコール化された鎮静管理）[*9]、DIS（1日1回鎮静を中断する鎮静管理）[*10]が推奨されている。
- 十分な鎮痛管理を実施することで、鎮静薬を使用しない無鎮静管理も実施されている。
- 鎮静薬の減量や中止は、興奮や不穏を助長する可能性があるため、十分な監視下で実施する。
- 浅い鎮静によりストレス反応の増加が懸念されるが、PADガイドラインでは心筋虚血との関連は否定されている。急変への備えは必要であり、十分なモニタリング下で実施する。
- SBT（自発呼吸トライアル）[*11]の実施や抜管時には、鎮静効果の遷延に注意する。
- 過少鎮静の徴候には、興奮・不穏・不快感・不安の増強、人工呼吸との不同調などがあり、鎮静の目的が達成されているか継続して評価する。
- 睡眠障害のある患者では、持続鎮静を日中に中断するなど、鎮静に日内変動をつけることで概日リズムを保ち、睡眠・覚醒リズムを確保することも重要である。

（植村桜）

【文献（p.234〜241「鎮静」の項）】

1 日本集中治療医学会：ICUにおける鎮痛・鎮静に関するアンケート調査. 日集中医誌2012；19：99-106.
2 日本呼吸療法医学会人工呼吸中の鎮静ガイドライン作成委員会：人工呼吸中の鎮静のためのガイドライン. 人工呼吸2007；24：146-167.
3 Barr J, Fraser GL, Puntillo K, et al. Clinical practice guidelines for the management of pain, agitation, and delirium in adult patients in the intensive care unit. *Crit Care Med* 2013; 41: 263-306.
4 飯田有輝, 坪内宏樹：ICU患者の早期運動療法の効果. ICUとCCU2012；36：407-413.
5 臼杵理人, 松岡豊, 西大輔：集中治療室における急性ストレス障害（ASD）と心的外傷後ストレス障害（PTSD）. ICUとCCU2012；36：181-187.
6 古賀雄二, 若松弘也：ICUせん妄の評価と対策：ABCDEバンドルと医原性リスク管理. ICUとCCU2012；36：167-179.

---

*9 PS（protocolized sedation）
*10 DIS（daily interruption of sedation）：毎日の鎮静中断
*11 SBT（spontaneous breathing trial）：自発呼吸トライアル

Part 8 ■ 人工呼吸中の鎮痛・鎮静・せん妄

3 せん妄

Q13 せん妄を発症すると、患者の予後にどんな影響があるの？

A せん妄の発症により、死亡率の上昇、ICU滞在および入院期間の延長、ICU退室後の認知機能障害の進行といった影響があることが報告されています。

せん妄とは

- せん妄（delirium デリリウム）という言葉は、紀元前25年ごろの古代ローマの学者アウルス・コルネリウス・ケルススが、発熱や頭部外傷による精神障害を表すのに用いたのが初めとされる[1]。しかし、この用語は定着せず、ICU精神病やICU症候群、敗血症性脳症、肝性脳症、中毒性混乱状態、急性混乱状態、代謝性脳症、急性脳症候群など複数の用語が用いられ、せん妄研究が遅れた要因として指摘されている[1]。
- 1970年代にAPA（米国精神医学会）[*1]は、精神障害の診断基準としてDSM（精神疾患の診断・統計マニュアル）[*2]を提示した。改訂版であるDSM-Ⅳは、評価ツールの開発を含む多くのせん妄研究で引用され、せん妄の予後への影響も明らかになってきた。

せん妄による影響

- Elyらは、ICUで人工呼吸管理を受けた275人の患者を対象に調査し、年齢、疾患の重症度、昏睡、鎮痛・鎮静薬の使用といった共変数を調整しても、せん妄は6か月後の死亡率上昇（P=0.03）と在院日数延長（P<0.01）の独立予測因子であったと報告している[2]。
- Pisaniらは、ICUへ入室した60歳以上の患者304人を対象に分析し、せん妄の期間と1年後の死亡率に有意な相関があった（ハザード比1.01、95%信頼区間1.03～1.18）と報告している[3]。
- Girardらは、ICUで人工呼吸管理を受けせん妄を発症した患者を対象に調査し、ICU退室3か月後で79％（76人中55人）、12か月後でも71％（52人中37人）に軽度から重度の認知機能障害が認められたと報告している[4]。

- 米国集中治療医学会は、2002年に提示した鎮痛・鎮静に関するガイドラインの改訂版として、2013年にPADガイドライン[*3]（→p.222Q2）を発表している。このなかで、せん妄と死亡率上昇、ICU滞在・在院日数の延長、退院後の認知機能障害の進行との関連についてエビデンスレベルBとしている[5]。

（茂呂悦子）

Column

「低活動型」のせん妄って？

せん妄は、一般的に、以下の3種類に分類される。
① 過活動型：ラインを抜こうとする、ゴソゴソ動くなど、活動が亢進するタイプ
② 低活動型：うつ状態、無関心、傾眠傾向を呈するタイプ
③ 混合型：上記①②の両者が混在するタイプ

一般的に「せん妄」というと、過活動型をイメージするだろう。しかし、急性期でせん妄を発症した患者の場合、低活動型を示していることが多い。特にICUでは、せん妄患者のほとんどが低活動型に分類される[1]。

低活動型のせん妄の判定は非常に難しい。だからこそ、せん妄判定用のスクリーニングツール（CAM-ICU、ICDSCなど）を用いて、定期的にせん妄の判定を行うことが推奨されるのである。

なお、せん妄の重要な症状は「注意力の障害」であり、必ずしも不穏症状を呈するとは限らないことを知っておく必要がある。

（道又元裕）

文献

1. Pandharipande P, Cotton BA, Shintani A, et al. Motoric subtypes of delirium in mechanically ventilated surgical and trauma intensive care unit patients. *Intensive Care Med* 2007；33：1726-1731.

---

*1　APA（American Psychiatric Association）：米国精神医学会
*2　DSM（Diagnostic and Statistical Manual of Mental Disorders）：精神疾患の診断・統計マニュアル。2014年現在、DSM-Vが提示されている。
*3　PADガイドライン：Clinical Practice Guidelines for the Management of Pain, Agitation, and Delirium in Adult Patients in the Intensive Care Unit

Q14 せん妄発症のリスクには、どんなものがあるの？

A せん妄発症のリスクは多岐に及びます。ただし、基本的なリスクファクターは、認知症、高血圧、アルコール依存の既往歴、入院時の重症度です。

せん妄発症のメカニズム

- せん妄発症のメカニズムは明確にされておらず、1人の患者に複数の要因が存在する場合も多い。
- クリティカルケアにおけるせん妄は、重症患者に生じる臓器障害の1つ（急性脳機能不全）ととらえられており、炎症・低酸素血症・薬剤による神経伝達物質不均衡などの関連が考えられている。

せん妄のリスク因子

- せん妄の具体的なリスク要因は表1に示すように、多岐に及ぶ。

1 宿主因子

- 宿主因子は患者がもつ素因であり、せん妄発症のリスク評価には欠かせない情報である。
- PADガイドラインでは、基本的なリスク要因として認知症・高血圧・アルコール依存の既往歴、入院時の重症度を挙げ、エビデンスレベルBとしている。

2 医原性因子

- 鎮静誘発性の昏睡はICU患者のせん妄発生のリスク因子であるという報告や、ベンゾジアゼピンよりデクスメデトミジンのほうがせん妄発症を減少させるという報告を引用し、さらなる調査が必要性としながらも、昏睡やベンゾジアゼピンの使用がせん妄発症のリスク要因となりうることを示唆している[5]。
- ベンゾジアゼピン系薬物は、アルコールの離脱症状のある患者において症状の持続期間や程度を減少させることが報告されている[1]。
- 臨床でよく経験する不眠に関しては、せん妄による不眠なのか、不眠によるせん妄なのかは明らかになっていないが、せん妄を発症している患者は、発症していない患者に比べてレム睡眠の頻度が減少し、その時間も短く、レム睡眠の出現までに時間を要することが報告されている[1]。

（茂呂悦子）

表1 せん妄のリスク因子

宿主因子	増悪因子	
	重症疾患因子	医原性因子
●アポリポタンパクE4多型 ●認知障害 ●抑うつ ●てんかん ●脳卒中既往 ●視力障害/聴力障害	1 アシドーシス 2 貧血 3 中枢神経異常 4 電解質異常 5 内分泌異常 6 発熱 7 肝機能異常 8 疾患スコアの上昇・悪化 9 脱水 10 低血圧 11 低体温 12 低酸素血症/低酸素症 13 頭蓋内出血 14 感染/敗血症 15 栄養障害 16 代謝異常 17 心筋障害 18 中毒 19 呼吸不全 20 ショック 21 外傷	●社会的かかわりの不足 ●過剰な看護ケア ●治療的安静 ●投薬 ●過剰鎮静 ●不適切な鎮痛管理 ●睡眠障害 ●血管カテーテル類留置

古賀雄二,若松弘也：ICUせん妄の評価と対策；ABCDEバンドルと医原性リスク管理．ICUとCCU2012；36（3）：167-179. より引用

Q15 せん妄を早期に発見するには、どんなアセスメントツールが有用？

A 成人のICU患者に使用できるせん妄のモニタリングツールのなかで、信頼性と妥当性が最も高いのは、CAM-ICUとICDSCです。

- CAM-ICU[*4]とICDSC[*5]は、挿管・非挿管患者どちらにも使用できる。
- 両者とも、ICU看護師と集中治療医師が使用した際の評価者間の信頼性が高く、DSM-Ⅳで比較したとき、高い感度と特異度を示したとして、PADガイドラインでも推奨されている[5]。
- しかし、両者とも、日本語版の信頼性・妥当性の検証が行われていない点は課題である。

CAM-ICU（表2）

- CAM-ICUの評価は2つのステップからなる。

1 ステップ1

- RASS[*6]（→p.238Q10）または、それ以外の鎮静スケールを用いて覚醒の状態を評価する。
- RASS－4と－5（他のスケールを使用した場合は、これに相当するレベル）の患者は、深く鎮静させられているか、昏睡状態ということになり、せん妄かどうか「評価不能」と判断する。
- RASS－3以上の場合、ステップ2の有無を評価する。

2 ステップ2

- CAM-ICUでせん妄の診断基準に該当する4つの特徴を見る。
  - 特徴1 精神状態変化の急性発症または変動性の経過
  - 特徴2 注意力欠如
  - 特徴3 意識レベルの変化
  - 特徴4 無秩序な思考
- 特徴1と特徴2があり、特徴3または特徴4があれば、せん妄と評価する。
- 幻覚は、しばしばせん妄患者に認められる症状であるが、診断上の必須条件ではないため、CAM-ICUでは検出できない。
- 「せん妄なし」と評価された場合でも、幻覚のようなせん妄症状が認められる場合もある。この場合は、軽微なせん妄と考えられ、時間経過とともにCAM-ICUで「せん妄あり」になりうるので、モニタリングを継続する。

---

*4 CAM-ICU（confusion assessment method for ICU）
*5 ICDSC（intensive care delirium screening checklist）
*6 RASS（Richmond agitation-sedation scale）

表2 CAM-ICU

特徴1	● 入院前の精神状態のベースラインからの急性変化、または、過去24時間の精神状態の変動がある場合は「特徴1 あり」と判定し、特徴2 の評価へ進む。 ＊入院前の精神状態のベースラインについては、家族や友人、入所していた施設の介護者から情報を得る。認知症のある患者の場合も同様に入院前の認知機能の状態を確認する。 ＊脳梗塞や低酸素脳症による不可逆的な脳の障害が生じた場合は、入院前の精神状態ではなく、脳の障害によるものか、せん妄によるものかを見きわめ、新たなベースラインを設定する。
特徴2	● 補聴器や眼鏡が必要な患者の場合は、装着してから評価を行う。 ● 間違えた回数が2つ未満の場合は「特徴2 なし」と判定し、『せん妄なし』で評価を終了する。 ● いずれかで2つ以上間違えた場合は「特徴2 あり」と判定し、特徴3 の評価へ進む。 ● 聴覚的評価で2つ以上間違えた場合は、【視覚的評価】を行う。しかし、患者の協力が得られない場合は行わず、特徴3 の評価へ進む。 【聴覚的評価】 ①数字や文字（アイウエオ……）を10個言うので「1（ア）」のときだけ事前に決めた合図（手を握る、頷くなど）をするよう伝える。 ②1秒1文字のペースで読み上げていく（5、3、1……、あるいは、イ、ク、ア……） ＊指定した文字「1（ア）」で手を握らなかったときと、指定した文字以外で手を握ったときを間違いと判定する。 【視覚的評価】 ①患者に5枚の絵（テーブル、短剣、猫、など）を見せるので覚えるよう伝える。 ②5枚の絵を1枚3秒程度のスピードで患者に見せる。 ③患者に10枚の絵を見せるので覚えた絵が出てきたときだけ合図するよう伝える。 ④10枚の絵を1枚3秒程度のスピードで患者に見せる。 ＊先に見せた絵で合図できなかったときと、見せていない絵で合図したときを間違いと判定する。
特徴3	● 評価開始時ではなく、今現在の患者の意識レベルが「意識明瞭」（RASSで0以外）以外の場合、「特徴3 あり」と判定し、『せん妄あり』と判断する。 ● RASS 0の場合は「特徴3 なし」と判定し、特徴4 へ進む。
特徴4	● 2つ正解できない場合や、指示に従えない場合は、「特徴4 あり」と判定し『せん妄あり』と判断する。 ● 質問で2つ以上間違えた場合は、【指示による評価】を行う必要はない。 ● 質問に3つ以上正解でき、指示に従えた場合は『せん妄なし』と判断する。 【質問による評価】 正しいときだけ事前に決めた合図をするよう伝え、セットAまたはBを使って患者に4つの質問をする。 〈セットA〉　　　　　　　　　　　　〈セットB〉 ①石は水に浮くか？　　　　　　　　　①葉っぱは水に浮くか？ ②海に魚はいるか？　　　　　　　　　②海にゾウはいるか？ ③1gは、2gより重いか？　　　　　　③2gは、1gより重いか？ ④釘を打つのにハンマーを使用してもよいか？　④木を切るのにハンマーを使用してもよいか？ 【指示による評価】 ①患者の前で2本の指を上げて見せ、同じことをするように指示する。 ②評価者の2本の指を下げ、患者にもう片方の手で同じこと（2本の指を上げる）をするように指示する。

ICU Delirium and Cognitive Impairment Study Group：Monitoring Delirium in the ICU. http://www.icudelirium.org/delirium/monitoring.html（2014年11月18日閲覧）. を参考に作成

表3 ICDSC

このスケールはそれぞれ8時間のシフトすべて、あるいは24時間以内の情報に基づき完成される。明らかな徴候がある＝1ポイント、アセスメント不能、あるいは徴候がない＝0ポイントで評価する。それぞれの項目のスコアを対応する空欄に0または1で入力する。

項目	スコア
1．意識レベルの変化 （A）反応がないか、（B）何らかの反応を得るために強い刺激を必要とする場合は評価を妨げる重篤な意識障害を示す。もしほとんどの時間（A）昏睡あるいは（B）昏迷状態である場合、ダッシュ（－）を入力し、それ以上評価を行わない。 （C）傾眠あるいは反応までに軽度ないし中等度の刺激が必要な場合は意識レベルの変化を示し、1点である。 （D）覚醒あるいは容易に覚醒する睡眠状態は正常を意味し、0点である。 （E）過覚醒は意識レベルの異常ととらえ、1点である。	—
2．注意力欠如 会話の理解や指示に従うことが困難。外からの刺激で容易に注意がそらされる。話題を変えることが困難。これらのうちいずれかがあれば1点。	—
3．失見当識 時間、場所、人物の明らかな誤認。これらのうちいずれかがあれば1点。	—
4．幻覚、妄想、精神障害 臨床症状として、幻覚あるいは幻覚から引き起こされると思われる行動（例えば、空をつかむような動作）が明らかにある、現実検討能力の総合的な悪化。これらのうちいずれかがあれば1点。	—
5．精神運動的な興奮あるいは遅滞 患者自身あるいはスタッフへの危険を予防するために追加の鎮静薬あるいは身体抑制が必要となるような過活動（例えば、静脈ラインを抜く、スタッフをたたく）、活動の低下、あるいは臨床上明らかな精神運動遅滞（遅くなる）。これらのうちいずれかがあれば1点。	—
6．不適切な会話あるいは情緒 不適切な、整理されていない、あるいは一貫性のない会話、出来事や状況にそぐわない感情の表出。これらのうちいずれかがあれば1点。	—
7．睡眠／覚醒サイクルの障害 4時間以下の睡眠、あるいは頻回な夜間覚醒（医療スタッフや大きな音で起きた場合の覚醒を含まない）、ほとんど1日中眠っている。これらのうちいずれかがあれば1点。	—
8．症状の変動 上記徴候あるいは症状が24時間の中で変化する（例えば、その勤務帯から別の勤務帯で異なる）場合は1点。	—
合計点	

判定：4点以上せん妄あり

Bergeron N, Dubois MJ, Dumont M, et al. Intensive Care Delinium Screening Checklist : evaluation of a new screening tool. Intensive Care Med 2001；27：859-864．Dr. Nicolas Bergeron の許可を得て逆翻訳法を使用し翻訳，翻訳と評価：卯野木健（筑波大学附属病院），水谷太郎（筑波大学医学医療系救急・集中治療部），櫻本秀明（筑波大学附属病院）

ICDSC（表3）

- ICDSCは、8～12時間の勤務帯で実施する日常的な看護介入時の観察や診療録、申し送りなどの情報に基づき、8項目それぞれについて該当の有無を評価する。
- 8項目の合計が4点以上であれば、せん妄と判断する。
- 点数化できるため、重症度の評価として代用できる可能性がある。
- 患者に直接質問や指示をする必要がないため、患者に負担をかけないのがメリットである。
- CAM-ICUは評価した時点でのせん妄の有無を判断できるのに対して、ICDSCは過去8～12時間の包括的な状態の評価である点は留意する必要がある。

（茂呂悦子）

Q16 せん妄は、どのように予防すればいいの？

A せん妄のリスク要因を取り除くための介入が基本となります。せん妄の発生やせん妄期間の減少が期待できる介入として、早期離床が推奨されます。

- せん妄予防は、リスク要因を取り除くための介入が基本となる。また、信頼性・妥当性のある評価ツールを用いたせん妄評価で早期発見に努めることも重要である。
- せん妄のリスク要因は多岐に及ぶため、医師・看護師・理学療法士など多職種チームによる包括的な介入が推奨されている[1,5]。
- せん妄予防の介入の概要を**表4**に示す。
- 睡眠環境の調整では照明や騒音、看護ケアによる刺激の削減などが含まれる。低コストで有害性がほとんどないことから鎮静薬の必要量を減らすためにも実施が推奨されている[5]。
- 早期離床は、せん妄管理と並んでABCDEバンドルの1つとして位置づけられており、重要性の認識は広まってきている。
- Needhamらは、医師、看護師、理学療法士・作業療法士などからなる多職種チームによる適切な鎮痛・鎮静管理と早期リハビリテーションを組み合わせた介入を行い、介入前と比較して運動機能レベルの向上（端座位可：P＝0.02、椅子への移動：P＝0.005、立位：P＝0.05）と、せん妄期間の短縮（P＝0.03）が認められたと報告している[8]。この調査では、インフォメーション、教育、カンファレンス、コンサルテーション、介入効果のフィードバックなどを行い医療チームの連携と介入の促進を図っている。

表4 せん妄予防のための介入
- 適切な酸素供給
- 水分/電解質バランスの調整
- 適切な疼痛管理
- 不必要な薬物投与の中止・回避
- 腸/膀胱機能の調整
- 適切な栄養摂取
- 早期のモビリゼーションとリハビリテーション
- 術後合併症の予防と早期発見・早期治療
- ケアの頻度とタイミング、照明、騒音の調整による夜間の睡眠を妨げず過ごしやすい、見当識維持を助ける適度な刺激のある環境の調整
- ケア参加できる程度の鎮静レベルの維持と意思表示の促進

- 各施設で早期離床を積極的に取り入れる際には、安全性維持のためにも、早期離床の重要性と進め方、せん妄・痛み・鎮静の評価スケールの使い方などに関するスタッフ教育と適切な鎮痛・鎮静管理、離床の開始基準・中止基準の設定、運動機能の評価などが必要であり、医師・理学療法士を含めた多職種連携による介入が望まれる。
- 医療チーム内での認識の共有と円滑な介入を促進するには、早期離床を成功させるために活用できるリソースやシステムのインフォメーション、カンファレンス、介入効果のフィードバックを行っていくことも重要である。

（茂呂悦子）

Q17 せん妄を発症した場合、どんな治療を行うの？

A せん妄の治療は、要因を鑑別し、取り除くことが基本となります。また、せん妄には神経伝達物質の不均衡を伴うため、抗精神病薬が用いられます。

- せん妄の治療は、予防ケア（→p.249Q16）を継続しながら、要因を鑑別し、取り除くことが基本となる。
- せん妄には、神経伝達物質の不均衡（中枢性コリン作動物質の欠乏やドパミンの相対的過剰）を伴うため、抗精神病薬が用いられる。
- 理論的には、抗精神病薬のD_2受容体阻害およびそれに関連するアセチルコリン放出の増加が、脳内の神経伝達物質不均衡を回復させることが期待できる。
- 実際には、抗精神病薬がせん妄の発症減少および期間の減少におけるエビデンスは明確にされていない[1,5]。

使用される抗精神病薬

- ハロペリドールは、米国集中治療医学会が提示した2002年のガイドラインでは推奨されていたが、2013年のガイドラインでは有効性に関するエビデンスが不十分として推奨されていない[5]。しかし、ハロペリドールは呼吸・循環の抑制が少なく静脈内投与が可能であるため、一般的にクリティカルケア領域で使用されている。ハロペリドールには、発現頻度は少ないものの重篤な副作用（**表5**）を引き起こす危険性があり、使用に際して注意が必要である。
- ハロペリドールは頭部外傷後の患者に投与すると脳損傷を悪化させる危険性があるため、オランザピンの選択が推奨される[1]。
- オランザピンは非定型抗精神病薬に含まれ、ハロペリドールよりも錐体外路症状が少ない。
- せん妄の治療で用いられる他の非定型抗精神病薬には、リスペリドンとクエチアピンなどがある。

（茂呂悦子）

表5 ハロペリドールの副作用

多源性の心室性不整脈	QTc間隔延長患者に、高用量のハロペリドールを投与すると多源性の心室性不整脈が出現する場合があり、心室細動へ移行して生命の危機を招く危険性がある。出現時には、状況に合わせてマグネシウムの投与や除細動を行う。
口周囲の攣縮や手の微小振戦などの錐体外路症状	投薬を継続しなければ数週間で回復する。静脈注射のほうが、経腸投与よりも錐体外路副作用が少ない。
急性の筋緊張異常（ジストニア）	対症療法が必要な場合は、プロシクリジンあるいはジフェンヒドラミンを静脈注射で投与する。
静止不能（アカシジア）	興奮を伴い混乱しているような不穏状態であるため、程度や状況に応じて薬理学的・非薬理学的介入を行う。
向精神薬悪性症候群	死亡率10％程度を示す副作用であり、発熱や激しい筋硬直、不安定な血圧のような自律神経系の変化が特徴的な、薬に対する特異体質反応である。いったん薬を中断すれば自然治癒するが、筋硬直が激しい場合は、ダントロレンを静脈注射で投与する。

Ely WE. Delirium in critical care. New York：Cambridge University Press；2011.

【文献（p.242〜251「せん妄」の項）】

1 Ely WE. Delirium in Critical Care. New York：Cambridge University Press；2011.
2 Ely WE, Shintani A, Truman B, et al. Delirium as an Predictor of Mortality in Mechanically Ventilated Patients in the Intensive Care Unit. *JAMA* 2004；291（14）：1753-1762.
3 Pisani MA, Kong SY, Kasl SV, et al. Days of Delirium are Associated with 1-Year Mortality in an Older Intensive Care Unit Population. *Am J Respir Crit Care Med* 2009；180：1092-1097.
4 Girard TD, Jackson JC, Pandharipande PP, et al. Delirium as a predictor of long-term cognitive impairment in survivors of critical innness. *Crit Care Med* 2010；38：1513-1520.
5 Barr J, Fraser GL, Puntillo K, et al. Clinical Practice Guidelines for the Management of Pain, Agitation, and Delirium in Adult Patients in the Intensive Care Unit. *Crit Care Med* 2013；41：263-306.
6 古賀雄二，若松弘也：ICUせん妄の評価と対策；ABCDEバンドルと医原性リスク管理．ICUとCCU 2012；36：167-179.
7 卯野木健：簡単にせん妄を評価できるツールは？．EB Nursing 2010；10：31-34.
8 Needham DM, Korupolu R, Zanni JM, et al. Early physical medicine and rehabilitation for patients with acute respiratory failure: a quality improvement project. *Arch Phys Med Rehabil* 2010; 91: 536-542.

Column

人工呼吸器の機種別モード一覧

人工呼吸器の換気モードとは、人工呼吸器からどのような方式でガスを送気するかを規定するものである（→p.8Q4）。各社で独自の名称や換気様式があることから、いろいろな換気モードの名称が存在し、難解となっている。機種によってモード名が異なることによって覚える混乱を少しでも整理できるよう、対照表を以下に示す。

対照表で取り上げる人工呼吸器は、エビタXL（Drager社）、サーボi（Maquet社）、840（Covidien社）、e360（Covidien社）、VELA（CareFusion社）、ハミルトンG5（Hamilton社）とした。

また、換気モードには、主に使用するモードとして、A/C、SIMV、PS、CPAP、APRV/BILEVELを挙げ、強制換気方式をVCV、PCV、換気量補償圧制御換気、その他として、チューブ補償、Closed loopを挙げた。

各社の換気モードの詳細仕様は異なるが、本書の解説に対して理解を深めるために分類したものであり、ご了承いただきたい。

（石井宣大）

人工呼吸器 モード	エビタ XL	サーボi	840	e360	VELA	G5
A/C-VCV	VC-CMV	従量式VC	A/C VC	VC-A/CMV	ボリュームA/C	(S) CMV
A/C-PCV	BIPAPアシスト	従圧式PC	A/C PC	PC-A/CMV	プレッシャーA/C	P-CMV
SIMV-VCV	VC-SIMV	SIMV（従量）	SIMV VC	VC-SIMV	ボリュームSIMV	SIMV
SIMV-PCV	PC-BIPAP	SIMV（従圧）	SIMV PC	PC-SIMV	プレッシャーSIMV	P-SIMV
PS	CPAP PS	PS/CPAP	SPONT PS	SPONT	CPAP/PSV	SPONT
CPAP	CPAP	PS/CPAP	SPONT	SPONT	CPAP/PSV	SPONT
APRV/BILEVEL	APRV、PC-BIPAP	Bi-Vent	BILEVEL	BPRV	APRV BiPhasic	DuoPAP、APRV
換気量補償圧制御換気	Auto Flow	PRVC、VS	VC+、VS	VTPC VTPS	PRVC Vsync	APV
チューブ補正	ATC	—	TC	—	—	TRC
Closed Loop	Smart care	NAVA	PAV+	—	—	ASV インテリベントASV

Part 9 人工呼吸中の合併症

1 合併症の種類　　　　　　　　　　塚原大輔
2 VAP（人工呼吸器関連肺炎）　　　 塚原大輔
3 陽圧換気・圧外傷　　　　　　　　塚原大輔
4 リスクマネジメント　　　　　　　塚原大輔

Part 9 ■ 人工呼吸中の合併症

1 合併症の種類

> **Q1** 人工呼吸療法中の合併症にはどんなものがあるの？
>
> **A** 人工呼吸療法中の合併症は、気道や肺実質だけでなく、全身の臓器に影響を及ぼします。

- 人工呼吸療法中の合併症には、①陽圧換気によるもの、②人工気道によるもの、③酸素吸入によるもの、④精神的ストレスによるもの、などがある（図1）。

陽圧換気によるもの（→p.261 Q5）

- 陽圧換気によって、胸腔が陰圧から陽圧に変化することにより、血液循環器系や肝腎などにさまざまな影響や圧外傷が生じる危険が高くなる。

人工気道によるもの

- 人工呼吸療法中は、人工気道を挿入して管理を行う。
- 挿入された人工気道によって気道が圧迫されることで、喉頭浮腫や声門浮腫、気道粘膜の損傷が生じることに加え、上気道がバイパスされて下気道に病原性を有する細菌が侵入しやすい状態となり、VAP（人工呼吸器関連肺炎）[*1]が生じる。

酸素吸入によるもの

- 酸素には、「薬」としての一面と、「毒」としての一面があることを知っておく必要がある。
- 「薬」としての一面：低酸素血症を改善させることにより、短期的には呼吸困難や動悸などの自覚症状を改善し、長期的には右心不全や虚血性心疾患、肺高血圧症などの合併症を予防する。
- 「毒」としての一面：純度の高い酸素を吸入することにより、高い酸素分圧を長時間維持することによって生じる酸素中毒や吸収性無

図1　人工呼吸療法中の合併症

酸素吸入によるもの
- 酸素中毒
- 吸収性無気肺

人工気道によるもの
- 喉頭浮腫・声門浮腫
- 気道粘膜の損傷
- VAP（人工呼吸器関連肺炎）

陽圧換気によるもの
- 圧外傷（VALI：人工呼吸器関連肺損傷）
- 気胸
- 右心系：前負荷の減少、後負荷の増大
- 左心系：後負荷の減少
- 腎臓：尿量の減少（血漿抗利尿ホルモン上昇、心房性ナトリウム利尿ペプチド低下）
- 脳神経系：頭蓋内圧の上昇
- 肝臓：機能低下

精神的ストレスによるもの
- せん妄
- 不穏

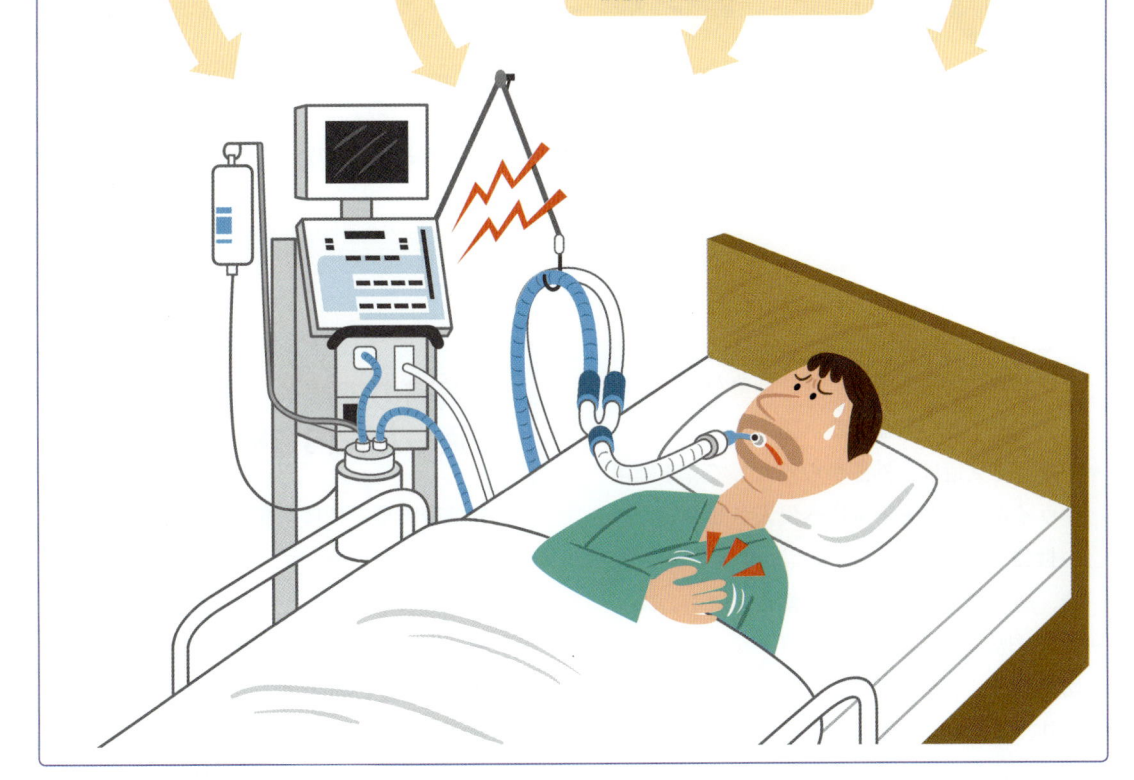

気肺が生じる危険性がある（→p.108Q2）。

精神的ストレスによるもの

- 人工呼吸療法中は意思疎通が十分に取れないことや、療養環境や使用薬剤など影響によりせん妄となり精神的・身体的ストレスが強くなる。
- そのため、療養環境を整えたり、不必要な薬剤を中断したり、鎮静・鎮痛スケールを用いた適切な鎮静・鎮痛管理を行う必要がある。

（塚原大輔）

＊1　VAP（ventilator-associated pneumonia）：人工呼吸器関連肺炎

Part 9 ■ 人工呼吸中の合併症

2 VAP（人工呼吸器関連肺炎）

Q2　VAPは、どうして起こるの？

A　上気道の細菌と逆流した胃内容物の誤嚥、汚染した回路や回路開放に伴う細菌の吸入が主な原因とされています。

- VAP（人工呼吸器関連肺炎）[*1]は、気管チューブを留置することにより、細菌が下気道に侵入することで発症する（図1）。
- 通常、上気道は、外部から侵入してくる細菌やウイルスなどを下気道へ侵入させないための機能（フィルター機能、クリアランス機能、加温加湿機能など）を備えている。
- 人工呼吸器装着患者は、気管チューブや気管切開チューブなどの人工気道を留置する。つまり、人工気道によって上気道がバイパスされるため、細菌が下気道に侵入し、特に免疫機能が低下した重症患者では、VAPを発症しやすくなるのである。
- VAPの発症経路としては、①上気道の細菌や逆流した胃内容物の誤嚥、②汚染した回路や回路開放に伴う細菌の吸入の2点が挙げられる。

上気道の細菌や逆流した胃内容物の誤嚥

- 気管挿管時は、口腔で細菌が繁殖しやすい状況にある。原因として、以下の3点が挙げられる。
  ①経口摂取していないため、自浄作用のある唾液の分泌が抑制されるうえ、オーラルケアが十分に実施できないこと
  ②消化管潰瘍を予防する薬剤や早期の経腸栄養によって胃液がアルカリ化し、消化管で繁殖した細菌がチューブを伝って逆行性に口腔へ移動すること
  ③経鼻挿管の場合、副鼻腔炎を合併しやすいこと
- 特に、カフ上部に貯留した分泌物の垂れ込み（不顕性誤嚥：silent aspiration）は、VAPの

図1 VAPの発症機序

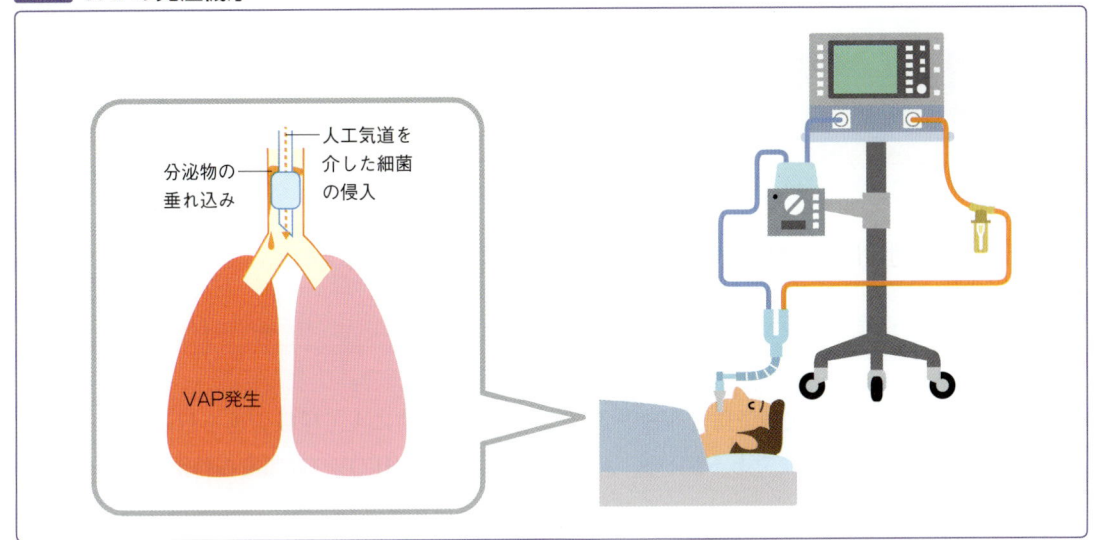

主要因といわれている。そこで、カフ圧管理を適切に行い、カフ上部吸引による分泌物の除去や、頭部挙上を行うことによって、胃内容物の逆流を予防することが必要となる（→p.178Q10）。

汚染した回路や回路開放に伴う細菌の吸入

- 人工呼吸器回路自体の汚染や、気管吸引などによる頻繁な着脱により、直接人工気道を介して細菌が侵入する。
- VAPを引き起こす回路汚染の原因として、以下の2点が指摘されている。
  ①加温加湿器の水（結露）を除去する際の不潔な操作
  ②気管吸引や回路交換などで気管を開放した際の回路内の細菌汚染
- 回路開放を伴う処置（吸引など）を行う際は手洗いと手袋の装着などスタンダードプリコーションを遵守すること、人工鼻や閉鎖式吸引を使用し回路開放しないことなど、対策をとる必要がある。

（塚原大輔）

*1　VAP（ventilator-associated pneumonia）：人工呼吸器関連肺炎

Q3 VAP判定の方法は？

A 判定には、VAEアルゴリズムを使用します。

- 2013年から、CDC（米国疾病予防管理センター）[*2]のサーベイランス事業であるNHSN[*3]によるVAPの判定基準が従来のVAPアルゴリズムからVAE（人工呼吸器関連事象）[*4]アルゴリズム（図2）へと変わった。

VAEアルゴリズムの特徴

- 新しい判定アルゴリズムの対象となるのは、①18歳以上の患者、②気管挿管され人工呼吸器を3日以上使用している患者、③急性期病院およびリハビリテーション病院の患者である。

- 蘇生目的に人工呼吸管理を行っている患者、すなわちHFOV（高頻度振動換気）[*5]やECMO（体外式膜型人工肺）[*6]、腹臥位による人工呼吸器管理は除外されている。

- 新しいアルゴリズムで大きく変わった点は、胸部X線所見を必要としないことである。これにより、経験や能力を必要とせずアルゴリズムに当てはめることができ、純粋なデータが抽出されると考えられる。

- その他のデータには、以前からあった体温や白血球数、膿性痰の有無に加えて、酸素濃度やPEEP[*7]レベル、新たな抗菌薬の使用開始と使用期間、胸水や肺組織検査など含まれている。

（塚原大輔）

[*2] CDC（Centers for Disease Control and Prevention）：米国疾病予防管理センター
[*3] NHSN（National Healthcare Safety Network）
[*4] VAE（Ventilator-Associated Events）：人工呼吸器関連事象
[*5] HFOV（high-frequency oscilatory ventilation）：高頻度振動換気
[*6] ECMO（extracorporeal membrane oxygenation）：体外式膜型人工肺
[*7] PEEP（positive end expiratory pressure ventilation）：呼気終末陽圧

図2 VAEプロトコール

VAC：人工呼吸器関連状態
(Ventilation Association Condition)

基準時期：人工呼吸管理者の、1日のF_iO_2またはPEEP設定が2日以上連続で状態安定または改善を認める時期

「基準時期」の後、患者に下記の中で2日以上にわたり酸素化の悪化を示唆する指標が少なくとも1つある。

1) 1日のF_iO_2が20%以上増加している。
2) 1日のPEEPが3cmH_2O以上増加している。

↓

IVAC：感染関連性人工呼吸器関連合併症
(Infection-related Ventilator AssociatedComplication)

人工呼吸管理開始から3日目以降で、かつ酸素化悪化前後2日間以内に以下に示す条件をすべて満たしている。

1) 体温＞38℃、＜36℃
2) WBC≧12,000 cell/mm^3、≦4,000 cell/mm^3
3) 新たな抗菌薬投与が4日間以上の継続投与

↓

人工呼吸管理開始から3日以降で、かつ酸素化悪化の発症前後2日間以内に、以下に示す条件の1つを満たしているもの。 1. 膿性気道分泌物（検体1つ以上） ・肺・気管支・気管からの気道分泌物であり、好中球≧25または扁平上皮細胞数≦10（低倍率視野×100）を含んでいる。 ・検査室から半定量結果を報告された場合、その結果が上記の定量結果の閾値と同等以上である。 2. 以下の培養陽性（定性、半定量または定量） ・喀痰＊ ・気管吸引痰＊ ・気管支肺胞洗浄（BAL）＊ ・肺組織＊ ・検体保護ブラシ（PBL）＊ ＊以下を除外 ・通常の上気道／下気道細菌叢、上気道／下気道の混合細菌叢、もしくはそれと同等のもの ・カンジダ属または特に指定されていないイースト ・コアグラーゼ陰性ブドウ球菌 ・エンテロコッカス	人工呼吸開始から3日目以降で、かつ酸素化悪化の発症前後2日間以内に、以下に示す条件の1つを満たしているもの。 1. 膿性気道分泌物（1つ以上の検体）と以下の1項目 ・気管吸引の培養陽性、≧10^5CFU/mLまたは同等の半定量結果 ・気管支肺胞洗浄（BAL）の培養陽性＊、≧10^4CFU/mLまたは同等の半定量結果 ・肺組織の培養陽性、≧10^4CFU/gまたは同等の半定量結果 ・検体保護ブラシ（PBL）の培養陽性、≧10^3CFU/mLまたは同等の半定量結果 2. 以下の1項目目（膿性痰は必要としない） ・陽性の胸水培養（検体は、胸腔穿刺あるいは胸腔ドレーン挿入時のもので、留置されている胸腔ドレーン由来のものは除外） ・肺病理組織陽性 ・レジオネラ類の診断試験で陽性 ・気道分泌が以下の診断試験で陽性 　・インフルエンザウイルス　・RSウイルス 　・アデノウイルス　・パラインフルエンザウイルス 　・ライノウイルス　・ヒトメタニューモウイルス 　・コロナウイルス
人工呼吸器関連肺炎可能性例 人工呼吸器関連肺炎可能性例はVACとIVACの両条件を満たしていること	**人工呼吸器関連肺炎推定例** 人工呼吸器関連肺炎推定例はVACとIVACの両条件を満たしていること

CDC's NHSN. Ventilator-Associated Event（VAE）. http://www.cdc.gov/nhsn/PDFs/pscManual/10-VAE_FINAL.pdf（2014年11月18日閲覧）．より著者翻訳のうえ引用

Q4 VAPの予防にはなにをすればいいの？

A バンドルアプローチを行うことが提唱されています。

- VAP予防策はさまざまな学会などから「診療ガイドライン」が発表されている。
- 特に、IHI（米国ヘルスケア改善協会）[*8]が2006年に発表した"100,000 Lives Campaign Prevent Ventilator-Associated Pneumonia"には「人工呼吸器バンドル」が示されている。このケア・バンドル4項目を遵守することは、VAP発症率減少に大きな成果をもたらし、その有効性が広く認識されるようになった。
- IHIは2010年、人工呼吸器バンドルに「クロルヘキシジンを使用した日々の口腔ケア」の1項目を追加した5項目を発表した（表1）。
- わが国においては、日本集中治療医学会が、2010年に「人工呼吸器関連肺炎予防バンドル2010改訂版（VAPバンドル）」を学会ホームページ上に公開している（表2）。
- バンドル（bundle）は日本語で「束」を意味し、戦略的な意味合いをもつ。1つひとつでは効果が薄いかもしれないが、組み合わせて実施することで効果を上げることができる。
- 特徴は、特別に高価な医療機器を用いなくても、高いVAP発症率減少効果をもたらすことが可能な点である。
- バンドルの効果について、IHIは、人工呼吸バンドルの遵守率が95％以上であればVAP発症率が61％減少していると報告している。

（塚原大輔）

表1 IHI人工呼吸器バンドル（2010）

①ベッドの頭位を30〜45度上げる
②鎮静の中断と抜管可能かどうかの評価を毎日行う
③ストレス潰瘍の予防を行う
④深部静脈血栓症の予防を行う
⑤クロルヘキシジンを用いた口腔ケアを毎日行う

IHI. IHI Ventilator Bundle（IHI Tool）. http://www.ihi.org/（2014年11月18日閲覧）.

表2 人工呼吸器関連肺炎予防バンドル2010改訂版

Ⅰ．手指衛生を確実に実施する
Ⅱ．人工呼吸器回路を頻回に交換しない
Ⅲ．適切な鎮静・鎮痛をはかる。特に過鎮静を避ける
Ⅳ．人工呼吸器からの離脱ができるかどうか、毎日評価する
Ⅴ．人工呼吸中の患者を仰臥位で管理しない

日本集中治療医学会ICU機能評価委員会：人工呼吸器関連肺炎予防バンドル2010改訂版：6-7．より引用

【文献（p.256〜260「VAP（人工呼吸器関連肺炎）」の項）】

1 CDC's NHSN. Ventilator-Associated Event（VAE）. http://www.cdc.gov/nhsn/PDFs/pscManual/10-VAE_FINAL.pdf（2014年11月18日閲覧）.
2 IHI. IHI Ventilator Bundle（IHI Tools）. http://www.ihi.org/（2014年11月18日閲覧）.
3 日本集中治療医学会ICU機能評価委員会：人工呼吸器関連肺炎予防バンドル2010改訂版：6-7．http://www.jsicm.org/pdf/2010VAP.pdf（2014年11月18日閲覧）

[*8] IHI（Institute of Healthcare Improvement）：米国ヘルスケア改善協会

Part 9 ■ 人工呼吸中の合併症

3 陽圧換気・圧外傷

Q5 陽圧換気は、生体に、どんな影響を及ぼすの？

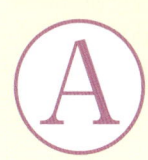

A 機械的陽圧換気では胸腔内が陽圧となり、血液循環器系や脳神経系、肝・腎など、主要な臓器に影響を及ぼします。
また、二次的障害として、ストレス障害も見逃してはいけません。

血液循環器系

- クリティカルケア領域の患者は、循環血液量が減少していること、平均気道内圧が高くなることにより、容易に心拍出量が減少する。

1 右心系への影響

1）前負荷の減少
- 機械的陽圧換気により、胸腔内圧が上昇し、静脈還流が減少して、右室へ充満する血液量が減少する。
- 吸気時間を延長する設定では、より静脈還流が減少する。これは、機械的陽圧呼吸では吸気時に胸腔内圧が上昇し静脈還流が減少するためである。

2）後負荷の増大
- PEEP（呼気終末陽圧）[*1]により肺胞内圧が上昇し、肺血管抵抗は増大する。肺血管抵抗の増大は、左室への血液の充満を阻害し、心拍出量を減少させる。
- 右室の後負荷の上昇は、右室肥大をもたらし、心臓の壁運動を低下させる。

2 左心系への影響

1）後負荷の減少
- 機械的陽圧換気により胸腔内圧が上昇し、全身へ血液が駆出されやすい状態となる。
- しかし、後負荷の減少は血圧の低下を意味するため、肝・腎など重要臓器への血流が減少する。

[*1] PEEP（positive end expiratory pressure ventilation）：呼気終末陽圧

腎臓

- 人工呼吸療法中は、心拍出量の低下によって、腎血流量の減少・静脈還流の低下する。その結果、血漿抗利尿ホルモンの上昇と心房性ナトリウム利尿ペプチドの低下が生じ、尿量が減少する。

脳神経系

- 胸腔内圧の上昇に伴い、静脈還流が低下する。それにより頭蓋内の血液量が増加し、頭蓋内圧が上昇する。
- 実際には、頭蓋内圧が亢進している症例を除いて、特に問題にならないといわれている。

肝臓

- 胸腔内圧上昇に伴う心拍出量低下は、門脈血流を低下させ、肝機能低下をもたらす。

精神面

- 陽圧換気により、生体は、少なからずストレスを受ける。
- ストレス障害は、疾患に伴う侵襲に加えて、睡眠障害、人工呼吸器とのファイティングなどが原因となって生じる二次的障害である。
- この二次的障害に着目し、生活環境を整えることや適切な鎮静・鎮痛が行われているか評価することが重要となる。

（塚原大輔）

Column

ずり応力って？

　外力が物体に作用したとき、これに対応してバランスをとるため、物体の内部に生じた力を「応力」という。応力は、圧縮応力、引っ張り応力、ずり応力（剪断応力：shear stress）の3つに分類される。

　ずり応力とは、物体内部のある面の平行方向に、すべらせるように作用する応力のことで、物体を流動させるのに必要となる体位面積あたりの力を意味する。

　肺胞と肺胞におけるずり応力とは、虚脱した肺胞が過膨張することで、肺胞間相互に摩擦力が生じることを意味している。

（道又元裕）

Q6 圧外傷ってなに？どうして起こるの？

A 人工呼吸による陽圧換気に伴う気胸などの肺の損傷をVALI（人工呼吸器関連肺損傷）と呼びます。特に、肺に炎症があり組織が不均一な病態（ARDSなど）で生じやすく、多臓器障害・不全に至る危険性があるものです。

- 圧外傷は、肺疾患と過膨張、圧負荷の3つの要因により引き起こされる。
- 急性肺疾患では機能的残気量の減少を伴うため、PEEPや気道内圧管理が必要になる。しかし、陽圧換気により生じた肺胞への過剰なストレスは、VALI（人工呼吸器関連肺損傷）[*2]が引き起こされる。
- ARDS（急性呼吸窮迫症候群）[*3]では、外からの刺激に対して過剰な反応を示す状態にあり、無気肺の形成、間質の浮腫や重力の影響により、肺では著しい組織の不均一性が生じている。

- このような組織に対して人工呼吸による陽圧換気を行った場合には、肺胞に部分的に過剰な伸展が生じる。
- 無気肺と拡張した肺の境界線では、無気肺と再拡張を繰り返すことにより、大きな"ずり応力"が生じて肺胞壁にダメージを与える（圧損傷・量損傷）。これらの過膨張や虚脱・再開通による刺激（虚脱性肺損傷）が、肺障害をさらに拡大し、全身に炎症反応をもたらす（炎症性肺損傷）。それらの概念を**表1**に示す。

（塚原大輔）

表1 圧損傷・量損傷、虚脱性肺損傷、炎症性肺損傷の考え方

圧損傷（barotrauma）バロトラウマ 量損傷（volutrauma）ボルトラウマ	● 正常な肺胞に過剰な圧もしくは量の換気を送ることにより、肺胞が過膨張して生じる
虚脱性肺損傷 （atelectrauma）アテレクトラウマ	● 虚脱している肺胞と、開存している肺胞の圧較差により生じる
炎症性肺損傷 （biotrauma）ビオトラウマ	● 肺胞の過膨張と虚脱・再開通を繰り返すことで炎症性サイトカイン等が誘導され生じる。SIRS（全身性炎症反応症候群）[*4]の原因となり、MODS（多臓器不全）[*5]へ移行する可能性があるため、換気量やPEEPの管理を行うことや、侵襲的な看護ケアを避ける必要がある

[*2] VALI（ventilator-associated lung injury）：人工呼吸器関連肺損傷
[*3] ARDS（acute respiratory distress syndrome）：急性呼吸窮迫症候群
[*4] SIRS（systemic inflammatory response syndrome）：全身性炎症反応症候群
[*5] MODS（multiple organ dysfunction syndrome）：多臓器不全

Q7 圧外傷は、どのように予防すればいいの？

A 肺胞の過伸展を防ぐ肺保護戦略（一回換気量とプラトー圧の制限）と、肺胞の虚脱・再開通を防ぐオープンラングアプローチ（適切なPEEPをかけること）により、圧外傷を回避します。

- VALIの原因は、不均一な病変に対して生じる肺胞の過伸展と虚脱・再開通による肺胞へのストレスである（→p.263Q6）。

肺保護戦略

- 肺胞の過伸展を予防するためには、一回換気量を制限（6mg/kg理想体重以下）するとともに、プラトー圧を制限（30cmH$_2$O以下）する。これは「肺保護戦略」と呼ばれ、ARDS患者の人工呼吸器管理における基本戦略である。
- VALIの予防に関しては、プラトー圧よりも一回換気量のほうが予後に影響を与えると考えられている。

オープンラングアプローチ

- 虚脱・再開通の予防については、酸素化を改善させ、肺胞虚脱、無気肺、ずり応力の発生を防ぐためPEEPを使用することが推奨されている。
- 適切なPEEP値については、肺の損傷レベルが患者個々によって異なるため、その至適値を画一的に決定することはできない。
- 肺胞の再開通のためには高いPEEP設定が必要となるが、PEEPが高値になると、当然プラトー圧は高くなる。
- プラトー圧が1cmH$_2$O上昇すると、死亡リスクが3％有意に上昇することがわかっている。そのため、吸気プラトー圧は低く、PEEPを低く設定したほうがよいということになるが、これでは虚脱肺を再開通することができず、逆に死亡率が上昇する可能性も示唆されている。

（塚原大輔）

Q8 圧外傷発見のために必要なフィジカルアセスメントは？

A フィジカルイグザミネーション、各種検査データ、モニタリング情報を統合し、全身状態と関連づけてアセスメントします。

- 圧外傷は、肺保護戦略など十分なリスク管理を行ったとしても100％予防できるものではない。そのため、患者の治療にあたる医療スタッフが1つのチームとしてカンファレンスなどを行い、圧外傷のリスクに関する共通認識をもつことが必要となる。
- 毎日の観察のなかでフィジカルアセスメントを行うことで異常の早期発見が可能となり、患者の予後改善につなげることができる。

人工呼吸中のフィジカルアセスメント

- フィジカルアセスメントとは、患者の主観的・客観的情報を収集し、これらの情報を統合することによって患者の状態を評価することである。
- 人工呼吸管理を要する患者は、鎮静・鎮痛管理が行われているが、鎮静深度によっては意思疎通が困難な状況にある（ただし、現在は、鎮静より鎮痛を優先して行うことや日中の鎮静中断が推奨されている）。
- このような状況において患者の状態を評価するためには、身体診察（フィジカルイグザミネーション）の技術が重要となる（表2）。
- フィジカルイグザミネーションと血液検査データ、生体情報モニタ、人工呼吸器のグラフィックモニタなどの情報を統合することにより、患者の呼吸状態を全身状態と関連づけてアセスメントすることが可能となる。
- 圧外傷発見時に見られる異常所見を表3に示す。

（塚原大輔）

表2 呼吸のフィジカルイグザミネーション

視診	●胸郭の形状・動き ●呼吸様式・呼吸パターン
触診	●胸郭の動き ●胸郭の柔軟性 ●横隔膜の動き・呼吸補助筋の評価
聴診	●聴診部位による呼吸音の評価
打診	●打診音の評価

表3 圧外傷発生時に見られる異常所見

身体所見	●呼吸音の減弱 ●胸郭運動の左右差 ●皮下気腫 ●頻呼吸 ●一回心拍出量低下に伴う血圧低下、頻脈 ●意識レベル低下
モニタ所見	●低換気量 ●気道内圧上昇 ●SpO_2低下 ●中心静脈圧上昇

陽圧換気・圧外傷

Q9 圧外傷が起こってしまったら、どうする？

A 圧外傷により肺胞が破裂すると、気胸が起こります。特に、陽圧換気中は緊張性気胸のリスクが高くなります。緊張性気胸が起こった場合には、胸腔ドレナージを行います。

- 気胸とは、胸膜腔内へ空気が貯留する状態である（表4）。

緊張性気胸への対応

- 緊張性気胸は、肺組織の炎症や気腫性変化によって脆くなった組織が、陽圧換気によって破裂することによって生じる。
- 破裂した側（患側肺）の胸腔内に肺内ガスが流れ込んだ結果、患側肺の胸腔内圧が異常に上昇し、患側肺の虚脱、横隔膜低位、健側への縦隔偏位が生じて呼吸が障害される（図1）。
- 同時に、大静脈の偏位も起こり、静脈還流の減少による低心拍出性の循環不全（閉塞性ショック）を引き起こす。

1 緊張性気胸の徴候

- VC（量換気）[*6]では急激に最高気道内圧が上昇しアラーム異常により発見される。
- PC（圧換気）[*7]では最高気道内圧は一定で変化しないため、一回換気量や分時換気量の低下アラームにより発見される。
- PCのほうがVCよりも進行がゆるやかであるが、気づかれないまま進行している可能性もあるため、フィジカルアセスメントにより早期発見に努める必要がある（表4）。

2 発生時の対応

- 緊張性気胸が起こった場合には、上昇した胸腔内圧を低下（脱気）させるために胸腔ドレナージを行う。
- ドレナージの準備に時間を要する場合や、すぐに脱気を実施すべき超緊急状態では、胸腔穿刺を行う。通常、第2肋間鎖骨中線上で肋間の中央を16Gより太い留置針を用いて穿刺する。胸腔穿刺はドレナージまでのつなぎであり、ドレナージが完了すれば抜去する。
- 胸腔ドレナージ中は、フィジカルアセスメントに加えて、胸腔ドレナージシステムの管理（エアリークや呼吸性移動の有無）などの観察を行う。

（塚原大輔）

【文献（p.261〜266「陽圧換気・圧外傷」の項）】

1 Hess DR, Kackmarek RM著, 新井正康監訳：人工呼吸ブック. メディカル・サイエンス・インターナショナル, 東京, 2007：281.

表4 人工呼吸時にみられる気胸の徴候と症状

換気困難	● 量換気：最大気道内圧の上昇 ● 圧換気：一回換気量・分時換気量の低下
バイタルサインの変化	● 早　期：頻脈と血圧上昇 ● 晩　期：閉塞性ショック、心停止
患側で呼吸音減弱または停止、打診上鼓音	
気胸側と反対方向に気管や縦隔が偏位	

Hess DR, Kackmarek RM著, 新井正康監訳：人工呼吸ブック. メディカル・サイエンス・インターナショナル, 東京, 2007：281. より引用

図1 緊張性気胸

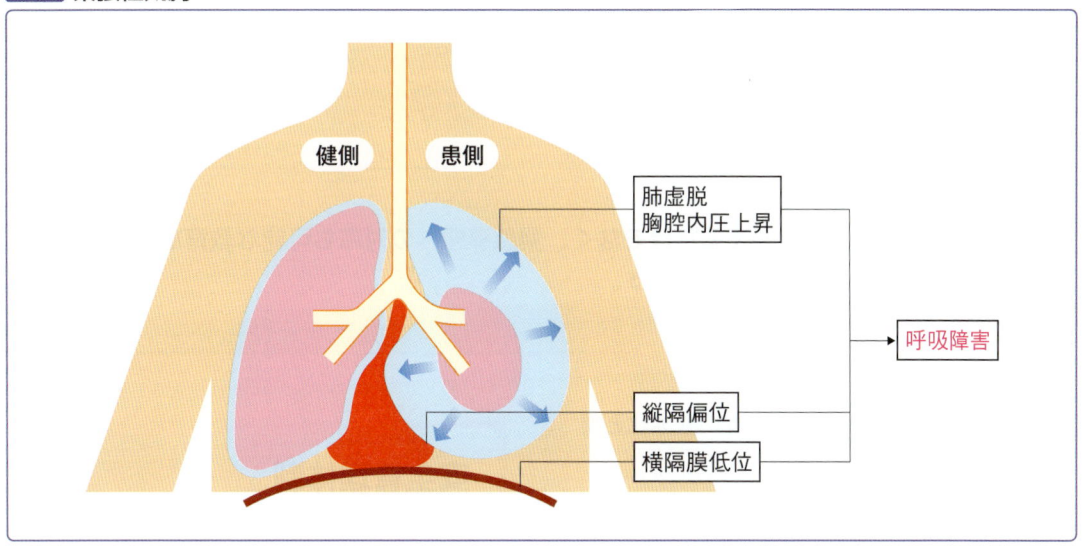

＊6　VC（volume control）：量換気
＊7　PC（pressure control）：圧換気

陽圧換気・圧外傷　267

Part 9 ■ 人工呼吸中の合併症

4 リスクマネジメント

Q10 器械的トラブルは、どのように予防するの？

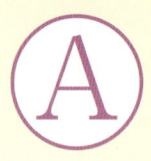

A 管理体制を整えるだけでなく、緊急事態への対応も可能な教育などのリスクマネジメントを行います。

- 人工呼吸管理は、呼吸不全患者の酸素化と換気の改善を目的として使用されている。
- 呼吸サポートチームの活動が広まり、安全管理体制や医療スタッフの教育など、ハード面・ソフト面両方が少しずつ整ってきているが、日本医療機能評価機構の医療事故情報収集等事業医療安全報告「人工呼吸器の配管の接続忘れ」（No.92, 2014）により重大な事故が報告されている。
- 日本呼吸療法医学会は「人工呼吸器安全使用のための指針（第2版）」を発表し、人工呼吸管理を行う施設のめざすべき内容を示している。以下に、その概要を示す。

安全管理体制

1 人工呼吸安全対策委員会の設置

- 人工呼吸療法に関与する施設管理者、医師、看護師、臨床工学技士などで構成する委員会を設置し、安全対策を講じること。

2 教育システムの整備

- 人工呼吸器に直接かかわる医師、看護師、臨床工学技士に対する取り扱い教育、安全管理教育を系統的かつ定期的に実施すること。
- 特に、医師、看護師は、患者の呼吸のアセスメント能力の向上に努めること。

人工呼吸管理を施行する部署

- 人工呼吸療法を施行する部署は、集中治療施設基準を満たすことが望ましい。

警報装置およびモニタ

1 警報設定

- 人工呼吸器の各警報装置は、それぞれの意義（表1）を理解し、それぞれ適正値に設定すべきである。
- 警報の設定値だけでなく、設定値を外れた場合に確実に作動することの確認が必要である。

2 モニタ

- 人工呼吸療法中は患者の呼吸に関するモニタリングが不可欠である。余裕があればその他の生体情報をモニタリングすることが望ましい。
- モニタリング情報は、一定期間記録・保存できることが望ましい。

緊急事態への対応

- 停電、人工呼吸器の故障、呼吸回路の損傷などの緊急事態に備えて、酸素投与下の手動式換気装置一式（蘇生バッグ、ジャクソンリース回路など）、気管挿管用器材一式、蘇生用薬剤をベッドサイドに常備しなければならない。
- 担当看護師が異常事態を随時把握できるシステムであること、医師が即応できる体制であることが望まれる。担当医師、担当看護師はACLS（二次救命処置）[*1]・BLS（一次救命処置）[*2]に習熟していることが望ましい。

表1 人工呼吸器の警報の意義

- 最低分時換気量、最低気道内圧、無呼吸、低電圧の警報は、救命的警報であることを認識し、設定すること
- 最高気道内圧、最高分時換気量、頻呼吸の警報は、合併症予防の警報装置であることを認識すること
- 呼吸回路への一時的な操作（加温加湿器やネブライザーへの蒸留水・薬液の補充、気管吸引など）によって警報が作動しても警報装置の設定を解除しないこと
- 人工呼吸療法の継続中に、人工呼吸器作動の一時的な中止に伴って警報解除を行った場合には、その場で必ず復旧させること

日本呼吸療法医学会：人工呼吸器安全使用のための指針第2版．人工呼吸2011；28（2）：68．より引用

人工呼吸器の定期点検

- 耐用年数を超えた人工呼吸器の定期点検、使用頻度の低い人工呼吸器の定期点検は、頻回にしかも綿密に行うべきである。

（塚原大輔）

【文献（p.268〜269「リスクマネジメント」の項）】

1　日本呼吸療法医学会：人工呼吸器安全使用のための指針第2版．人工呼吸2011；28（2）：68-69．

[*1]　ACLS（advanced cardiac life support）：二次救命処置
[*2]　BLS（basic life support）：一次救命処置

Column

概日リズムって？

概日リズム（circadian rhythm：サーカディアンリズム）とは、1日のリズムを調整する約24時間周期のメカニズムである。ヒトは、この概日リズムによって、身体の働きを昼夜の環境変化に適応させている。

概日リズムが崩れると、昼夜逆転（睡眠-覚醒リズムの混乱）が生じる。概日リズムの混乱に影響する因子は、ストレス（痛みや不安など）、非生理的・非日常的環境の持続などである。

鎮痛・鎮静下で人工呼吸器を装着している患者は、重症で多大な生体侵襲が加わっているだけでなく、非生理的な状況に置かれている。そのため、概日リズムの混乱が生じやすい状況にあることを理解したうえで、ケアを行うことが重要となる。

（道又元裕）

概日リズムを整えるケアの例	●身体的苦痛・ストレスの緩和 ●環境の調節（光、音、温度、医療機器） ●夜間のケアによる刺激を避ける（夜間は最低限のケアとし、一度にまとめて行う） ●夜間の経管栄養は避ける ●睡眠導入のための体温調節・湿度管理 ●時間感覚を維持する ●日中の活動（リハビリテーション、清潔ケア、日中に日光を浴びるなど） ●家族・友人の協力を得る（面会など） ●可能ならば、日中は覚醒状態を保ち、夜間は十分な睡眠がとれるような鎮静薬の増減も考慮する（患者の状態による）

Part 10 呼吸リハビリテーション

1. 呼吸リハビリテーションの概要　小松由佳
2. 呼吸リハビリテーションの評価　藤田吾郎
3. ADLの維持・拡大　下地大輔
4. 実施上のリスク管理　下地大輔
5. ウィーニングに向けて　小松由佳
6. トレーニング　下地大輔
7. 運動の管理　藤田吾郎
8. 在宅呼吸リハビリテーション　藤田吾郎

Part 10 ■ 呼吸リハビリテーション

1 呼吸リハビリテーションの概要

Q1 呼吸リハビリテーションってなに？

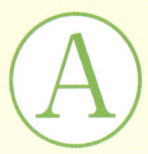

A 呼吸器機能の回復あるいは維持を図ることで症状を改善し、患者が自立した日常・社会生活を送れるようにする継続的な支援のことです。

- 呼吸リハビリテーションは、わが国のガイドラインでは「病気や外傷によって呼吸器に障害が生じた患者に対して、可能な限り機能を回復し、あるいは維持することによって、症状を改善し、患者自身が自立した日常や社会生活を送れるように継続的に支援する医療」[1]と定義されている。
- 呼吸器疾患発症以前の禁煙指導などの予防活動から、救急・集中治療の急性期、回復期、慢性期と多岐にわたり継続的に支援するものである。

(小松由佳)

Q2 呼吸リハビリテーションの目的は？

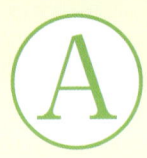

A 呼吸リハビリテーションは、呼吸障害の予防と改善、日常生活行動（ADL）の維持・獲得を目的として行います。

- 呼吸リハビリテーションの主たる目的は、いかなる病期においても①呼吸障害の予防と改善、②ADL（日常生活行動）[*1]の維持・獲得である。
- いかなる呼吸障害を生じていたとしても、病期・病態に応じたリハビリテーションを実施して、日常生活を取り戻すことをめざす。

(小松由佳)

Q3 呼吸リハビリテーションの内容は？

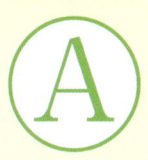

A 病期によって異なりますが、大まかに、教育・指導と、呼吸理学療法／運動療法に分けられます。

- 呼吸リハビリテーション内容の大枠は、①**教育・指導**、②**呼吸理学療法／運動療法**であるが、病期によって多少異なる。
- 指導にあたっては、個々の患者の治療方針を明らかにし、患者に必要な事柄、注意を個別に具体的にわかりやすく示さなければならない。
- **急性期**：呼吸理学療法／運動療法に重点が置かれ、体位調整、離床訓練、呼吸練習、運動療法などが実施される。
- **回復期、慢性期**：疾患により生じた症状の軽減、QOLの改善、運動耐用能の改善、障害によって生じた心理的障害の軽減、救急受診・緊急入院の減少、生命予後の改善と増悪の予防などを目的に、呼吸リハビリテーションが実施される。

表1 呼吸リハビリテーションの内容

1. 薬物療法
2. 吸入療法
3. 酸素療法
4. 人工呼吸療法
5. 呼吸理学療法（リラクセーション、呼吸訓練、呼吸筋トレーニング、胸郭可動域訓練、排痰法、運動療法、パニックコントロール）
6. 栄養療法
7. 精神・心理的アプローチ
8. 禁煙指導
9. 教育（呼吸の仕組みと病態、急性増悪、環境調整、旅行、性生活）など[2]

- 自己管理に意欲のある患者の必要性に応じ、**表1**に示す内容について、多職種にまたがるチーム医療の連携で統一したコンセプトのもと効率的な治療・管理を提供する。

（小松由佳）

---

*1 ADL（activities of daily living）：日常生活行動

Q4 呼吸リハビリテーションは、どんな人に対して行うの？

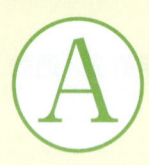

A 呼吸障害をもつ（もつ可能性のある）患者と、その家族が対象です。

- 呼吸リハビリテーションは、呼吸障害をもつ患者、呼吸障害をもつ可能性のある患者と、その家族が対象となる。
- 呼吸リハビリテーションの対象となる呼吸器疾患としては、肺気腫、慢性気管支炎、慢性気管支喘息、肺結核後遺症、気管支拡張症、肺炎などである。
- 呼吸機能だけでなく、筋力・運動耐容能の低下など、重症心身障害児、筋ジストロフィー症、SMA（脊髄性筋萎縮症）等の患者も含まれる。
- COPD（慢性閉塞性肺疾患）[*2]、気管支喘息、肺結核後遺症など呼吸障害をもつ患者だけではなく、急性期では術後で呼吸器合併症（肺炎、無気肺）をきたしている、もしくは合併症をきたす可能性がある患者や、ARDS（急性呼吸窮迫症候群）[*3]の患者など、その家族も対象となる。
- 家族は、患者の一番の支援者となるため、教育・指導は、患者とその家族に対して行う。

（小松由佳）

---

*2 SMA（spinal muscular atrophy）：脊髄性筋萎縮症
*3 COPD（chronic obstructive pulmonary disease）：慢性閉塞性肺疾患
*4 ARDS（acute respiratory distress syndrome）：急性呼吸窮迫症候群

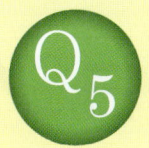

Q5 呼吸リハビリテーションは、誰が行うの？

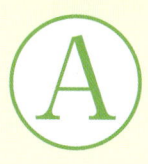

A 医師、看護師、理学療法士、作業療法士など、患者にかかわる医療チームが一体となって行います。

- リハビリテーションは、多職種が行う包括的プログラムといえる。
- リハビリテーションを行う職種は、医師、看護師、理学療法士、作業療法士、栄養士、ソーシャルワーカー、薬剤師、保健師などが統一したコンセプトのもとに、チームで連携して行う（図1）。

（小松由佳）

図1 呼吸リハビリテーションにかかわる医療者

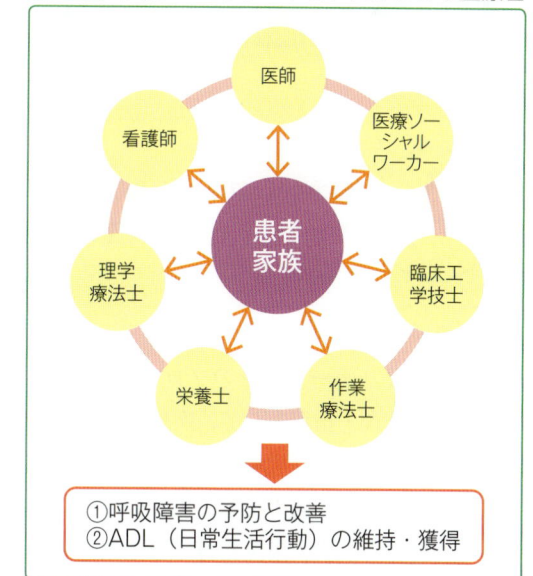

医師／医療ソーシャルワーカー／臨床工学技士／作業療法士／栄養士／理学療法士／看護師 → 患者家族

① 呼吸障害の予防と改善
② ADL（日常生活行動）の維持・獲得

【文献（p.272〜275「呼吸リハビリテーションの概要」の項）】
1 日本呼吸ケア・リハビリテーション学会, 日本呼吸器学会, 日本リハビリテーション医学会, 日本理学療法士協会編：呼吸リハビリテーションマニュアル―運動療法 第2版. 照林社, 東京, 2012.
2 日本呼吸管理学会, 日本呼吸器学会：呼吸リハビリテーションに関するステートメント, 2001. http://www.jrs.or.jp/quicklink/guidelines/statement/pdf/rehabilitation.pdf（2014年11月18日閲覧）.

Part 10 ■ 呼吸リハビリテーション

2 呼吸リハビリテーションの評価

Q6 評価は、どんなことをすればいいの？

A 基本的なフィジカルアセスメントや呼吸器系の検査所見に加え、動作能力にかかわる評価や、人工呼吸器が提示するデータの評価が必要です。

- 呼吸リハビリテーションのプログラムには、患者への教育・指導として、疾患に関する指導、禁煙指導および環境因子の改善、薬物療法の指導、感染予防の指導、患者の生活に合わせた動作の工夫、栄養指導、在宅酸素療法や在宅人工呼吸両方の指導、疾患の自己管理、心理面の援助、社会福祉サービスの利用、そして呼吸理学療法と運動療法が含まれる。したがって本来は、包括的評価として、臨床的所見やデータだけではなく、社会的背景も含めた情報を収集しなくてはならない。

- 呼吸理学療法と運動療法に関する評価項目については「呼吸リハビリテーションに関するステートメント」において**表1**のように勧告されている。

表1 呼吸リハビリテーションに関する評価項目

A	必須の評価	問診および身体所見、スパイロメトリー、心電図、胸部X線写真、呼吸困難感（安静時、労作時）、経皮的動脈血酸素飽和度（SpO$_2$）
B	行うことが望ましい評価	パルスオキシメータを使った時間内歩行テスト（6分間歩行テストなど）
C	可能であれば行う評価	QOL評価（一般的、疾患特異的）、運動負荷試験、肺気量分画、呼吸筋力、動脈血液ガス分析、心理的評価

日本呼吸管理学会、日本呼吸器学会編：呼吸リハビリテーションに関するステートメント．2001, http://www.jrs.or.jp/quicklink/guidelines/statement/pdf/rehabilitation.pdf（2014年11月18日閲覧）．より引用

人工呼吸器装着患者に対する呼吸リハビリテーションの評価

- 人工呼吸器を装着している患者の呼吸リハビリテーションでは、**表1**の項目に加え、ベッドレストやICU－AW[*1]に伴う筋力低下などの筋骨格系の機能の評価や、栄養管理に関す

表2 呼吸リハビリテーションに必要な評価

基本的情報	現病歴、既往歴、家族歴、喫煙歴（Blinkman指数）、職業歴、併発疾患、治療薬剤
身体所見	バイタルサイン、視診（呼吸回数と深さ、呼吸パターン、呼吸補助筋、胸郭や脊柱の形状、皮膚温、チアノーゼ、ばち状指、頸静脈怒張、浮腫）、触診（胸郭の柔軟性、呼吸筋の筋緊張）、打診、聴診
臨床症状	呼吸困難感（VAS[*2]、OCD[*3]、Borg CR-10[*4] Scale、mMRC[*5] Scale、BDI[*6]、TDI[*7]、咳、痰
検査所見	肺機能検査（スパイロメトリー、肺気量分画、肺拡散能など）、動脈血液ガス分析、動脈血酸素飽和度、カプノメトリー、胸部X線、胸部CT、肺血流・換気シンチグラフィー、心電図、心エコー、肺動脈カテーテル検査、最大吸気筋力（口腔内圧）、運動耐用能（6分間歩行試験、シャトルウォーキングテスト、心肺運動負荷試験）
栄養評価	身長、体重、BMI[*8]、FFM[*9]、血清アルブミンなどの栄養関連データ、栄養管理方法
筋骨格系・身体活動関連	徒手筋力検査、握力、関節可動域検査、痛み、身体活動量、EIH[*10]の有無
ADL	P-ADL[*11]、NRADL[*12]
QOL	CRQ[*13]、SGRQ[*14]、CAT[*15]
心理社会的評価	HADS[*16]、CES-D[*17]、GHQ[*18]
精神・神経症状	意識レベル（GCS[*19]、JCS[*20]）、鎮痛（VAS[*21]、NRS[*22]、フェイス・スケール）、鎮静（Ramsay Score、SAS[*23]）、せん妄（CAM-ICU[*24]）
人工呼吸器関連の各種パラメータ	モードなど各種設定、肺メカニクス、グラフィック波形、加温加湿、回路・接続部の状況

る評価も必要となる。
- 人工呼吸器管理下で運動を行うため、機器が提示する各種のパラメータや、状況によっては鎮痛・鎮静、せん妄などの評価も必須である。
- 集中治療管理下の患者の状態は刻々と変化するため、リハビリテーションを行う際には定期的に再評価を行わなければならない。
- 急性期や維持期といったステージによって状況はまったく異なるため、患者の状態に応じた評価項目の選択が求められる。関連する評価項目を表2に示す。

(藤田吾郎)

- [*1] ICU-AW（ICU-acquired weakness）
- [*2] VAS（visual analogue scale）
- [*3] OCD（oxygen cost diagram）
- [*4] CR-10（category-ratio10）
- [*5] mMRC（modified medical research council）
- [*6] BDI（baseline dyspnea index）
- [*7] TDI（transition dyspnea index）
- [*8] BMI（body mass index）
- [*9] FFM（fat-free mass）：除脂肪体重
- [*10] EIH（exercise induced hypoxemia）：運動誘発性低酸素血症
- [*11] P-ADL（pulmonary emphysema-ADL）：肺気腫患者用ADL評価表
- [*12] NRADL（Nagasaki university respiratory activities of daily living questionnaire）：長崎大学呼吸器日常生活評価表
- [*13] CRQ（chronic respiratory disease questionnaire）
- [*14] SGRQ（St. George's respiratory questionnaire）
- [*15] CAT（COPD assessment test）
- [*16] HADS（hospital anxiety and depression scale）：不安・抑うつ測定尺度
- [*17] CES-D（center for epidemiologic scale of depression）：うつ病自己評価尺度
- [*18] GHQ（general health questionnaire）：精神健康調査
- [*19] GCS（Glasgow Coma Scale）：グラスゴーコーマスケール
- [*20] JCS（Japan Coma Scale）：ジャパンコーマスケール
- [*21] VAS（visual analog scale）：ビジュアルアナログスケール
- [*22] NRS（numeral rating scale）：数値評価スケール
- [*23] SAS（sedation-agitation scale）
- [*24] CAM-ICU（confusion assessment method for the ICU）

Part 10 ■ 呼吸リハビリテーション

3 ADLの維持・拡大

Q7 過度の安静は、なぜ悪いの？

A 過度の安静は、呼吸機能や循環機能の低下、抗重力筋の低下などの廃用症候群を招くだけでなく、ICU在室日数や在院日数の延長、退院時のADL能力を低下させる恐れがあります。

- 過度な安静は廃用症候群を引き起こし、呼吸器系や循環器系だけでなく、骨格筋や骨、患者の精神面にまで影響を与え、結果的に患者の回復を遅らせることになる（表1）。患者がICU退室後の病棟生活や退院後の日常生活へと円滑に移行するためにも、過度な安静は避けるべきである。
- 仰臥位などの安静臥床による呼吸機能低下のメカニズムとして、FRC（機能的残気量）*1 の減少が挙げられる[1]（図1）。
- 鎮静薬を使用した人工呼吸器管理下では、背側の横隔膜運動が減少し、重力の影響による換気血流比の不均衡分布が生じ、下側の肺障害（荷重側肺障害：dependent lung disease）などの二次的合併症を引き起こすリスクがある（図2）。
- 海外における報告では、人工呼吸器装着患者に対する早期離床チームの介入によりICUの在室日数や入院期間が短縮する[2]とされ、積極的な離床は早期のICU退室、退院に有利に働くとされている。
- 2013年の人工呼吸器装着患者に対する早期リハビリテーションの研究報告をまとめたシステマティックレビューにおいても、早期離床の効果として身体機能の向上や退院時の能力に好影響をもたらすことが明らかとなっている[3]。

（下地大輔）

---

*1　FRC（functional residual capacity）：機能的残気量

表1 過度な安静の害

心血管系	心機能低下、血栓塞栓症、起立性低血圧
呼吸器系	肺肝機能障害、上気道感染、誤嚥性肺炎、排痰能低下
筋骨格系	筋力低下、関節拘縮、筋萎縮、骨粗鬆症
尿路系	尿路感染症、尿路結石
消化器系	便秘、食欲減退
神経系	神経反応性低下、協調運動障害
内分泌系	尿量増加、細胞外液変化、電解質異常
皮膚	褥瘡

図1 姿勢の違いによる呼吸機能の変化

◆：%TLC（%全肺気量）
■：FRC（機能的残気量）

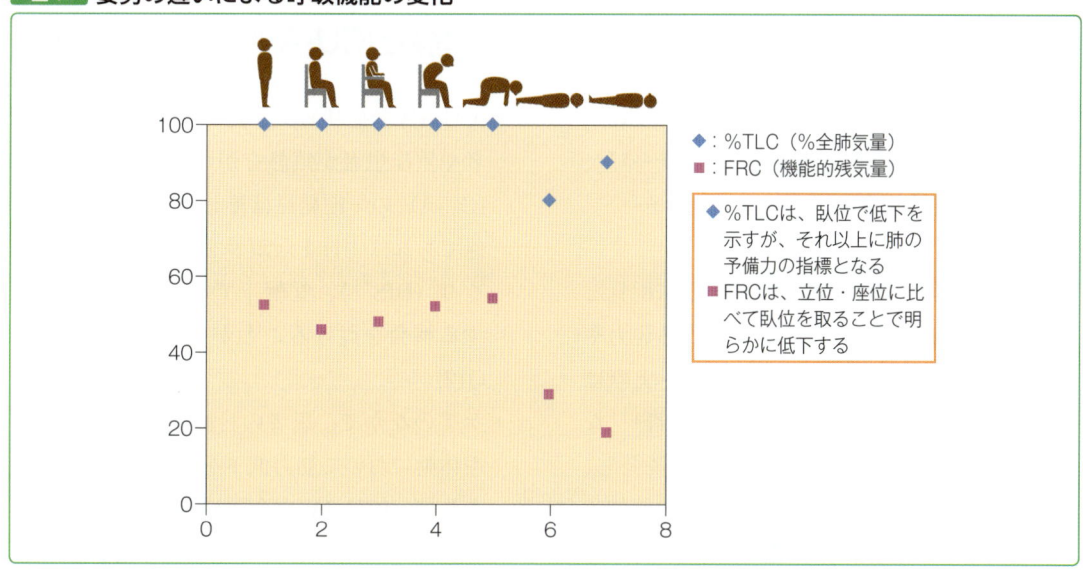

%TLCは、臥位で低下を示すが、それ以上に肺の予備力の指標となる
FRCは、立位・座位に比べて臥位を取ることで明らかに低下する

図2 下側肺障害

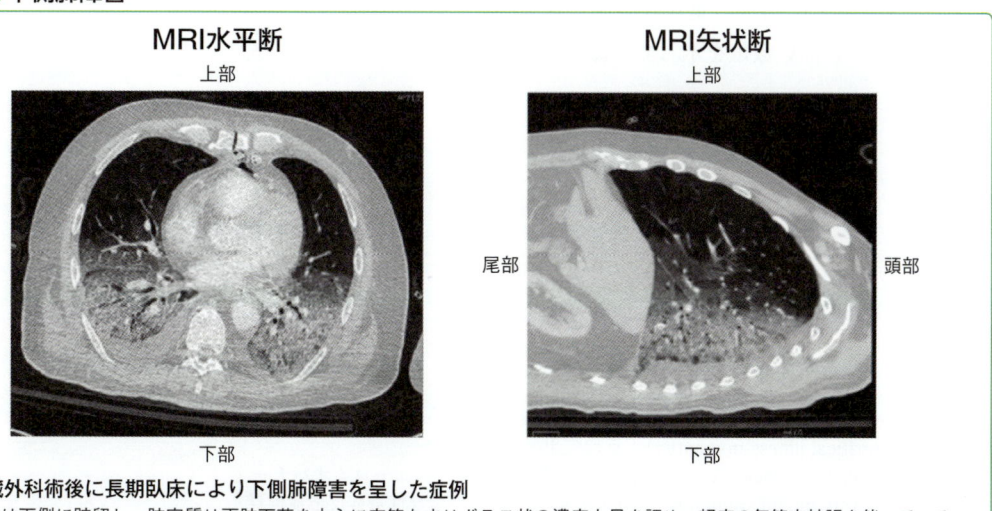

MRI水平断　上部／下部

MRI矢状断　上部／尾部／頭部／下部

心臓外科術後に長期臥床により下側肺障害を呈した症例
胸水は下側に貯留し、肺実質は両肺下葉を中心に広範なすりガラス状の濃度上昇を認め、軽度の気管支拡張を伴っている

Part 10 呼吸リハビリテーション

ADLの維持・拡大

Q8 ICU-AWってなに？

A ICU-acquired weaknessの略で、人工呼吸器管理を要する重症な患者に発生する神経筋合併症のことです。

ICU-AWとは

- ICU-AWは、CIP（重症疾患多発ニューロパチー）[*2]、CIM（重症疾患多発ミオパチー）[*3]、CINM（重症疾患多発ニューロミオパチー）[*4]の3つに分類される[4]（表2）。
- ICU-AWを呈する患者の多くは、臨床所見として、廃用症候群とは明らかに異なる脱力や筋萎縮、感覚障害を呈する。しかし、実際は敗血症やSIRS（全身性炎症反応症候群）[*5]などの全身性炎症、不動、安静などに続発し、タンパク分解の亢進による神経軸索や筋細胞の変性を伴う病態である（図3）。
- 発生頻度は、7日間以上人工呼吸器管理下にある患者では25～47％、重症敗血症患者では60～100％[5,6]と高い数値を示している。

鎮静とICU-AW

- ICU-AW発症リスクが高い人工呼吸器装着患者や重症患者が鎮静をかけられている場合、ICU-AWの早期発見は難しい。そのため、可能であれば1日1回鎮静を中断する時間をつくり（DIS[*6]）、覚醒下での自動運動を確認する機会を設けることが望ましい（→p.241 Q12）。
- ケアのなかで、患者の自動関節運動（図4）や体動において筋力低下を疑うような所見があれば、ICU-AWを念頭に置きながらリハビリテーションを行う。

（下地大輔）

[*2] CIP（critical illness polyneuropathy）：重症疾患多発ニューロパチー
[*3] CIM（critical illness myopathy）：重症疾患多発ミオパチー
[*4] CINM（critical illness neuromyopathy）：重症疾患多発ニューロミオパチー
[*5] SIRS（systemic inflammatory response syndrome）：全身性炎症反応症候群
[*6] DIS（daily interruption of sedative）

表2 ICU-AWの分類

CIP 重症疾患多発ニューロパチー	・ニューロパチーが症状の主体 ・一次性軸索損傷 ・感覚神経よりも運動神経優位 ・血栓性、虚血性の神経障害メカニズム
CIM 重症疾患多発ミオパチー	・ミオパチーが症状の主体 ・筋線維の萎縮と空胞変性 ・ミオシンの喪失
CINM 重症疾患多発ニューロミオパチー	・CIPとCIMの両方の特徴を併せもつ

図3 ICU-AWの病態

正常

食事 → タンパク合成 ⇒ タンパク分解 ← 活動

筋肉では、食事からタンパク質を摂取・合成し、活動に応じてタンパク分解を行い、エネルギーとして用いており、そのバランスは保たれている

ICU-AW

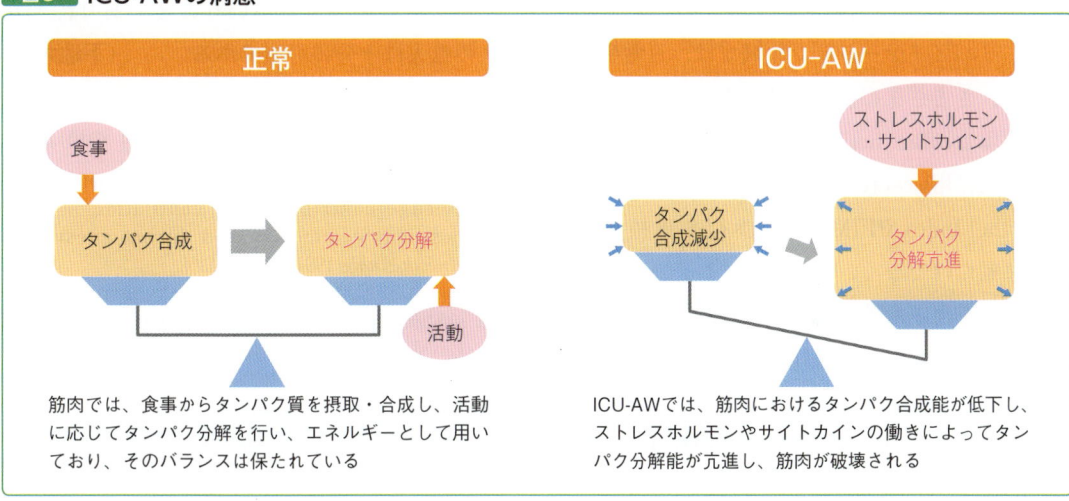

ストレスホルモン・サイトカイン → タンパク合成減少 ⇒ タンパク分解亢進

ICU-AWでは、筋肉におけるタンパク合成能が低下し、ストレスホルモンやサイトカインの働きによってタンパク分解能が亢進し、筋肉が破壊される

図4 自動関節運動

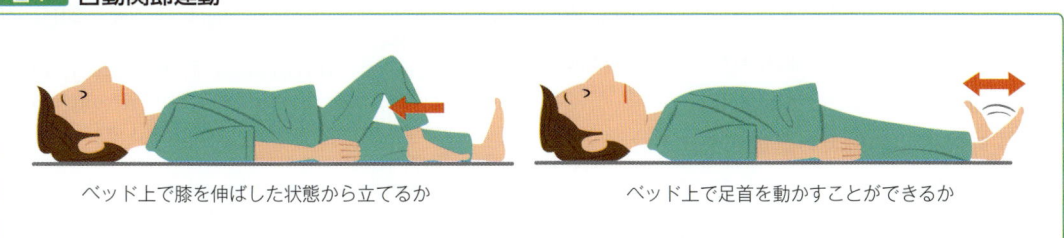

ベッド上で膝を伸ばした状態から立てるか

ベッド上で足首を動かすことができるか

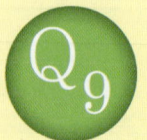

Q9 人工呼吸器装着患者でも、ADLは拡大できるの？

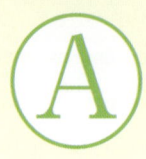

A ADLの拡大は可能です。チームでアプローチすることによって、車椅子やポータブルトイレへの移乗だけでなく、車椅子や歩行器などを用いた移動手段の獲得も期待できます。

- ADL[*7]は日常生活の活動や動作のことである。リハビリテーション領域では、日常生活動作、さまざまにかかわる検査を一度に検査する場合、Barthel IndexやFIM[*8]（表3）が一般的に用いられている[8]。
- Barthel IndexやFIMには、歩行や車椅子での移動だけでなく、ベッド上で行える歯みがきや櫛を用いた整容動作も含まれる。これらは、日常生活活動・動作がどの程度自立して行えているかをスコア化しており、人工呼吸器装着患者においても患者自身が行うことでADLの拡大につなげることができる。
- 移動手段の獲得は、その他のADL能力やICU退室後の能力に影響するため、人工呼吸器装着患者であっても、可能であれば歩行や車椅子移動などを行うことが望ましい。
- 人工呼吸器装着患者の離床例を図5に示す。歩行器を使用した離床例である。このように、移動手段を獲得することで、ADLの拡大が期待できる。
- ICU在室の人工呼吸器装着患者に対し、理学療法・作業療法を早期に行った群と通常ケアのみ行った群で比較した結果、早期介入群において退院時のADL能力が向上したとの報告がある[8]。つまり、ICUでの人工呼吸器装着患者の離床やADL能力の向上は退院時の能力に影響を与えるということであり、ADLの拡大は十分に可能である。

（下地大輔）

【文献（p.278〜283「ADLの維持・拡大」の項）】

1. Lumb AB, Nunn JF. Respiratory function and ribcage contribution to ventilation in body positions commonly used during anesthesia. *Anesth Analg* 1991; 73: 422-426.
2. Agostini E, Mead J. Statics of the respiratory system. In: Fenn WO, Rahn H eds. Handbook of Physiology section 3 Respiration. Am physiol Soc; Washington DC: 1964: 387-409.
3. Liz, Peng X, Zhu B, Zhang Y, et al. Active mobilization for mechanically ventilated patients ; A systematic review. *Arch Phys Med Rehabil* 2013; 94: 551-561.
4. Schweickert WD, Kress JP. Implementing early mobilization interventions in mechanically ventilated petients in the ICU. *Chest* 2011; 140: 1612-1617.
5. Berek K, Marqreiter J, Willeit J, et al. Polyneuropathy in critically ill patients: a prospective evaluation. *Intensive Care Med* 1996; 22: 849-855.
6. De Jonghe B, Cook D, Sharshar T, et al. Acquired neuromuscular disorders in critically ill patients: a systematic review. *Intensive Care Med* 1998; 24: 1242-1250.
7. 園田茂：ADL・IADL・QOLの評価法と評価の実際―ADLの評価法 Barthel IndexとFIM. 千野直一, 安藤徳彦 編, リハビリテーションMOOK 9 ADL・IADL・QOL, 金原出版, 東京, 2004: 15-22.
8. Schweickert WD, Pohlman MC, Pohlman AS, et al. Early physical and occupational therapy in mechanically ventilated, critically ill patients: a randomized controlled trial. *Lancet* 2009; 373: 1874-1882.

表3 FIM

評価項目		7点 完全自立	6点 修正自立	5点 監視・準備	4点 最小介助	3点 中等度介助	2点 最大介助	1点 全介助
セルフケア	食事	動作を完全に行うことができ、通常時間内に終えることができる	補助具使用、時間がかかる、安全に配慮を要する	監視、指示、促し	75%以上自分で行う	50%以上75%未満自分で行う	25%以上50%未満自分で行う	25%未満しか自分で行わない
	整容							
	清拭							
	更衣：上半身							
	更衣：下半身							
	トイレ動作							
排泄コントロール	排尿管理							
	排便管理							
移乗	ベッド⇔椅子・車椅子							
	トイレ							
	浴槽・シャワー							
移動	歩行							
	車椅子							
	階段							

1-4点は介助を要し、介助量で点数が判断される

図5 人工呼吸器装着患者の離床（気管切開による人工呼吸患者の離床場面）

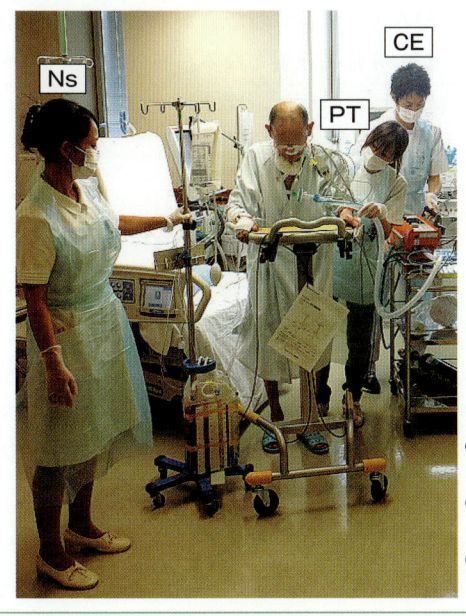

- 看護師（Ns）は、点滴棒を持ち、前方から患者さんの様子を観察、ルート類のチェックを行っている
- 理学療法士（PT）は、患者の歩行介助を行いながら、気管切開部につながっている人工呼吸器の蛇腹を保持している
- 臨床工学技士（CE）は、人工呼吸器のモニタチェックと管理を行っている

＊7 ADL（activities of daily living）：日常生活行動
＊8 FIM（functional independence measure）：機能的自立度評価法

Part 10 ■ 呼吸リハビリテーション

4 実施上のリスク管理

Q10 人工呼吸器装着患者の呼吸リハビリテーションでは、どんなことに注意すればいいの？

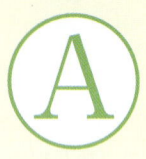

A 第一に呼吸・循環動態の変化に注意を払うこと。次に、転倒や転落、人工呼吸器回路の破損やドレーン・カテーテル類の事故抜去などの予防です。

起こりうる有害事象

- 2007年のBaileyらの報告では、人工呼吸器装着患者103人（指示理解が可能で起立性低血圧の症状なし、カテコラミン投与なし）に対して、座る・歩くなどのリハビリテーションを実施した1449回のうち、生じた有害事象は14件であった。内訳は転倒が5件、収縮期血圧90mmHg以下への低下が4件、酸素飽和度80％以下への低下が3件、胃管抜去と収縮期血圧上昇が各1件ずつであった[1]。
- リハビリテーション時の血圧や酸素飽和度の変動は、有害事象の半分以上を占めており、動作時の呼吸循環モニタリングは必須である。特に急性期では、人工呼吸器設定や投薬量の変化を把握し、リハビリテーションを行うことがリスク管理として重要である。
- リハビリテーションや離床を行う際、「目の前の人工呼吸器装着患者が適応か否か」の判断が、非常に重要となる。右頁にプロトコールについて示す[2,3]（図1）。

1 実施時の注意点

- 患者の姿勢を変える体位変換や離床は、リハビリテーションを進めるうえで、最も有害事象が起きやすい瞬間である。
- 特に人工呼吸器装着患者では、動作を行う前に患者の意識レベルや呼吸器回路のチェック、ドレーン・カテーテル類などの周辺環境を整理することが重要である。
- マンパワーが不足していると判断した場合には、迷わず応援を呼ぶことが重要である。

（下地大輔）

図1 呼吸リハビリテーションプロトコール

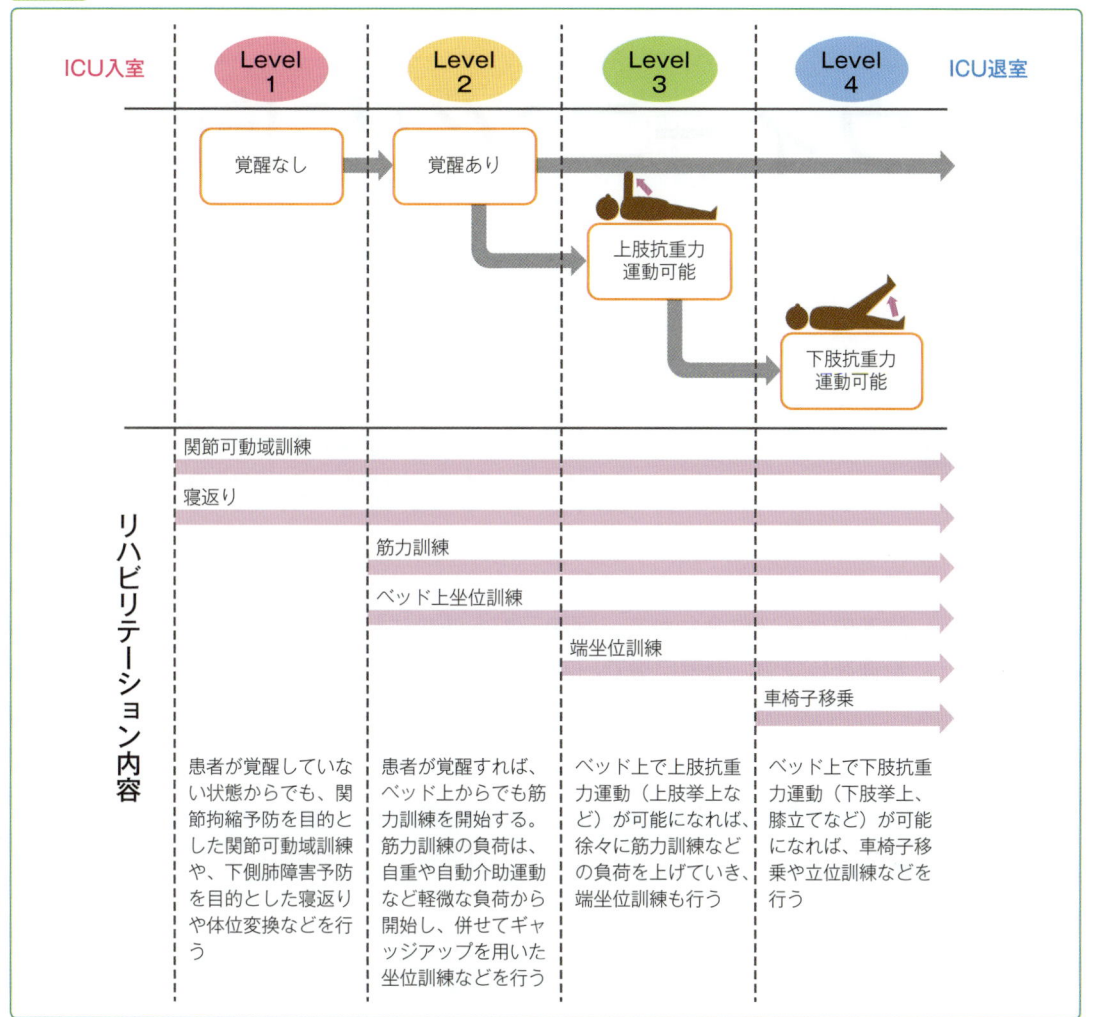

	Level 1	Level 2	Level 3	Level 4	
ICU入室	覚醒なし	覚醒あり	上肢抗重力運動可能	下肢抗重力運動可能	ICU退室

リハビリテーション内容：
- 関節可動域訓練（Level 1〜4）
- 寝返り（Level 1〜4）
- 筋力訓練（Level 2〜4）
- ベッド上坐位訓練（Level 2〜4）
- 端坐位訓練（Level 3〜4）
- 車椅子移乗（Level 4）

Level 1	Level 2	Level 3	Level 4
患者が覚醒していない状態からでも、関節拘縮予防を目的とした関節可動域訓練や、下側肺障害予防を目的とした寝返りや体位変換などを行う	患者が覚醒すれば、ベッド上からでも筋力訓練を開始する。筋力訓練の負荷は、自重や自動介助運動など軽微な負荷から開始し、併せてギャッジアップを用いた坐位訓練などを行う	ベッド上で上肢抗重力運動（上肢挙上など）が可能になれば、徐々に筋力訓練などの負荷を上げていき、端坐位訓練も行う	ベッド上で下肢抗重力運動（下肢挙上、膝立てなど）が可能になれば、車椅子移乗や立位訓練などを行う

【文献（p.284〜285「実施上のリスク管理」の項）】

1. Bailey P, Thomsen GE, Spuhler VJ, et al. Early activity is feasible and safe in respiratory failure patients. *Crit Care Med* 2007; 35: 139-145.
2. Balas MC, Vasilevskis EE, Bruke WJ, et al. Critical Care Nurses' Role in implementing the "ABCDE Bundle" into Practice. *Crit Care Nurse* 2012; 32: 35-47.
3. Stiller K. Sefety issues that should be considered when mobilizing critically ill patients. *Crit Care Clin* 2007; 23: 35-53.
4. 日髙幸彦：体位ドレナージ・リハビリテーションのトラブル. エキスパートナース 2009; 25: 76-81.

Part 10 ■ 呼吸リハビリテーション

5 ウィーニングに向けて

> **Q11** ウィーニングに向けての呼吸リハビリテーションって、どんなことをするの？
>
> **A** 患者のペースに合わせて、鎮静深度を浅めにしてベッド上のROM[*1]、体位管理をしつつ、患者自身で日常生活行動ができるように介入します。

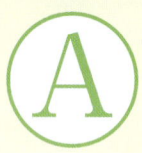

- Schweickertら[1]は、鎮静薬を1日1回中断し、人工呼吸中の患者をできるだけ早い時期から運動療法、離床を進めることで、人工呼吸器からの早期離脱、身体機能や生活機能の回復などの臨床的に重要な項目に関して効果があると示唆している。
- 人工呼吸器装着中患者にリハビリテーションを行う場合、鎮静深度別にその内容を決定していく。
- 慢性呼吸疾患の増悪患者やARDS（急性呼吸窮迫症候群）[*2]の急性期患者などが、体動によって呼吸困難を生じる場合、鎮静深度が深い場合がある。その時期には、関節の他動運動とポジショニングを実施する。
- 病態が安定もしくは回復期にある患者は、鎮静深度を浅く（例：RASS[*3] 1〜−1）して、呼吸器モードを調節しながら、他動運動、自動運動、自立座位や、図1のように患者自身で日常生活行動ができるように積極的に支援する。
- 患者自身の力で動く際には、動きの妨げにならないことと、気管チューブの計画外抜去や転倒・転落に至らないよう、医療者は注意を払って介入する。

（小松由佳）

【文献（p.286〜287「ウィーニングに向けて」の項）】

1 Schweickert WD, Pohlman MC, Pohlman AS, et al. Early physical and occupational therapy in mechanically ventilated, critically ill patients: a randomised controlled trial. *Lancet* 2009; 373: 1874–1882.

---

*1 ROM（range of motion）：関節可動域
*2 ARDS（acute respiratory distress syndrome）：急性呼吸窮迫症候群
*3 RASS（Richmond Agitation-Sedation Scale）

図1 ウィーニングに向けた呼吸リハビリテーション

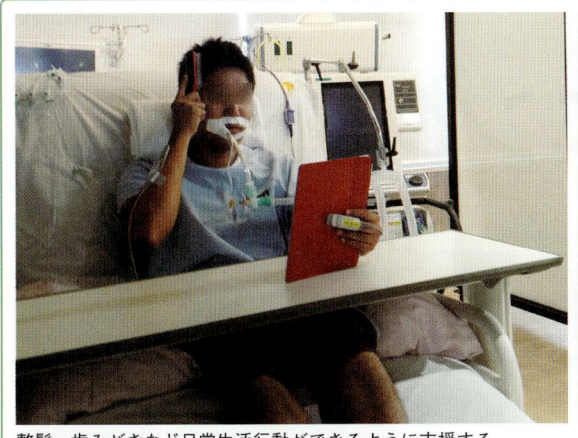

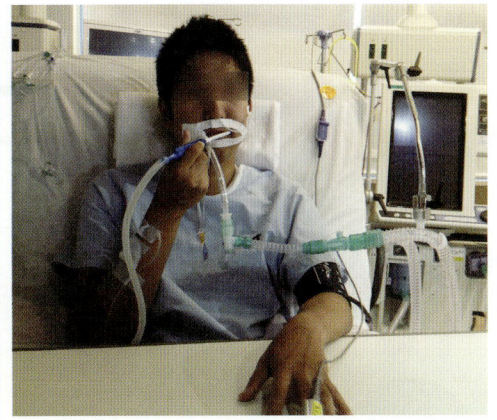

整髪、歯みがきなど日常生活行動ができるように支援する

Column

ショックって？

　ショックは、臓器や組織への血流・酸素供給が不足し、需要と供給のバランスが崩れた状態である。ショックは、以下の4つに分類される。
①心原性ショック：心ポンプ機能の急激な低下
②循環血液量減少性ショック：体液、血液の喪失による血管内容量の絶対的減少
③閉塞性ショック：心臓以外の原因による心臓ポンプ機能や血流の阻害
④血液分布異常性ショック：末梢血管抵抗の低下による血管内容量の絶対的または相対的な不足
　原因により異なるが、ショックの死亡率は20～50％と高く、長期化すればさらに高まる。

　通常、ショックの際は、蒼白・虚脱・冷汗・脈拍触知不能・呼吸不全などといった「ショックの5P」と呼ばれる症状を呈する。しかし、血液分布異常性ショックでは、冷汗や蒼白を伴わないことがある（末梢血管が拡張する、あるいは副交感神経系が優位となることによる）ため、注意が必要である。
　なお、ショックでは、ショック状態の持続により呼吸不全に移行することが多い。しかし、アナフィラキシーショック（血液分布異常性ショックに含まれる）では、気道狭窄により急激な呼吸不全に移行することを知っておくとよい。

（道又元裕）

Part 10 ■ 呼吸リハビリテーション

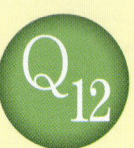

6 トレーニング

Q12 トレーニングには、どんなものがあるの？

A 床上で行う廃用予防を目的とした筋力トレーニング、ADLトレーニング、運動療法の3つが主となります。

- 人工呼吸器装着患者に対するトレーニングは、患者の状態や病期を判断して行う。

トレーニングの構成[4]

- 呼吸循環動態が安定していない患者に対しては、排痰支援や体位変換などの合併症予防やベッド上での四肢の自動・他動運動を行い、コンディショニングの維持に努める。
- 徐々に急性期を脱してきたころには、日常生活の自立をめざし、食事や排泄、整容動作、起居動作、歩行などのADLトレーニングを行う。
- 可能であれば、全身持久力トレーニングも低負荷から開始し、運動強度や時間の延長を図りながら行う。

人工呼吸器装着患者へのトレーニングの効果

- 2008年のLevineらの報告では、19～56時間人工呼吸器管理をされている患者の約55％に、呼吸主要筋である横隔膜の萎縮を認めるとしている[5]。
- 人工呼吸器離脱困難患者に対する吸気筋力トレーニングの効果をコントロール群との比較で検討したところ、吸気筋力トレーニングにおいて人工呼吸器離脱率が高いことが報告されている[5]。
- 運動療法は、筋力トレーニングと全身持久力トレーニングからなる。
- 筋力トレーニングは、バランスボールの使用や自重でのトレーニングを行うことにより、ベッド上で行うことが可能である（図1）。また、床上でのエルゴメーター運動が可能な

図1 ベッド上での筋力トレーニング（例）

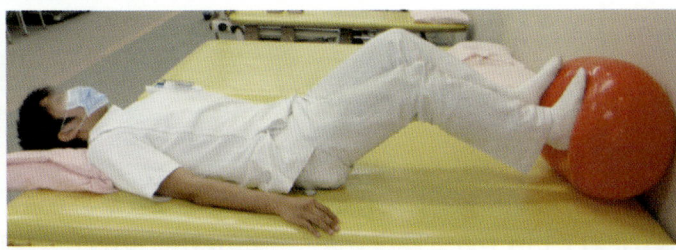

ゴムボールを使用した筋力トレーニング
足とベッドのフットボードの間にボールを入れて足で押す

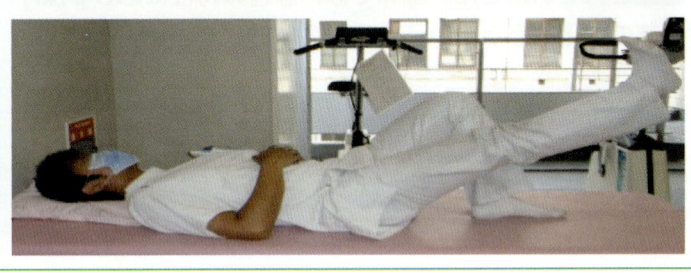

下肢自重を使用した筋力トレーニング
片膝を立てた状態で、もう一方の足を膝を伸ばしたまま持ち上げる

機種が出てきており、人工呼吸器患者に対する効果が期待される。　　　　（下地大輔）

Column

神経因性疼痛と非神経因性疼痛って？

痛みは、生体の防御機能の1つである。

痛みは、何らかの原因によって末梢神経終末から発痛物質（ケミカルメディエーター）が産生され、炎症が発生することからはじまる。炎症は、末梢神経受容器を刺激し、その刺激が脊髄神経を通って延髄・大脳皮質・視床下部へと伝えられることで、痛みとして認識される。

痛みの病態の分類法にはさまざまあるが、神経学的機序からみた分類法が、もっとも臨床では活用されている。

（道又元裕）

神経学的機序からみた痛みの分類		特徴
神経因性疼痛		●神経圧迫による痛み
		●神経損傷による痛み。末梢神経損傷によるもの、中枢神経損傷によるもの、両者が損傷されたものの3つがある
非神経因性疼痛	侵害受容性疼痛	●神経終末への刺激による痛み。内臓痛、体性痛、筋攣縮痛の3つがある
	交感神経が関与する痛み	●交感神経の損傷による痛み。神経損傷による痛みと併発することもある

Part 10 呼吸リハビリテーション

トレーニング 289

Q13 咳嗽の強化には、どんなことをしたらいいの？

A 臥位より座位のほうが咳嗽に有利に働くとの報告もありますが、方法、頻度、回数などは確立されていません。臨床では、患者の特性に応じて深呼吸や発声練習、呼気筋の強化などが用いられる場合があります。

咳嗽強化の方法

- 咳嗽は、第1相：刺激による咳の誘発（誘発）、第2相：深い吸気（肺気量）、第3相：声帯を閉じた圧迫（圧縮）、第4相：呼気筋による爆発的な呼出（呼出）の4相に分類される[1]。
- 咳嗽の低下は、上記の4相のいずれか、もしくは、それぞれの要因が関連して起こっていると考える。しかし、現時点では、咳嗽強化として最も効果的な方法は確立されていない。
- 咳嗽は、ピークフローメータを用いたカフピークフローの測定によって評価可能で、先行研究では再現性や妥当性についても検討されている[2]。この測定方法は、簡便に実施可能で、自主トレーニングやカフピークフロー値を読み取ることでフィードバック効果も期待できる点がメリットである。
- 咳嗽の強化については未知数であるが、姿勢との関連性が検討されており、臥位よりも座位に近づくにつれてカフピークフロー値が向上することが報告されている[3]。

実施時の注意点

- 気管挿管されている人工呼吸器患者は、気管挿管チューブが気管まで入っているため、咳嗽の構成要素である「声門閉鎖」ができないことを忘れてはいけない。
- 喀痰を目的とした咳嗽を頻回に促すと、患者の疲労を蓄積してしまうことに注意する。
- 咳嗽による自己喀痰の獲得も重要であるが、離床による抗重力姿勢をとることで気管にある線毛運動を活性化し、気道内分泌物を口腔側へと移動することや、痰の粘稠性を下げるようなアプローチとの併用が必要である。

（下地大輔）

---

*1　COPD（chronic obstructive pulmonary disease）：慢性閉塞性肺疾患
*2　%IBW（% ideal body weight）：%標準体重

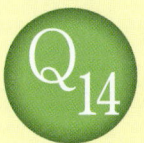

Q14 筋力トレーニングは、呼吸器疾患患者に対して有効なの？

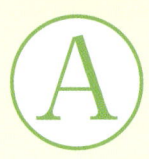

A 労作時の息切れ軽減や運動耐容能の向上が期待できます。ただし、呼吸器疾患患者は低栄養であることが多く、筋力トレーニングを行う場合は栄養療法との併用が望ましいです。

- 呼吸器疾患患者に筋力トレーニングを行う根拠として、COPD（慢性閉塞性肺疾患）[*1]患者に対する効果が挙げられる（表1）。運動耐容能の改善に効果が期待でき、COPD患者における予後との関連性も報告されている[7]。
- 筋力トレーニングを行う際、栄養状態の評価が必要である。特にCOPD患者では、%IBW（%標準体重）[*2]より低い患者が約90％を占めるとされる[8]。このような低栄養の呼吸器疾患患者に対する負荷の高い筋力トレーニングは、タンパク異化を助長させる恐れがあるため注意が必要である。
- 重症呼吸器疾患患者に対する適切な栄養療法は、いまだ明らかになっていない[9]が、筋力トレーニングは栄養状態を判断しながら低負荷から開始し、コンディショニングとADLトレーニングを併用して進めることが推奨される。

（下地大輔）

表1 COPD患者への筋力トレーニングの効果

エビデンス	効果
A	運動耐容能の改善、呼吸困難感の軽減、健康関連QOLの向上、COPDによる上肢機能の改善
B	上肢の筋力と持久力トレーニングによる上肢機能の改善、効果はトレーニング終了後も持続、生存率の改善
C	呼吸筋トレーニングは特に全身運動トレーニングと併用すると効果的、心理社会的介入療法は有用

A：研究計画や実施要項が整備された対照試験により効果の検討が行われている
B：観察研究あるいは対照群をおいた試験から得られた科学的根拠であるが、勧告の証拠としては一貫性が欠けている
C：入手しうる科学的根拠では一定の見解を導けないか、対照試験ではないため、ガイドラインの勧告は専門家の意見に基づく

【文献（p.288～291「トレーニング」の項）】

1. Scanlan CL, et al. Bronchial hygiene Therapy Fundamental of Respiratory Care(Wilikins RL), Mosby, St.Louis, 2003: 883-910.
2. 山川梨絵, 横山仁志, 武市尚也, 他：Cough-Peak-Flow測定の信頼性と妥当性. 日本呼吸ケア・リハビリテーション学会誌2012; 22（1）: 110-114.
3. 山科吉弘, 田中一行, 増田崇, 他：姿勢が咳の最大流量（Cough Peak Flow）に与える影響. バイオフィリアリハビリテーション研究 2012; 7: 1-5.
4. 日本呼吸ケア・リハビリテーション学会, 日本呼吸器学会, 日本リハビリテーション医学会, 日本理学療法士協会編：呼吸リハビリテーションマニュアル―運動療法 第2版. 照林社, 東京, 2012.
5. Levine S, Nguyen T, Taylor N, et al. Rapid disuse atrophy of diaphragm fibers in mechanically ventilated humans. N Engl J Med 2008; 358: 1327-1335.
6. Martin AD, Smith BK, Davenport PD, et al. Ispiratory muscle strength training improves weaning outcome in failure to wean patients: a randomized trial. Crit Care 2011; 15: R84.
7. Marquis K, Debigare R, Lacasse Y, et al. Midthigh muscle cross-sectional area is better predictor of mortality than body mass index in patients with chronic obstructive pulmonary disease. Am J Respir Crit Care Med 2002; 166: 809.
8. 厚生省特定疾患「呼吸不全」調査研究班：栄養評価法. 呼吸不全-診断と治療のためのガイドライン. メディカルビュー社, 大阪, 1996: 64-73.
9. Stapleton RD, Jones N, Heyland DK. Feeding critically ill patients: what is the optimal amount of energy?. Crit Care Med 2007; 35: S535-540.

Part 10 ■ 呼吸リハビリテーション

7 運動の管理

Q15 運動の際の管理は、どうしたらいいの？

A 運動療法の管理には、プログラムマネジメント（適切な運動処方に基づいて実施する）と、リスクマネジメント（その運動が適切に行われているかをモニタリングする）の両面が求められます。

- 人工呼吸器管理下であっても運動療法は可能であり、適切な運動処方に基づいたプログラムのマネジメントが必要である。
- 運動処方の原則はFITT（フィット）で表される（表1）。例えば、歩行や自転車エルゴメーターなどの有酸素運動、またはレジスタンス運動という種類のエクササイズを、週に何回、どのくらいの強さで、どのくらいの時間行うのかといったプログラムを立案する必要がある。
- こうした運動プログラムが、安全かつ効果的に行われているかをモニタリングするリスクマネジメントも必要である。

臨床場面での運動の管理

- 経皮的酸素飽和度モニタ（パルスオキシメータ）やモニター心電図などの機器を利用した監視下運動療法が運動の管理として重要である。

表1 運動処方の原則「FITT」

F	Frequency	運動の頻度
I	Intensity	運動の強度
T	Time	運動の持続時間
T	Type	運動の種類

AAHPERD. Physical Education for Lifelong Fitness: The Physical Best Teacher's Guide, Champaign: Human Kinetics; 1999: 78-79.

- Borg CR-10（Category-Ratio10）スケール（表2）による呼吸困難や下肢の疲労感などの自覚症状の評価、さらに呼吸パターンの変化を観察することによって得られる情報も多い。
- 呼吸リハビリテーションマニュアル[1]では、運動療法の中止基準を表3のように定めている。しかし、人工呼吸器管理下の患者の運動療法においては、必ずしもこれらの基準が臨床所見としてふさわしくない状況がある。そうした場合には、個々の身体的状態に合わ

表2 Borg Category Ratio-10スケール

0	感じない	nothing at all
0.5	非常に弱い	very very weak
1	やや弱い	very weak
2	弱い	weak
3		
4	多少強い	somewhat strong
5	強い	strong
6		
7	とても強い	very strong
8		
9		
10	非常に強い	very very strong

Borg G. Psychophysical scaling with applications in physical work and the perception of exertion. *Scand J Work Environ Health* 1990；16：55-58.

表3 運動療法の中止基準

呼吸困難	Borg CR-10スケール 7～9
その他の自覚症状	胸痛、動悸、疲労、めまい、ふらつき、チアノーゼなど
心拍数	年齢別最大心拍数の85%に達したとき（肺性心を伴うCOPDでは65～70%）、不変ないし減少したとき
呼吸回数	毎分30回以上
血圧	高度に収縮期血圧が下降したり、拡張期血圧が上昇したとき
SpO_2	90%未満になったとき

日本呼吸ケアリハビリテーション学会呼吸リハビリテーション委員会ワーキンググループ：呼吸リハビリテーションマニュアル―運動療法 第2版. 日本呼吸ケア・リハビリテーション学会, 日本呼吸器学会, 日本リハビリテーション医学会, 日本理学療法士協会 編, 照林社, 東京, 2003. より引用

せ、各施設・部門で定めた基準に従って管理を行うべきである。

（藤田吾郎）

Q16 自己管理と家族管理の指導は、どうしたらいいの？

A 人工呼吸器装着患者の呼吸リハビリテーションでは、患者自身が日々の管理を行うセルフマネジメント能力を身につけるとともに、家族指導による包括的な管理が重要です。

- 患者自身のセルフマネジメント能力を高め、家族にも教育を行うことで、受動的なかかわりではなく、ともに疾患管理に取り組む包括的な呼吸リハビリテーションが可能となる。

指導の内容

- 呼吸リハビリテーションにおける患者教育として必要な項目を**表4**に示す。これらの内容は、家族に対しても教育する必要がある[1]。
- 運動療法については、適切な運動方法の教育とともに、運動の中止基準についても十分に説明する必要がある（→p.292 Q15）。

効果的な指導とは

- 自己管理能力の向上により、運動療法の効果を最大限に得るためには、自己効力感（セルフ・エフィカシー）を高めるような指導が効果的である。
- 自己効力感は、ある結果を生み出すために必要な行動を、どの程度うまく行うことができるかという個人の確信を意味する。すなわち、ある行動を起こす前に、その個人が感じる「達成可能感」や、自分がやりたいと思っていることの実現可能性に関する知識ともいえる。
- 自己効力感は、呼吸リハビリテーションを習慣化する段階で必要とされる、重要な心理的要因である。
- 自己効力感を高めるためには、**表5**の点を意識して、患者と家族に指導を行う。
- 自己管理や家族管理が十分に行われないのは、患者自身や家族が悪いのではなく、医療者側の指導が十分でないという意識を常にもたなければならない。

（藤田吾郎）

表4 患者教育として必要な項目

- 疾患の自己管理
- 肺の構造・疾患、検査
- 禁煙
- 環境因子の影響
- 薬物療法
- ワクチン接種
- 増悪の予防・早期対応
- 日常生活の工夫と息切れの管理
- 運動の重要性
- 栄養・食事療法
- 栄養補助療法
- 在宅酸素療法
- 在宅人工呼吸療法
- 福祉サービスの活用
- 心理面への援助
- 倫理的問題

日本呼吸ケア・リハビリテーション学会呼吸リハビリテーション委員会，日本呼吸器学会ガイドライン施行管理委員会，日本リハビリテーション医学会診療ガイドライン委員会・呼吸リハビリテーションガイドライン策定委員会，日本理学療法士協会呼吸リハビリテーションガイドライン作成委員会編：呼吸リハビリテーションマニュアル─患者教育の考え方と実践─．照林社，東京，2007．より一部改変のうえ転載

表5 自己効力感を高める方法

遂行行動の達成	● 課題や行動を実際に行った結果としての成功体験の蓄積
代理的経験	● 自分と似た状況、同じ目標をもっている人の成功体験 ● 問題解決法の学習
言語的説得	● 指導者、自分と同じような属性をもっている人による正確な評価、激励、称賛
生理的・情動的状態	● できないという精神的な思い込みからの開放

【文献（p.292～295「運動の管理」の項）】

1 日本呼吸ケアリハビリテーション学会呼吸リハビリテーション委員会，日本呼吸器学会ガイドライン施行管理委員会，日本リハビリテーション医学会診療ガイドライン委員会・呼吸リハビリテーションガイドライン策定委員会，日本理学療法士協会呼吸リハビリテーションガイドライン作成委員会編：呼吸リハビリテーションマニュアル─患者教育の考え方と実践─．照林社，東京，2007．

2 AAHPERD. Physical Education for Lifelong Fitness: The Physical Best Teacher's Guide, Champaign：Human Kinetics；1999：78-79.

3 Borg G. Psychophysical scaling with applications in physical work and the perception of exertion. *Scand J Work Environ Health* 1990；16(suppl 1)：55-58.

Part 10 ■ 呼吸リハビリテーション

8 在宅呼吸リハビリテーション

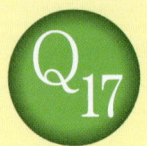

> **Q17** 在宅での呼吸リハビリテーションとは？
>
> **A** 外来リハビリテーション、通所リハビリテーション、訪問リハビリテーション、自主的に行う非監視下でのリハビリテーションがあります。

- 在宅生活で行われるリハビリテーションの実施方法は、監視下と非監視下に大別される。
  - **監視下**：外来リハビリテーション、通所リハビリテーション、訪問リハビリテーション
  - **非監視下**：自宅での自主トレーニング
- 人工呼吸器管理下の患者が参加できる形態は、訪問リハビリテーションと、非監視下で行われる自主トレーニングである。

訪問リハビリテーション

- 訪問リハビリテーションは、通院が不要であり、実生活における問題点を評価し、個々の日常生活の環境に合わせた具体的な指導を行うことができる。
- 機器や道具が限られるため、運動療法は画一的になりやすい。
- 多職種による包括的なかかわりが少なくなる点に注意が必要である。

自主トレーニング

- 非監視下で行われる自主トレーニングでは、FITTに基づく適切な運動指導が必要である（→p.292Q15）。
- 患者が退院する際や外来、訪問リハビリテーションで十分に指導することが重要である。
- 自主トレーニングでは、内容以上に、運動を継続することが大切である[1]（**表1**）。
- 医療者は、終始プログラムの作成だけにとら

---

*1 テレメディスン：遠隔医療。インターネットや衛星回線などを用いて、医師と患者が遠く離れた環境で診療などを行うこと。

表1 運動継続を向上させるための実践的な方法

- 運動プログラムについて、担当者のサポートを得る
- 運動を行うことになった個人的な必要性を明確にする
- 個人に合った達成可能な目標・目的を決める
- 運動のための社会的なサポートを得る
- 運動をするきっかけや助けとなる周囲の環境をみつける
- 運動記録など運動の進歩や達成度を自分でモニタすることで、運動の動機づけとなるものをみつける
- 運動の急性効果、すぐ現れる効果に注目してモニタする
- 運動プログラムは、多様性と楽しさを重視する
- 定期的な運動スケジュールを設定する
- 資格を有し、魅力的で、熱心な運動専門家の存在

American College of Sports Medicine. ACSM's Guidelines for Exercise Testing and Prescription, 8 th ed. Riversoods: Walter Kluwer Health; 2011.

われず、きちんと実践できているか繰り返して評価する。
- 近年、テレメディスン（遠隔医療）[*1]を応用した医療支援の普及に注目が集まっている。
- 遠隔コミュニケーション技術を用いて、看護を提供するテレナーシングといった領域の研究も進んでおり、今後は在宅呼吸リハビリテーションへの応用も期待される。

(藤田吾郎)

Column

体位ドレナージって？

　体位ドレナージとは、重力を有効に働かせて排痰を促す方法である。具体的には、痰の貯留部位が上側になる体位をとり、重力によって痰を誘導し、排出することを目的として行われる。

　体位ドレナージとして必要となるのは、側臥位40〜60度である。通常の体位変換で行う側臥位30度では、体位ドレナージの効果は得られない。そのため、側臥位30度は、絶対安静後の初期体位変換として行われる。

　体位変換と体位ドレナージは混同されがちだが、違うものである。体位ドレナージは、疾患や治療による側臥位の制限がない患者に対し、合併症の予防・改善のために行われるものであることを理解する必要がある。

(道又元裕)

Q18 在宅での呼吸リハビリテーションの内容は？

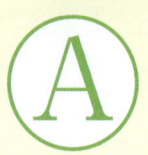

A 患者が安心して在宅生活を送るために行われるすべてのサポートが含まれます。特に、ADLとQOLの維持・向上という視点が重要です。

- 在宅で行う呼吸リハビリテーションには、安心して在宅生活を送るためのすべてのサポートが含まれる。運動療法や理学療法などの狭義のリハビリテーション手技をもって、呼吸リハビリテーションとはいえない。
- 在宅で行われる運動・呼吸機能に対するアプローチは、呼吸器離脱を目的とした急性期や回復期のアプローチとは異なる。
- 主に、筋骨格系の運動機能を維持するための運動療法、人工呼吸器合併症の予防や呼吸ケアとしての気道クリアランス法、QOLやADLの維持を目的としたリハビリテーションが挙げられる。

人工呼吸器装着患者への在宅呼吸リハビリテーション

1 筋骨格系の機能低下に対するアプローチ

- 人工呼吸器装着中の患者は、どうしても臥床時間が長くなる。また、多くの場合、原疾患そのものが動作に必要な四肢・体幹の筋骨格系の機能低下を招いている。したがって、ROM（関節可動域運動）[*1]や、筋力増強運動が必要となる。
- 自動運動が可能な患者には、しっかりと自主トレーニングを指導する。
- 神経筋疾患などにより自動運動が難しい場合には、負担にならない程度に家族が行えるような指導が必要である。

2 人工呼吸器関連の合併症予防のアプローチ

- 人工呼吸器関連の合併症を防ぐためには、気道クリアランスを保つ必要がある。
- 基本的な体位ドレナージについては、本人や家族でも可能であるため、入院中または訪問リハビリテーションにおいてしっかりと指導する。
- 咳介助や排痰介助が必要な神経筋疾患や脊髄損傷患者に対しては、適応があれば器械による咳介助（MAC[*2]、MI-E[*3]）が有用な場合もある（図1）。

3 ADL・QOL低下に対するアプローチ

- 人工呼吸器管理下の患者では、原疾患や呼吸器疾患由来ではなく、ベッドレストによる二次的合併症としてのADL低下、さらにはQOL低下が起こる。

---

*1 ROM（range of motion）：関節可動域
*2 MAC（mechanically assisted coughing）
*3 MI-E（mechanical insufflator-exsufflator）

図1 非侵襲的な排痰補助装置

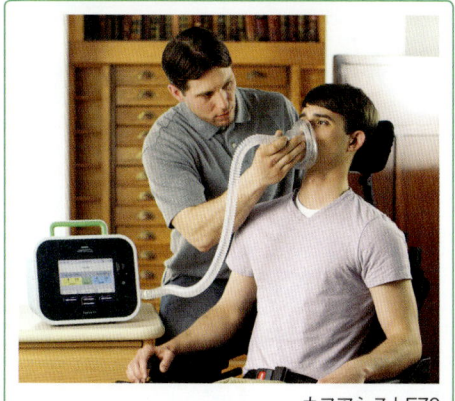

カフアシストE70
（フィリップス・レスピロニクス合同会社）

図2 サイクルエルゴメータ

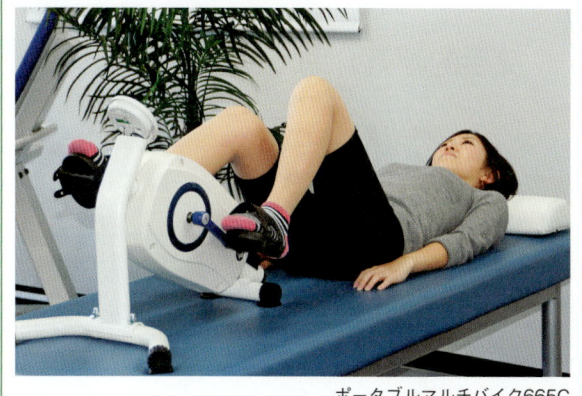

ポータブルマルチバイク665C
（インターリハ株式会社）

- 車椅子乗車を支援することは、患者の離床機会を増やし、身体活動量を増加させ、生活リズムを整えるとともに気分転換を図ることにもつながる。
- 車椅子乗車が困難な患者で身体活動量を増加させるには、ベッド上でも可能なサイクルエルゴメータを利用することもできる（図2）。

(藤田吾郎)

【文献 (p.296〜299「在宅呼吸リハビリテーション」の項)】

1) American College of Sports Medicine. ACSM's Guidelines for Exercise Testing and Prescription, 8 th ed. Riverwoods, Wolters Kluwer Health, 2011.

Column

徒手的呼気介助って？

　徒手的呼気介助とは、徒手的に胸郭運動を他動的に介助することである。胸郭を呼気時に圧迫することで呼気を促進し、相対的に吸気量を増やすことで、換気の改善・気道分泌物の移動・呼吸仕事量の軽減を図るものである。

　なお、徒手的呼気介助としばしば混同される手技に、スクイージング（aqueezing）がある。スクイージングは、排痰体位をとり、気道分泌物の貯留する胸郭を呼気時に圧迫し、急気時に圧迫を開放する手技である。呼気流速の増大によって分泌物を押し出し、気道分泌物の移動・換気の改善・酸素化能や肺コンプライアンスの改善を図るものであり、呼吸理学療法とは一線を画す手技である。

　徒手的呼気介助は、排痰援助の第一選択とされるべき手技ではない。徒手的呼気介助はあくまで換気改善手技として位置づけられていること、排痰効果が科学的に検証されていないこと、不適切な手技による合併症（肋骨骨折、低酸素血症、疼痛、循環動態異常など）が起こりうること、などがその理由である。

　排痰援助の基本は「適切な加湿」と「有効な体位変換」である。徒手的呼気介助の実施が検討されるのは、手技に熟練したスタッフがいる施設で、十分なフィジカルアセスメントの結果、取るべき痰が存在し、体位管理、加湿、吸引を行っても痰が除去できない場合のみと考えられよう。

（道又元裕）

文献

1　道又元裕：徒手的呼気介助を安易に選択しない．根拠でわかる人工呼吸ケアベスト・プラクティス．照林社，東京，2008：117-123.

2　矢野雄大：徒手的呼吸介助法．月刊ナーシング2014；34：56-57.

Part 11 人工呼吸と栄養

1 人工呼吸管理中の栄養管理　　清水孝宏
2 栄養管理の実際　　清水孝宏

Part 11 ■ 人工呼吸と栄養

1 人工呼吸管理中の栄養管理

Q1 なぜ、人工呼吸管理中に栄養管理を行うの？

A 生命を維持するためには、酸素や水、そして栄養の補給が必須です。これは、人工呼吸管理中でも同様です。

- 人工呼吸器を装着している状況でも、ヒトは生命を維持するために酸素や水、そして栄養を必要とする。

生命維持に必要なエネルギー量

1 健常者の場合

- 特に活動していない状態でも、呼吸・循環・体温維持や調節などで消費されるエネルギーが存在する。これをBMR（基礎代謝率）[*1]という。
- 健常者のBMRを推定式で算出する方法にHarris-Benedictの式が用いられる（**表1**）。この式に則って、60歳男性、身長160cm 体重60kgを計算すると1285kcal/日の基礎エネルギー消費量が算出される。
- この基礎エネルギー消費量分のエネルギーを外から取り入れなければ、自身のからだをエネルギー素材として消費していくことになる。
- 外から栄養補給が行われなければ、24時間以内に肝臓で蓄えられていたグリコーゲンは枯渇し、次いで脂肪がエネルギーとして消費されていく。さらにエネルギーの供給がなければ骨格筋や内臓にあるタンパクが消費されていく。このような状態が進むと免疫力低下や創傷治癒遅延、臓器障害へと進行していく。
- 体内の脂肪を除いた体重をLBM（除脂肪体重）[*2]という。LBMが70％を下回ると窒素死（nitorogen death）という状態になり、死に至るとされている（**図1**）。

2 急性期患者の場合

- Harris-Benedictの式で算出したBMRは健常者を対象としている。人工呼吸管理中の急性期の患者は、何かしらの侵襲により代謝はさらに亢進している。この代謝の亢進は体内の

表1 Harris-Benedictの式

BEE（基礎代謝量）[*3]kcal／日）
- 男性：66.47＋[13.75×体重(kg)]＋[5.0×身長(cm)]－[6.76×年齢(年)]
- 女性：655.1＋[9.56×体重(kg)]＋[1.85×身長(cm)]－[4.68×年齢(年)]

1日の必要エネルギー量（kcal/日）
- BEE×活動係数×傷害係数

活動因子	活動係数
寝たきり（意識低下状態）	1.0
寝たきり（覚醒状態）	1.1
ベッド上安静	1.2
ベッド外活動	1.3～1.4
一般職業従事者	1.5～1.7

傷害因子	傷害係数
飢餓状態	0.6～0.9
術後（合併症なし）	1.0
小手術	1.2
中等度手術	1.2～1.4
大手術	1.3～1.5
発熱（1℃ごと）	＋0.1

図1 LBMの減少と窒素死（nitorogen death）

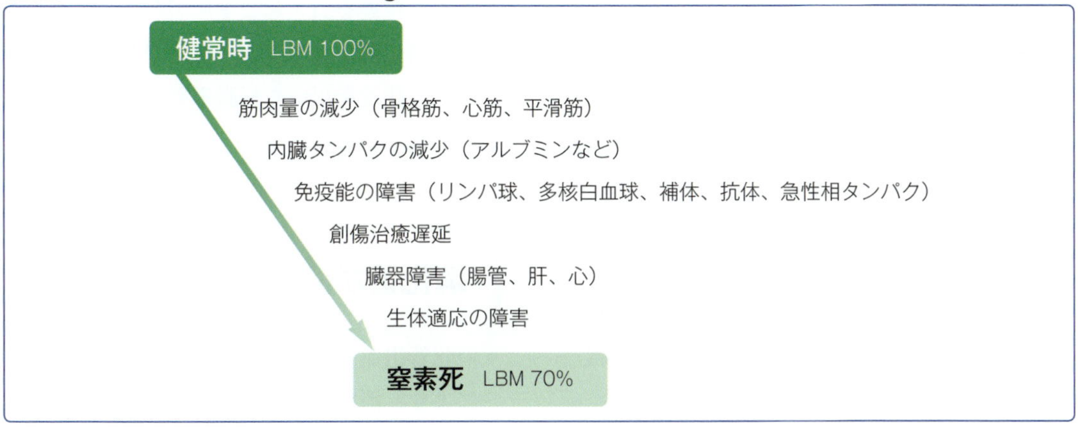

健常時 LBM 100%
- 筋肉量の減少（骨格筋、心筋、平滑筋）
- 内臓タンパクの減少（アルブミンなど）
- 免疫能の障害（リンパ球、多核白血球、補体、抗体、急性相タンパク）
- 創傷治癒遅延
- 臓器障害（腸管、肝、心）
- 生体適応の障害

窒素死 LBM 70%

脂肪組織や骨格筋、内臓タンパクから作られたエネルギーが使われている。
- そのため、侵襲によりダメージを受けた体が元の状態に向かうための準備として適切な栄養管理を行わなければならない。

（清水孝宏）

---

*1　BMR（basal metabolic rate）：基礎代謝率
*2　LBM（lean body mass）：除脂肪体重
*3　BEE（basal energy expenditure）：基礎代謝量

Q2 栄養管理方法には、どんなものがあるの？

A 経腸栄養と静脈栄養が主な栄養管理の方法です。経腸ならば経胃または経空腸、静脈ならば末梢静脈と中心静脈が栄養管理の主な投与ルートです。

第一選択は経腸栄養

- 栄養管理の方法を図2に示す。
- 人工呼吸管理中に限らず、消化管を使用できるのであれば消化管を第一選択とすることが重要である。
- 栄養の消化吸収を担う小腸には、絨毛といわれる栄養を吸収する部分がある。この絨毛下には、多数のリンパ組織が存在し、これを総称しGALT（腸管関連リンパ組織）[*4]と呼んでいる。
- GALTには、T細胞やB細胞、マクロファージや免疫グロブリンなどを産生する組織がある。つまり消化管は、体内の免疫機構で最も重要な役割を担う部分といえる。
- 経腸栄養は、消化管が免疫機構として十分な役割を担うために、重要な役割を果たしている。
- 静脈栄養のみで7日間管理されたラットの空腸を観察した研究[1]では、絨毛の萎縮が見られている。
- 絨毛の萎縮はGALTの機能を低下させると考えられ、さらに消化管内に存在する多数の細菌がリンパ管を介して血液に侵入する現象が起こりうる。これをbacteria translocation（バクテリアル トランスロケーション）と呼んでいる。
- 人工呼吸管理中の患者の多くは、免疫力が高い状態ではないことが想定される。
- bacteria translocationは、敗血症の合併など新たな侵襲を引き起こす原因となる。そのため、消化管が使用できる状態であれば、積極的に消化管を用いた経腸栄養を行うことが勧められている。

消化管が使えなければ静脈栄養

- 消化管出血や腸閉塞、激しい嘔吐や下痢などにより、消化管が使用できない場合もある。
- 7日以内と短期間であれば、末梢静脈栄養をゆっくりと開始し、7日以上と長期間の静脈栄養管理が行われる場合は中心静脈栄養の適応となる。
- 静脈栄養は、血管内カテーテル由来感染や静脈炎、高血糖など、経腸栄養に比較すると合併症が多いため、慎重に投与計画を検討しなければならない。

（清水孝宏）

[*4] GALT（gut-associated lymphoid tissue）：腸管関連リンパ組織

図2 栄養管理の方法

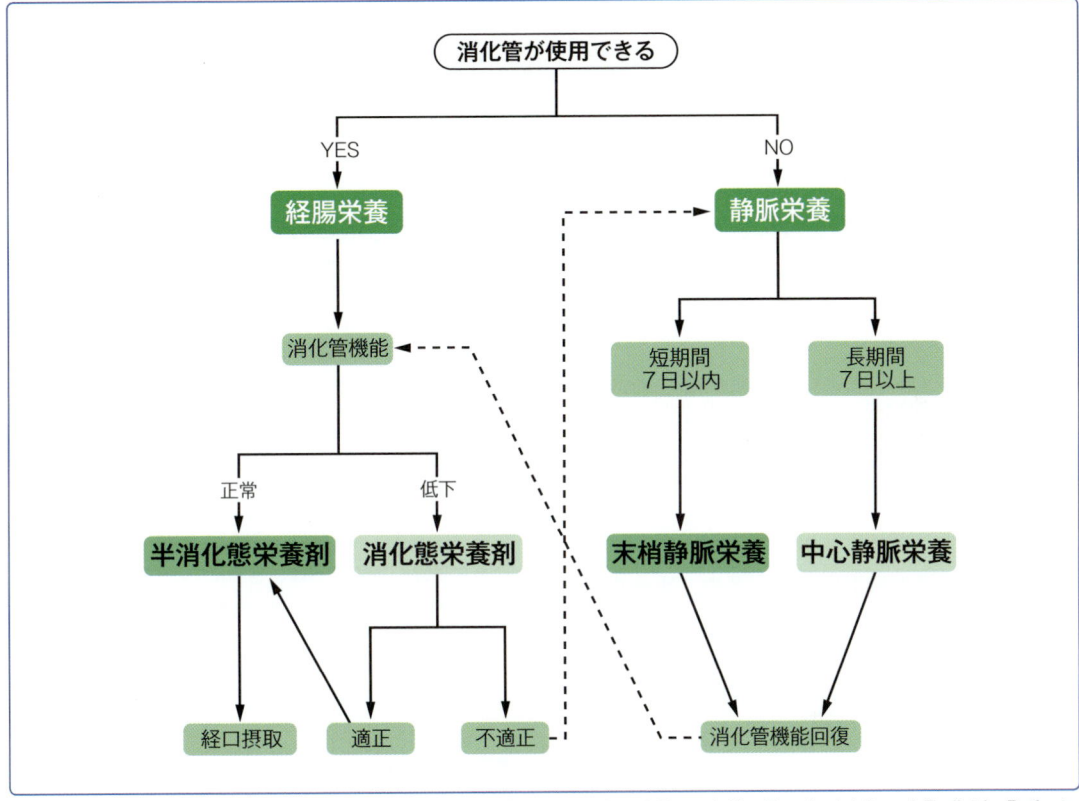

```
                        ┌─消化管が使用できる─┐
                   YES                        NO
                    │                          │
                  経腸栄養                    静脈栄養
                    │                     ┌────┴────┐
                消化管機能 ─ ─ ─ ┐    短期間        長期間
                    │            │    7日以内      7日以上
              ┌─────┴─────┐      │       │            │
            正常          低下    │   末梢静脈栄養  中心静脈栄養
              │            │      │       │            │
        半消化態栄養剤  消化態栄養剤 │       └────┬───────┘
              │         ┌──┴──┐   │         消化管機能回復
           経口摂取    適正   不適正
```

A.S.P.E.N. Board of Dinectors. Guidelines for the Use of Parenteral and Enteral Nutrition in Adult and Pediatric Patients. *JPEN*1993；17：1SA-52SA.

Q3 目標カロリーは、どう決める？

A 間接熱量計によって目標カロリーを算出する方法もありますが、「25kcal/kg」という推算式を用いて目標カロリーを算出するのが一般的です。

- 健常者では、Harris-Benedictの式や間接熱量計による必要エネルギーの算出が可能である。
- 人工呼吸器を装着している患者に対する適切な必要エネルギーの算出には限界がある。なぜなら、高濃度酸素投与の影響や、重症患者であればカテコラミンなどの薬剤、内因性エネルギーの消費などが影響する可能性があるためである。

必要エネルギーの算出法

- 一般的に広く用いられるのは「25kcal/kg」といった簡便な推算式である。
- Harris-Benedictの式（→p.302Q1）も多く用いられている。

1 Harris-Benedictの式

- Harris-Benedictの式で算出したBMR（基礎代謝率）に活動因子と傷害因子を乗じ、必要エネルギーを算出する方法である。
- 右記に、60歳男性、身長165cm、体重50kgの患者の例を示す。

〈例：60歳男性、身長165cm、体重50kgの患者〉
- BMRをHarris-Benedictの式で算出すると1173.37kcalとなる。
- ベッド上安静ならば、BMRに1.2を乗じる。
- 中等度の手術ならば、さらに1.2～1.4を乗じる。
- すると、必要エネルギーは1689～1971kcalとなる。

2 推算式

- 以下に、推算式25kcal/kgで、上記の患者の必要エネルギーを算出した例を示す。

〈例：60歳男性、身長165cm、体重50kgの患者〉
- BMRを推算式25kcal/kgで算出すると、1250kcalとなる。
  [25(kcal/kg)×50(kg)＝1250kcal]
- ベッド上安静ならば、BMRに1.2を乗じる。
- 中等度の手術ならば、さらに1.2～1.4を乗じる。
- すると、必要エネルギーは1800～2100kcalとなる。

- つまりHarris-Benedictの式のBMRと、推算式で計算したカロリーの差は77kcalとわずかであるが、活動因子や傷害因子を乗じる（加える）と、最大411kcalの差が生じ、過剰なカロリーになる恐れがある。

表2 侵襲時のエネルギー投与

	特徴	栄養投与量
超急性期Ⅰ	ショック状態 例）ノルアドレナリン0.2γ ドーパミン5γ以上 細胞外液補充にて循環維持	ショック離脱、循環維持優先
超急性期Ⅱ	ショック状態を脱したころ 例）尿量が0.5mL/時以上 カテコラミンが超急性期Ⅰ以下	6～15kcal/kg/日
亜急性期（回復期）	呼吸循環が安定し、利尿が得られ、浮腫が軽減する時期	25～30kcal/kg/日
慢性期	CRP（C反応性タンパク）が低下（3～5mg/dL）し、Alb（アルブミン）の上昇がみられる。同化期	25～30kcal/kg/日 必要に応じ増量

実臨床での目標設定

- 実際には、栄養開始時の目標は25kcal/kg/日とし、このカロリーで血糖や肝機能・腎機能・呼吸機能に問題がなく安定した状態であれば30kcal/kg/日に増量していく方法が簡便かつ無難な方法と考えられる。
- 上記の患者の例で考えると、30kcal/kg/日は1500kcalとなる。術後の状態が安定していれば傷害因子（1.2～1.4）を乗じることもないので、Harris-Benedictの式でも1406kcalとそれほど差はなくなる。
- 初めから目標を高く設定するのではなく、全身状態を十分に観察したうえで、徐々に目標に近づけていくような栄養管理が重要である（表2）。

（清水孝宏）

Q4 どのタイミングで、栄養管理を開始する？

A 病態によってタイミングを見計らう必要もありますが、24時間以内の早期経腸栄養の開始が強く勧められています。

- 栄養管理の開始時期について多くのガイドライン[2-5]が勧めているのが、早期経腸栄養の開始である。
- 早期経腸栄養の開始については、以前から感染性合併症の発生率の低下がその効果として期待されてきた。そのため、消化管が使用できる状態であれば、積極的に消化管を用いるべきである。

病態によりタイミングを見計らう場合

- 持続する消化管出血や腸閉塞、あるいは、ショックのような循環変動の激しい患者に対しては栄養の開始を見送る場合もある。

1 循環変動が激しい場合

- ショック状態にある患者に対しては、十分な細胞外液輸液の補充と昇圧薬による血圧の維持が最優先される。
- 栄養の開始については、平均血圧60mmHg以下、尿量0.5mL/時以下、ドパミン5〜8γ以上、ノルアドレナリン0.2γ以上など、さまざまな指標が用いられる。
- ドパミンやノルアドレナリンなどのカテコラミン使用量が減量でき、循環動態が安定してきているのであれば、少量ずつ経腸栄養を開始することが、前述した免疫機構を担う消化管の機能を維持する目的からも重要と考えられる。

2 消化管が使えない場合

- 消化管の使えない状態にある患者の静脈栄養については、入院前からの栄養不良状態であれば、できる限り早期に開始し、栄養不良状態がなければ1週間くらいは静脈栄養は投与せずに様子を見ても問題はないとの見解[3]もある。

(清水孝宏)

Q5 呼吸不全に適した栄養組成や配分は？

A 水分量を抑えるとともに、二酸化炭素の産生を少なくするような配分や、炎症を抑制し免疫を賦活させる栄養組成が適している可能性があります。

水分管理が最も重要

- 呼吸不全は、肺の酸素化能と二酸化炭素排出能の低下が問題となる。
- 肺胞実質と肺胞と肺胞の隙間である間質との間に水分が貯留し、肺胞の中にまで水分が浸み出す状態を「肺水腫」という。
- 肺水腫には、心不全による肺毛細血管の静水圧の上昇によるものと、ARDS（急性呼吸窮迫症候群）[*5]のように炎症による血管透過性亢進によるものとがある。
- 呼吸不全はいずれによっても起こるが、共通する問題は水分の貯留である。水分の貯留をいかに回避するかが管理上きわめて重要であり、時には胸水を除去することや、利尿薬を用いる場合もある。
- 栄養補給の際は、経腸・経静脈、いずれも水分を入れることになる。呼吸不全患者には、この水分量をできるだけ少なくする栄養投与計画が重要となる。
- 経腸栄養ならば1.0kcal/mLから2.0kcal/mLの製剤がある。同じ量でも倍のエネルギー補給が可能ならば2.0kcal/mLを選択するメリットがある。
- また、経腸栄養剤の量が多ければそれだけ腹部膨満となりうる可能性もある。腹部膨満は横隔膜を上方へ押し上げ、横隔膜の呼吸運動の障害をきたす原因となる。このような水分管理が呼吸不全の栄養管理の基本となる。

抗炎症効果が期待される製剤

- 水分管理以外の呼吸不全に対する栄養組成については、抗炎症作用の期待できるω3系（オメガ）の脂肪を用いた製剤（オキシーパ™）がある。死亡率の低下には至らないが、人工呼吸器装着期間やICU滞在日数の短縮が期待できる。

（清水孝宏）

[*5] ARDS（acute respiratory distress syndrome）：急性呼吸窮迫症候群

Q6 栄養評価の方法は？

A 血液データや身体計測などがありますが、病状の回復や患者の活気が出てくることが一番の栄養評価です。

- 健常者であれば、アルブミンや総コレステロール、中性脂肪、コリンエステラーゼなどの血液データが栄養状態を反映している。
- 人工呼吸器を装着している患者の多くが、肺炎や外傷などの侵襲を抱えている。このような病態では、神経内分泌系の賦活化や炎症性サイトカインの産生が多くなっており、体内の代謝は亢進している。
- 身体計測にしても、全身の浮腫が見られる状態では評価が困難である。

人工呼吸中の栄養評価

- 人工呼吸管理中の適切な栄養評価は困難といえる。しかし、栄養評価は、栄養量の増量または減量を決定するうえで重要である。そこで、さまざまなデータを組み合わせて総合的に判断することになる。
- 例えば、侵襲による影響が比較的少ない総コレステロールや中性脂肪、コリンエステラーゼなどから入院前の栄養状態を推測する。
- アルブミン値は炎症で上昇するCRP（急性相タンパク）の影響を受けるので、両方の推移を見る。
- アルブミン値は半減期が14～20日と比較的前の栄養状態を反映しているため、半減期の短いプレアルブミン（トランスサイレチン）を参考にするのも1つの方法である。
- 人工呼吸器装着患者の最も妥当な栄養評価は、患者の活動性が増えること、疾病が回復へ向かうことだと考えられる。　（清水孝宏）

【文献（p.302～310「人工呼吸中の栄養管理」の項）】
1. 飯干泰彦, 岡田正：腸粘膜萎縮の病態とその対策 静脈栄養時にみられる腸粘膜の形態学的変化. JJPN1995；17：459-462.
2. 氏家良人, 海塚安郎, 佐藤格夫, 他：急性呼吸不全による人工呼吸患者の栄養管理ガイドライン2011年版. 人工呼吸 2012；29：75-120.
3. McClave SA, Martindale RG, Vanek VW, et al. Guidelines for the Provision and Assessment of Nutrition Support Therapy in the Adult Critically Ill Patient: Society of Critical Care Medicine (SCCM) and AmericanSociety for Parenteral and Enteral Nutrition(ASPEN). *JPEN* 2009; 33: 277-316.
4. Clinical Evaluation Research Unit：Practice Guideline 2013, http://www.criticalcarenutrition.com（2014年11月18日閲覧）.
5. Singer P, Berger MM, van den Berghe G, et al. ESPEN Guidelines on Parenteral Nutrition: intensive care. *Clin Nutr* 2009：28：387-400.

Part 11 ■ 人工呼吸と栄養

2 栄養管理の実際

Q7 経腸栄養は、間欠投与が適しているの？

A 間欠投与と持続投与のどちらかを選択するのに強い根拠はありませんが、重症患者では持続投与で管理するほうが安全と考えます。

- 経腸栄養の投与法には、2種類ある。
  ①**間欠投与**：通常、食事を摂取するように1日3〜4回、1回200〜400mLを、短時間から数時間かけて経腸栄養剤を投与する方法
  ②**持続投与**：24時間あるいは12時間など、一定時間、20〜100mL/時の速度で持続的に経腸栄養を投与する方法
- どちらを選択すべきかについては、死亡率や誤嚥性肺炎発症率に差はないため強い根拠はない。しかし、下痢については持続投与で発症率が低いとする報告[2]がある。

重症患者では少量ずつの持続投与が安全

- 入院前に健康問題がなかった患者は、食事を問題なく摂取していたことが多いため、消化管の吸収・排泄機能にそれほど問題はないと考えられる。しかし、全身状態が安定せず、入院後しばらく絶飲食の期間があるような患者は、消化管の吸収・排泄機能が低下していると考えたほうが無難である。
- 入院前から健康問題があった患者は、しばらく食欲不振が続いていたことが少なくない。このような患者には、消化管の吸収・排泄機能の低下を考慮した栄養管理が必要となる。
- 消化管の吸収・排泄機能の低下とは、小腸にある絨毛の機能が低下した状態でもある。絨毛の機能が破綻した状況で多量の栄養剤を投与すると、激しい下痢を生じる場合がある。
- 持続する激しい下痢に対しては、経腸栄養の増量も躊躇することになるため、消化管の吸収・排泄機能低下が予測される場合、少量ずつの持続投与が無難である。

（清水孝宏）

Q8 経腸栄養中の誤嚥を予防する体位とは？

A 誤嚥予防には、35〜40度以上の頭位挙上を維持したセミファーラー位以上の体位をとることが重要です。

仰臥位で管理しない

- 栄養管理中かどうかを問わず、人工呼吸管理中の誤嚥を防ぐための体位は、35〜40度以上の頭位挙上を維持したセミファーラー位である。
- 仰臥位で管理した場合、口側への胃内容物の逆流が起こり、これが気道へ侵入すると誤嚥を起こす。
- 誤嚥が必ず肺炎につながるわけではないが、肺炎発症の機会を極力減らすためには、体位管理が重要である。

1 人工呼吸中は30度以上の頭位挙上が基本

- 日本集中治療学会が2010年に改訂した「人工呼吸器関連肺炎予防バンドル（通称VAPバンドル）」[1]がある（→p.260Q4）。これは5つのバンドル（束）を併せたケアを行うことで、VAP（人工呼吸器関連肺炎）[*1]を予防する戦略である。
- VAPバンドルのなかにも、人工呼吸管理中の患者は仰臥位で管理せず、30度以上頭位を上げることが明記されている。
- 上記のほかにも、頭位挙上の重要性に言及したガイドラインは多い（**表1**）。

2 頭位挙上困難時の対応

- 実際の臨床では治療上の体位の制約から35〜40度以上の頭位挙上を維持することが困難な場面も少なくない。例えば、大腿部から太いカテーテルを挿入して管理しなければならない血液浄化療法などである。
- このような場合でも、ベッドに傾斜をつけるなどの工夫をし、完全な仰臥位を避けることが重要である（**図1**）。

（清水孝宏）

図1 頭位挙上維持困難時の体位管理

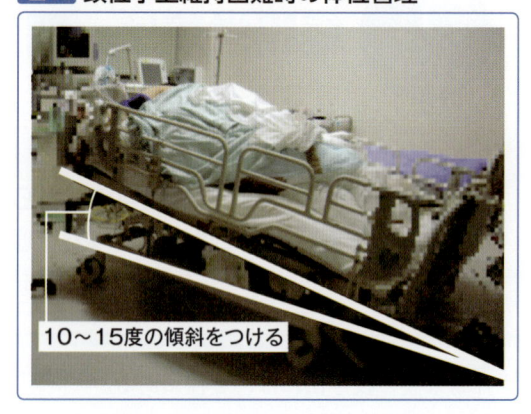

10〜15度の傾斜をつける

---

*1　VAP（ventilator-associated pneumonia）：人工呼吸器関連肺炎

表1 頭位挙上に言及したガイドライン

ガイドライン	体位	推奨
Canadian Clinical Practice Guidelines	45度 挙上	考慮すべき
SCCM&ASPEN Guidelines 2009	30～45度	Grade C
IDSA&ATS Guidelines 2005	30～45度	Level Ⅰ
Guidelines for Prevention of Nosocomial Pneumonia 2003	30～45度	Level Ⅱ
Surviving Sepsis Campaign Guidelines 2012	30～45度	1B
日本集中治療医学会　VAP予防策	30～45度	推奨レベルなし

Column

異常呼吸音って？

　呼吸音は、正常呼吸音（健常な肺・気道で聴取される音）と、異常呼吸音（肺・気道に何らかの異常がある場合に聴取される音）に分けられる。

　異常呼吸音は、呼吸音の異常（減弱・消失、延長、増強）と、副雑音に分類される。

　聴診による呼吸音聴取は、必ず前胸部と背部で行う。なお、仰臥位での人工呼吸器装着中は、背側の呼吸音は弱く聴こえることを知っておくとよい。

（道又元裕）

異常呼吸音の分類

	分類		特徴
呼吸音の異常	減弱・消失		●換気量の減少、音の伝達障害、聴診器の使用ミスなどによる ●代表的な病態として、気道狭窄、気道閉塞、呼吸筋不全、気胸、胸水、肺気腫などが挙げられる
	増強		●換気量の増加、音の伝達亢進などによって生じる ●代表的な病態として、低酸素血症に伴う過呼吸、過換気症候群、肺うっ血、間質性肺炎、急性肺炎などが挙げられる
	延長		●閉塞性障害による呼気の延長によって聴かれる
副雑音	断続性	細かい（fine crackles） ＊捻髪音	●吸気相後期に聴かれる「バリバリ」という細かい破裂音 ●間質性肺炎、肺気腫などで聴取される
		粗い（coarse crackles） ＊水泡音	●吸気相早期に聴かれる「ブクブク」という低く長めの音 ●肺水腫、細菌性肺炎などで聴取される
	連続性	低調性（rhonchus） ＊いびき音	●比較的低調の「ブー」といういびきのような音 ●喀痰の貯留などで聴取される
		高調音（wheeze）	●高めの「ヒューヒュー」という音 ●気管支喘息、気管内異物などで聴取される

Q9 腸管の動きをよくするための工夫とは？

A 腸蠕動運動を促進する薬剤の使用や、交感神経系の過緊張状態を避ける管理をすることが工夫です。

- 人工呼吸器を装着している患者には、前述したように何らかの侵襲によって神経・内分泌系の賦活化が起こっていることが多い。
- 具体的には、ドパミンやノルアドレナリンなどの内因性カテコラミンが分泌され、交感神経系が緊張した状態となる。
- 交感神経系が緊張した状態では、副交感神経系の活動は抑制されているため、消化管の蠕動運動は抑制される。
- 鎮静薬や鎮痛薬を使用している機会も多いため、これらの薬剤も消化管の蠕動を抑制する。

腸管の動きをよくする工夫

- 人工呼吸管理中の患者の多くには、消化管蠕動を抑制する条件がそろっており、何かしら手を施さなければ消化管蠕動を改善させることはできないと考えるべきである。
- まずできる介入は、適切な評価により、過剰な鎮静薬・鎮痛薬の投与を避けることである。
- 高血糖状態も迷走神経（副交感神経）を抑制するためコントロールする必要がある。
- 鎮静・鎮痛の評価と血糖コントロールを行ったうえで消化管蠕動を起こさせるような、あるいは刺激を与えるような方策を実施する。

1 薬剤的な介入

- メトクロプラミド（プリンペラン®、エリーテン®、フォリクロン®）が、消化管蠕動を促進する薬剤として推奨されている。
- 漢方薬では、六君子湯や大建中湯などが用いられる。
- このほかに、酸化マグネシウムなどの緩下薬が用いられるが、高マグネシウム血症や腎不全のある患者には注意が必要である。

2 排便コントロールが重要

- 消化管蠕動を促進させる薬剤や緩下薬を使用しても排便がない場合も少なくない。
- 排便は、1日1回が理想的である。なぜならば、消化管内には数多くの腸内細菌が存在し、長期間消化管にとどまることで腐敗が進むからである。
- 胸腔や腹腔と共通した考え方が妥当ではないかもしれない。しかし、排便コントロールにて細菌が多数含まれた便を体外に排出することは、ドレナージと共通した考え方である。

（清水孝宏）

Q10 経腸栄養ができない場合、静脈栄養は必要？

A 長期間、経腸栄養管理ができないのであれば、静脈栄養の開始を慎重に検討すべきです。

- 静脈栄養は、本来、ヒトの体が栄養分を吸収する過程とは異なる非生理的な吸収過程であることに留意する必要がある。
- 消化管には必要なものと不要なものを区別し、消化吸収や排泄を行う機能が備わっているが、静脈にはそのような機能は備わっていない。そのためカテーテル感染や高血糖、電解質異常に注意しなければならない。

静脈栄養の開始時期

- 入院前から栄養障害のある患者に関しては1週間以内と比較的早い時期から静脈栄養を開始することに問題はなさそうである。
- 栄養障害のない患者への早期静脈栄養の開始については賛否両論[3-4]ある。安全な静脈栄養管理は以下のように考えられる。
  ① 糖質・脂質・タンパク質・ビタミン・電解質のバランスを適正に配分した栄養輸液であること
  ② 血糖値や電解質、肝機能や腎機能をモニタリングして異常があれば減量または維持輸液に切り替えること
  ③ 目標カロリーの80％をめざし、段階的にカロリーアップすること（リフィーディング症候群に注意）
- 長期間低栄養状態にあった場合、体内では異化によるエネルギー産生（骨格筋を中心とした筋タンパク質からの糖新生）によりエネルギーが供給されている。このような状況で急激に糖質を投与すると、糖質がインスリンとともに細胞内に急激に取り込まれると同時に、細胞内へ電解質（カリウムやリン、マグネシウムなど）が移動する。
- 細胞内への急激な電解質の移動は、低カリウム血症や低マグネシウム血症を引き起こす。
- 特に、低リン血症は心不全などの重篤な合併症を引き起こすため、入院前の栄養摂取状況を把握した栄養管理が重要である。

（清水孝宏）

【文献（p.311～315「栄養管理の実際」の項）】

1 日本集中治療医学会ホームページ：人工呼吸器関連肺炎予防バンドル2010改訂版．http://www.jsicm.org/pdf/2010VAP.pdf（2014年11月18日閲覧）．
2 Hiebert JM, Brown A, Anderson RG, et al. Comparison of continuous vs intermittent tube feedings in adult burn patients. *JPEN* 1981; 5: 73-75.
3 Casaer MP, Mesotten D, Hermans G, et al. Early versus late parenteral nutrition in critically ill adults. *N Engl J Med* 2011; 365: 506-517.
4 Heidegger CP, Berger MM, Graf S, et al. Optimisation of energy provision with supplemental parenteral nutrition in critically ill patients: a randomised controlled clinical trial. *Lancet* 2013; 381: 385-393.
5 大柳治正 監修：やさしく学ぶための輸液・栄養の第一歩 第3版．大塚製薬工場，徳島，2012．
6 日本静脈経腸栄養学会 編：コメディカルのための静脈経腸栄養ハンドブック．南江堂，東京，2008．

7 清水孝宏 編：エキスパートが本気で教える重症患者の栄養管理．総合医学社，東京，2013．

8 寺島秀夫：栄養療法 侵襲下の内因性エネルギー供給を考慮した理論的エネルギー投与法の提言．Intensivist 2011；3：423-433．

Column

リフィーディング症候群って？

リフィーディング症候群（refeeding syndrome）とは、飢餓・低栄養状態にあった患者に急速な水分・栄養補給を行った際に発生する呼吸不全・循環不全・意識障害などの病態のことである。

低栄養状態の患者では、糖質が摂取できずに不足するため、インスリン分泌が減少する。そのため、糖質のかわりに脂質やタンパク質をエネルギー源として使用していることから、細胞内のリン（ATPの原料）が特に枯渇する。この状態で、急速に糖質（ブドウ糖）を投与すると、インスリン分泌が急激に刺激され、血糖を細胞内へと取り込もうとする。ブドウ糖が細胞内に取り込まれる際には、カリウム、マグネシウム、リンも一緒に取り込まれることから、急激に血液中の電解質量が低下する。加えて、インスリンにより解糖系が活性化されてビタミンB_1が消費されてしまうと、ATP産生に必要なクエン酸回路の反応が起こらなくなり、細胞内エネルギーが産生されない状態となる。

リフィーディング症候群が生じると、致死的な状況に陥る危険もあるため、十分な注意が必要となる。

（道又元裕）

リフィーディング症候群の病態
- 体液バランスの異常
- 糖代謝異常
- ビタミン（ビタミンB_1）欠乏
- 低マグネシウム血症
- 低カリウム血症

Crook MA, Hally V, Panteli JV. The importance of the refeeding syndrome. *Nutrition* 2001; 17: 632-637. を参考に作成

リフィーディング症候群に陥りやすい病態
- BMIが16kg/m²未満
- 3〜6か月で15%以上の意図しない体重減少
- 10日間以上の絶食
- 再摂食前の低カリウム血症、低リン血症、低マグネシウム血症

　　…上記に1つ以上該当する状態など

長期の低栄養状態では…
- 神経性食思不振症
- 慢性アルコール依存症
- 低栄養の高齢者
- 担がん患者　など

Mehanna HM, Moledina J, Travis J. Refeeding syndrome: what it is, and how to prevent and treat it. *BMJ* 2008; 336: 1495-1498. を参考に作成

Part 12

小児の人工呼吸管理

1 小児の人工呼吸管理の特徴　　　三浦規雅
2 小児の気道管理の特徴　　　　　　三浦規雅
3 小児の特殊な人工呼吸療法　　　　三浦規雅
4 ウィーニングと気管チューブの抜去　三浦規雅

Part 12 ■ 小児の人工呼吸管理

1 小児の人工呼吸管理の特徴

> **Q1** 小児の呼吸器系の生理学的・解剖学的特徴は？
>
> **A** 上気道が閉塞しやすく、気道は細く脆弱・過敏です。呼吸不全に対する許容量が狭いのが特徴です。

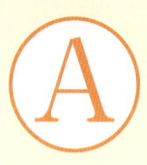

生理学的特徴（図1、2）

- 小児では頭部、特に後頭部が大きいため、仰臥位では気道が屈曲され、閉塞傾向になる[1]（図1）。
- 頭部を支持する筋肉が弱く、呼吸窮迫患者では、頭部を上下させるような呼吸を認める。
- 新生児では、鼻呼吸優位のため、鼻腔の閉塞により、呼吸が障害される。
- 口腔容積に比べて、舌が大きく、唾液等の分泌物が多い。これらにより、気道が閉塞されやすい（図2）。

図1 仰臥位による気道閉塞

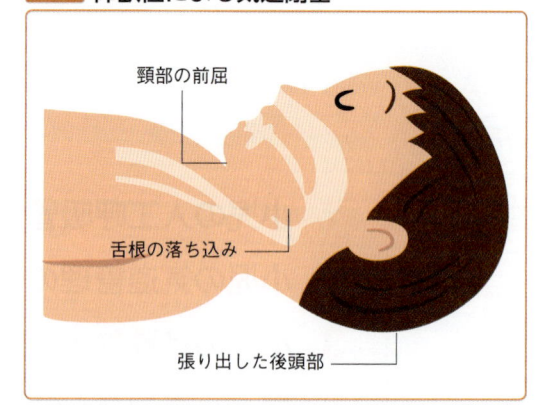

- 頸部の前屈
- 舌根の落ち込み
- 張り出した後頭部

解剖学的特徴（図3、4）

- 新生児では、肋骨の角度が水平で呼吸筋が未発達のため、腹式呼吸優位である。肋骨の傾斜が成人に近づき、呼吸筋が発達してくるのに合わせて、乳幼児では胸腹式呼吸、3歳ごろから胸式呼吸優位となってくる（図3）。
- 横隔膜は、水平に近い角度であり、収縮によって得られる陰圧も小さい。また、小さい胸郭に対し腹部臓器は大きく、腹部膨満により容易に横隔膜の動きは制限される（図2）。
- 小児の肺コンプライアンスは低く、肺胞を膨

図2 小児の呼吸器系の特徴

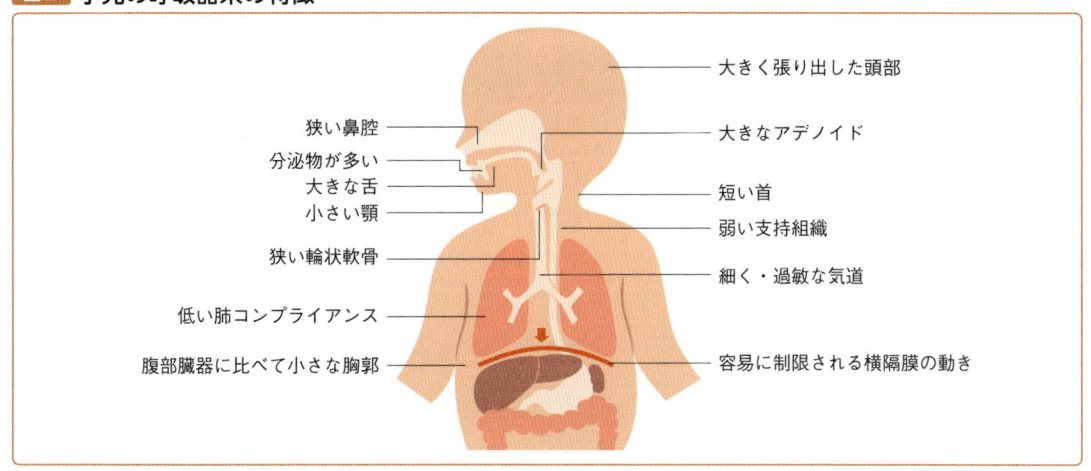

- 大きく張り出した頭部
- 狭い鼻腔
- 分泌物が多い
- 大きな舌
- 小さい顎
- 狭い輪状軟骨
- 低い肺コンプライアンス
- 腹部臓器に比べて小さな胸郭
- 大きなアデノイド
- 短い首
- 弱い支持組織
- 細く・過敏な気道
- 容易に制限される横隔膜の動き

図3 新生児の呼吸器の特徴

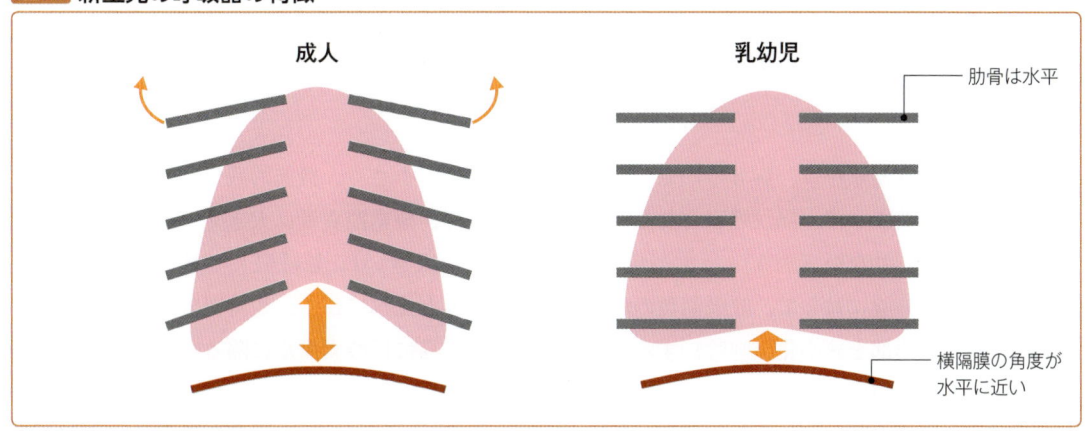

成人／乳幼児
- 肋骨は水平
- 横隔膜の角度が水平に近い

図4 乳幼児の胸郭の構造

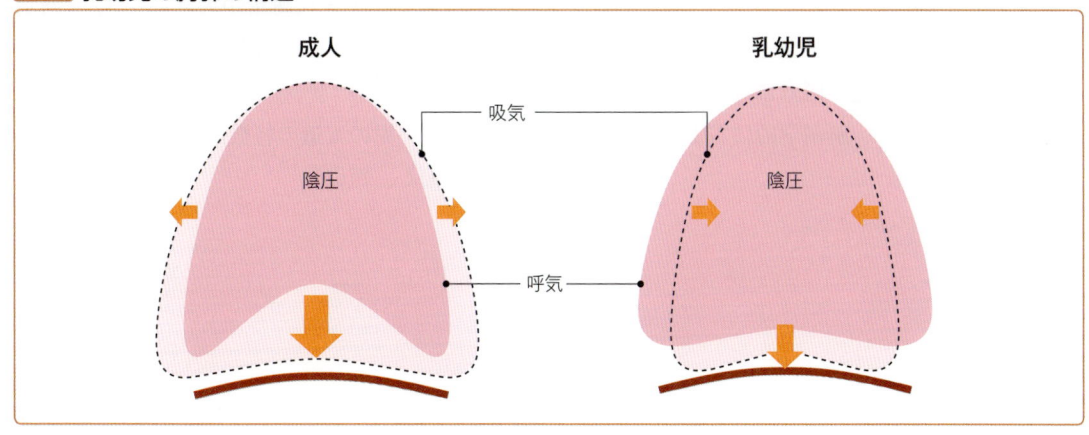

成人／乳幼児
- 吸気
- 陰圧
- 呼気

張させるための呼吸仕事量は、成人よりも大きい。一方で、呼吸筋は未発達であり、呼吸不全状態の持続により、容易に呼吸筋疲労を生じる。

- 小児、特に乳幼児では、胸郭のコンプライアンスが大きい。つまり胸郭が非常に柔らかいため、上気道の閉塞や肺コンプライアンスの低下から吸気努力が生じても、横隔膜の下降

表1 幼児・小児の気道サイズ

年齢（歳）	気管の長さ (cm)	気管の太さ（前後径、mm）	直径 (mm) 気管支（右）	直径 (mm) 気管支（左）
6か月未満	5.9	5.0	4.5	3.5
0.5～1歳	7.2	5.5	4.8	3.7
1～2歳	7.5	6.3	5.1	3.9
2～4歳	8.0	7.5	6.4	4.9
4～6歳	8.6	8.0	6.7	5.3
6～8歳	9.5	9.2	7.9	6.1
8～10歳	10.0	9.8	8.4	6.5
10～12歳	11.5	10.5	9.2	6.8
12～14歳	13.5	11.5	9.8	7.5
14～16歳	14.5	13.2	11.5	8.8

Lerman J, Cote CJ, Steward DJ著, 宮坂勝之, 山下正夫訳：小児麻酔マニュアル改訂第6版. 克誠堂出版, 東京, 2012：15. より引用

によって得られる陰圧は、胸郭の内側への変形により打ち消されて、陥没呼吸となり、有効な換気が得られない（図4）。
- 虚脱しやすい肺胞に対して、呼吸回数の増加や呼気時に声門部を狭小化（呻吟）することで肺胞の虚脱を防いでいるが、鎮静や麻酔によってこの機能が障害されると、容易に肺胞虚脱が生じる。
- 乳幼児では、側副気道の発達が未熟であるため、中枢寄りの気道の閉塞に対して無気肺が生じやすい。特に、解剖学的に右上葉に無気肺が生じやすい。
- 胸郭が小さく、機能的残気量が小さいのに対して、酸素消費量は大きく（エネルギー代謝量が大きい）、無呼吸に対する許容時間は、成人と比べて短く、短時間の無呼吸によっても容易に低酸素血症に陥る。
- 体重当たりの一回換気量は、成人とほぼ同じであるのに対して、二酸化炭素排泄量は大きく（エネルギー代謝量が大きい）、呼吸回数の増加によって、二酸化炭素排泄を補っている。
- 幼児・小児の気道の特徴は**表1**に示したように、細く、短い。

（三浦規雅）

Q2 小児の呼吸フィジカルアセスメントのポイントは？

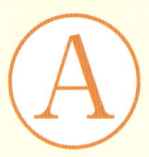

A 小児の心停止の最大の原因は、進行性の呼吸不全です。呼吸不全に至る前に、その徴候を発見し、早期の適切な介入が求められます。

- 小児は、呼吸機能が未熟で、容易に呼吸不全に陥りやすい。
- 進行性の呼吸不全が、小児の心停止の最大の原因である。しかし、小児は、呼吸困難を他者に伝えることが困難であるため、呼吸不全に至る前に、その徴候を発見し、早期に適切な介入をすることが求められる。
- 小児のフィジカルアセスメントの第一段階として「なんとなくおかしい（not doing well）」ことに気づくことが重要である。
- 生体モニタから得られる情報は有用であるが、生体モニタに現れないサインを見逃さないことが、異常の早期発見につながる。

呼吸フィジカルアセスメントの評価項目

1 呼吸回数

- 30秒間数え、2倍することで測定する（表2）。

2 努力性呼吸

- 努力性呼吸の種類を表3に示す。
- 呼吸困難の程度と部位を表4（p.322頁）に示す。

表2 小児の呼吸回数のめやす

年齢	回/分
乳児（1歳未満）	30～60
幼児（1～3歳）	24～40
就学前小児（4～5歳）	22～34
学童（6～12歳）	18～30
思春期（13～16歳）	12～16

表3 努力性呼吸

鼻翼呼吸	気流を最大化するため吸気時に鼻孔が拡大する。通常は呼吸窮迫の徴候である
陥没呼吸	吸気時に胸骨上の軟部組織、肋骨間、肋骨弓下の軟部組織が陥没し、呼吸仕事量の増加を示す。重篤であると、陥没は胸骨上・鎖骨上にまで及ぶ
頭部の上下首振り	呼吸の補助に頸部の筋肉を使用するため、吸気時には顎先を上げて頸部を伸展し、呼気時には顎先を前方に落とす。呼吸不全の徴候である可能性がある
シーソー呼吸	吸気時には胸部が陥没して腹部が拡張し、呼気時には胸部が拡張して腹部が内側に動く。呼吸窮迫の進行を示す
呻吟（しんぎん）	末梢気道や肺胞の開存性の維持を目的に、声門を部分的に閉じた状態で呼出するため、呼気時に短く低い音が生じるもの。肺の虚脱を示唆する

3 換気量

- 換気のめやすを以下に示す。
- **胸郭の動き**：吸気時の胸郭の拡張が左右対称であり、十分である。
- **エア入り**：両腋窩下で末梢気道への空気の流入を聴取できる。

4 呼吸音

- 異常呼吸音の種類を**表5**に示す。

5 呼吸パターン・リズム

- 呼吸パターン・リズムの種類を**表6**に示す。

表4 呼吸困難の程度と陥没の位置

呼吸困難の程度	陥没の位置	部位の詳細
軽度～中等度	肋骨下	肋骨縁直下の腹部
	胸骨下	胸骨直下の腹部
	肋骨間	肋骨と肋骨の間
重度	鎖骨上	頸部、鎖骨の直上部
	胸骨上	胸部、胸骨の直上部
	胸骨	胸骨の背骨方向の陥没

- 重度
- 軽度～中等度

胸骨上、鎖骨上、胸骨下、肋骨、肋骨弓下

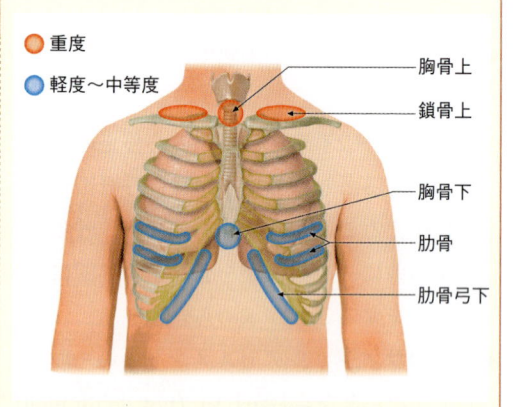

表5 異常呼吸音の種類

Wheeze	主に呼気相で聴取される高音性の連続音。末梢気道の狭窄（気管支喘息・細気管支炎など）を示唆する
Rhonchi	主に呼気相で（あるいは吸気相でも）聴取される低音性の連続音。中枢性気道の狭窄（分泌物・炎症など）を示唆する
coarse crackles	吸気相、呼気相ともに聴取される、粗く低く長めの断続音。分泌物の存在を示唆する
fine crackles	吸気相終末で聴取される、細かく高く短い断続音。虚脱と再拡張を繰り返す肺胞の存在を示唆する
Stridor	通常は吸気相（呼気相でも）で聴取される甲高い音。上気道閉塞の徴候である

表6 呼吸パターン・リズム

無呼吸発作	20秒間呼吸が停止した状態。徐脈、チアノーゼまたは蒼白を伴う場合は、20秒未満でも無呼吸という
呼気延長	下気道、末梢気道の狭窄を示唆する
吸気延長	上気道の狭窄を示唆する
チェーンストークス呼吸	多呼吸から次第に呼吸が減弱し、無呼吸となり、弱く呼吸を再開し、再び多呼吸となる過程を繰り返すもの。呼吸中枢の障害で認める
ビオー呼吸	不規則に無呼吸と多呼吸を繰り返すもの。脳圧亢進でみられる
クスマウル呼吸	ゆっくりとした規則的な深い呼吸。代謝性アシドーシスに対する代償性呼吸として認める

小児の呼吸障害

- 呼吸障害は、呼吸窮迫と呼吸不全に分類される（**表7**）。
- 呼吸窮迫：呼吸回数、仕事量の増加を認めるが、酸素化と換気が維持されている状態である。
- 呼吸不全：酸素化または換気、あるいはその両方が維持されていない状態である。その変化は経時的に現れる。
- 呼吸障害の原因は、上気道閉塞、下気道閉塞、肺実質病変、呼吸調節障害に分類できる。しかし、これらは必ずしも単独で生じるとは限らず、呼吸窮迫や呼吸不全の原因が1つであるとは限らない（**表8**）。
- 呼吸障害の重症度判定基準を**表9**（p.324）に、呼吸不全の診断基準を**表10**（p.324）に示す。

（三浦規雅）

表7 原因による呼吸障害の分類

	呼吸窮迫	呼吸不全（呼吸窮迫の悪化ともとらえられる）
気道	開通しており開通を維持できる	維持できない
呼吸	頻呼吸	著しい頻呼吸、徐呼吸から無呼吸
	努力呼吸（陥没呼吸/鼻翼呼吸/シーソー呼吸）	
	努力呼吸　➡　努力減少　➡	無呼吸
	気流良好	気流不良から気流なしへ
	喘鳴、うがい様音	喘鳴、呻吟、あえぎ呼吸
循環	頻拍	徐脈
	蒼白	チアノーゼ
中枢神経	不安、興奮	嗜眠から無反応へ
筋緊張	正常	低下

表8 呼吸障害の症状と分類

	臨床症状	上気道閉塞	下気道閉塞	肺実質病変	呼吸調節の障害
気道	開通性	気道は開通しており、維持できる/維持できない			
呼吸	呼吸回数/呼吸努力	増加			さまざま
	呼吸音	喘鳴（一般に吸気性）嗄声	喘鳴（一般に呼気性）呼気延長	ラ音 呻吟 呼吸音の減弱	正常
	気流	減少			さまざま
循環	心拍数	頻脈		徐脈	
	皮膚	蒼白、皮膚冷感（早期）		チアノーゼ（晩期）	
神経	意識レベル	不安、興奮（早期）		無活力、意識なし（晩期）	
その他	体温	さまざま			

American Heart Association：Pediatric Advanced Life Support（PALS）Provider Manual. American Heart Association, Dallas, 2011.

表9 呼吸障害の重症度判定基準（Silverman's retraction score）各項目の点数を合計し5点以上は重症と判定

	胸と腹の動き（シーソー呼吸）	肋間腔の陥没	剣状突起部の陥没	鼻孔の拡大	呼気時のうめき
0点	同時に上昇	なし	なし	なし	なし
1点	吸気時に上胸部の上昇が遅れる	やっと見える	やっと見える	軽度	聴診器で聞こえるだけ
2点	シーソー呼吸	著明	著明	著明	耳に聞こえる（聴診器なしで）

Silverman WA, Dunham's Premature Infants. 3rd ed. New York：Harper & Row；1961：144.

表10 呼吸不全の診断基準

乳幼児呼吸不全の診断基準	先天性心疾患児の呼吸不全診断基準
臨床症状 吸気性呼吸音の低下あるいは消失 高度陥没呼吸 チアノーゼ（$F_IO_2=0.4$） 意識レベルおよび痛覚反応の低下 筋緊張の低下	臨床症状 高度陥没呼吸 無呼吸およびあえぎ呼吸（$F_IO_2=1.0$） 吸気性呼吸音の低下あるいは消失 呼気時喘鳴 多呼吸（呼吸回数20%以上の増加） 低血圧、徐脈（20%以下の低下）
ガス分析値 $PaO_2 \leq 100$ Torr（$F_IO_2=1.0$） $PaCO_2 \geq 75$ Torr	ガス分析値 PaO_2　チアノーゼ疾患　≤ 30 Torr（$F_IO_2=1.0$） 　　　　非チアノーゼ疾患 ≤ 75 Torr（$F_IO_2=1.0$） $PaCO_2 \geq 50$ Torr $V_D/V_T \geq 0.50$ *1 $P_{PA}/P_{AO} \geq 0.75$ *2
臨床症状3項目とガス分析値1項目を満たせば急性呼吸不全と診断	臨床症状2項目とガス分析値1項目を満たせば急性呼吸不全と診断

志馬信朗，橋本悟，問田千晶：小児ICUマニュアル改訂第6版．永井書店，大阪，2012：77．より引用

＊1　$V_D/V_T = \dfrac{PaCO_2 - P_ECO_2}{PaCO_2}$：死腔換気率　正常は約0.3（気管挿管時）

＊2　P_{PA}/P_{AO}：平均肺動脈圧／平均動脈圧

Q3 小児の人工呼吸中の特徴と観察点は？

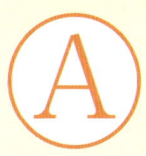

A 小児の人工呼吸管理では、安全域が狭く、合併症を起こしやすいとされています。小児の特性を理解して、呼吸をはじめとする全身状態の観察、機器の観察を行うことが求められます。

- 人工呼吸の目的は、①酸素化の改善、②換気の調節、③呼吸努力の軽減、④蘇生後あるいは中枢神経管理のために集約される。
- 小児の人工呼吸の適応を表11に示す。

小児の特性

1 モードは圧規定換気

- 小児の気管挿管においては、カフなし気管チューブを用いることが多い（→p.338Q9）。そのため、気管と気管チューブの間にはリークが存在することから、量規定換気では、設定した一回換気量と、患者の肺に実際に入る一回換気量との間に乖離が生じる。
- 小児は肺コンプライアンスが低いため、設定した一回換気量を得るために高い気道内圧を要し、圧損傷をきたす恐れがある。そのため、小児の人工呼吸においては、圧規定換気が選択される。
- 圧規定換気を行っている小児の人工呼吸では、気管チューブの屈曲・閉塞、気管分泌物の貯留、体位などによる気道抵抗の上昇や、

表11 小児の人工呼吸の適応

1 絶対適応	（1）不適切な肺胞換気……・無呼吸 ・$PaCO_2$＞50〜55Torr（慢性の高二酸化炭素血症を除く） ・切迫した低換気状態：$PaCO_2$の上昇 　Vital Capacity＜15mL/kg 　V_D/V_T[*3]＞0.6 ＊換気不全の気管挿管適応は高二酸化炭素血症のみではなく、意識障害や循環障害を伴う呼吸性アシドーシスの進行が適応となる （2）動脈血の不十分な酸素化……・チアノーゼ（F_IO_2≧0.6にて） ・PaO_2＜70Torr（F_IO_2≧0.6にて） ・その他の酸素化能障害の指標：$A-aDO_2$＞300Torr 　　　　（F_IO_2＝1.0） 　　　　$\dot{Q}_S/\dot{Q}_T$[*4]＞15〜20％
2 相対適応	（1）換気パターン/機能の保持………・頭蓋内圧亢進 ・循環不全 （2）呼吸による代謝量を減らす………・慢性呼吸不全 ・循環不全

志馬信朗，橋本悟，問田千晶：小児ICUマニュアル改訂第6版．永井書店，大阪，2012：93．より引用

表12 人工呼吸中の観察点

呼吸状態	呼吸回数、胸郭の動き（胸上がり・胸下がり）、呼吸音、呼吸パターン（深さ、リズム）、異常呼吸（陥没呼吸、下顎呼吸、肩呼吸など）の有無、自発呼吸の有無、人工呼吸器との同調性、SpO₂、E_TCO₂、気管分泌物の量・性状、口鼻分泌物の量・性状、咳嗽反射の有無
循環状態	心拍数、血圧、中心静脈圧、皮膚色、中枢・皮膚温格差、毛細血管再充満時間、尿量
神経症状	意識レベル、鎮静度、機嫌、活気、瞳孔異常所見の有無、睡眠パターン、体動
皮膚状態	挿管チューブ固定に伴う皮膚損傷の有無
その他の所見	胃内容物の量・性状、腹部膨満の有無、排便の量・性状
検査所見	血液ガス、胸部単純X線
人工呼吸器	気管チューブの固定状態、挿入長、リーク、回路のねじれ・屈曲の有無、回路接続部のゆるみ・リークの有無、回路内の結露水貯留の有無、回路の固定、加温加湿器の温度・水、人工呼吸器設定、モニタリング値（各測定値、一回換気量、リーク率など）、アラーム設定、電源

病勢の悪化による肺コンプライアンスの低下により、同じ吸気圧で得られる一回換気量が低下する。

2 合併症が起こりやすい

- 肺コンプライアンスの低い小児の人工呼吸では、呼吸回数を増加させる呼吸管理が主体となる。
- ただし、気道閉塞性疾患を有している小児や、年齢に比して細い気管チューブを使用している小児では、時定数（コンプライアンス×気道抵抗）が増加するため、呼気時間を十分に確保し、エアトラッピングによる高二酸化炭素血症、肺気腫、気胸などの合併症を防ぐ必要がある。
- 小児は、小さい胸郭に対して腹部臓器が大きく、腹部膨満により容易に横隔膜の動きが制限される。人工呼吸中でも同様で、胃管からの脱気や胃内容物の吸引、排便コントロール、排ガス促進により、腹部減圧を図る必要がある。

3 適切な鎮静が不可欠

- 小児の人工呼吸では、コミュニケーションやタッチングによって安静が得られることもあるが、通常、適切な鎮静なしに人工呼吸器との同調性を得ることは困難である。
- 不適切な鎮静は、苦痛・不安・恐怖を生じさせ、酸素消費量・基礎代謝量を増加させて、換気を悪化させ、圧外傷を引き起こす。
- 小児の人工呼吸において、多くの場合、患児の協力を得ることは困難である。また、その解剖学的特徴から、成人に比べて挿管手技は難易度が増す。そのため、鎮静の有無にかかわらず、予定外抜管に対する予防が重要となる（**表12**）。

（三浦規雅）

---

*3　V_D/V_T：死腔換気率。正常は約0.3（気管挿管時）。以下の式で算出。
$$\frac{PaCO_2 - P_ECO_2}{PaCO_2}$$

*4　$\dot{Q}_S/\dot{Q}_T$：静脈血混合比。正常は7％前後。以下の式で算出。
$$\frac{C_cO_2 - CaO_2}{C_cO_2 - C\bar{v}O_2} = \frac{Hb \times 1.36(1-SaO_2) + 0.0031(P_AO_2 - PaO_2)}{Hb \times 1.36(1-S\bar{v}O_2) + 0.0031(P\bar{v}O_2 - PaO_2)}$$

Q4 小児の人工呼吸中の低酸素血症に対する対応は？

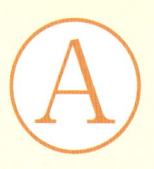

A まず手動式換気に切り替え、「DOPE」に沿って原因検索を進めます。

- 人工呼吸中に低酸素血症が生じたら、まずは手動式換気に切り替えて、「DOPE（ドープ）」に沿って原因検索を進めるとよい。
- DOPEとは、displacement（ディスプレースメント）（人工気道の位置の異常）、obstruction（オブストラクション）（気道の閉塞）、pneumothorax（ニューモソラックス）（気胸）、equipment failure（エクイプメント フェイラー）（機器・装置の不具合）の頭文字をとったものである。
- DOPEは、検索の順序も重要である。つまり、人工気道の位置の異常や閉塞、気胸などの患者自身の低酸素血症の原因を否定した後に、機器・装置の不具合を考慮して点検するということである。
- 低酸素血症が生じた場合に、ジャクソンリース回路による手動式換気を行うことで、対応と「DOPE」に沿った原因検索を進めることができる（図5）。

（三浦規雅）

図5 低酸素血症の場合の「DOPE」に沿った対応

手動式換気に切り替え	・まずは、バッグバルブマスクなどを用いて手動式換気を開始 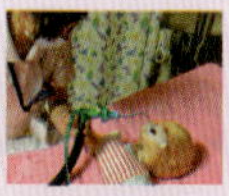
D（Displacement）人工気道の位置の異常	・チューブ固定長、チューブ内のくもり確認 ・左右胸郭の動き、左右胸腔・心窩部の聴診 ・E_TCO_2波形 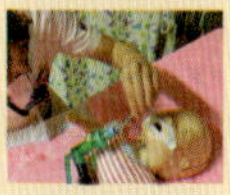
O（Obstruction）気道の閉塞	・チューブ内のくもり確認 ・左右胸郭の動き、左右胸腔・心窩部の聴診 ・E_TCO_2波形 ・チューブの屈曲（目視、喉頭展開下） ・吸引カテーテルの挿入・吸引 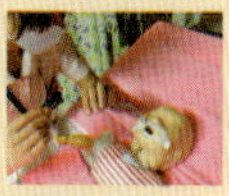
P（Pneumothorax）気胸	・左右胸郭の動き、左右胸腔・心窩部の聴診 ・E_TCO_2波形 ・頸静脈怒張、気管偏位、皮下気腫 ・胸部の打診 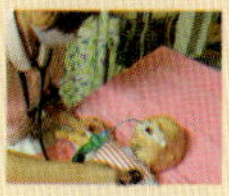
E（Equipment failure）機器・装置の不具合	・上記がすべて否定されたら、「E」が原因と判断 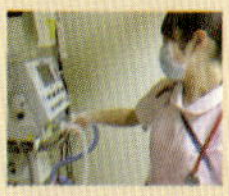

小児の人工呼吸管理の特徴

Q5 小児の鎮痛・鎮静の注意点は？

A 小児は安静保持が困難であり、適切な鎮痛・鎮静が不可欠です。そのため、適切なモニタリングと、発達段階に合わせた評価が求められます。

- 小児の人工呼吸において、苦痛の軽減、事故抜管の予防、心的外傷の予防などのために、鎮痛・鎮静は不可欠である（**表13**）。
- 鎮痛・鎮静薬は、副作用として呼吸・循環抑制をきたすため、適切なモニタリング下で投与することが求められる。

小児の鎮静評価

- 個々の患者の至適鎮静レベルを医療スタッフで共有し、適切に鎮静度を評価するためには、鎮静スケールが有用である。
- ただし、小児用の鎮静スケールとして、使いやすく、覚えやすいものは、いまだ確立されていない。
- 小児用の鎮静スケールとしては、SBS[*5]（**表14**）やcomfort scale（p.330 **表15**）がある。
- SBSでは、通常のケアの間に患者を評価する。反応を評価するために、穏やかな声かけ、やさしく触れる、侵害刺激を加える。
- comfort scaleは、当てはまる点数を合計することで評価する。

表13　鎮痛・鎮静の目的（再掲）

1	患者の快適性・安全の確保 ● 不安を和らげる ● 気管チューブ留置の不快感の減少 ● 動揺・興奮を抑え、安静を促進する ● 睡眠の促進 ● 自己抜去の防止 ● 気管吸引の苦痛を緩和 ● 処置・治療の際の意識消失（麻酔） ● 筋弛緩薬投与中の記憶消失
2	酸素消費量・基礎代謝量の減少
3	換気の改善と圧外傷の減少 ● 人工呼吸器との同調性の改善 ● 呼吸ドライブの抑制

日本呼吸療法医学会多施設共同研究委員会：ARDSに対するClinical Practice Guideline第2版．人工呼吸2004；21：44-61．より引用

[*5] SBS（state behavioral scale）

表14 SBS(state behavioral scale)

−3	反応なし	自発的な呼吸努力がみられない
		咳をしない、もしくは吸引時のみ咳き込む
		侵害刺激に反応しない
		ケア提供者に注意を向けることができない
		[侵害刺激を含む]いかなる処置にも苦痛を示さない
		動かない
−2	侵害刺激に反応	自発呼吸だが、まだサポートされた呼吸である
		吸引／体位変換時に咳き込む
		侵害刺激に対し反応が見られる
		ケア提供者に注意を向けることができない
		侵害的な処置を嫌がりそうだ
		動かない／時折四肢を動かす、もしくは体をずらす
−1	やさしいタッチもしくは声に反応	自発呼吸だが、サポートされない呼吸は無効である
		吸引／体位変換により咳き込む
		タッチ／声に反応する
		注意を払うことができるが、刺激をやめると眠ってしまう
		処置に苦痛を示す
		刺激をやめ、慰めるようなタッチや呼びかけを行うと落ち着くことができる
		時折四肢を動かす、もしくは体をずらす
0	覚醒し、おとなしくしていることができる	自発呼吸で有効な呼吸をしている
		体位変換時に咳き込む／ときどき自発的に咳き込む
		声に反応する／外的な刺激なしで反応する
		ケア提供者に自発的に注意を向ける
		処置を嫌がる
		刺激をやめ、慰めるようなタッチや呼びかけを行うと落ち着くことができる
		時折四肢を動かす、もしくは体をずらす／体動が増加する(落ち着きがない、もぞもぞとしている)
1	落ち着きがなく、おとなしくしていることが難しい	自発呼吸で有効な呼吸をしている／人工呼吸器での呼吸が困難である
		時折、自発的に咳き込む
		声に反応する／外的な刺激なしで反応する
		いつの間にか寝入る／ケア提供者に自発的に注意を向ける
		安全でない行動がときどきある
		5分間試しても、相変わらずおとなしくすることができない／なだめることができない
		体動の増加(落ち着きがない、もぞもぞとしている)
2	不穏	人工呼吸器での呼吸は困難であるかもしれない
		自発的に咳き込んでいる
		反応するために外的な刺激を必要としない
		ケア提供者に自発的に注意を向ける
		安全ではない(気管チューブを噛む、ラインを引っぱる、1人にできない)
		なだめることができない
		体動の増加(落ち着きがない、もぞもぞとしているまたは左右にのたうち回る、足をばたつかせる)

※有効な自発呼吸とは、PS0cmH$_2$Oで一回換気量4mL/kg以上を指す。
Curley MA：Japanese Version SBS. http://www.marthaaqcurley.com/uploads/8/9/8/6/8986925/sbs_japanese.pdf (2014年11月18日閲覧).

表15 comfort scale

項目	基準	点数
覚醒度	深い眠り 浅い眠り ぼうっとしている はっきりと覚醒 過度に覚醒	1 2 3 4 5
平静/興奮	落ち着いている 少し不安 不安 非常に不安 パニック	1 2 3 4 5
呼吸の反応	咳、自発呼吸なし 自発呼吸はあるが人工呼吸に対する反応がないか乏しい しばしば咳、人工呼吸に抵抗 人工呼吸に対して強い自発呼吸、あるいは定期的に咳あり 人工呼吸とファイティング：咳あるいは息ごらえ	1 2 3 4 5
全身の動き	動きなし ときどき弱い動きあり 頻繁に弱い動きあり 四肢のみ活発な動きあり 頭頸部を含め活発な動きあり	1 2 3 4 5
血圧	平常値以下 平常値 まれに（1～3回）※平常値より15％以上の上昇あり しばしば（>3回）※平常値より15％以上の上昇あり 常に平常値より15％以上の上昇あり	1 2 3 4 5
心拍数	平常値以下 平常値 まれに（1～3回）※平常値より15％以上の上昇あり しばしば（>3回）※平常値より15％以上の上昇あり 常に平常値より15％以上の上昇あり	1 2 3 4 5
筋緊張	完全に弛緩 筋緊張源弱 正常の筋緊張 筋緊張上昇し手指足指の屈曲あり 過剰な筋強直と手指足指の屈曲あり	1 2 3 4 5
顔面筋	完全に弛緩 正常であり緊張所見なし いくつかの顔面筋に緊張あり 顔面全体の緊張あり 顔面の強いゆがみ、ひきつれ	1 2 3 4 5

〔評価〕
● 当てはまる点数を合計する。
　8～16点：深い鎮静
　17～26点：最適な鎮静
　27～40点：不十分な鎮静
※　2分ごとの観察で判断

志馬信朗：小児人工呼吸管理中の鎮静・鎮痛．救急・集中治療2010；22：407．より引用

小児の疼痛評価

- 乳幼児は、痛みを他者に伝えることができない。小児は、痛みを言語によって伝えることが、しばしば困難である。
- 人工呼吸中の小児においては、痛みに対する生理学的反応や行動学的反応を観察することが重要である（図6）。
- 鎮痛薬の効果判定や経時的変化の把握には、疼痛スケールが有用である。
- 小児に用いられる疼痛スケールには、主観的に評価できるフェイススケール（図7）や、客観的に評価できるCHEOPS[*6]（表16、p.332）、BPS[*7]（→p.227Q5）がある。
- 意識が清明で、適切に表現できる学童期後半以降は、成人と同様にVAS（ビジュアルアナログスケール）[*8]やNRS（数値評価スケール）[*9]を用いることができる（→p.227Q5）。

（三浦規雅）

図6　急性疼痛に対する反応

生理学的反応
血圧上昇
脈拍数増加
呼吸回数増加
瞳孔散大
発汗

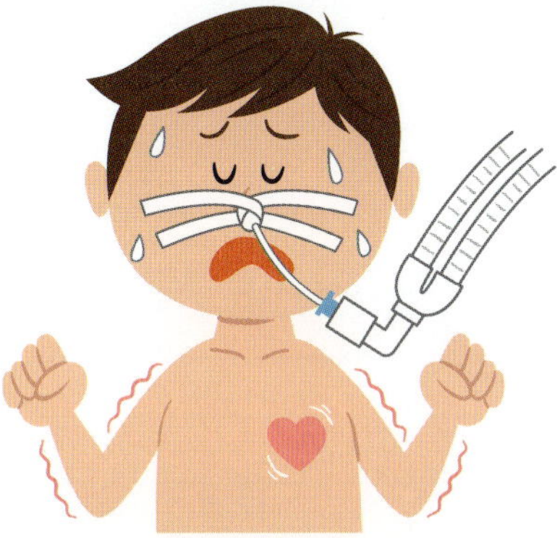

行動学的反応
啼泣
表情（しかめっ面）
痛みへの集中
姿勢（筋の緊張亢進、四肢の屈曲）

図7　フェイススケール（患者自身に痛みの程度を指し示してもらう）

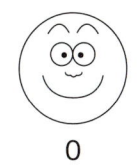

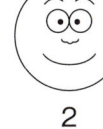

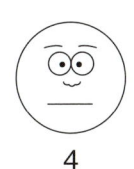

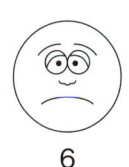

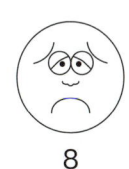

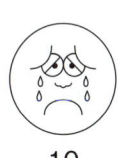

0　2　4　6　8　10

[*6] CHEOPS（Children's Hospital Eastern Ontario Pain Scale）
[*7] BPS（Behavioral Pain Scale）
[*8] VAS（Visual Analog Scale）：ビジュアルアナログスケール
[*9] NRS（Numeric Rating Scale）：数値評価スケール

表16 CHEOPS（Children's Hospital Eastern Ontario Pain Scale）　　※4点以上で痛みあり

項目	行動	スコア
啼泣	泣いていない しくしく泣く 大声で泣く	1 2 3
表情	普通 しかめ面 微笑み	1 2 0
発語	しゃべらない、あるいは痛み以外の訴え 痛みを訴える 他のことをはっきり話す：訴えがない	1 2 0
姿勢	じっとしている ばたばた動く 弓なりに緊張、ふるえ、直立している、抑制されている	0 1 2
手の動き	傷に触ろうとしない 傷に触ろうとする	1 2
肢位	リラックスしている、穏やかな動き バタバタしている、蹴る、立ったり、抑制されている	1 2

McGrath PJ, Johnson G, Goodman JT, et al. CHEOPS: A behavioral scale for rating postoperative pain in children. *Adv Pain Research therapy* 1985; 9: 395-402.

Column

バッキングとファイティングって？

　ファイティングとは、患者の自発呼吸と、人工呼吸器による補助・強制換気が合わない（＝同調しない）ことをいい、人工呼吸器の設定変更を考慮することが必要となる。チューブの位置や、気道内の分泌物がファイティングの原因となることもあるため、原因を適切にアセスメントすることも重要である。

　バッキングとは、背を曲げるほど大きく咳き込んだ状態のことをいい、気管チューブ自体の刺激や、気管吸引による刺激、ファイティング（人工呼吸器と呼吸のリズムと合わない）などにより、患者の咳嗽反射が誘発されて生じる。バッキング発生時には、気道内圧が高くなり、危険である。

　なお、接続部・回路を確実に接続しないと、ファイティングやバッキングなどでも容易に外れてしまうため注意する。Yピースと気管チューブを接続するときは「チューブを回転させながら入れ込む」のが基本であることを忘れない。

（道又元裕）

Q6 人工呼吸中の啼泣には、どう対応する？

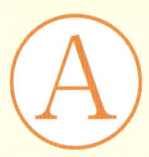

A 安易に鎮静薬を増量せず、何かしらの苦痛や不快に対する重要なサインとして、原因検索を進めることが重要です。人工呼吸中の啼泣の持続は、全身状態の悪化をきたす恐れがあります。

- 小児の啼泣は、満足、苦痛、怒り、悲嘆、満たされない甘えの欲求の伝達手段とされる。また、周囲のいらだちや緊張感などに対する反応としても考えられている。
- 新生児や乳児の啼泣は、生理的欲求（空腹、眠い、夜泣き）によって生じるものもあるが、何らかの苦痛や不快に対する重要なサインとして原因検索を進めることが重要である。
- 人工呼吸中の啼泣は、人工呼吸器との同調性を損ない、ファイティングを引き起こし、気道内圧を上昇させる。また、分泌物を増加させ、咳き込みや気管吸引による刺激が啼泣を増強させるだけでなく、啼泣時の体動や咳き込みが、事故抜管の要因となることもある。
- 啼泣の持続は、心負荷となり、代謝を亢進させる。また、啼泣に伴う息こらえは、しばしば低酸素血症や徐脈の原因となる。
- 人工呼吸中の小児にとって、適切な鎮静薬の投与は不可欠であるが、安易な鎮静薬の増量は、重要なサインを見逃してしまうことにつながるので、十分な原因の検索と対応なしに行うべきではない（表17）。

（三浦規雅）

表17 啼泣の原因と対策の一例

	原因	対策
生理的	空腹	●おしゃぶりの活用、経腸栄養の評価
	眠い	●夜間の消灯・消音、計画的な活動計画
	夜泣き	●タッチング、催眠薬投与の検討
苦痛	呼吸が苦しい	●呼吸器設定の評価、分泌物の除去、体位調整、鎮静薬増量の検討
	点滴漏れ、刺激	●点滴ラインの観察、投与ラインの検討
	ドレーンやチューブ類の不快感、刺激	●ドレーンやチューブ類の固定の観察、位置調整、鎮痛薬増量の検討
	体勢が不快	●体位調整、リハビリテーション
	創部痛	●鎮痛薬増量の検討、体位調整
	オムツや寝具類の汚染	●オムツや寝具類の交換、調整
	暑い、寒い	●冷罨法、温罨法、環境調整
怒り	抑制が苦痛	●抑制の一時的解除、遊び、繰り返しの説明
	自分の欲求が伝わらない	●コミュニケーションの工夫
悲嘆	寂しい	●遊び、コミュニケーション、TVなどの活用
	不安	●繰り返しの説明、あやし

Q7 小児の人工呼吸中のオーラルケア方法は？

A 人工呼吸中のオーラルケアの重要性は成人と同様ですが、小児特有の問題点に留意する必要があります。

- オーラルケアにより唾液分泌腺が刺激され、唾液分泌促進による自浄作用の改善が期待できる。また、物理的に口腔細菌を減少させることにより、人工呼吸器関連肺炎の予防が期待できる。
- オーラルケアによる口腔刺激は、嚥下反射・吸啜反射・吸啜力減弱、咀嚼機能低下、咽頭知覚鈍麻を予防し、人工呼吸中の合併症を減少させ、抜管後の経口摂取・経口哺乳への移行を円滑にすることが期待できる。
- プラークコントロールを行い、口腔細菌増殖を防ぎ、う歯を予防する。

小児特有の問題点

- 小児は、カフなし気管チューブを用いることが多く、カフ付き気管チューブであってもカフ上部吸引ポートがない。そのため、口腔の流水洗浄により、口腔細菌を誤嚥する恐れがある。
- 小児は、口腔に占める舌の割合が大きく、盲目的な操作になりがちである。盲目的な操作は、乳歯や動揺歯の脱落や誤嚥、口腔粘膜の損傷、気管チューブの事故抜去などの問題を生じる恐れがある。また、迷走刺激反射、嘔吐反射を誘発する恐れがある。
- 小児は気道が短く、頸部の伸展・屈曲により気管チューブの先端位置が最大約3椎体変化する（→p.337図2）。そのため、頸部の動きに対しては、事故抜管あるいは片肺換気の可能性に留意する必要がある。

実施にあたっての注意点

- オーラルケアの実施にあたっては、誤嚥予防のため、側臥位や顔を横に向ける。
- 舌圧子やペンライトを用いて口腔を観察し、水分を染み込ませたスポンジやガーゼで口腔を適度に湿らせ、ブラッシングを行い、水分を染み込ませたスポンジやガーゼで手前に掻き出すように清拭した後、口腔を十分に吸引する（図8）。
- オーラルケア後は、呼吸音を聴取して誤嚥の有無を評価し、必要時には気管吸引を実施する。
- 乳歯から永久歯に生え変わる6〜12歳ごろの小児では、動揺歯の脱落による誤嚥、外力による抜去後の不十分な止血などが問題となる。オーラルケアと併せて、口腔を観察し、動揺歯、脱落歯、口腔損傷についてアセスメントを行う（表18）。
- 毎日の看護師によるオーラルケアのみならず、術前の歯科医師によるプラークコントロール、動揺歯のアセスメント、処置、定期的な往診が、口腔環境の維持に有効である。**（三浦規雅）**

図8 オーラルケアの進め方

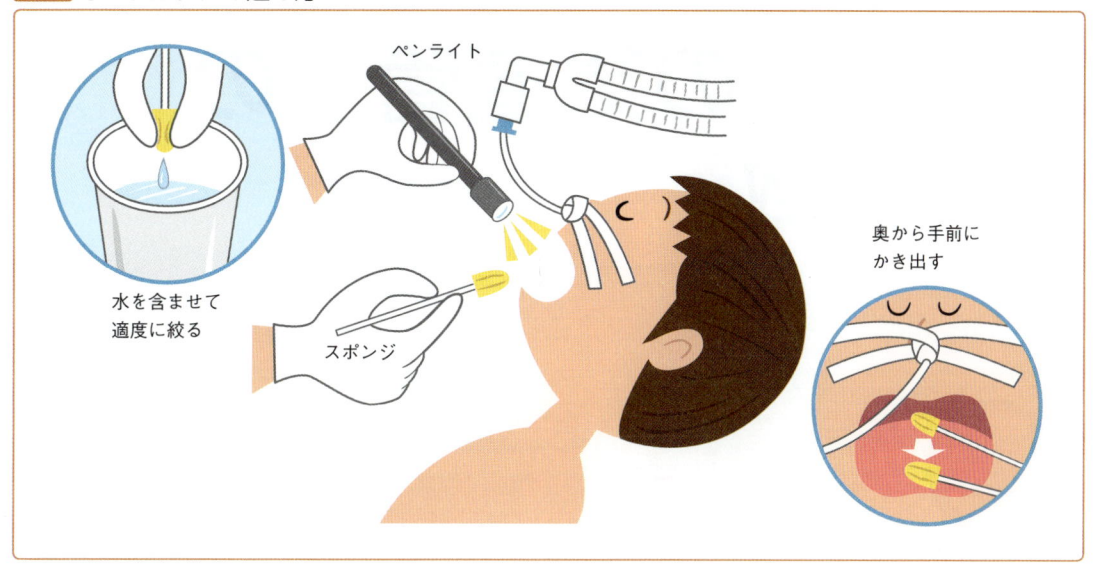

ペンライト
水を含ませて適度に絞る
スポンジ
奥から手前にかき出す

表18 発達段階や病態に応じたオーラルケアの注意点

区分	項目	内容
発達段階	乳歯萌出前	ガーゼやスポンジによる口腔清拭
	乳歯期	歯ブラシやスポンジブラシによるブラッシングや口腔清拭
	生え変わり時期	乳歯の脱落による誤嚥 口腔損傷の予防
	永久歯期	歯ブラシを使用したブラッシング、スポンジブラシによる口腔清拭
病態	舌の浮腫による歯列内収容困難 筋緊張亢進による舌損傷	マウスピースやプロテクターの作成 口腔損傷の予防、筋緊張のコントロール
	出血傾向 抗凝固療法	やわらかい歯ブラシの使用（もしくは控える） スポンジブラシによる口腔清拭
	易刺激性に状態が悪化する病勢	鎮静下にケアを行う

【文献（p.318〜335「小児の人工呼吸管理の特徴」の項）】

1 Lerman J, Cote CJ, Steward DJ著, 宮坂勝之, 山下正夫訳：小児麻酔マニュアル改訂第6版. 克誠堂出版, 東京, 2012.
2 American Heart Association：PALSプロバイダーマニュアルAHAガイドライン2010準拠. シナジー, 東京, 2013：46.
3 Silverman WA, Dunham's Premature Infants. 3rd ed. New York：Harper & Row；1961：144.
4 志馬信朗, 橋本悟, 問田千晶：小児ICUマニュアル改訂第6版. 永井書店, 大阪, 2012
5 日本呼吸療法医学会・多施設共同研究委員会：ARDSに対するClinical Practice Guideline第2版. 人工呼吸2004；21：44-61.
6 Curley MA：Japanese Version SBS. http://www.marthaaqcurley.com/uploads/8/9/8/6/8986925/sbs_japanese.pdf（2014年11月18日閲覧）.
7 志馬信朗：小児人工呼吸管理中の鎮静・鎮痛. 救急・集中治療2010；22：407.
8 McGrath PJ, Johnson G, Goodman JT, et al. CHEOPS: A behavioral scale for rating postoperative pain in children. Adv Pain Research therapy1985; 9: 395-402.
9 小宮山明子, 魚住知恵：人工呼吸療法中の子どもの口腔ケア. 小児看護2012；35（9）：1203.

Part 12 ■ 小児の人工呼吸管理

2 小児の気道管理の特徴

Q8 気管挿管しているのに、肩枕を入れるのはなぜ？

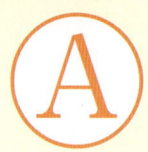

A 小児は頭部が前屈しやすいので、気道を最大限開放し、気管チューブを適切な位置で保持できる「中立位」になるように調節する必要があるためです。

- 小児は頭部（特に後頭部）が大きいため、水平仰臥位では気道が屈曲され、上気道が閉塞傾向になる。
- 気道を最大限に開放するには、正中位で、少し頸部を伸展、頭部を後屈させたスニッフィングポジション（におい嗅ぎ位）が有効である。
- スニッフィングポジションとは、肩関節の前面と外耳孔が水平面で同じ高さ（もしくは前方）になるものである（図1）。
- スニッフィングポジションをとりやすくするためには、年齢や体格に応じて枕を入れる位置を調節する必要がある。
- 2歳以下の小児：肩から背中にかけて枕を入れる。
- 3歳以上で外傷が疑われないとき：後頭部に薄い枕を入れる。
- 小児の気管挿管では、気管チューブ先端は中立位で第2・第3胸椎間に位置した挿入長で固定されるが、屈曲位では約1椎体深く、過伸展では約1.8椎体浅くなる。そのため、中立位に保持する必要がある（図2）。
- 体位変換、胸部X線撮影、体重測定などでは、頸部が大きく屈曲・伸展する恐れがあるため、注意が必要である（図3）。
- 屈曲・伸展は、気管チューブ先端位置の移動に伴う片肺換気・事故抜管の危険性のみならず、患児にとってきわめて不快な刺激となり、苦痛をもたらす。

（三浦規雅）

図1 小児のスニッフィングポジション

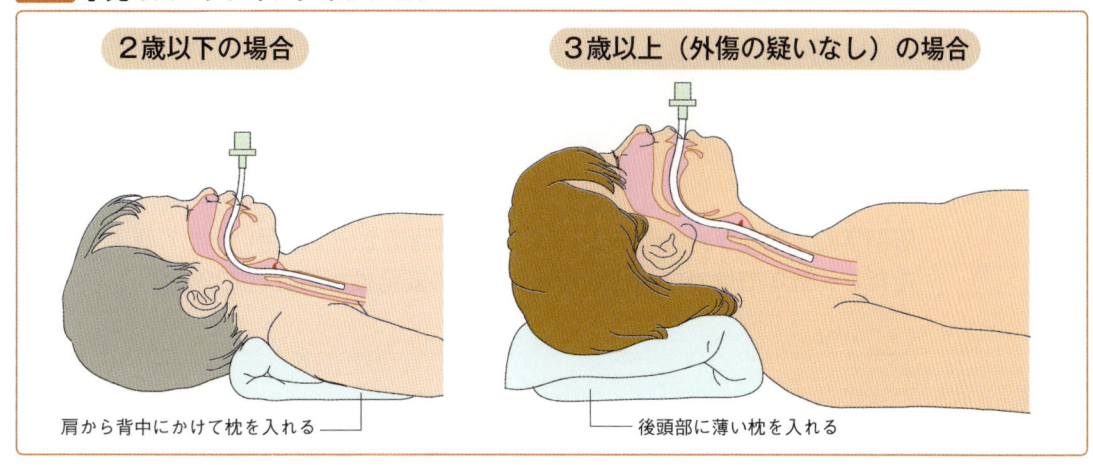

2歳以下の場合 — 肩から背中にかけて枕を入れる

3歳以上（外傷の疑いなし）の場合 — 後頭部に薄い枕を入れる

図2 体位による気管チューブの位置異常

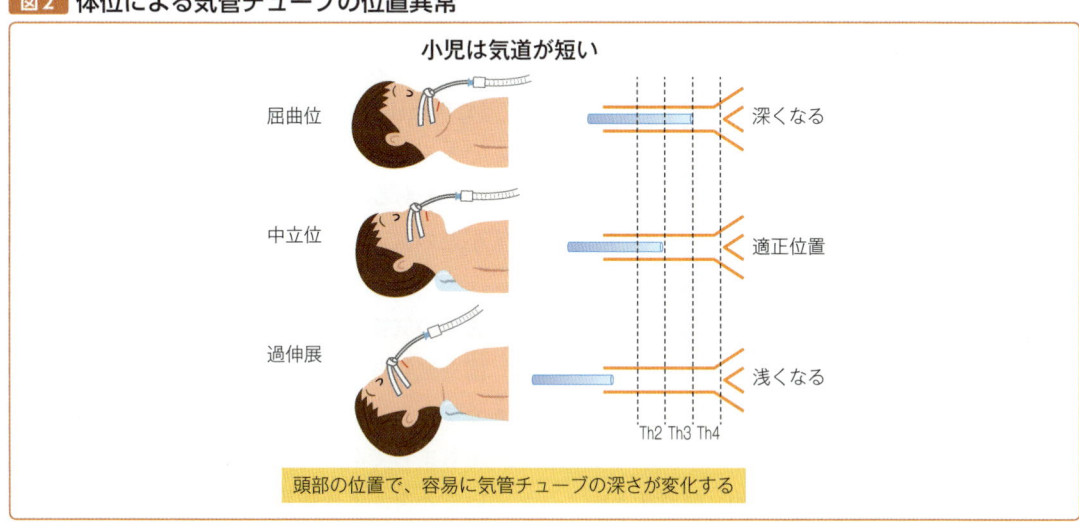

小児は気道が短い

- 屈曲位 → 深くなる
- 中立位 → 適正位置
- 過伸展 → 浅くなる

Th2 Th3 Th4

頭部の位置で、容易に気管チューブの深さが変化する

図3 頸部の屈曲・伸展に注意

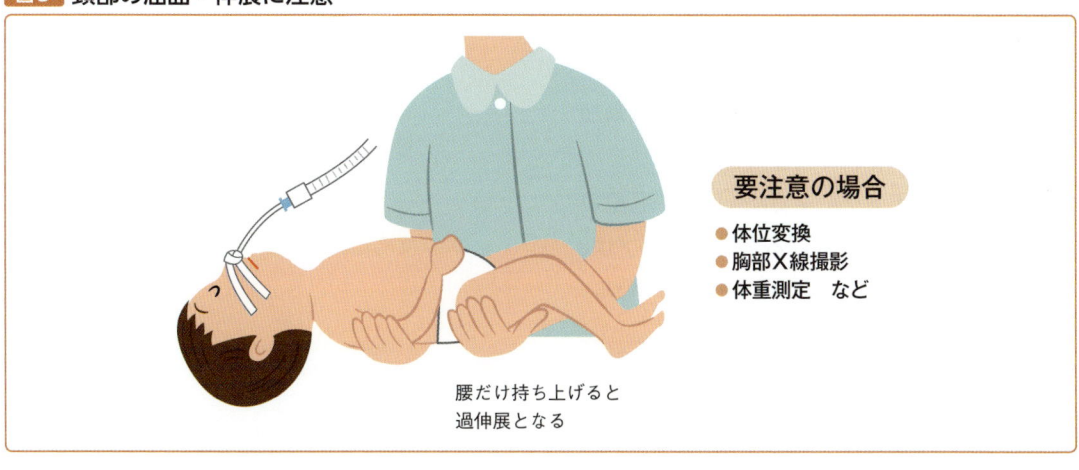

要注意の場合
- 体位変換
- 胸部X線撮影
- 体重測定　など

腰だけ持ち上げると過伸展となる

Part 12　小児の人工呼吸管理

小児の気道管理の特徴　337

> **Q9 小児にカフなし気管チューブを使うのは、なぜ？**

> **A** 解剖学的・生理学的特徴から、カフなし気管チューブが用いられてきました。ただし、近年ではカフ付き気管チューブの安全性が示されています。

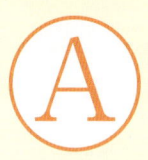

- 小児用気管チューブにも、「カフなしタイプ」と「カフ付きタイプ」がある（図4）。

小児の気道の特徴

- 成人の気道の最狭部は声門部であるが、小児の気道の最狭部は輪状軟骨部である（図5）。
- 小児では、輪状軟骨部が生理学的カフとなり、カフを使用せずとも気管の密閉性が保てる。一方、成人の場合、最狭部である声帯は、開口部が三角形であるため気管の密閉性が保てないことから、カフ付き気管チューブを用いる必要がある。
- 輪状軟骨は非伸展性であるため、気管チューブによる気管粘膜への圧迫が浮腫や粘膜障害を生じさせ、抜管後の声門下狭窄を引き起こし、その結果、再挿管に至ることがある。
- ただし、近年では、小児にカフ付き気管チューブを用いても、気道合併症の発生率は増加しないことが示されている（表1）。
- 小児の蘇生ガイドラインでは「小児や乳児の緊急気管挿管に用いられる気管チューブは、カフ付きでもカフなしでもよい」としている。

カフ付き気管チューブ使用時の注意点

- カフ付き気管チューブを用いる場合、カフ圧は20cmH$_2$Oで調節する。エアリークがわずかである場合、カフを膨らませないで管理することもある。
- 小児の気道は短く、体位により容易に気管チューブの深さが変化する。カフが膨らんだ状態での気管チューブの移動がもたらす声門損傷や気管壁損傷に留意する必要がある。
- カフの長径や先端からの位置が製品によってまちまちであるため、カフが声帯にかからないことを、気管挿管時に目視で確認する必要がある。

（三浦規雅）

図4 小児用の気管チューブ

カフなし気管チューブ

Portex®カフなし気管内チューブ
シリコナイズドPVC（スミスメディカル・ジャパン株式会社）

カフ付き気管チューブ

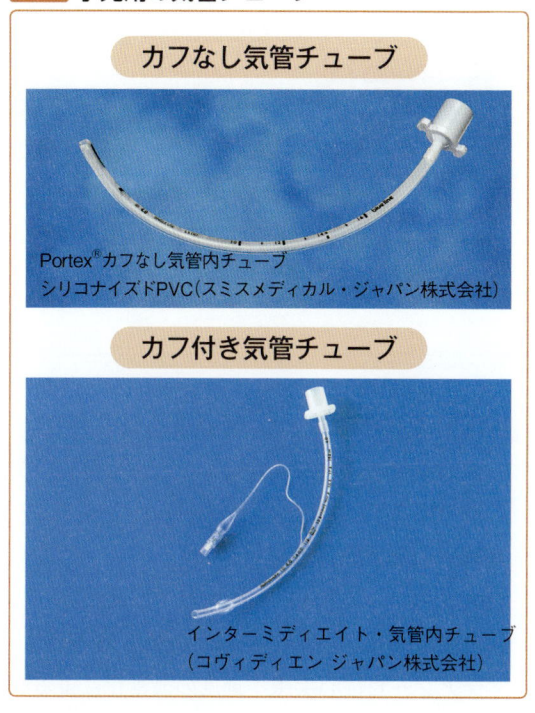

インターミディエイト・気管内チューブ
（コヴィディエン ジャパン株式会社）

図5 気道と気管チューブの関係

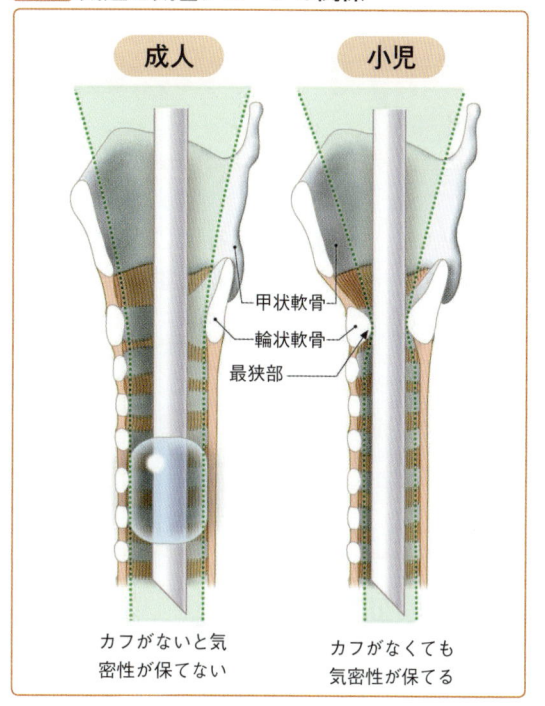

成人／小児

- 甲状軟骨
- 輪状軟骨
- 最狭部

カフがないと気密性が保てない

カフがなくても気密性が保てる

表1 カフ付き気管チューブの利点と欠点

利点	欠点 （現状のカフ付き気管チューブの場合）
気道を密封でき、高い換気圧での換気が可能	適切で安全な気密性の維持には、厳密なカフ圧、カフ容量管理が必要 ● 小児用カフは、わずかな空気量の変化で高圧になりやすい ● カフ圧モニタを確実に実施している施設はほとんどない
気道を密封でき、肺内への誤嚥をきたしにくい	安全に気道抵抗を増やさないカフ付き気管チューブの選択肢が狭い
同じサイズで多くの年齢に対処可能で、再挿管の可能性が少ない	カフが膨らんだままの気管チューブ移動がもたらす諸問題がある ● 短い気道の小児では、容易に声門損傷や気管壁の損傷をもたらす可能性がある
確実な呼気ガスモニタ、換気量測定などが可能	救急カート内の準備本数が増え、複雑化する

黒澤寛史：気管チューブによる気道確保．救急・集中治療 2010；22：308．より引用

Q10 小児の気管吸引時の注意点は？

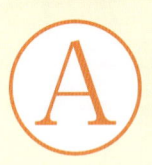

A 低酸素血症をはじめとする合併症に注意するとともに、挿入長を遵守することが求められます。

- 気管吸引の合併症および注意を要する状態を**表2**に示す。

低酸素血症の予防

- 小児は、生理学的・解剖学的特徴から、無呼吸に対する許容時間が成人と比べて短い。そのため、短時間の無呼吸でも容易に低酸素血症に陥る。
- 小児の低酸素血症に対する反応は、成人とは対照的である。徐脈、適切な介入がない場合は肺血管収縮、心拍出量低下から心停止に至る。
- 気管吸引による低酸素血症を防ぐため、気管吸引前にあらかじめ100%酸素による換気を行い（一部の先天性心疾患は除く）、十分な酸素化を行っておく。
- 1回の気管吸引にかける時間は、一般に推奨される15秒以内よりも短い10秒以内にとどめ、陰圧をかけている時間は数秒以内とする。

1 過度な酸素化を避けるべき病態

- 一般的な小児の場合、十分な酸素化を図る必要があるが、先天性心疾患では、過度な酸素化を避けなければならない病態がある。

- 以下に示す病態では、気管吸引時の換気は、空気もしくは呼吸器設定よりも10%増した酸素で行う。
- PDA（動脈管開存）[*1]依存性心疾患：過度の酸素化によるPDAの狭小化とそれに伴う体血流の減少（ductal shock、**図6**）をきたす。
- チアノーゼ性心疾患：過度の酸素化による肺血管抵抗の低下に伴う肺血流の増加・体血流の減少（high flow shock、**図7**）をきたす。

肺胞虚脱・無気肺の予防

- 吸引カテーテルは、気管チューブ内径の1/2以下の外径のものを使用することが推奨されているが、小児では細い気管チューブを用いているため、必ず適応するとは限らない（**表3**）。そのため、気管チューブ内径に対して比較的太めの吸引カテーテルを用いることになり、気道内にかかる陰圧は高くなる。その結果、肺胞虚脱、無気肺の形成を招きやすい。
- 肺胞虚脱、無気肺を予防するために、閉鎖式吸引システムの使用が推奨される。
- 気管吸引後に、手動式換気による肺リクルートメントを行う場合もあるが、過剰な圧による肺損傷や循環障害のリスクもあり、ルーチ

[*1] PDA（patent ductus arteriosus）：動脈管開存症

表2 気管吸引の合併症

合併症	注意を要する状態
●気管、気管支粘膜などの損傷 ●低酸素症・低酸素血症 ●不整脈・心停止 ●徐脈・頻脈 ●血圧変動・循環不全 ●呼吸停止 ●咳嗽による疲労 ●嘔吐 ●気管支攣縮（喘息発作） ●不快感・疼痛 ●肺炎 ●無気肺 ●頭蓋内合併症 ●気胸	●低酸素血症 ●低心機能・心不全 ●気道過敏性の亢進・気管支けいれんの起こりやすい状態 ●刺激により不整脈が起こりやすい状態 ●刺激により病態悪化の可能性がある場合 ●気管分泌物から重篤な病原菌が検出されている場合 ●出血傾向、気管内出血 ●頭蓋内圧亢進状態

図6 ductal shock（大動脈縮窄複合）

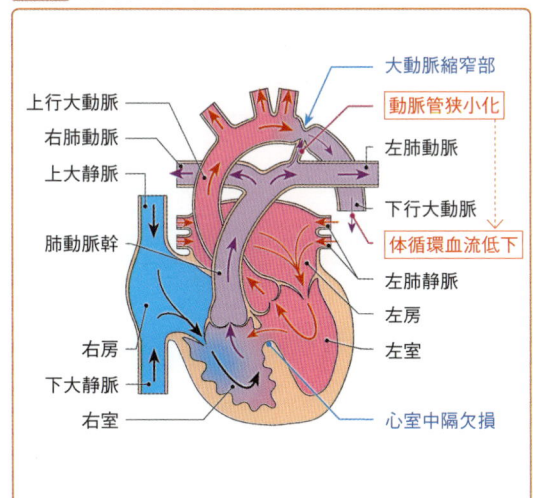

図7 high flow shock（三尖弁閉鎖BTシャント造設後）

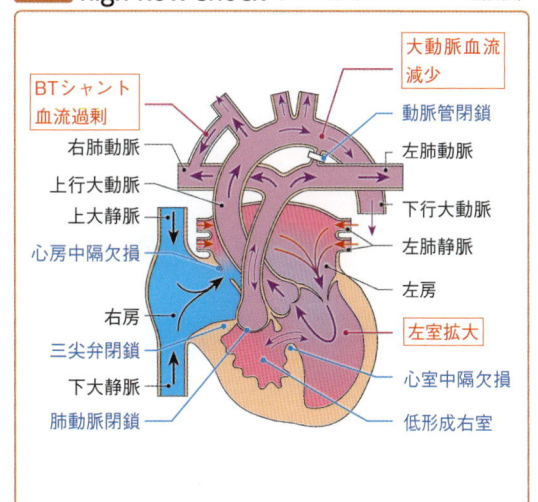

ン行為としては推奨しない。

気道粘膜損傷の予防

- 小児の気管粘膜は、細く脆弱・過敏であり、吸引カテーテルによる粘膜刺激によって気道粘膜のびらんや出血を生じる。繰り返される刺激は、肉芽を形成し、気道管理においてより深刻な問題を生じる。
- 小児の細い気道に生じた肉芽は、容易に気道を閉塞させるため、厳重な気管チューブの位置調整と、チューブ先端位置を維持するための体位調整と安静が求められる。
- 肉芽の位置によっては、気道の閉塞を防ぐために、より高い圧の人工呼吸器設定を要する。

表3 小児の気管チューブと吸引カテーテル

気管チューブ（mm）	吸引カテーテル（Fr）
2.5	5
3.0～3.5	6
4.0～4.5	8
5.0～5.5	10
6.0～6.5	12
7.0～7.5	14

1 Fr≒1/3mm

- 気管吸引による気道粘膜損傷を予防するために、吸引カテーテルの先端は、気管チューブ先端よりも1cm以内を出すにとどめる。すでに損傷を生じている場合には、5mmもしくは気管チューブ内にとどめる（図8）。
- 患者に応じた気管チューブサイズ、挿入長、

図8　小児における吸引カテーテルの挿入長

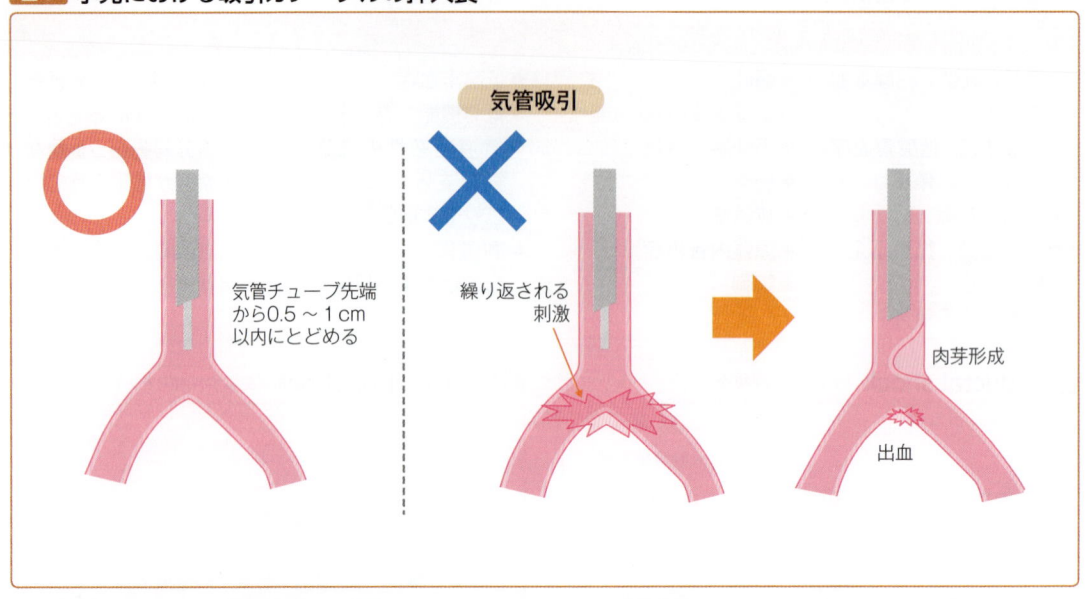

気管吸引

○：気管チューブ先端から0.5〜1cm以内にとどめる

×：繰り返される刺激 → 肉芽形成、出血

図9　小児患者の吸引に関する一覧表（国立成育医療研究センターで使用しているもの）

```
氏名：
患者ID：
身長：        cm        年齢：
体重：        kg        性別：
気管チューブ径： mm
経口・経鼻
深さ：       cm
             cm
             cm
             cm
             cm
気管切開カニューレ 種類：
サイズ：       mm
吸引チューブ径： Fr
挿入長：       cm

血液型
```

吸引カテーテルサイズ、吸引カテーテル挿入長が把握しやすいように、一覧表をベッドサイドに掲示しておくなどの工夫をする（図9）。

（三浦規雅）

Q11 月齢別の気管チューブのサイズと固定位置のめやすは？

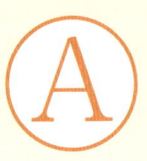

A エアリークが得られる最も太いサイズを選択し、気管中部（第2・第3胸椎間）で固定します。

気管チューブのサイズ

- 気道内圧を20〜30cmH$_2$Oとしたとき、気管チューブと声門の間から適度のエアリークが得られる最も太いサイズを選択する（表4）。
- Broselow Tape（ブラスロー テープ）を用いた身長から選択する方法は簡便で信頼性も高い（図10）。
- 気管挿管時は、上記から推測した適正サイズに加えて、前後0.5mmのサイズを用意し、気管挿管後のエアリークの程度により、適正なサイズにすみやかに調整できるようにする。

気管チューブ固定位置のめやす

- 気管チューブの固定位置のめやすを図11（p.344）に示した。
- 気管チューブ固定の適正位置は、中立位で気管中部（第2・第3胸椎間）である。胸部単純X線で位置を確認し、通常5mm刻みで挿入長を調整する。
- カフ付き気管チューブも挿入長は同様であるが、カフが確実に声帯を越えていることを目視で確認する（表5、6、p.344）。　　（三浦規雅）

表4 気管チューブサイズの簡易式

カフなし気管チューブサイズ	チューブ内径（mm）＝（年齢/4）＋4
カフ付き気管チューブサイズ	チューブ内径（mm）＝（年齢/4）＋3.5

図10 Broselow Tapeを用いる方法

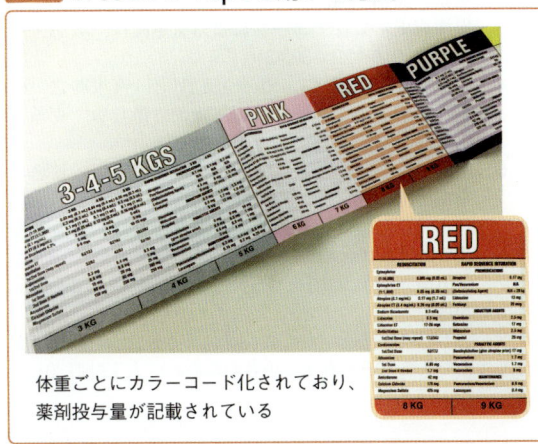

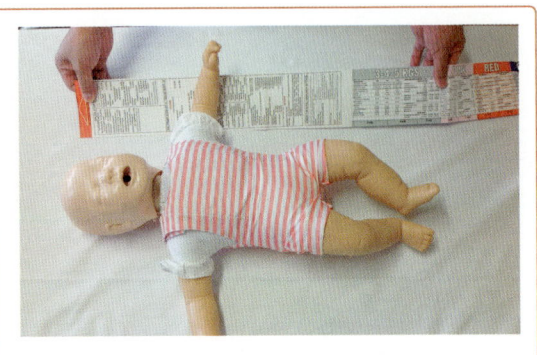

体重ごとにカラーコード化されており、薬剤投与量が記載されている

表5 気管チューブ挿入長の簡易式

経口挿管	気管チューブ内径による簡易式	挿入長（cm）＝気管チューブ内径×3
	身長による簡易式	挿入長（cm）＝（身長/10）＋5
経鼻挿管		経口挿管時の気管チューブ挿入長＋2cm

表6 小児用気管チューブ（国立成育医療研究センター）

年齢（歳）	気管チューブの選択 サイズ（内径、mm）	気管チューブの固定位置 経口挿管（cm）	気管チューブの固定位置 経鼻挿管（cm）
0～1か月	2.5	～9	～10
	3.0	10	11～12
1～6か月	3.0	10	11～12
6か月～1歳	3.5	11	12～13
1歳	4.0	12	15
2歳	4.5	13	16
3歳	4.5	13	16
4歳	5.0	14	17
5歳	5.0	15	18
6歳	5.5	16	19
7歳	5.5	16	19
	6.0	17	20
8歳以上	6.5	18	21
	7.5	21～	24～

Lerman J, Cote CJ, Steward DJ著, 宮坂勝之, 山下正夫訳：小児麻酔マニュアル改訂第6版. 克誠堂出版, 東京；2012：82.より引用

図11 気管チューブの固定位置のめやす

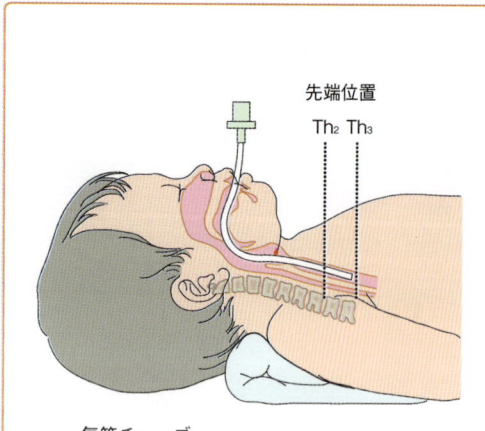

先端位置 Th₂ Th₃

気管チューブ
・サイズ：（年齢／4）＋4 (mm)
・深さ：気管チューブ内径×3 (cm)

【文献（p.336～344「小児の気道管理の特徴」の項）】

1. 宮坂勝之訳・編：日本版PALSスタディガイド. エルゼビア・ジャパン, 東京, 2008：124-145／60-64.
2. American Heart Association：PALSプロバイダーマニュアル AHAガイドライン2010準拠. シナジー, 東京, 2013：64.
3. 黒澤寛史：気管チューブによる気道確保. 救急・集中治療2010；22：303-310.
4. Lerman J, Coté CJ, Steward DJ著, 宮坂勝之, 山下正夫訳：小児麻酔マニュアル改訂第6版. 克誠堂出版, 東京, 2012：82／26-27.
5. 椎間優子, 宮坂勝之：マスク・バッグ換気. 救急・集中治療2010；22：297-302.
6. 日本救急医療財団心肺蘇生法委員会監修：救急蘇生法の指針2010医療従事者用. へるす出版, 東京, 2012.
7. 多田昌弘：酸素療法. 救急・集中治療2010；22：287-291.
8. 日本呼吸療法医学会：気管吸引ガイドライン2013（成人で人工気道を有する患者のための）. 人工呼吸2013；30：75-91.

Part 12 ■ 小児の人工呼吸管理

3 小児の特殊な人工呼吸療法

Q12 HFOV（高頻度振動換気法）の特徴・適応は？

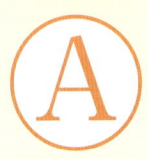

A HFOVは、肺保護戦略に則った人工呼吸様式です。肺コンプライアンスの低下した病態に適応があります。

- HFOV（高頻度振動換気法）[*1]とは、解剖学的死腔よりも少ない一回換気量で、高頻度の振動により換気を行う人工呼吸様式である。
- HFOVは、圧振幅が非常に小さいままに、高いMAP（平均気道内圧）[*2]を維持でき、近年提唱されている肺保護戦略におけるhigh PEEP、low tidal volumeの概念と合致しているといえる（図1）。

図1 HFOVの機器としくみ

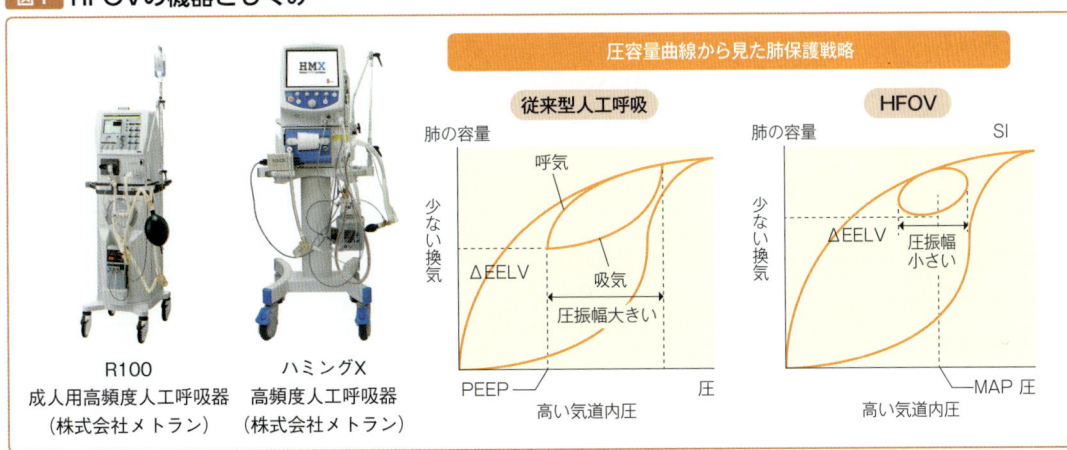

R100 成人用高頻度人工呼吸器（株式会社メトラン）
ハミングX 高頻度人工呼吸器（株式会社メトラン）

圧容量曲線から見た肺保護戦略

従来型人工呼吸／HFOV

---

*1　HFOV（high frequency oscillatory ventilation）：高頻度振動換気
*2　MAP（mean airway pressure）：平均気道内圧

小児の特殊な人工呼吸療法

図2 気道各部におけるMAP

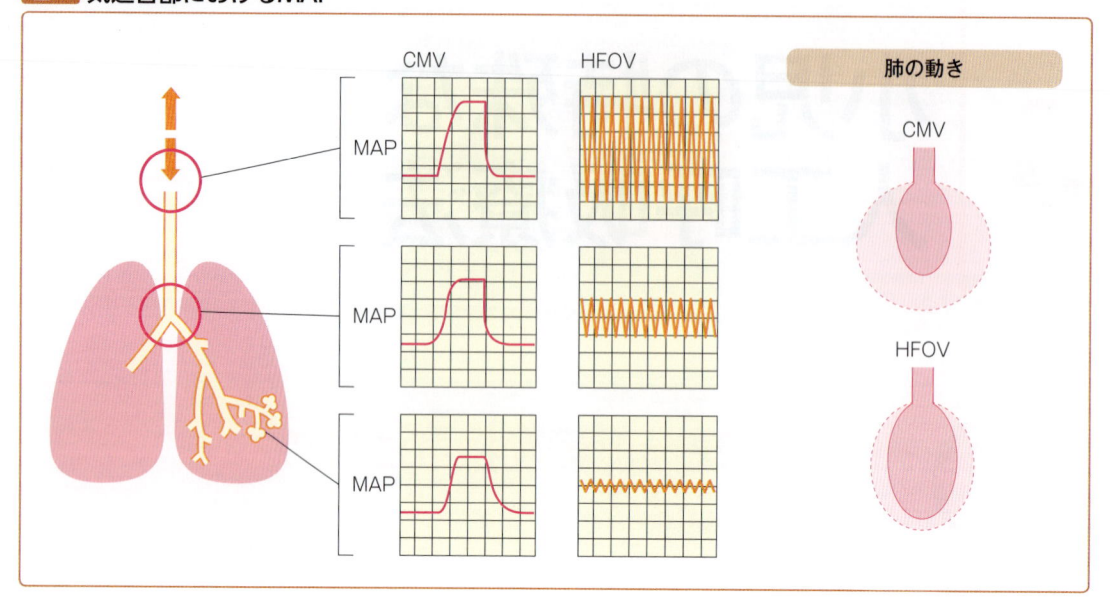

HFOVの特徴

- HFOVは、CMV*3と比べて、回路口元での圧振幅は大きいが、肺胞レベルでの圧振幅は非常に小さい。一方、MAPは一定に保つことができる（図2）。
- HFOVでは、酸素化（PaO₂）と換気（PaCO₂）を別々に調整できる。酸素化はF₁O₂とMAP、換気はstroke volume（ストロークボリューム）と振動数（Hz）により規定される。
- HFOV導入時の初期設定を表1に示す。HFOV導入後は、随時血液ガスを測定しながら設定を調節する。
- 完全には理解されていないが、主に考えられているHFOVのガス交換の機序を図3に示す。

HFOVの適応

- HFOVの適応は、重症ARDS（急性呼吸窮迫症候群）*4が一般的だが、CMVで管理が困難な症例で広く用いられる。しかし、先天性気管狭窄などの閉塞性病変に対しては、振動が肺胞まで伝わらず、有効な換気が得られない恐れがある。
- OI*5を用いたARDSに対する人工呼吸プロトコールを図4に示す。

（三浦規雅）

---

*3　CMV（conventional mechanical ventilation）
*4　ARDS（acute respiratory distress syndrome）：急性呼吸窮迫症候群
*5　OI（oxygen index）：MAP×F₁O₂/PaO₂

表1 HFOV導入時の初期設定（国立成育医療研究センター）

F$_I$O$_2$	1.0
MAP	CMV時のmPaw+5～7cmH$_2$O
Stroke volume	Amplitude（気道内振幅幅）70cmH$_2$O程度（腹壁から大腿部まで振動）になるように設定
振動数	新生児：15Hz、20kg未満：12Hz、20kg以上：10Hz
SI圧	MAP+10cmH$_2$O

図3 HFOVのガス交換の機序

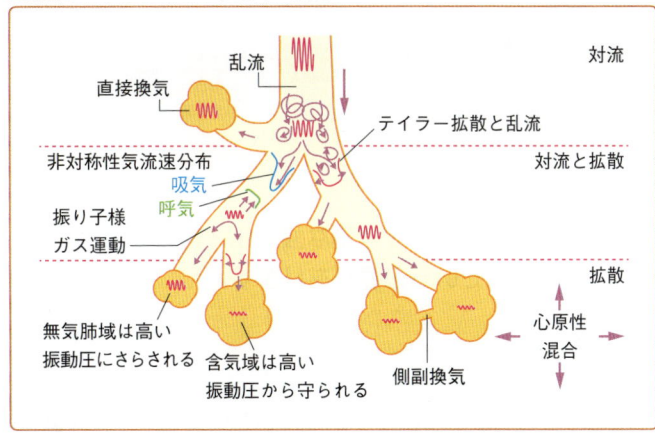

（斉藤修：HFOV. 救急・集中治療 2010；22：360. より引用）

図4 OIを用いたARDSに対する人工呼吸プロトコール（国立成育医療研究センターによる）

Pressure controlled ventilation（吸引圧＜35cmH$_2$O）

↓ OI[*5]＞20　または　長期的な人工呼吸が必要

High frequency oscillatory ventilation（HFOV）

↓ OI[*5]＞40で改善傾向がない

Extracorporeal membrane oxygenation（ECMO）

Q13 HFOV中の気道管理と注意点は？

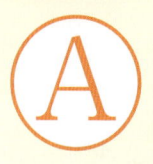

A HFOVで有効な酸素化・換気を得るには、肺胞が開存し、振動が肺胞に達している必要があります。

- HFOVの利点は、圧振幅が非常に小さいままに高い平均気道内圧を保ち、酸素化と換気を図ることができる点にある。
- HFOVの利点を活かすには、十分に肺容量があること、振動が肺胞に達していることが前提となる。つまり、虚脱している肺や、分泌物の貯留している状態では、有効なガス交換を行うことはできない。

HFOV中の気道管理のポイント

1 アセスメント

1）聴診
- HFOV中の呼吸音聴取は困難だが、聴診により音の高低を判断することはできる。
- 比較的高音あるいはくぐもった音：液状成分が多く、換気の悪い肺区域
- 比較的低音：換気のよい肺区域

2）振動の確認
- HFOV中に、有効に換気を得られているかを外表から評価するには、振動の程度を評価することが有効である。
- 通常：stroke volumeは腹壁から大腿部まで振動が得られるように設定される。
- 胸壁の振動の左右差、振動の減弱：分泌物が貯留している可能性がある（図5）。

2 振動減弱時の対応

- 気管吸引後や、呼吸器回路を一時的に開放した場合などは、肺容量が低下する。その状態で、HFOVを施行しても再拡張は得られず、有効なガス交換を行うことはできないため、SI（sustained inflationまたはSigh）により、一度肺胞を再拡張させる必要がある（図6）。
- SIの方法には複数あるが、一定時間、気道内圧（設定されたSI圧）を高く保つために、循環動態への影響が生じることから、心拍数、血圧、中心静脈圧をモニタリングしながら行う必要がある。数秒を2〜3回繰り返す方法が比較的安全で推奨される。
- 気道の分泌物のほか、呼吸器回路内の結露の貯留、気管チューブの屈曲、呼吸器回路の屈曲などによっても、振動が減弱する。
- 気管チューブのリークによっても、振動効率が低下することがある。患者の状態によっては、気管チューブを適切なサイズに入れ替える。入れ替えが困難な場合には、口腔や鼻腔にガーゼなどを詰めてリークを最小限に抑え、振動効率の改善を図る。

（三浦規雅）

図5 振動の程度の評価

胸腔の振動の左右差や振動の減弱を認めた場合、分泌物の貯留を疑う

HFOVの振幅
減弱
分泌物
痰
虚脱した肺胞

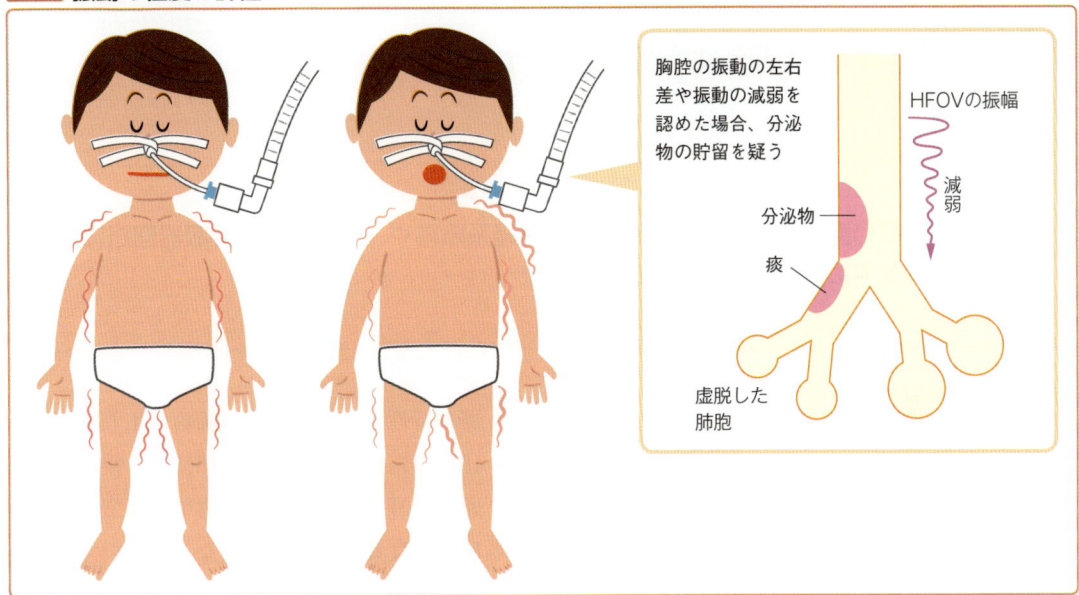

図6 SIの効果

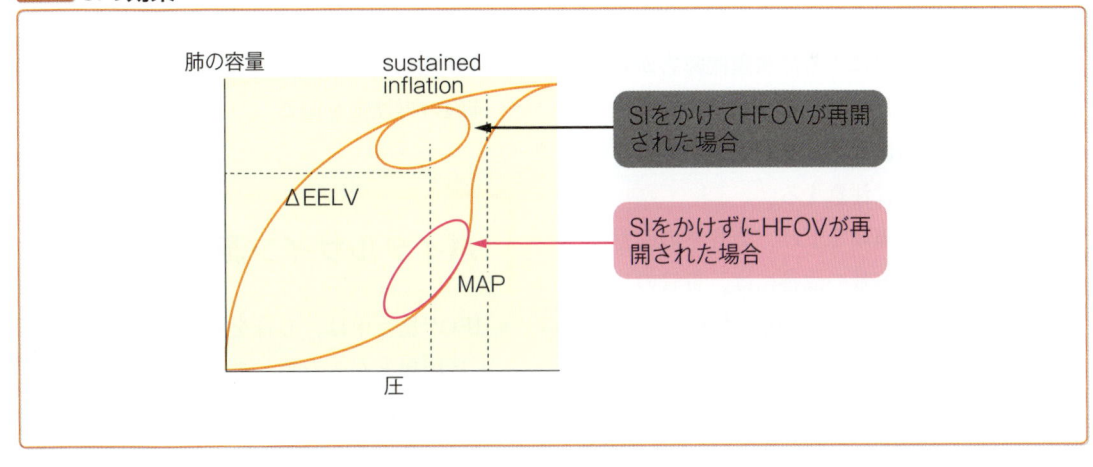

肺の容量
sustained inflation
ΔEELV
MAP
圧

SIをかけてHFOVが再開された場合

SIをかけずにHFOVが再開された場合

小児の特殊な人工呼吸療法

Q14 HFOV中の看護上の注意点は？

A 高い胸腔内圧による循環器系・神経系障害や、重くて固い呼吸器回路による弊害に留意する必要があります。

体位の管理

1 頭位挙上の維持

- HFOVの特徴は、CMVに比べて持続的に高い気道内圧がかかることである。したがって、胸腔内圧上昇による静脈還流障害から頭蓋内圧亢進をきたす恐れがあるため、頭位挙上として静脈還流の改善を図るとともに、頭蓋内圧亢進所見に注意する。
- 頭位挙上は、横隔膜を下げ、肺容量の改善にもつながる。肺容量の改善には、胃管のビューロー式減圧による腹部減圧も有効である（図7）。

2 回路の固定・取り回し

- HFOVの呼吸器回路は、回路内での振動の減衰を抑えるために、CMVの呼吸器回路に比べて固く重い。
- したがって、気管チューブが屈曲しやすく、固定がゆるみやすく、気管チューブの位置のずれが生じやすいため、呼吸器回路の固定や取り回しに工夫を要する（図8）。

3 体位変換

- HFOV施行中も体位変換は可能であるが、回路の特性上、ある程度の制約は生じる。
- HFOV施行中の褥瘡好発部位は、後頭部、側頭部、耳介部、後頸部、肩甲骨部である。体圧分散寝具や皮膚保護材などを用いて、褥瘡予防を図る（図9）。
- 体位変換は、安全に配慮して複数名で行い、体位変換後は胸部の振動状態やSpO₂から呼吸状態を評価し、必要であればSIをかけて、肺胞の再拡張を図る。

バイタルサイン測定法

- HFOV施行中は、心音を聴取することがしばしば困難となるため、必要であれば手動式換気中に聴取する。脈は、触知またはドップラーにて聴取することができる。
- HFOV施行中は、上肢による血圧測定は不安定で、高く測定されることもある。その場合には、下肢での測定が安定している。
- HFOV施行中は、静脈還流障害から心拍出量の減少が生じる。特に、SIをかける場合は血圧低下が顕著であるためモニタリングしながら行い、状況に応じてSIをかける秒数も調整する必要がある。

（三浦規雅）

図7 HFOV中の体位管理

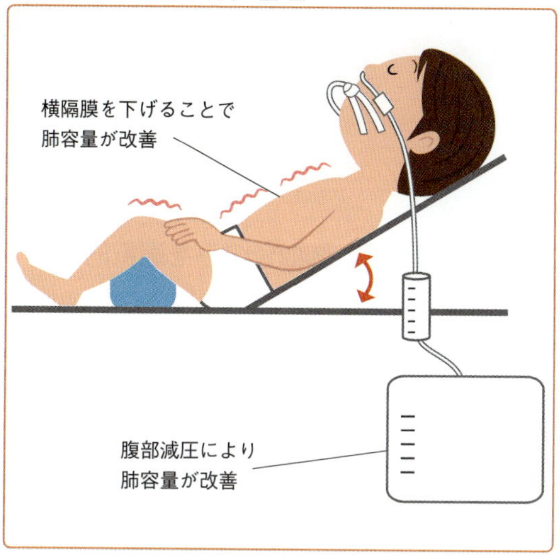

- 横隔膜を下げることで肺容量が改善
- 腹部減圧により肺容量が改善

図8 HFOV回路の固定法（例）

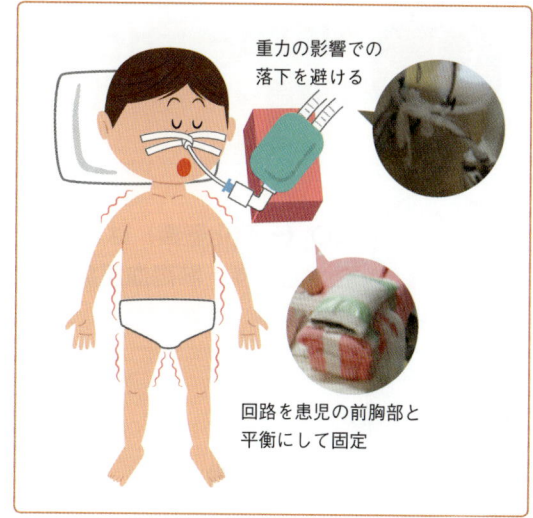

- 重力の影響での落下を避ける
- 回路を患児の前胸部と平衡にして固定

図9 褥瘡予防

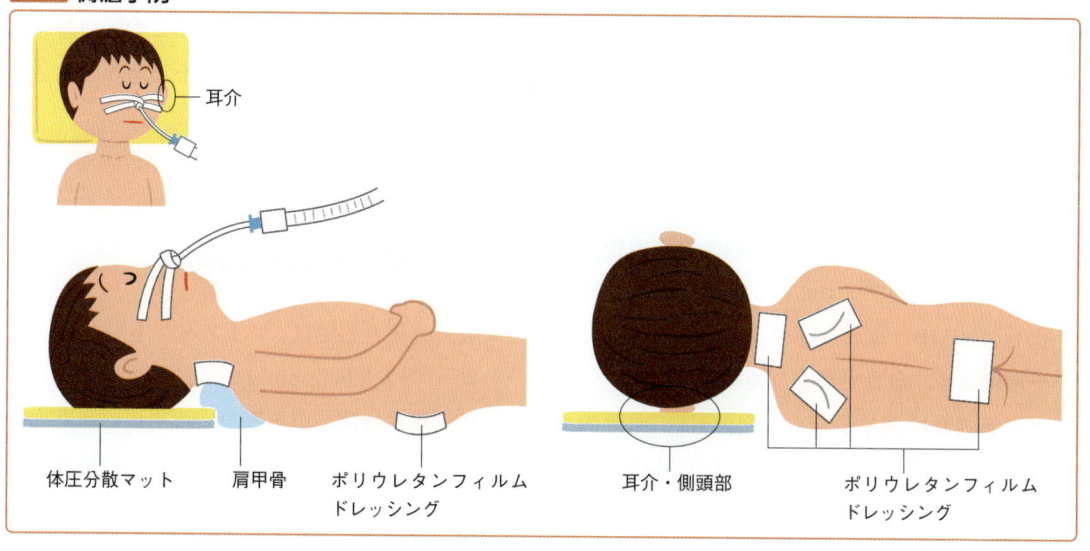

- 耳介
- 体圧分散マット
- 肩甲骨
- ポリウレタンフィルムドレッシング
- 耳介・側頭部
- ポリウレタンフィルムドレッシング

Part 12 小児の人工呼吸管理

小児の特殊な人工呼吸療法　351

Q15 NO（一酸化窒素）吸入療法の特徴・適応は？

A NO（一酸化窒素）は、体血管拡張には作用せず、肺血管のみを選択的に拡張させます。肺高血圧症に適応があります。

NO吸入療法の特徴

1 機序

- NO（一酸化窒素）[*6]吸入療法は、強力な平滑筋拡張物質であるNOを、直接、経気道的に肺胞に投与する肺血管拡張療法である。
- 吸入されたNOは、対流と拡散により肺胞へと運ばれてすみやかに組織に吸収され、血管平滑筋で細胞内のグアニル酸シクラーゼを活性化してcGMP（環状グアノシン一リン酸）[*7]を増加させ、血管平滑筋を弛緩させる。
- 平滑筋弛緩に関与しなかったNOは、血管内でHb（ヘモグロビン）と結合して数秒で不活化されるため、体血管拡張には作用せず、肺血管のみを選択的に拡張させる（図10）。

2 効果（図11）

- NO吸入療法では、NOが気体として経気道的に吸入されるため、換気のよい肺胞により多く取り込まれ、その肺胞周囲の血管拡張に作用することから、換気血流比不均衡を改善させる。また、肺血管抵抗を減少させることにより、右室機能の負荷を軽減させる。
- 一方、経静脈的血管拡張薬は、換気の悪い肺胞周囲の血管だけでなくすべての肺血管を拡張させるため、換気血流比不均衡を悪化させる恐れがある。

NO吸入療法の適応

- 吸入装置としては、アイノベント®・アイノフロー®吸入用800ppm（いずれもエア・ウォーター株式会社）があるが、新生児の肺高血圧を伴う低酸素性呼吸不全に限って保険適用となっている（平成22年4月診療報酬改定）。
- NO療法の適応としては、小児や成人の可逆性の肺高血圧症とそれに伴う右心不全をきたす疾患および周手術期管理、低酸素血症が挙げられ、工業用一酸化窒素を施設負担で用いている現状がある（表2）。

（三浦規雅）

[*6] NO（nitric oxide）：一酸化窒素
[*7] cGMP（cyclic guanosine monophosphate）：環状グアノシン一リン酸

図10 NOの作用機序

肺胞へ運ばれたNOはすみやかに組織に吸収され、血管平滑筋を弛緩させる
平滑筋の弛緩に関与しなかったNOは、血管内で不活化される

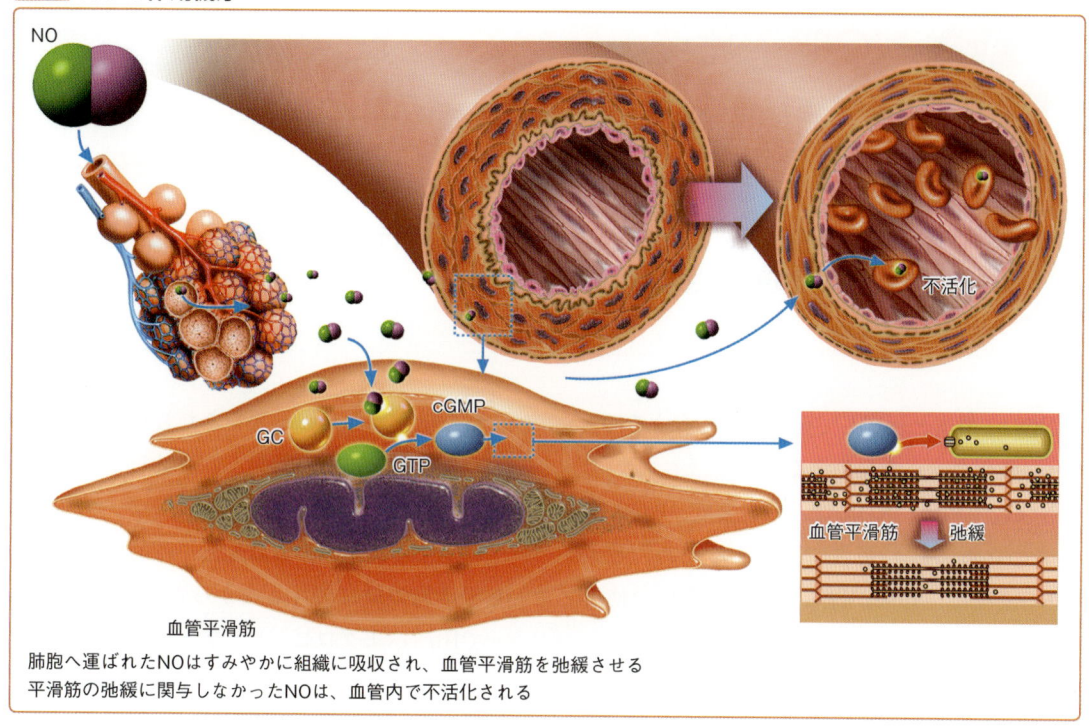

図11 NO吸入療法の効果

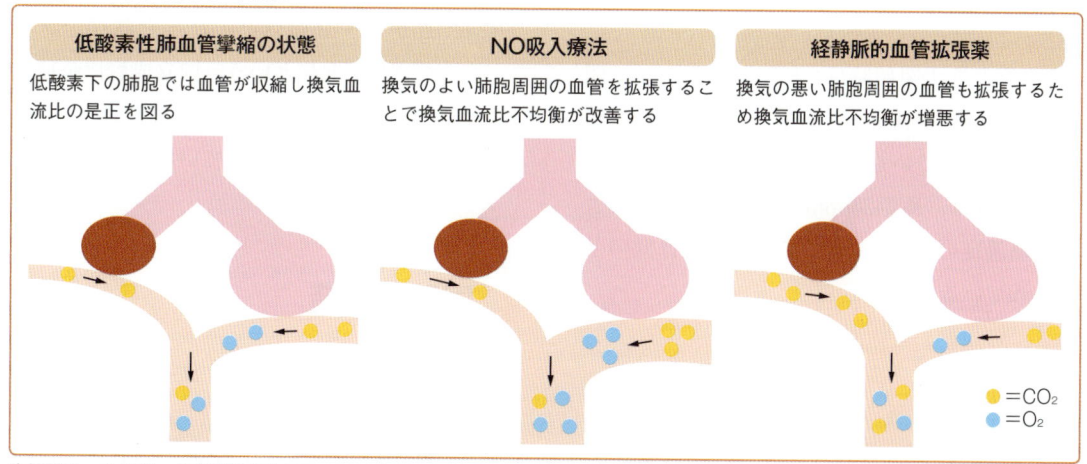

低酸素性肺血管攣縮の状態	NO吸入療法	経静脈的血管拡張薬
低酸素下の肺胞では血管が収縮し換気血流比の是正を図る	換気のよい肺胞周囲の血管を拡張することで換気血流比不均衡が改善する	換気の悪い肺胞周囲の血管も拡張するため換気血流比不均衡が増悪する

●=CO_2
●=O_2

宮坂勝之、中川聡:肺循環障害とNO. CLINICIAN 1996；456：64-70. を参考に作成

表2 NO吸入量法の適応となりうる病態の一例

肺血管抵抗の上昇	● 新生児遷延性肺高血圧症 ● 先天性心疾患周手術期：心室中隔欠損症、心内膜欠損症、BDGlenn/Fontan術後
肺血管抵抗の上昇に起因する右心不全	
肺内シャント増加に起因する低酸素血症	● ARDS ● OI>20、またはHFOVの適応でない病態

Q16 NO吸入療法の開始および中止基準は？ 回路の構造は？

A NO吸入療法は、効果の得られる最低濃度で行います。減量・中止時は、リバウンド現象に注意が必要です。

- NOは、酸素と反応して強い毒性を有するNO₂（二酸化窒素）を発生する。
- NO₂産生量は、NO濃度、酸素濃度、NOと酸素の接触時間の長さに比例するため、吸入NO濃度は、効果が得られる最低濃度で使用する。

開始基準

- NO吸入量法開始時は、$F_IO_2$1.0、20ppmで開始し、効果を判定し、効果を得られる最低濃度まで下げていく。
- NO濃度は、原則20ppm上限とする。これより高濃度のNO吸入量法での有用性は低いとされている。

中止基準

- 急激にNOの減量・中止を行うと、肺高血圧症や低酸素血症の増悪をきたしやすい（リバウンド現象）ため、徐々に減量していく。なるべく低い濃度（1ppm以下）から中止し、中止する際には酸素濃度を一時的に上げる。
- 平滑筋弛緩に関与しなかったNOは、血管内でHb（ヘモグロビン）と結合し、MetHb（メトヘモグロビン）となる。MetHbからは、酸素結合、運搬機能が失われているため、過剰となると低酸素血症をきたす。
- MetHbが1〜2％以上になった状態をメトヘモグロビン血症という。国立成育医療研究センターPICUでは、MetHb2.0％以上でNO吸入療法の中止を検討している。

回路の構造

- アイノベント®・アイノフロー®を用いたNO吸入療法の回路を図12に、工業用一酸化窒素を用いたNO吸入療法の回路を図13に示す。

（三浦規雅）

図12 アイノベント®・アイノフロー®を用いたNO吸入療法の回路

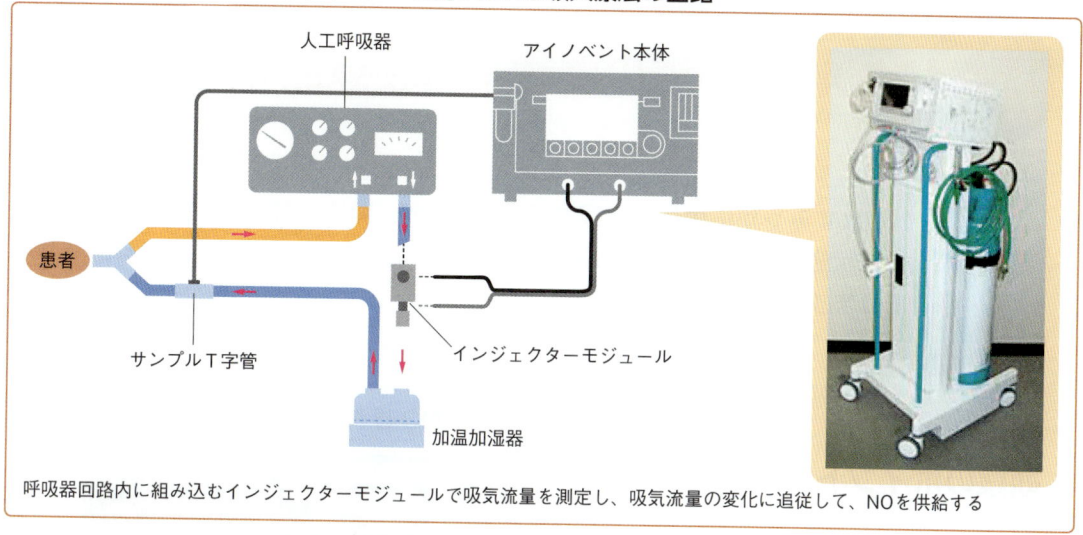

呼吸器回路内に組み込むインジェクターモジュールで吸気流量を測定し、吸気流量の変化に追従して、NOを供給する

図13 工業用一酸化窒素を用いたNO吸入療法の回路

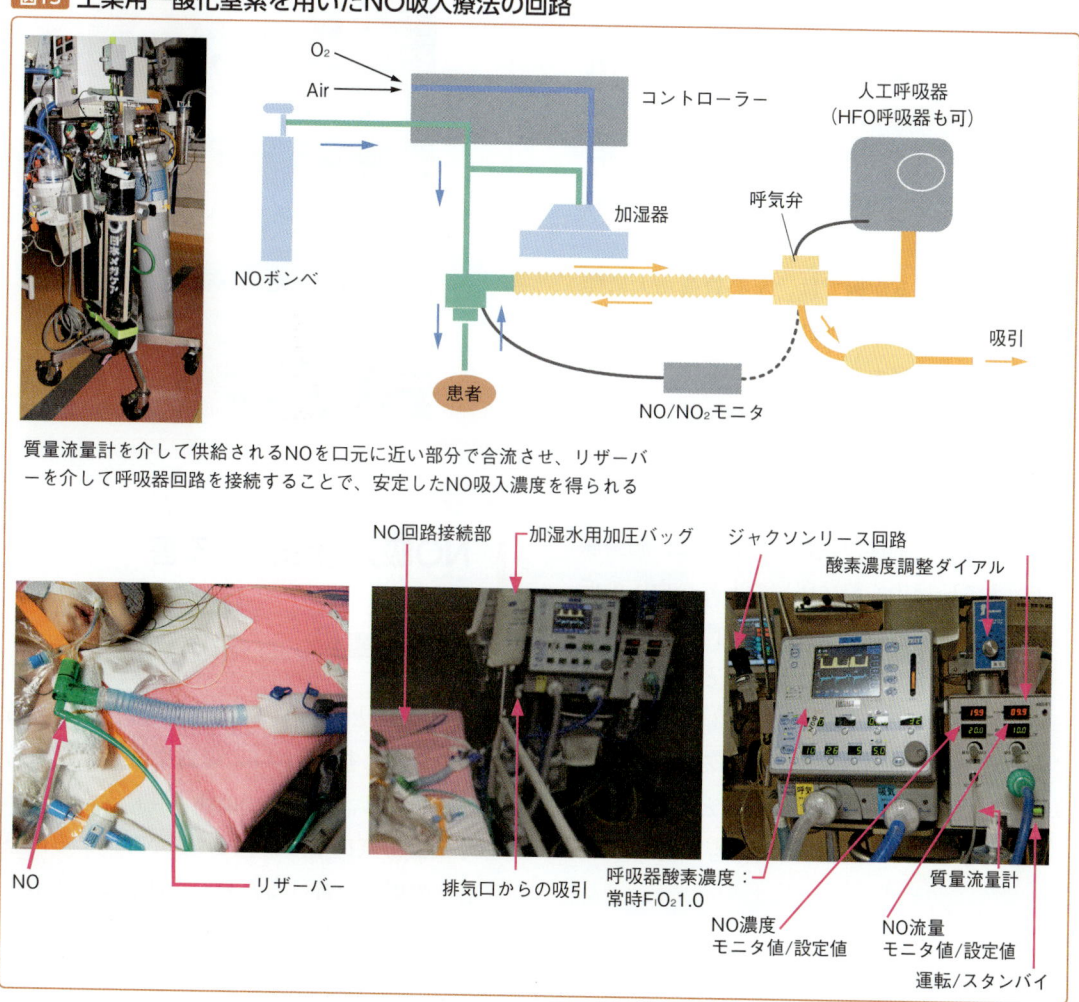

質量流量計を介して供給されるNOを口元に近い部分で合流させ、リザーバーを介して呼吸器回路を接続することで、安定したNO吸入濃度を得られる

NO　リザーバー　NO回路接続部　加湿水用加圧バッグ　排気口からの吸引　呼吸器酸素濃度：常時F_iO_2 1.0　ジャクソンリース回路　酸素濃度調整ダイアル　質量流量計　NO濃度モニタ値/設定値　NO流量モニタ値/設定値　運転/スタンバイ

Part 12 小児の人工呼吸管理

小児の特殊な人工呼吸療法　355

Q17 NO吸入療法の看護上の注意点は？

A NOはすみやかに生体に効果を示すため、NO開始・減量・中止時の患者の全身状態変化、副作用の発現を観察し、肺高血圧クライシスに備える必要があります。

観察のポイント

1 開始時

- NO吸入療法開始時、NO吸入の効果が得られれば、肺血管抵抗の低下に伴い、肺動脈圧（あるいは中心静脈圧）の低下、血圧の上昇、心拍数の低下、SpO_2の上昇などの改善傾向を示す。
- 左心不全がある症例では、左心負荷増大に伴う左心不全の増悪をきたすため、左心不全徴候の有無を観察する。

2 減量・中止時

- NO吸入濃度の減量、NO吸入療法の中止時、適応となった病態が残存していれば、肺動脈圧（あるいは中心静脈圧）の上昇、血圧の低下、心拍数の上昇、SpO_2の低下などの増悪傾向や、体位変換や気管吸引などの刺激に対する易刺激性を示すため、刺激は最小限にとどめて、これらの徴候を観察する。
- 面会している家族にも上記のことを伝え、静かに見守るように依頼することも必要である。

図14 NO_2曝露対策

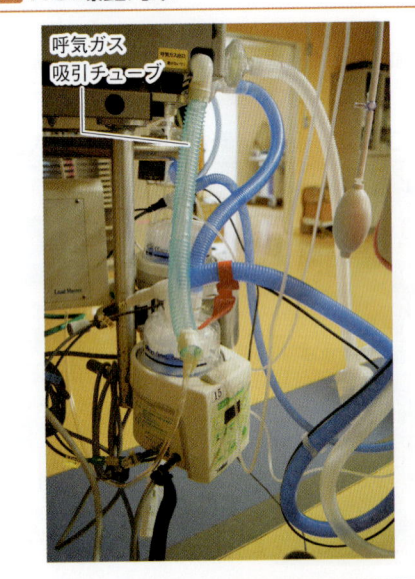

（呼気ガス吸引チューブ）

NO吸入療法による害

1 NO_2曝露

- NOが酸素と反応すると、強い毒性を有するNO_2が発生する。NO_2に曝露すると急性気管支炎を生じ、高濃度では肺水腫に至る。
- 呼吸器排気口から排出されるNOによる医療者への影響を避けるため、活性炭での吸着や中央配管での吸引による対策を行う（図14）。

＊8　PH Crisis（pulmonary hypertensive crisis）：肺高血圧クライシス

図15 PH crisis（肺高血圧クライシス）

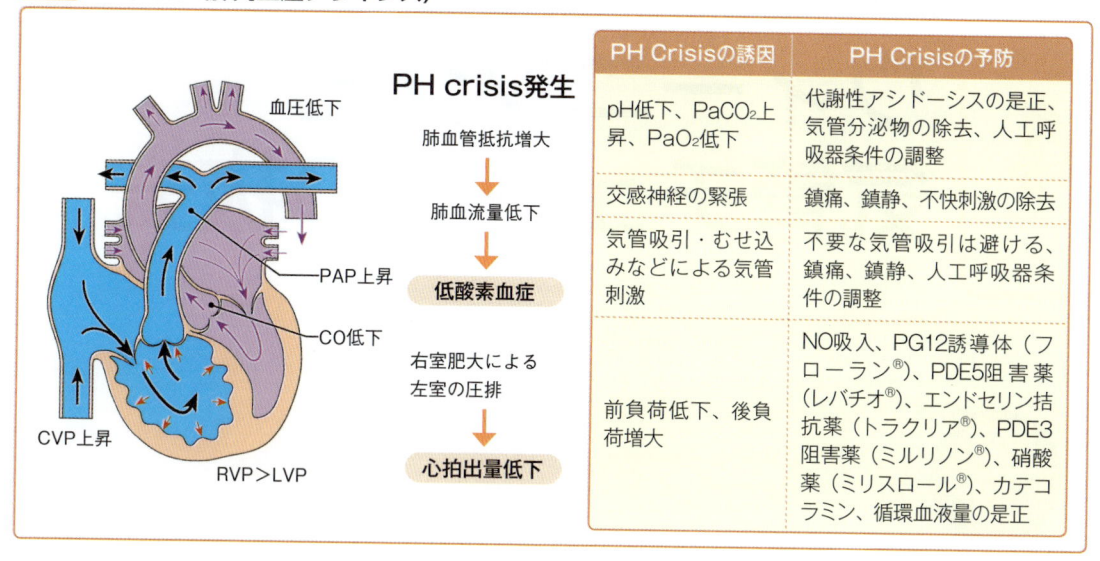

PH Crisisの誘因	PH Crisisの予防
pH低下、PaCO$_2$上昇、PaO$_2$低下	代謝性アシドーシスの是正、気管分泌物の除去、人工呼吸器条件の調整
交感神経の緊張	鎮痛、鎮静、不快刺激の除去
気管吸引・むせ込みなどによる気管刺激	不要な気管吸引は避ける、鎮痛、鎮静、人工呼吸器条件の調整
前負荷低下、後負荷増大	NO吸入、PG12誘導体（フローラン®）、PDE5阻害薬（レバチオ®）、エンドセリン拮抗薬（トラクリア®）、PDE3阻害薬（ミルリノン®）、硝酸薬（ミリスロール®）、カテコラミン、循環血液量の是正

2 PH Crisis（肺高血圧クライシス）

- NO$_2$は水溶性で硝酸や亜硝酸を形成する。これらも人体に有毒である。
- NO回路接続部には結露水の貯留が生じやすいが、これは有毒であるうえに、水滴が気管内に入り込むことにより、NO適応疾患である肺高血圧症の急性増悪であるPH Crisis（肺高血圧クライシス）[*8]（図15）を誘発することがある。
- 貯留した水によるNO回路の水封も生じうるため、呼吸器回路、NO回路に貯留した結露水はすみやかに除去する。

ケア時の注意点

- 呼吸器回路の着脱や気管吸引操作などにより、一時的にNO吸入量が減少もしくは中断すると、高濃度のNO吸入に依存している状態であればあるほど影響は大きくなる。
- 易刺激性のある症例では、これらの操作を行う前に、鎮静薬のボーラス投与や、吸入酸素濃度を一時的に増加させるなどのPH crisisに備えた対応を行い、これらの操作を行うときは、肺動脈圧（あるいは中心静脈圧）、血圧、SpO$_2$を観察しながら短時間で行うことが求められる。
- PH crisisの徴候（中心静脈圧の上昇、血圧の低下、SpO$_2$の低下）を認めた場合には、操作を中止し、NO・酸素による過換気を行い、状況に応じて、鎮静薬、重炭酸ナトリウム、輸液などによる対応が必要となる。
- NOは血小板凝集抑制作用を有しており、出血傾向をきたす恐れがある。患者の凝固能や血小板数、貧血の有無を把握するとともに、気管分泌物の性状、皮膚・粘膜所見、消化管出血所見、神経学的所見などを観察する。

（三浦規雅）

【文献（p.345～357「小児の特殊な人工呼吸療法」の項）】

1 斉藤修：HFOV. 救急・集中治療 2010；22：360.
2 宮坂勝之，中川聡：肺循環障害とNO. CLINICIAN 1996；456：64-70.
3 中村知夫，高田正雄，宮坂勝之：一酸化窒素（NO）と小児肺高血圧症. 小児科1995；36：997-1005.
4 志馬伸朗，橋本悟，間田千晶：小児ICUマニュアル 改訂第6版．永井書店，大阪，2012：50/121-122.
5 坂井裕一：小児ICUにおけるNO吸入療法. ICUとCCU1995；19：1037-1043.

Part 12 ■ 小児の人工呼吸管理

4 ウィーニングと気管チューブの抜去

Q18 ウィーニング時に注意することは？

A 基本は成人と同様です。しかし、より計画的なウィーニングと、小児の特性を理解した観察が求められます。

開始基準と中止基準

- 長期間のウィーニングは呼吸筋疲労を招くため、日中にウィーニングを進め、夜間に人工呼吸器条件を戻して休息させるなど、計画的に進める必要がある。
- 小児における推奨されるウィーニングのための基準値はないが、開始基準は成人と共通と考えることができる（**表1**）。
- 小児における推奨されるウィーニング中止のための基準値はないが、中止基準の一例を示す（**表2**）。
- 小児における抜管の指標として、国立成育医療研究センターで用いている呼吸機能検査の基準値を示す（**表3**）。

小児の特性

1 呼吸仕事量の増大

- 乳幼児の一回換気量は少ないため、呼吸器回路、Yピースや気管チューブは死腔となる。
- 細い気管チューブの使用は、気道抵抗を増加させる。
- ウィーニングによる圧サポートの減少は、呼吸仕事量を著しく増加させる。

2 トリガー困難

- 小児は、一回換気量が少なく、呼吸回数が多いため、人工呼吸器が自発呼吸をトリガーすることは、しばしば困難となる。
- 一般に、感度が高い流量トリガーを選択するが、リークの存在や心拍動によるオートトリガーによる頻呼吸や、感度を鈍くするとトリ

ガーフェイラーにより呼吸筋疲労を生じるため、自発呼吸が適切にトリガーされているか観察し、調整することが求められる。

3 鎮静・鎮痛

- 鎮静薬は、中枢性の呼吸抑制をきたすため減量する。しかし、長期投与後の急激な減量・中止は、離脱症候群を引き起こすため、計画的な漸減が必要である。
- ウィーニング中の事故抜管の危険性を減少させ、患者の苦痛を最小限に抑えるためにも、必要最小限の鎮静薬投与は必要である。
- 鎮痛薬も、中枢性の呼吸抑制をきたすため減量する。しかし、強い疼痛は呼吸運動を抑制し、咳嗽力を低下させて痛みによる啼泣や筋緊張を生じ、ウィーニングを妨げる要因となるため、必要に応じて十分な鎮痛を考慮する必要がある。

（三浦規雅）

表1 ウィーニング開始基準

1 前提条件	1）原疾患が治癒または改善傾向にある 2）気道分泌物の除去（咳、喀出など）が可能である
2 開始基準	1）酸素化が十分である：PEEP≦8cmH$_2$O、PaO$_2$/F$_i$O$_2$≧150Torr 2）血行動態が安定している：HR≦140/分、循環作動薬が使用されていないか、少量のみ（ドパミン5μg/kg/分程度）。致死的な不整脈がない。心筋虚血のサインがない 3）意識状態が安定している：持続鎮静している場合、鎮静中断が問題なく行える。指示動作が可能である。施設で用いている鎮静スコアで覚醒状態である 4）電解質・酸塩基平衡に異常がない（例：重度の呼吸性／代謝性アシドーシス、カリウム値の以上がない）

日本集中治療医学会ICU機能評価委員会：人工呼吸関連肺炎予防バンドル2010改訂版：6. より引用

表2 ウィーニング中止基準の一例

1 呼吸状態	1）頻呼吸、徐呼吸、無呼吸 2）呼吸パターンの悪化、努力呼吸の増悪 3）酸素化不全、換気不全 4）一回換気量の不足、分時換気量の不足 5）不十分な咳嗽反射 6）胸部X線所見の増悪（無気肺、胸水、肺炎像など）	**2 循環動態**	1）循環不全徴候の出現（頻脈、徐脈、低血圧、尿量異常、末梢冷感、冷汗など） 2）致死的な不整脈の出現、心電図の異常
		3 意識状態	1）不穏 2）覚醒遅延 3）けいれんの出現

表3 抜管の指標（国立成育医療研究センター）

項目	基準値	未達成時の意義
啼泣時肺活量 (crying vital capacity：CVC)	CVC≧15mL/kg	コンプライアンスが低い病態を示唆
最大吸気圧 (maximum inspiratory pressure：MIP)	MIP≧−35cmH$_2$O	覚醒不十分、神経筋障害、横隔神経麻痺などを考慮
最大吸気流速 (peak inspiratory flow rate：PIFR)	PIFR≧4mL/秒/cm（身長）	気道抵抗が高い病態を示唆

中川聡：小児の人工呼吸からのウィーニング．ICUとCCU 2005；30:11-15. を参考に作成

Q19 事故抜管を予防するための対応は？

A 事故抜管のリスク因子を評価し、確実な気管チューブ固定、適切な抑制を行います。事故抜管の迅速な判断には、E_TCO_2のモニタリングが有用です。

- 事故抜管は、必ずしも気管チューブが目に見えて明らかに引き抜かれている状態で発見されるわけではない。
- 外見上は、気管チューブは口元あるいは鼻腔に固定されているが、食道挿管になってしまっている場合がある。その原因として、口腔でのたわみ、気管チューブと固定用テープとの接触部のゆるみ、過伸展に伴う気管チューブ先端位置の変化などが挙げられる（図1）。
- 事故抜管のリスク因子と対策を表4に示す。

事故抜管時に見られる所見

- 患児の声が漏れて聞こえる、呼吸器の稼働と一致しない胸郭の動きや呼吸音の聴取が認められる。
- 自発呼吸のない患児では、胸郭の動きや呼吸音の消失が臨床的に認められる。
- 多くの場合、SpO_2[*1]が低下するが、感度は低く、対応が遅れる恐れがある。
- 常時、カプノメータによりE_TCO_2をモニタリングしていれば、突然のE_TCO_2波形の乱れ、減弱、消失から事故抜管が迅速に判断できる（図2）。

事故抜管の予防策

- 小児は、意識清明であっても、療養上の指示を守ることが難しい。鎮静・鎮痛の調整も難しく、人工呼吸中の事故抜管の予防には、適切な抑制が不可欠である。
- 上肢だけでなく、下肢を引っかける、首を激しく振る、体幹を激しく反る・ひねるといった動きにも注意し、砂嚢、抑制用ベスト、抑制帯、抑制用シーネなどの使用を検討する（図3）。
- 全身の抑制は、苦痛による興奮を引き起こし、むしろ激しい体動の誘因となる。また、胸郭拡張障害や神経障害といった合併症や、成長発達の障害となることから、安易に行うのではなく、必要性を評価し、危険のない最小限の範囲で行う。
- 抑制を行う場合には、施設ごとの手順に則り、発達段階に応じた患児への説明と、両親に対する説明を行って同意を得ることが求められる。

（三浦規雅）

---

*1　SpO_2（pulse-oxymetric saturation）：経皮的動脈血酸素飽和度
*2　E_TCO_2（end-tidal CO_2）：呼気終末二酸化炭素分圧

表4 事故抜管のリスク因子と対策

リスク因子	対策
低年齢、後屈による過伸展、激しい体動	過伸展を避ける、抑制の実施
不適切なチューブ固定・位置	気管チューブの固定・位置の評価と修正
興奮、啼泣、呼吸器との非同調性（ファイティング）	鎮静・鎮痛の評価、呼吸器の設定の調整、不快刺激の除去、原因の検索
大量の分泌物、舌による送り出し、咳き込み	適切な吸引の実施
看護師の仕事量	看護師の適正な仕事分担と配置
不適切な鎮静、不適切な鎮痛	鎮静・鎮痛方法の検討
不適切な呼吸器回路の取り回し、不適切な呼吸器回路の固定	呼吸器回路の取り回し・固定の評価と修正

図1 事故抜管の原因

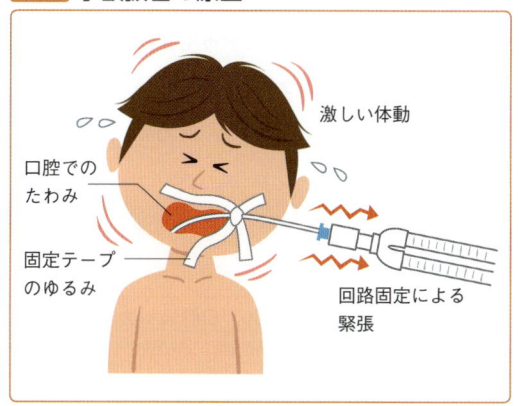

- 激しい体動
- 口腔でのたわみ
- 固定テープのゆるみ
- 回路固定による緊張

図3 抑制の例

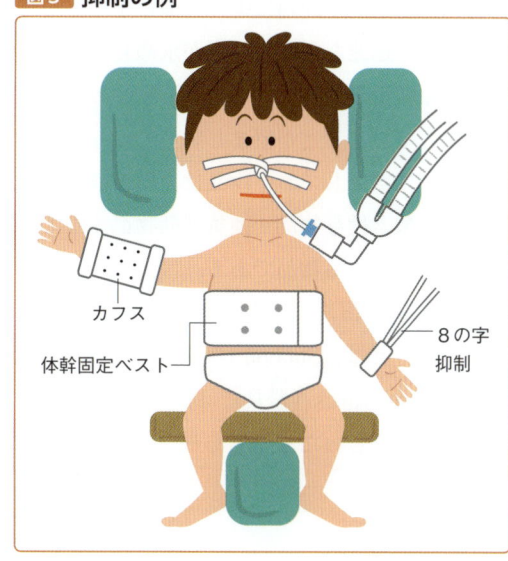

- カフス
- 体幹固定ベスト
- 8の字抑制

図2 事故抜管時のE_TCO_2変化

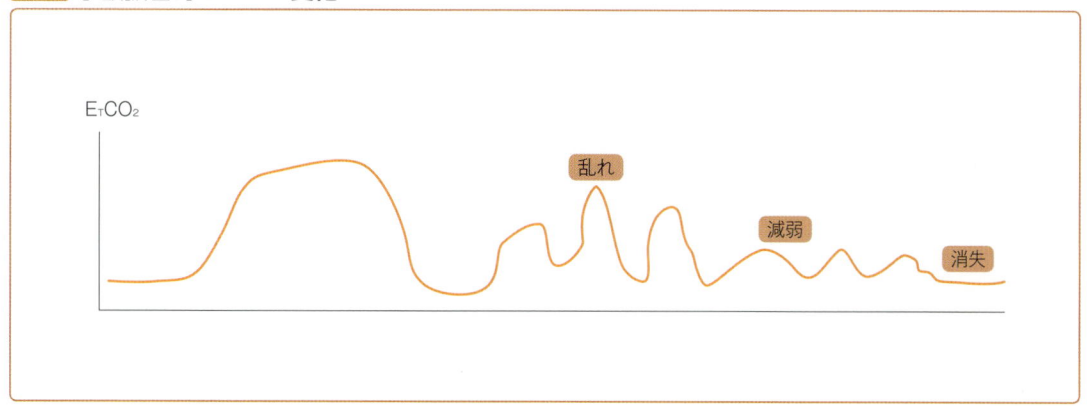

E_TCO_2 / 乱れ / 減弱 / 消失

Part 12 小児の人工呼吸管理

ウィーニングと気管チューブの抜去 361

Q20 抜管時に用意するものは？

A 抜管時には、再挿管に要する物品（気道確保補助物品、酸素投与物品、換気補助物品など）を準備します。「SOAP」で確認するとよいでしょう。

- 抜管後は、さまざまな原因により再挿管が必要となる可能性がある。
- 特に、上気道の問題により再挿管を要する場合には、迅速な判断と対応が求められる。蘇生事象に至る可能性も考慮し、救急カートを準備しておくことが望ましい。
- 抜管時に準備しておく物品は、気道確保補助物品・酸素投与物品・換気補助物品すなわち再挿管に要する物品である。
- 準備する物品は、「SOAP」で確認するとよい。「SOAP」とは、Suction（吸引）、Oxygen（酸素）、Apparatus（器具）、Pharmacy（薬剤）の頭文字をとったものである（表5）。

気道確保補助物品（図4）

- 経口エアウェイ、経鼻エアウェイが用いられる。
- 不適切なサイズのエアウェイを選択してしまうと気道閉塞を招くため、あらかじめサイズを確認しておく。

表5 SOAPの内容

S	気管吸引カテーテル、口腔吸引カテーテル、吸引装置
O	酸素供給源（手動式換気用、人工呼吸器用）
A	気管チューブ（適合サイズと0.5mm細いサイズ）、喉頭鏡、スタイレット、マギール鉗子（経鼻挿管時）、リドカインスプレー、ゼリー（経鼻挿管時）、バイトブロック、チューブ固定テープ、経口エアウェイ、手動式換気バッグ、マスク、人工呼吸器
P	鎮静薬、鎮痛薬、筋弛緩薬

谷昌憲他：小児呼吸不全患者の管理．急性・重症患者ケア 2012；1：214. より一部改変のうえ転載

図4 気道確保補助物品

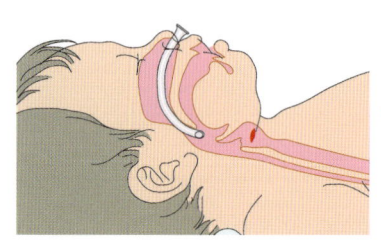

経口エアウェイ
- 顔の横に置いて、口角から下顎角まで届く長さが、適切なサイズ
- 先端は、舌根部と咽頭後壁の中間に位置し、舌根沈下による気道閉塞を防ぐ

経鼻エアウェイ
- 適切な位置は、先端が口蓋垂の少し下に見えるあたりである

酸素投与物品（図5）

- 乳児ではヘッドボックス、幼児以降は単純フェイスマスクが用いられる。鼻カニューラは、乳幼児ともに用いられる。
- 2歳以下の小児に対する経鼻酸素流量と吸入気酸素濃度を**表6**に示す。

換気補助物品（図6）

- 手動式換気バッグとマスクが用いられる。
- 手動式換気バッグには、自己膨張式バッグ（バッグバルブマスク）と流量膨張式バッグ（ジャクソンリース回路）がある。
- 流量膨張式バッグは、使用に習熟する必要があり、酸素源がなければ使用できないが、以下のような利点があることから、重症の乳幼児ではより有用である。
  ①確実に100%酸素投与できること
  ②自発呼吸回数が多い小児に対して十分な流速で酸素投与しやすいこと
  ③PEEP（呼気終末陽圧）をかけながらの呼吸補助ができること
  ④高い吸気圧で加圧できること
  ⑤肺のコンプライアンスが推測できること

（三浦規雅）

図5 酸素投与物品

ヘッドボックス／鼻カニューラ／単純フェイスマスク

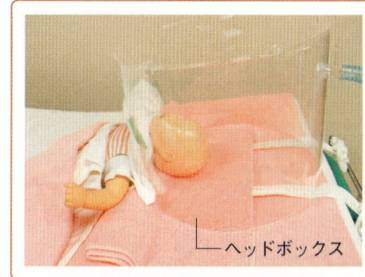

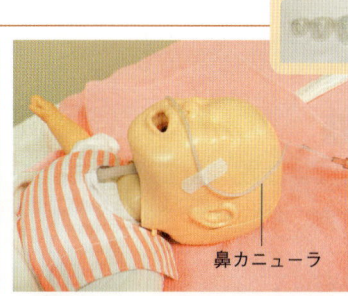

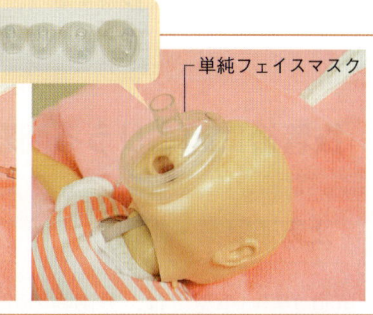

表6 2歳以下の小児に対する経鼻酸素流量と吸入気酸素濃度

F_IO_2	体重（kg）別酸素投与量のめやす（mL/分）				
	<1.5kg	1.5kg	3kg	5kg	10kg
0.3	25	75	135	225	450
0.4	75	150	225	375	750
0.5	100	200	450	750	1,500
0.6	125	no data	675	1,125	2,250
WHOの推奨（F_IO_2 0.45に相当）			500	500	1,000

志馬信朗，橋本悟，問田千晶：小児ICUマニュアル 改訂第6版．永井書店，大阪，2012：79．より引用

図6 換気補助物品

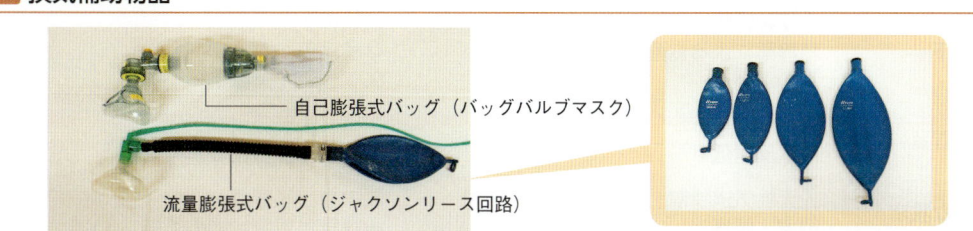

自己膨張式バッグ（バッグバルブマスク）／流量膨張式バッグ（ジャクソンリース回路）

Q21 抜管後の注意点は？

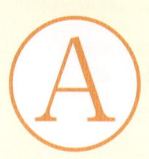

A 上気道閉塞や誤嚥に注意し、気道確保や排痰援助を行います。無呼吸の出現に注意し、E_TCO_2のモニタリングを行うのが望ましいでしょう。

- 通常、気管チューブと声門の間のエアリークの存在を確認してから抜管に至るが、さまざまな問題で上気道の開通性が保てない場合がある。吸気性喘鳴やstridor（ストライダー）の聴取、嗄声、陥没呼吸などの上気動狭窄の徴候の出現に注意して、経時的変化を観察する（表7）。

- 腔を吸引することにより、気道の開通性を維持する必要がある。

- 嚥下反射や咳嗽反射が低下している症例では、咽頭部に低圧持続吸引を留置して気道の開通性を維持し、誤嚥を防ぐことができる（図7）。

図7 低圧持続吸引

抜管後に起こりうる問題

1 上気道閉塞・誤嚥

- 気道が細い小児では、分泌物の貯留によって容易に気道狭窄を生じ、呼吸不全に至る。
- 特に自己排痰が困難な乳幼児では、口腔・鼻

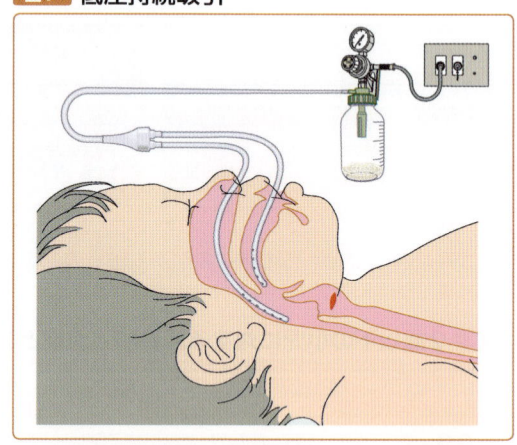

表7 抜管後の上気道の問題と対応

問題	原因	対応
咽頭けいれん	不十分な覚醒による抜管操作	β刺激薬吸入 再挿管
気道浮腫	長期挿管 水分過多 手術操作による局所の炎症	β刺激薬吸入 利尿薬投与 ステロイド投与
舌根沈下	中枢神経障害 鎮静薬による覚醒遅延 舌の浮腫	肩枕挿入 体位調整 エアウェイ留置
分泌物貯留	嚥下反射低下 咳嗽反射低下	口腔・鼻腔吸引 咽頭部低圧持続吸引の留置
器質的な狭窄	先天性気道狭窄 腫瘤・腫瘍	エアウェイ留置 再挿管と気管切開の考慮

図8 排痰援助（体位ドレナージ）

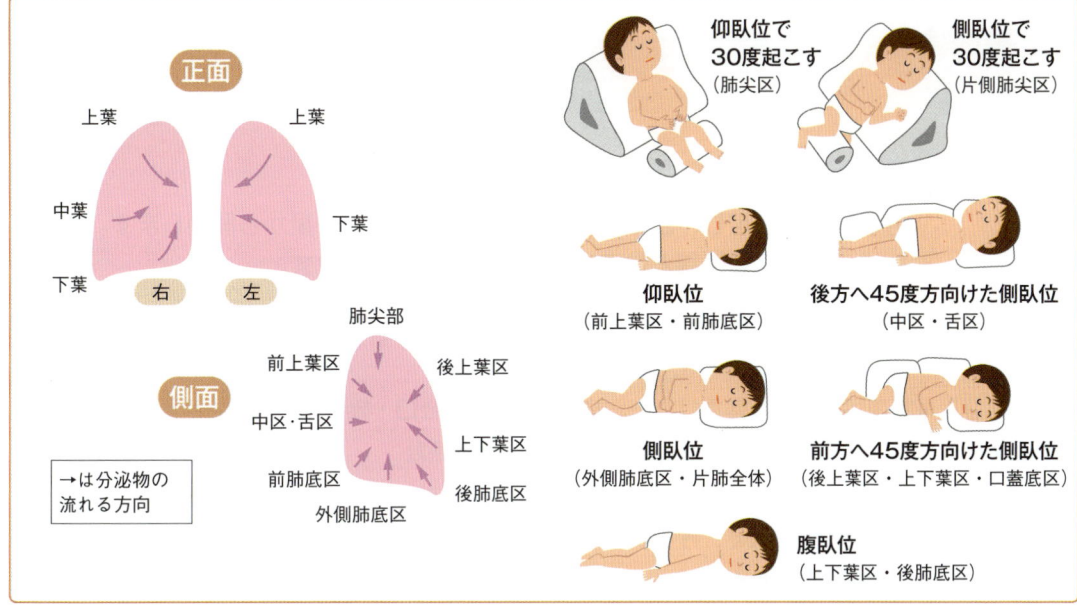

木原秀樹：呼吸理学療法．救急・集中治療2010；22：339．より一部改変のうえ転載

7）。しかし、侵襲的で、刺激による分泌物の増加や安静が保てない場合もあるため、適応を判断する必要がある。

2 無気肺

- 咳嗽反射や呼吸筋の低下が残存している症例では、抜管後の無気肺が問題になる。抜管後は、体位ドレナージや呼気介助法をはじめとした排痰援助を行う（図8）。また、早期に胸部単純X線撮影を行い、肺野の評価を行う。
- 予備力の低い小児では、吸引や呼吸理学療法を短時間のうちに繰り返したり、不適切な手技で行ったりすると、上気道の浮腫の助長や呼吸筋疲労が生じ、呼吸状態が増悪することもある。安易に吸引や呼吸理学療法を行わず、十分なアセスメントによって排痰援助手段を選択し、薬物療法を含めた安静の確保や、NPPVの導入を検討する必要がある。

3 無呼吸

- 小児は、さまざまな原因で無呼吸発作を起こ

図9 E_TCO_2モニタリング

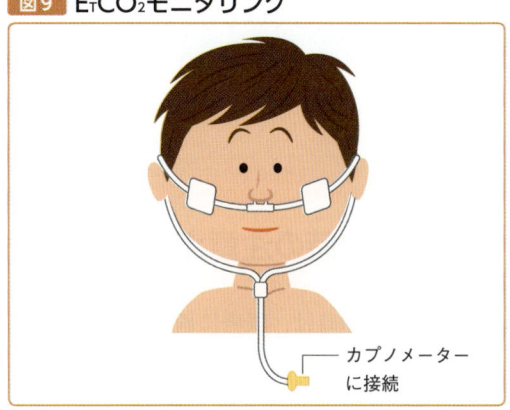

す。無呼吸は、その原因から、中枢性無呼吸（呼吸中枢に問題がある）と、閉塞性無呼吸（気道の閉塞）に分類されるが、抜管後にはその両方が起こりうる。
- 無呼吸の早期発見と判別には、胸郭・腹部の動きの観察と併せて、E_TCO_2のモニタリングが有用である（図9）。
- 胸郭・腹部の動きの停止とE_TCO_2波形の消失を認めれば中枢性無呼吸発作、胸郭・腹部の動きがありながらもE_TCO_2波形の消失を認めれば閉塞性無呼吸発作であると判断できる。

（三浦規雅）

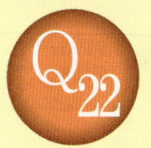

Q22 抜管後、哺乳開始時の注意点は？

A 呼吸状態が安定し、誤嚥のリスクが低下したら、少量から開始します。無理に進めず、経管栄養と並行して徐々に進めていきます。

- 経口・経管栄養開始の明確な基準はない。抜管後の呼吸状態、挿管期間などから総合的に判断される（**表8**）。
- 再挿管や再手術の可能性が低く、呼吸状態が安定しており、誤嚥の可能性が低く、哺乳意欲があれば、経口哺乳を開始する。
- 呼吸状態が安定していても、誤嚥の恐れがある場合、哺乳意欲がない場合には、経管栄養から開始する。

表8 経口・経管栄養開始判断基準の一例

呼吸回数	年齢相応である
呼吸状態	努力呼吸の徴候がない
分泌物	過剰ではない
胸部単純X線	抜管後増悪がない
中枢神経	十分に覚醒している、吸啜反射がある、嚥下反射がある、咳嗽反射がある、哺乳意欲がある
消化器症状	腸蠕動が確認できる、悪心がない

哺乳開始時の注意点

- 経口哺乳開始時は、誤嚥に備えて白湯や糖水を少量から開始することが望ましいが、ミルク以外好まない児もいる。
- 乳児では、乳首の形状や穴の大きさによって、哺乳が上手にできなかったり、むせ込んだりする場合がある。家族から情報を得て、児に適した乳首を選択する。
- 基礎疾患や、長期挿管による廃用のために、上手に吸啜できなかったり、易疲労性がある場合には、無理に経口哺乳を進めず、経管栄養と並行して徐々に進める必要がある。
- 長期の経静脈栄養からの経口・経管栄養に切り替えた場合、低血糖症状に注意する（**表9、10**）。

（三浦規雅）

【文献（p.358〜367「ウィーニングと気管チューブの抜去」の項）】

1. 日本集中治療医学会ICU機能評価委員会：人工呼吸関連肺炎予防バンドル2010改訂版. http://www.jsicm.org/pdf/2010VAP.pdf（2014年11月18日閲覧）
2. 中川聡：小児の人工呼吸からのウィーニング. ICUとCCU 2005；30：11-15
3. 谷昌憲他：小児呼吸不全患者の管理. 急性・重症患者ケア 2012；1：214.
4. 宮坂勝之訳編：日本版PALSスタディガイド. エルゼビア・ジャパン, 東京, 2008：120-121.
5. 志馬信朗, 橋本悟, 問田千晶：小児ICUマニュアル改訂第6版. 永井書店, 大阪, 2012：79.
6. 木原秀樹：呼吸理学療法. 救急・集中治療 2010；22：339.
7. 久保実：低血糖. 小児科臨床 2000；53：2217-2223.
8. Lucas da Silva PS, de Carvalho WB. Unplanned extubation in pediatric critically ill patients: a systematic review and best practice recommendations. *Pediatr Crit Care Med* 2010; 11: 287-294.
9. 六車崇：人工呼吸器からのウィーニング. 救急・集中治療 2010；22：411-416.
10. 植田育也編：小児の呼吸管理Q&A. 救急・集中治療 2010；22：297-305.

表9　新生児、乳児期の低血糖症状

- 振戦
- けいれん
- 易刺激性
- 無呼吸発作
- チアノーゼ発作
- 無気力
- 無感覚
- 低体温
- 異常な泣き声
- 食思不振
- 嘔吐
- 徐脈
- 心不全
- 頻脈
- 冷汗
- 異常眼球運動
- 心停止

表10　幼児期以降の低血糖の症状

血糖値（mg/dL）	症状
60	副交感神経期：空腹感、悪心、あくび
50	大脳機能減退期：無気力、だるさ、あくび、会話の停滞、計算力減衰
40	交感神経期：血圧上昇、発汗、頻脈、上腹部痛、ふるえ、顔面蒼白、紅潮
30	低血糖昏睡前期：意識消失、異常行動
20	低血糖昏睡期：けいれん、深い昏睡

Column

肺気量分画って？

　肺気量とは、肺の中に含まれる気体の量のことで、スパイロメーターによる呼吸曲線（スパイログラム）として測定することができる。各肺気量は、4つの呼吸レベル（最大吸気位、最大呼気位、安静吸気位、安静呼気位）によって分けられ、重複しない肺気量をvolume（基本的4分画）、組み合わせによる肺気量をcapacityという。

　なお、肺活量は、通常の呼吸から最大吸気位まで息を吸い込み（＝予備吸気量）、その後、最大呼気位まで息を吐き出し（＝予備呼気量）、そのときの全呼気量を測定したものである。努力呼気曲線は、最大吸気位から、できるだけ速く一気に努力呼出して得られる呼吸曲線で、努力肺活量と1秒量などが計測できる。 （道又元裕）

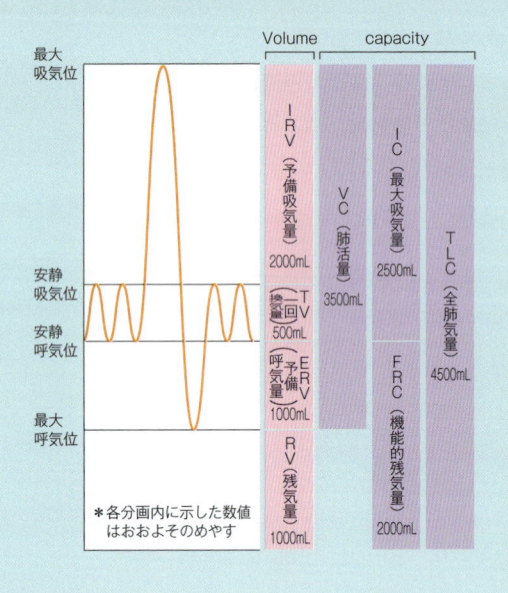

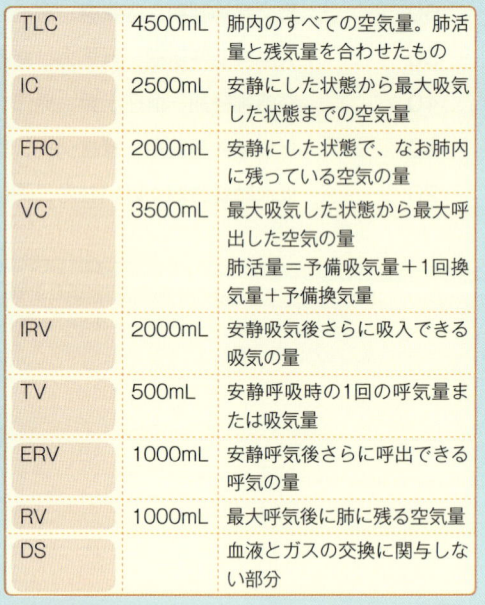

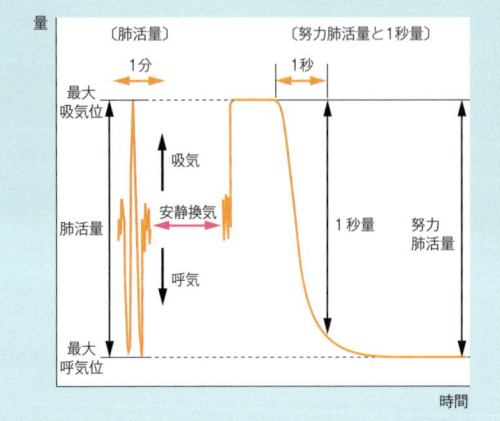

TLC	4500mL	肺内のすべての空気量。肺活量と残気量を合わせたもの
IC	2500mL	安静にした状態から最大吸気した状態までの空気量
FRC	2000mL	安静にした状態で、なお肺内に残っている空気の量
VC	3500mL	最大吸気した状態から最大呼出した空気の量 肺活量＝予備吸気量＋1回換気量＋予備換気量
IRV	2000mL	安静吸気後さらに吸入できる吸気の量
TV	500mL	安静呼吸時の1回の呼気量または吸気量
ERV	1000mL	安静呼気後さらに呼出できる呼気の量
RV	1000mL	最大呼気後に肺に残る空気量
DS		血液とガスの交換に関与しない部分

VC	成人男子3000〜4000mL 成人女子2500〜3500mL	最大吸気後、最大呼気位まですべて吐き出した空気の量
％VC	80％以上	「肺活量測定値÷予測肺活量）×100％」で算出 性、年齢、身長が同じ健常人の値に対する割合
FVC		最大吸気後、一気に呼出し、1秒量などを測定
FEV1	2500〜4000mL	努力性呼気時の初めの1秒間での呼気量
FEV1/FVC	70％以上	「(1秒量÷肺活量)×100％」で算出 呼気の吐き出しやすさ。閉塞性換気障害で低下

Part 13 在宅人工呼吸ケア

1 在宅人工呼吸療法の概要　　原口道子／中山優季
2 在宅人工呼吸の実践　　中山優季／原口道子
3 在宅人工呼吸ケア　　松田千春／中山優季
4 緊急・災害時の対応　　松田千春

Part 13 ■ 在宅人工呼吸ケア

1 在宅人工呼吸療法の概要

Q1 在宅人工呼吸って、なに？

A 長期にわたって持続的に人工呼吸に依存せざるを得ず、かつ、安定した病状にあるものについて、在宅において実施する人工呼吸療法を在宅人工呼吸といいます。

HMVの始まり

- HMV（在宅人工呼吸療法）[*1]は、1940年代後半から1950年代前半にかけて、欧米におけるポリオの大流行を契機とした多数の呼吸筋麻痺後遺症患者に対する社会的要請として開始された[1]。
- わが国のHMVは、1970年代に神経難病患者に対する実践により始まった。その後、1990年に在宅人工呼吸管理指導料の保険適用および1994年の増額改定によって、急速に普及してきている[2,3]（図1）。

現在の主流は在宅NPPV

- 人工呼吸療法は、陽圧式人工呼吸療法と陰圧式人工呼吸療法に分類される（→p.6Q3）。
- HMVには、現在主流である陽圧式人工呼吸療法の方法として、気管切開を介して換気補助をするTPPV（気管切開下陽圧換気）[*2]と、マウスピース・鼻マスクや口鼻マスクを介して換気補助をする、NPPV（非侵襲的陽圧換気[*3]、NIV[*4]ともいう）がある。
- 2007年の全国調査[2]によると、在宅人工呼吸療養者数は16,200例である。このうち、在宅NPPVは14,000例とHMVの80％超を占め、在

[*1] HMV（home mechanical ventilation）：在宅人工呼吸療法
[*2] 気管切開下TPPV（tracheostomy-positive pressure ventilation）：気管切開下陽圧換気
[*3] NPPV（non-invasive positive pressure ventilation）：非侵襲的陽圧換気
[*4] NIV（non-invasive ventilation）：非侵襲的換気療法

図1 在宅人工呼吸症例数の変遷

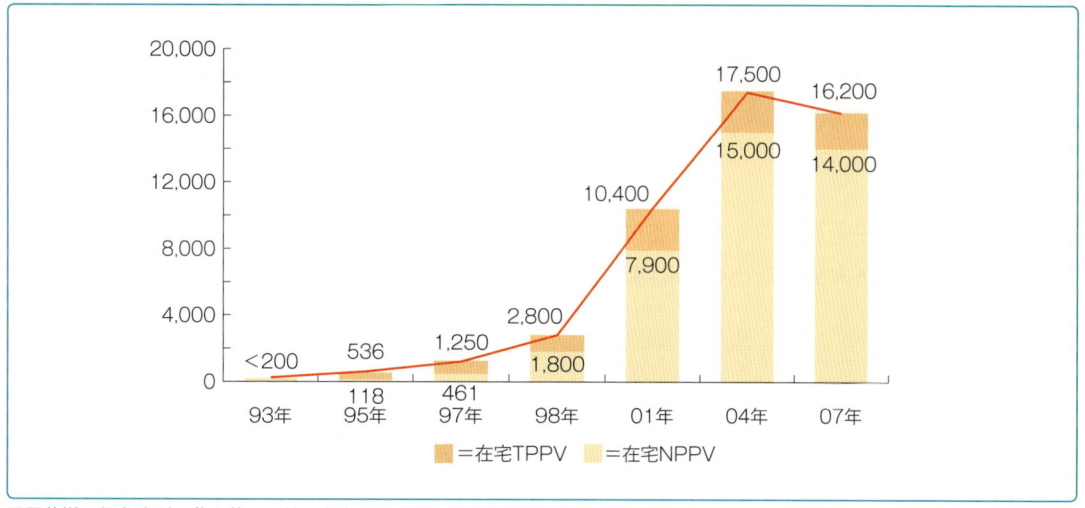

年	在宅TPPV	在宅NPPV	合計
93年	<200		
95年	536	118	
97年	1,250	461	
98年	1,800	2,800	
01年	7,900	10,400	
04年	15,000	17,500	
07年	14,000	16,200	

石原英樹,坂谷光則,井上義一,他：在宅呼吸ケアの現状と課題－平成19年度全国アンケート調査結果－．労働科学研究費補助金難治性疾患克服事業呼吸不全に関する調査研究班平成19年度研究報告書2007：60-63．より引用

宅TPPVは2,200例と推計されている。在宅NPPVは近年急速に普及し、保険適用となった1998年には、すでに在宅TPPV療養者数を上回った。

- HMVの普及に伴い、安全性を確保するための在宅医療環境整備が重要な課題となっており、療養者および家族介護者の安定的な療養生活維持・継続を支える体制づくりが期待されている。

（原口道子）

Q2 在宅人工呼吸って、どんな人が対象？

A 現在主流となっているNPPVでは呼吸器疾患が約半数、TPPVでは神経筋疾患が大多数を占めています。

- HMVの適用基準について、木村は適応病態、前提条件を提唱している（表1）[4]。

HMVの基礎疾患（図2）

- 在宅NPPVの基礎疾患[2]は、COPD（慢性閉塞性肺疾患）[*5]が最も多く、次いで神経筋疾患、肺結核後遺症となっている。
- 在宅TPPVの基礎疾患は、神経筋疾患が大半を占める。呼吸器疾患と異なり、神経筋疾患では球麻痺が起こることで上気道クリアランスが保てなくなるためNPPVが困難になってくる。
- HMVの対象疾患は、当初ALS（筋萎縮性側索硬化症）[*6]や筋ジストロフィーといった神経筋疾患が主体であったが、1994年の診療報酬改定により対象疾患の制限がなくなったことや、NPPVの普及によりCOPDや肺結核後遺症などの呼吸器疾患に広がっている。
- 睡眠時無呼吸症候群におけるCPAP（持続的気道陽圧）[*7]療法は、1998年に保険適用となった。

（原口道子）

表1 HMVの適応基準

適応病態	前提条件
● 病状経過の安定が、入院中に試験外泊を含めて十分確認されていること ● ベンチレーター依存があっても、F_iO_2 0.40以下で維持できる。肺胞低換気優位のⅡ型慢性呼吸不全であること ● 何らかの気道確保が十分であること ● バッグバルブシステムなどの用手人工呼吸でも補える状態であること ● 感情、意思の明確な表明が可能なレベルであること	● 患者本人と家族に、本療法の意義と方法に関する十分な理解と自発的意欲が確認できること ● 用手人工呼吸、気道内分泌物除去などの技術を習得した複数の在宅介護者が確保されていること ● 適切な電動式在宅用ベンチレーターが、メンテナンス体制を含めて確保されていること ● 往診、近医との連携など通常の医療体制が維持でき、緊急時の応需体制が万全であること ● 在宅療養者にかかわる地域の福祉資源が最大限活用されること

木村謙太郎：在宅酸素療法．在宅人工呼吸療法導入背景と現状，実際．在宅呼吸療法事業ハンドブック2003，アズクルー，大阪，2002：25より引用

---

*5　COPD（chronic obstructive pulmonary desease）：慢性閉塞性肺疾患
*6　ALS（amyotrophic lateral sclerosis）：筋萎縮性側索硬化症
*7　CPAP（continuous positive airway pressure）：持続的気道陽圧

図2 HMVの基礎疾患

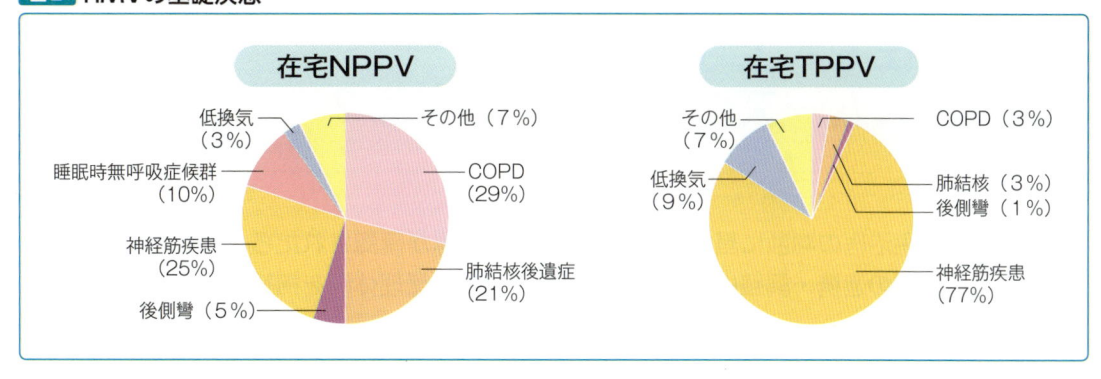

在宅NPPV
- 低換気（3%）
- その他（7%）
- 睡眠時無呼吸症候群（10%）
- COPD（29%）
- 神経筋疾患（25%）
- 後側彎（5%）
- 肺結核後遺症（21%）

在宅TPPV
- その他（7%）
- 低換気（9%）
- COPD（3%）
- 肺結核（3%）
- 後側彎（1%）
- 神経筋疾患（77%）

Column

起坐呼吸って？

　起坐呼吸とは「臥位より座位のほうが、呼吸が楽」な状態で、呼吸に対して大きな仕事量を使用している状態だと考えられる。

　座位をとると、重力の影響で腹部臓器が下がって横隔膜が動きやすくなること、また、横隔膜が下がることで肺容量が大きくなることから、呼吸困難が軽減されるのである。

　起坐呼吸をきたす疾患のうち、代表的なのは気管支喘息発作と心不全（左心不全）である。

　気管支喘息発作の場合、気道狭窄のため、吸気・呼気ともに大きな労力が必要となるため、起坐呼吸をとることとなる。

　一方、心不全（左心不全）による呼吸困難は、水分の移動が原因で出現する。臥位をとると、腹部や下肢に分布する血液が心臓・肺へ移動したり、下肢の間質性浮腫から水分が循環血漿中に入って循環血液量が増加したりすることから、呼吸困難が生じるのである。発作性夜間呼吸困難の多くが、就寝2～3時間後に出現するのは、そのためである。

（道又元裕）

Q3 在宅人工呼吸療法に、スムーズに移行するコツは？

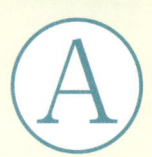

A 主治医の判断に基づき、本人・家族の意思が確認されたら、関係者・関係職種の連携・調整によって条件を整え、安全管理体制を構築していきます。

在宅への移行

- 在宅への移行には、療養者の病状安定と本人・家族の在宅療養への強い希望が必須である。そのうえで、条件整備を段階的に行って準備を進める。
- 医療機関から在宅へ移行するための支援のながれを図3に示す。

HMVへの移行

1 機器の管理について

- 在宅人工呼吸器は、医療機関が機器供給会社からレンタルして、医療機関から療養者に貸与されるというながれになる。
- 療養者の身体管理を担う医療機関、呼吸管理も含めた療養生活支援を担う訪問看護、生活支援を担う訪問介護、機器管理を担う機器供給会社との連携が重要である。

2 地域での支援体制について

- 人工呼吸療法の在宅移行を進め、地域で支援する体制は図4（p.376）のとおりである。
- 地域で安全に安心して生活するためには、保健・医療・福祉領域の支援体制に加えて、地域生活を支えて緊急時・災害時などに備える消防署や電力会社、地域の人々との関係構築が必要である。
- HMVの長期経過においては、日々の健康管理に加えて、病状や体調変化を予測的に判断した健康問題への早期対処が求められるため、積極的に訪問看護サービスを利用することを勧める。
- 有効かつ円滑な地域の社会資源の活用が求められる。行政職であり医療職である保健師を中心とした地域支援体制を構築していくことが望ましい。

（原口道子）

図3 在宅移行支援のながれ

1. 本人・家族の意思確認
- 本人・家族が在宅療養を希望している
- 原則として介護者がいる
- 主治医が在宅療養可能と判断している
- 緊急時対応が確実にとれる
- 介護者の技術指導が医療機関で受けられる

2. 介護者と家庭環境の確認
- 家族・介護者の状況（主たる介護者・介護をサポートする要員）
- 住宅環境（専用居室・電気容量・コンセント数・冷暖房・停電時の対策・住宅改修の必要性）
- 経済状況

3. 条件整備
- 在宅療養支援体制
  - 支援体制：主治医の確保・訪問看護・ケアマネジャー・訪問介護・入浴サービスなど
  - 週間スケジュールと関係者の役割分担
- 緊急時の体制
  - 入院病床の確保　　・連絡体制整備　　・対応体制の整備
- 介護の確認および介護者の習得
  - 呼吸管理の基礎知識　　・アラーム対応
  - 呼吸器の日常管理（回路組立・加湿器管理・部品の清潔管理・手入れなど）
  - 喀痰吸引法と吸引器管理　　・蘇生バッグ操作
  - 日常生活（食事・排泄・清潔・活動などの方法）
- 看護方法の確認（在宅で看護を担当する者）
  - 基礎疾患管理と心身状態の把握（緊急時の対応確認）
  - 人工呼吸管理（機材管理・保守管理方法・インターフェイス管理 など）
  - 呼吸管理（気道浄化法・呼吸リハビリテーション・喀痰吸引）
- 必要な機器・機材の準備（医師・医療機器業者との連携）
  - 医療用機器（人工呼吸器・蘇生バッグ卓上型・携帯型吸引器・外部電源）
  - インターフェイス（気管切開チューブ・マスク）・吸引カテーテル　・衛生材料　など

4. 関係者間の連携・情報交換
- カンファレンスの開催
  - ※参加メンバーを選択（療養者・家族、多職種、多機関の同一職種 など）
  - ※状況に応じて開催頻度を検討
  - ・上記1～3の支援状況の共有と課題整理

5. 試験外泊
- 移送手段の確保と安全管理・支援体制
- 外泊中の緊急時対応（夜間バックアップ体制）

6. 最終調整
- カンファレンスの開催
  - 条件整備等の状況や試験外泊状況の確認および課題の整理・調整
- 最終的な病状説明
- 医療機器・福祉用具の搬入
- 退院当日のタイムスケジュール・移送手段の確保

7. 退院＝在宅療養の開始
- 病院／訪問看護師、在宅呼吸機器供給会社の同行（望ましい）
- 在宅関係者への書類送付（診療情報提供書・看護サマリーなど）
- 移送中の安全管理
- 機器等の設置
- 今後の介護スケジュールの確認

8. 在宅移行後の定期的な確認
- 療養者の状態・家族の支援状態の変化に応じた支援体制の確認
- 定期的なカンファレンスの開催

図4 在宅人工呼吸療法における支援体制

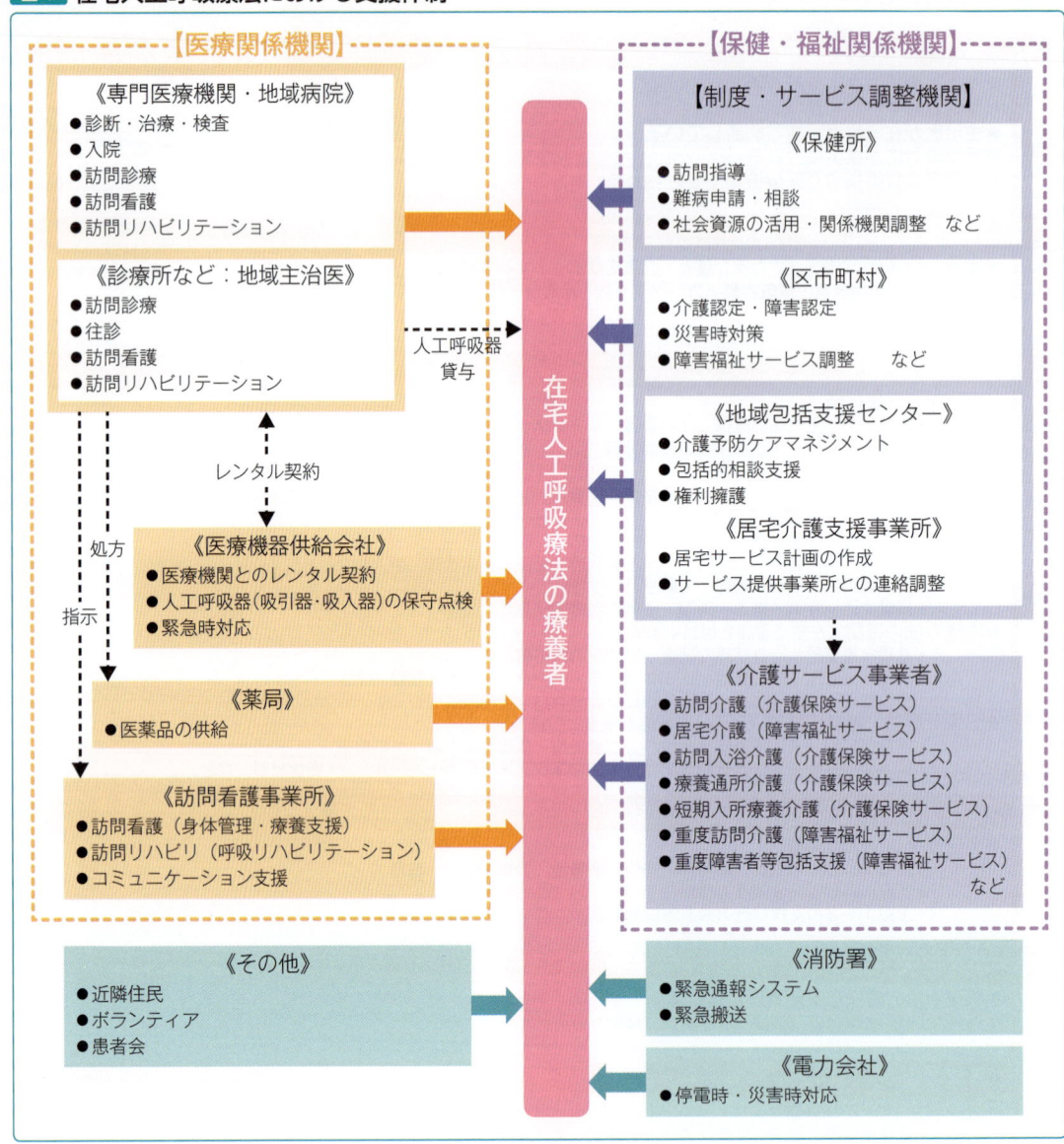

【医療関係機関】

《専門医療機関・地域病院》
- 診断・治療・検査
- 入院
- 訪問診療
- 訪問看護
- 訪問リハビリテーション

《診療所など：地域主治医》
- 訪問診療
- 往診
- 訪問看護
- 訪問リハビリテーション

人工呼吸器貸与
レンタル契約
処方
指示

《医療機器供給会社》
- 医療機関とのレンタル契約
- 人工呼吸器(吸引器・吸入器)の保守点検
- 緊急時対応

《薬局》
- 医薬品の供給

《訪問看護事業所》
- 訪問看護（身体管理・療養支援）
- 訪問リハビリ（呼吸リハビリテーション）
- コミュニケーション支援

《その他》
- 近隣住民
- ボランティア
- 患者会

【保健・福祉関係機関】

【制度・サービス調整機関】

《保健所》
- 訪問指導
- 難病申請・相談
- 社会資源の活用・関係機関調整　など

《区市町村》
- 介護認定・障害認定
- 災害時対策
- 障害福祉サービス調整　など

《地域包括支援センター》
- 介護予防ケアマネジメント
- 包括的相談支援
- 権利擁護

《居宅介護支援事業所》
- 居宅サービス計画の作成
- サービス提供事業所との連絡調整

《介護サービス事業者》
- 訪問介護（介護保険サービス）
- 居宅介護（障害福祉サービス）
- 訪問入浴介護（介護保険サービス）
- 療養通所介護（介護保険サービス）
- 短期入所療養介護（介護保険サービス）
- 重度訪問介護（障害福祉サービス）
- 重度障害者等包括支援（障害福祉サービス）
など

《消防署》
- 緊急通報システム
- 緊急搬送

《電力会社》
- 停電時・災害時対応

在宅人工呼吸療法の療養者

Q4 在宅人工呼吸療法に、医師や看護師は、どうかかわるの？

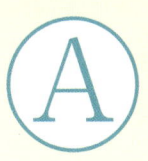

A 安全なHMVの継続のためには、訪問診療や訪問看護など医療の継続が欠かせません。多専門職種ケアがHMV成功の秘訣ともいえます。

- HMVの支援制度のなかで、医療は主に医療保険から提供されている（→p. 378 Q5）。
- 特定疾患の場合には、さらに在宅人工呼吸患者訪問看護治療研究事業や訪問診療事業のように、難病対策を利用することで、より医療の量と質の確保が図られる。

HMV導入時のかかわり

- 初めてHMVを実施する場合、患者・家族の不安は大きい。このため退院初期には、1日複数回・毎日の訪問看護など、重点的にフォローできる体制を組む必要がある。
- 特に不安が強いのは「何かあったときに病院に入れるか」という緊急時の対応である。主治医、訪問看護師など関係者全員で、緊急時の連絡体制ならびに対応についての共有を図る（図5）。

HMV継続のためのかかわり

- HMVでの生活が軌道に乗って安定してくると、患者・家族や提供側にも訪問頻度や量についてさまざまな考えが生じる場合がある。

図5　緊急時連絡体制の周知

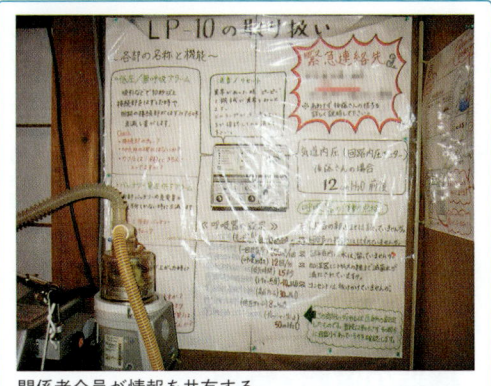

関係者全員が情報を共有する

そのため、定期的なカンファレンスによって、現状確認・課題の整理と方向性の共有する場が重要な役割を果たす。

- 訪問看護の役割は、患者や介護体制、生活状況によって変化するため、頻度・回数についての一定の見解はないが、日々変わらないこと、維持できていることを確認・共有することも重要な視点である。
- 介護保険対象者の場合、ケアマネジャーにカンファレンスについての調整が求められることが多いが、HMVでは介護保険の枠を超えた多職種のかかわりがあるため、地域の要である保健所やHMVの管理病院などがイニシアティブをとり、顔の見える連携を構築できるとよい。

(中山優季)

Q5 在宅人工呼吸療法では、どんな制度が使えるの？

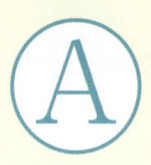

A HMVおよび医学的管理にかかる訪問診療・訪問看護は、医療保険の適用です。療養生活の支援には、介護保険や障害福祉サービスが利用できます。

- HMVに対して使用できる制度を**表2**にまとめる。ここでは、人工呼吸器を装着する療養者に関連するもののみ示すため、各制度の体系・詳細は成書を参照されたい。
- なお、自治体によっては独自事業があるため、実施に際しては自治体窓口への確認が必要である。

機器の供給・管理について（表2-1）

- HMVに関する機器の供給と管理（医師による在宅人工呼吸器等の供給および診療・指導）、訪問看護は医療保険が適用される。
- 介護保険対象者（特定疾病：p.380**表3**参照）には通常、介護保険サービスが優先されるが、HMVは「厚生労働大臣が定める疾病等（p.380**表4**）」であり、医療保険の適用となる。

訪問看護について（表2-2）

- HMV患者は、健康管理や療養生活支援を行う訪問看護を週4回以上利用可能である（通常週3回まで）。1日に複数回訪問する場合の加算制度の適用となり、特別管理加算の対象となる。さらに、週7回の訪問看護が計画されている場合は3か所の訪問看護の利用が可能である。
- 在宅移行に向けて、入院中でも月に2回まで外泊中の訪問看護が利用でき、退院当日の訪問看護について退院支援指導加算の算定が可能である。

訪問リハビリテーションについて（p.380表2-3）

- 訪問リハビリテーションは、原疾患や長期療養に伴う身体機能や言語機能の低下予防・軽減のために行われる。
- 訪問リハビリテーションは、病院や診療所および訪問看護事業所から利用することができ、介護保険および医療保険の適用となる。

介護サービスについて（p.381表2-4）

- 在宅での日常生活を支援する介護サービスは、介護保険による訪問介護や訪問入浴介護を利用できる。
- HMVによって常時介護を必要とする場合には、障害福祉サービスである重度訪問介護や

表2-1 診療及び在宅人工呼吸管理に関連する診療報酬【医療保険】

■在宅患者診療・指導料
- ◇往診料：緊急・夜間・深夜（医療機関の病床の有無、在宅療養支援診療所・在宅療養支援病院により点数が異なる）
- ◇在宅患者訪問診療料（訪問先・患者の状態により点数が異なる）　　　（同一建物居住者以外）830点/日
- ◇在宅時総合医学管理料（処方箋交付や病床の有無、在宅療養支援診療所・在宅療養支援病院により点数が異なる）月1回

■在宅人工呼吸指導管理料　　2800点/月
※酸素吸入・酸素テント・間欠的陽圧吸入法・体外式陰圧人工呼吸器治療・喀痰吸引・干渉低周波去痰器による喀痰排出、鼻マスク式補助換気法および人工呼吸器の費用は算定できない

■人工呼吸器加算
※療養上必要な回路部品その他付属品（バッテリーおよび手動式肺人工蘇生機等を含む）は別に算定できない
- ◇陽圧式人工呼吸器　※TPPV　　7480点/月
- ◇人工呼吸器　※NPPV　　6480点/月
- ◇陰圧式人工呼吸器　　7480点/月

■気管切開患者用人工鼻加算　　1500点/月

■排痰補助装置加算　　1800点
※在宅人工呼吸を行っている神経筋疾患等の患者で自力での排痰困難な場合に算定可能
※その他、訪問看護、訪問リハビリテーション、介護職員等による喀痰吸引等を利用する場合は、別途指示料が発生

表2-2 訪問看護【医療保険】【難病事業】

※人工呼吸器を装着している患者は、介護保険の対象者であっても医療保険による訪問看護が適用される

■在宅患者訪問看護・指導料　【医療保険】　（週3日まで）555点・（週4日以降）655点/日
※通常の訪問看護回数は週3回までだが、人工呼吸器装着患者では週4回以上の訪問看護が可能である（看護師・准看護師によって点数が異なる）

■訪問看護の加算【医療保険】
- ◇緊急時訪問看護加算　　265点/日
- ◇長時間訪問看護加算（医療機関：長時間訪問看護・指導加算）　　520点/回
  ※人工呼吸器装着患者では1回の訪問看護時間が90分を超えた場合に週1回に限り算定できる
- ◇難病等複数回訪問看護加算　　（2回）：450点　・（3回以上）800点
  ※人工呼吸器装着患者、特別訪問看護指示書が交付された場合は、1日に2または3回以上の訪問に対する加算がある
- ◇特別管理加算
  ・在宅人工呼吸指導管理・在宅持続陽圧呼吸療法指導管理の者　　250点/月
  ・気管切開チューブを装着している者　　500点/月
- ◇在宅移行管理加算
  ・在宅人工呼吸指導管理・在宅持続陽圧呼吸療法指導管理の者　（1患者1回に限り）250点
  ・気管切開チューブを装着している者　（1患者1回に限り）500点

■在宅人工呼吸器使用患者支援事業【難病事業】（実施主体は都道府県：自己負担なし）
※診療報酬を超える回数（1日につき4回目以降の訪問看護）を患者1人当たり年間260回を限度として行う

【介護保険法によるサービス】
※対象は、65歳以上の者（第1号被保険者）と40歳以上の特定疾病
※要介護認定（要支援1・2、要介護1〜5）に基づき、介護支援専門員が介護サービス計画書を立案し、計画に従ったサービスが提供される。

【障害者総合支援法によるサービス】
※障害支援区分認定（1〜6）によってサービスを選択する
※対象の年齢制限はなく、身体障害者、知的障害者、精神障害者（発達障害者を含む）に加えて、平成25年4月より、一定の難病の患者が対象として加えられた。
※上記により、従来の難病対策事業「難病患者等居宅生活支援事業」のうち「難病患者等ホームヘルプサービス事業」「難病患者等短期入所事業」「難病患者等日常生活用具給付事業」は、それぞれ障害福祉サービスに移行された。

表2-3 訪問によるリハビリテーション【医療保険】【介護保険】

※訪問看護事業所から訪問して人工呼吸器装着患者のリハビリテーションを行うことは「訪問看護（医療保険）」となる

■医療保険によるリハビリテーション
- □在宅訪問リハビリテーション指導管理→病院・診療所からの訪問によるリハビリテーション
- □訪問看護事業所から「訪問看護」としてのリハビリテーション

■介護保険法によるリハビリテーション
- □訪問リハビリテーション（居宅サービス）

表3 介護保険における特定疾病

●筋萎縮性側索硬化症	●早老症	連疾患]）
●後縦靱帯骨化症	●糖尿病性神経障害、糖尿病性腎症および糖尿病性網膜症	●閉塞性動脈硬化症
●骨折を伴う骨粗鬆症		●関節リウマチ
●多系統萎縮症	●脳血管疾患	●慢性閉塞性肺疾患
●初老期における認知症	●パーキンソン病関連疾患（進行性核上麻痺、大脳皮質基底核変性症［パーキンソン病関	●両側の膝関節または股関節に著しい変形を伴う変形性関節症
●脊髄小脳変性症		●がん（末期）
●脊柱管狭窄症		

表4 医療保険における厚生労働大臣が定める疾病等

●多発性硬化症	関連疾患］パーキンソン病：ホーエン・ヤールの重症度分類がステージ3以上かつ生活機能障害度がⅡ度又はⅢ度のものに限る）	●ライソゾーム病
●重症筋無力症		●副腎白質ジストロフィー
●スモン		●脊髄性筋萎縮症
●筋萎縮性側索硬化症		●球脊髄性筋萎縮症
●脊髄小脳変性症		●慢性炎症性脱随性多発神経炎
●ハンチントン病	●多系統萎縮症（線条体黒質変性症、オリーブ橋小脳萎縮症およびシャイ・ドレーガー症候群）	●後天性免疫不全症候群
●進行性筋ジストロフィー症		●頸髄損傷
●パーキンソン病関連疾患（進行性核上麻痺、大脳皮質基底核変性症［パーキンソン病		●人工呼吸器を装着している状態および急性増悪期の場合
	●プリオン病	●末期の悪性腫瘍
	●亜急性硬化性全脳炎	

重度障害者等包括支援によって長時間の介護サービスを利用できる。
- 家族介護者の負担軽減等のために、定期的な短期入所サービスを計画的に組み合わせて利用することによって、安定した療養生活が送れるよう体制を整備することが重要である。

（原口道子）

表2-4 介護サービス

訪問による介護サービス【介護保険】【障害福祉】

■介護保険によるサービス
- □**訪問介護**：ホームヘルパーや介護福祉士等が、要介護者等の自宅を訪問して、入浴・排泄・食事等の介護、調理・洗濯・掃除等の家事、生活等に関する相談・助言等の必要な日常生活の世話を行う
- □**訪問入浴介護**：要介護者等の自宅を入浴車で訪問し、浴槽を家庭に持ち込んで、入浴の介護を行う

■障害者総合支援法によるサービス
- □**居宅介護**：居宅において、入浴、排泄および食事等の介護、調理、洗濯および掃除等の家事ならびに生活等に関する相談および助言、その他の生活全般にわたる援助を行う
- □**重度訪問介護**：重度の肢体不自由者（障害支援区分4以上、2肢以上の麻痺）等で、常に介護を要する方に、入浴・排泄・食事の介護、家事援助・コミュニケーション支援、外出時の移動介助を行う（人工呼吸器による呼吸管理：15％加算）
- □**重度障害者等包括支援**：重度の障害者等（障害支援区分6）に各種支援を包括的に提供する。人工呼吸器による呼吸管理を行っている身体障害者（ALS・筋ジストロフィー・脊椎損傷・遷延性意識障害等）、最重度知的障害者（重症心身障害者等）等が対象

通所によるサービス【介護保険】【障害福祉】

■介護保険によるサービス
- □**通所介護（療養通所介護）**：通所介護のうち「療養通所介護」は、難病等を有する重度要介護者またはがん末期の者で、サービス提供にあたり常時看護師による観察を必要とする者が対象。療養通所介護計画に基づき入浴、排泄、食事等の介護その他の日常生活上の世話および機能訓練を行う。利用時間は3～8時間

■障害者総合支援法によるサービス
- □**生活介護**：入浴、排泄および食事等の介護、創作的活動または生産活動の機会の提供その他必要な援助を要する障害者で、常時介護を要する者（障害支援区分3以上、50歳以上で障害支援区分2以上など）に、主として昼間、日常生活上の支援や身体機能または生活能力の向上のために必要な援助等を行う

短期入所・入院やレスパイト【介護保険】【障害福祉】【難病事業】

■介護保険によるサービス（介護保険適用者は、介護保険サービスが優先）
- □**短期入所療養介護**：介護老人保健施設、病院等の施設に短期入所し、看護・医学的管理の下における介護・機能訓練等の医療や日常生活の世話を受ける（連続30日まで算定可能）
  - ※厚生労働大臣の定める状態（人工呼吸器使用者を含む）に対して医学的管理のもと短期入所療養介護を行った場合⇒重度療養管理加算：120単位/日

■障害者総合支援法によるサービス
- □**短期入所**：障害者支援施設、児童福祉施設その他以下に掲げる便宜を適切に行うことができる施設等に短期間入所させ、入浴・排泄および食事その他の必要な保護を行う
  - ※医療型の対象者：病院、診療所、介護老人保健施設において、遷延性意識障害児・者、ALS等の運動ニューロン疾患を有する者、重症心身障害児等を対象としたサービスが設定されている
- □**療養介護（療養介護医療）**：病院において機能訓練、療養上の管理、看護、医学的管理の下における介護、日常生活上の世話その他必要な医療を要する障害者で常時介護を要する者に、主として昼間、病院等で行われる。療養介護のうち医療に係るものは療養介護医療として提供される
  - ※対象者は、ALS患者等気管切開を伴う人工呼吸器による呼吸管理を行っている者（障害支援区分6）、筋ジストロフィー患者または重症心身障害者（障害支援区分5以上）

■難病事業によるサービス
- □**重症難病患者入院施設確保事業**：在宅療養中の難病患者で、介護者の事情等により在宅で介護を受けることが困難になった場合、一時的に入院可能な病床を各都道府県の拠点病院等に確保する

住宅改修・福祉用具・日常生活用具等【介護保険】【障害福祉】

■介護保険によるサービス
- □**福祉用具貸与**：心身機能が低下した要介護者等の自宅などで日常生活を補助するために、車椅子、特殊寝台、褥瘡予防用具、体位変換器、歩行器など福祉用具を貸し出す
- □**特定福祉用具販売**：入浴や排泄のための福祉用具、その他厚生労働大臣が定める福祉用具を販売
- □**住宅改修費の支給**：在宅の要介護者が以下の住宅改修等を行ったときに支給（支給限度額20万円自己負担1割）
  - ※対象となる住宅改修は、手すりの取り付け、床段差の解消、すべり止止、移動の円滑化のための床材の変更、引き戸等への扉の取り替え、洋式便器等への便器の取り替え等

■障害者総合支援法によるサービス
- ※平成25年4月より、難病対策事業における「難病患者等日常生活用具給付等事業」は障害者総合支援法に基づく日常生活用具給付等事業と補装具費の支給」に移行。
- ※難病と重複する小児慢性特定疾患の児童の日常生活用具給付等事業についても障害者総合支援法によるサービスの対象となる
- □**日常生活用具給付等事業**（市町村の地域生活支援事業の必須事業の1つ）：日常生活用具を必要とする障害者・障害児・難病患者等に、介護・訓練支援用具、自立生活支援用具、在宅療養等支援用具、情報・意思疎通支援用具、排泄管理支援用具、居宅生活動作補助用具（住宅改修費）を給付または貸与する
  - ※介護・訓練支援用具→特殊寝台、特殊マット、移動用リフト、体位変換器等　※住宅改修費→居宅生活動作補助用具
  - ※在宅療養等支援用具→電気式痰吸引器、ネブライザー、動脈血中酸素飽和度測定器等
  - ※情報・意思疎通支援用具→情報・通信支援用具（障害者向けパーソナルコンピュータ周辺機器やアプリケーションソフト等）
- □**補装具費支給**：補装具を必要とする障害者・児、難病患者等の補装具の購入、修理に要した費用の一部を公費負担する（自己負担原則1割；負担上限月額37200円）
  - ※補装具→車椅子（電動車椅子含む）、歩行補助杖、歩行器、座位保持装置、重度障害者用意思伝達装置、整形靴　など

在宅人工呼吸療法の概要　381

Q6 在宅人工呼吸療法では、どれくらい費用がかかるの？

A 人工呼吸器および周辺機器・衛生材料や支援サービスの利用料がかかります。医療費の自己負担を軽減する制度を活用し、経済的負担を減らすよう考慮します。

- HMVの必要物品（人工呼吸器の機器本体のほか、装置に必要な回路部品その他の付属品）は「在宅人工呼吸指導管理料」に含まれる。
- 療養上必要な回路部品その他付属品（バッテリー及び手動式肺人工蘇生器等を含む）は「人工呼吸器加算」に含まれる。
- 上記以外に必要な機器（電気式痰吸引器、ネブライザー、動脈血中酸素飽和度測定器等）は、障害者総合支援法の在宅療養等支援用具として、一部公費負担で購入できる。
- 吸引に必要な物品や衛生材料（吸引チューブ・消毒液・精製水・万能つぼ・ガーゼ・清浄綿等）は、医療機関からの払出と自費購入分を相談して整えておく必要がある。

自己負担額を軽減する制度

- 安全なHMV継続のための医療・介護・障害福祉サービスの利用には、各制度に定められた自己負担額が生じる。ただし、医療にかかる自己負担額を軽減するための公費負担制度があり、対象者に該当する場合は活用できる（**表5**）。
- 表5のうち、国の指定難病として「医療受給者証」を取得している者のうち、人工呼吸器を装着している者は、世帯の所得にかかわらず月額自己負担上限は1000円である（平成27年1月～）。
- 医療保険の自己負担額の総額が一定額を超えた場合には「高額療養費制度」、医療保険と介護保険の自己負担が一定額を超えた場合には「高額医療・高額介護合算療養費制度」によって自己負担額を軽減できる（詳細は高額療養費制度、高額医療・高額介護合算療養費制度を確認されたい）。
- HMVを要する療養者を支えていくうえでの経済的支援については、障害年金や各種手当（特別障害者手当・特別児童扶養手当等）、税の減免（所得税、住民税の控除）、利用料（公共交通機関運賃割引、放送受信料の減免、公営住宅優先入居等）などを利用して家族の経済的負担の軽減を考慮する必要がある。

（原口道子）

表5 医療費の公費負担に関連する制度（抜粋）

法律等名称（略称）	給付名		概要	対象等
障害者総合支援法	自立支援医療	育成医療	障害児の健全な育成を図るための、生活の機能を得るために必要な医療	● 児童福祉法に定める身体（18歳未満）のうち、身体に障害をもつもの（視覚障害、聴覚・平衡感覚機能の障害、音声機能・言語機能・そしゃく機能の障害、内部障害）。その障害を除去・軽減する手術等の治療により確実に効果が期待できるもの ● 所得に応じた自己負担上限月額がある
		更生医療	身体障害者（身体障害者福祉法）の障害を軽減・除去するための医療	● 身体障害者手帳の交付を受けた18歳以上の身体障害者（視覚障害、聴覚・平衡感覚機能の障害、音声機能・言語機能・そしゃく機能の障害、肢体不自由内部障害）。その障害を除去・軽減する手術等の治療により確実に効果が期待できるもの ● 所得に応じた自己負担上限月額がある
	療養介護医療基準該当療養介護医療		医療と常時介護を要する障害者に対して、主として昼間において、病院等において機能訓練や日常生活上の世話を提供する	● ALS患者等気管切開を伴う人工呼吸器による呼吸管理を行っている者（障害支援区分6）、筋ジストロフィー患者または重症心身障害者（障害支援区分5以上）　等 ● 所得に応じた自己負担上限月額がある
児童福祉法	肢体不自由児通所医療障害児入所医療		通所決定障害児の医療型児童発達支援（治療）入所決定障害児の入所支援（治療）	● 医療型児童発達支援センターでの治療は、肢体不自由児通所医療費の対象、医療型障害児入所施設での治療は障害児入所医療費の対処となり、所得に応じた自己負担上限月額がある
	小児慢性特定疾病医療費[※1]		国が指定する小児慢性特定疾病の治療にかかる医療費	● 18歳未満（引き続き治療が必要であると認められる場合は20歳未満）の小児慢性特定疾病に認定された児童等 ● 悪性新生物・慢性腎不全・慢性呼吸器疾患・先天性代謝異常・神経筋疾患等14疾患群が指定されている（平成27年1月〜） ● 保護者の所得に応じた自己負担上限月額を超えた分の医療費は公費負担を受けられる ● 人工呼吸器等装着者の負担上限額は所得区分にかかわらず月額500円である
難病医療法[※2]	特定医療費		国が指定する指定難病の治療にかかる医療費	● 指定難病に認定を受けて「医療受給者証」を交付された者 ● 指定医療機関から当該支給認定にかかわる特定医療（薬局での保険調剤および訪問看護を含む）を受けたときに、患者または保護者の所得に応じた自己負担上限月額を超えた分の医療費は公費負担を受けられる ● 人工呼吸器等装着患者の負担上限額は所得にかかわらず月額1000円である

※1　「児童福祉法の一部を改正する法律（平成26年5月30日公布、平成27年1月1日施行）」により、小児慢性特定疾病が11疾患群（514疾患）から14疾患群に対象拡大するとともに、新たな認定基準、医療費支給制度等を施行
※2　「難病の患者に対する医療等に関する法律（平成26年5月30日公布、平成27年1月1日施行）」により、医療費助成対象となる指定難病が56疾患から対象を大幅に拡大するとともに、新たな認定基準、医療費支給制度等を施行

Q7 吸引や経管栄養は、誰が実施してもいいの？

A 医師・看護師等の医療職員に加えて、一定の研修を修了して認定証を取得した介護職員等も、安全性確保等の要件整備下において提供できます。

- 近年、在宅で吸引や経管栄養を必要とする療養者が増加し、家族介護者の負担増加が社会問題化した。これを受けて、平成15（2003）年「ALS患者の在宅療養支援について；医政局長通知0717001号」が発出され、これまで介護職員など家族以外の者による喀痰吸引が一定の要件下で許容されてきた経緯がある。
- 平成24年6月22日に「介護保険サービスの基盤強化のための介護保険法等の一部を改正する法律」が公布され、介護福祉士および一定の研修を受けた介護職員等は、一定の条件下で喀痰吸引・経管栄養の定められた範囲の行為（特定行為）を実施できることとなった。
- 介護職員が実施できるようになるまでには、「研修の受講・認定証取得・登録事業所への所属・医師からの指示書・個別具体的方法の取得」という過程があり、この過程において、医師・看護職員は連携・協力が求められる可能性がある（図6）。
- 喀痰吸引・経管栄養は、安全に行われなければ療養者に危険を及ぼす行為であり、医行為であることに変わりはなく、介護職員等の実施の要件の1つに「医療関係者との連携に関する事項（表6）」が定められている。
- 医師・看護職員・介護職員等には、同じ療養者を支援するチームとして情報共有や適切な役割分担を図り、連携・協力して安全で安定的な療養生活を担保することが期待されている。

（原口道子）

【文献（p.370～385「在宅人工呼吸療法の概要」の項）】

1 石原英樹：在宅人工呼吸療法（HMV）．呼吸ケア 2009；7(7)：97-98．
2 石原英樹，坂谷光則，井上義一，他：在宅呼吸ケアの現状と課題－平成19年度全国アンケート調査結果－．労働科学研究費補助金難治性疾患克服事業呼吸不全に関する調査研究班平成19年度研究報告書2007：60-63．
3 宍戸克子：在宅人工呼吸療法．呼吸ケア 2009；夏季増刊：247-256．
4 木村謙太郎：在宅酸素療法．在宅人工呼吸療法導入背景と現状，実際．在宅呼吸療法事業ハンドブック2003，アズクルー，大阪，2002．
5 中山優季：在宅人工呼吸ケア．道又元裕編，人工呼吸ケア「なぜ・何」大百科，照林社，東京，2005：457．
6 中山優季：在宅人工呼吸療法の実際．道又元裕，小谷透，神津玲編，人工呼吸管理実践ガイド，照林社，東京，2009：292-302．
7 原口道子：在宅での看護職員と介護職員等との連携のポイント．コミュニティケア2012；14(12)：53-57．

図6 介護職員等が痰吸引等の実施に至るまでのながれと看護職員の役割

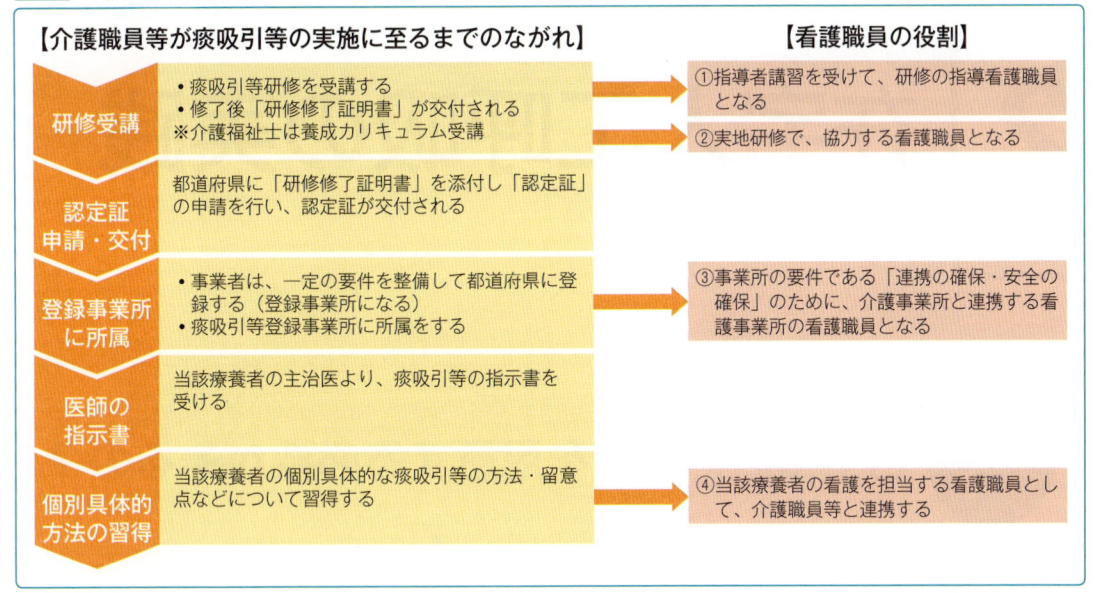

【介護職員等が痰吸引等の実施に至るまでのながれ】

研修受講	・痰吸引等研修を受講する ・修了後「研修修了証明書」が交付される ※介護福祉士は養成カリキュラム受講
認定証申請・交付	都道府県に「研修修了証明書」を添付し「認定証」の申請を行い、認定証が交付される
登録事業所に所属	・事業者は、一定の要件を整備して都道府県に登録する（登録事業所になる） ・痰吸引等登録事業所に所属をする
医師の指示書	当該療養者の主治医より、痰吸引等の指示書を受ける
個別具体的方法の習得	当該療養者の個別具体的な痰吸引等の方法・留意点などについて習得する

【看護職員の役割】

① 指導者講習を受けて、研修の指導看護職員となる
② 実地研修で、協力する看護職員となる
③ 事業所の要件である「連携の確保・安全の確保」のために、介護事業所と連携する看護事業所の看護職員となる
④ 当該療養者の看護を担当する看護職員として、介護職員等と連携する

原口道子：在宅での看護職員と介護職員等との連携のポイント．コミュニティケア2012；14（12）：53-57.より引用

表6 介護職員等による痰吸引等の実施における医療関係者との連携に関係する事項 [抜粋]

1	介護職員等による痰吸引等の実施に際し、医師の文書による指示を受ける
2	対象者の状態について、医師または看護職員による確認を定期的に行い、対象者の心身の状況に関する情報を介護職員等と共有することにより、医師または看護職員および介護職員等の間における連携を確保するとともに、適切な役割分担を図る
3	対象者の希望、医師の指示および心身の状況を踏まえて、医師または看護職員との連携の下に、痰吸引等の実施内容その他の事項を記載した計画書を作成する
4	痰吸引等の実施状況に関する報告書を作成し、医師に提出する
5	対象者の状態の急変等に備え、速やかに医師または看護職員への連絡を行えるよう、緊急時の連絡方法をあらかじめ定めておく
6	上記の事項など必要な事項を記載した痰吸引等業務に関する書類（業務方法書）を作成する

※「社会福祉士及び介護福祉士法施行規則の一部を改正する省令」（平成23年10月3日厚生労働省令第126号）より抜粋引用

Part 13 ■ 在宅人工呼吸ケア

2 在宅人工呼吸の実践

Q8 自宅には、なにを用意する必要があるの？

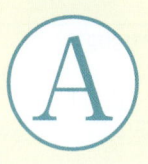

A 人工呼吸器・吸引器などの医療機器や確実な作動のための電源、ケアに必要な物品など多くの機器や物品、環境を必要とします。

- HMV（在宅人工呼吸療法）[※1]にあたっては、医療機器、衛生材料など医療にかかわるもの（人工呼吸器関係・気道ケア関係・経管栄養関係［必要時］）、生活にかかわるものなど、さまざまなものが必要となる（表1）。
- 必要物品には、医療保険・介護保険・障害者総合支援法など社会制度によって給付あるいは貸与等されるものや、衛生材料など反復・継続的に供給すべき物品がある。
- 衛生材料は、診療報酬上「必要なものを十分に供給する」とされているが、対象の状態によって必要なものや1日の消費量は異なる。加えて、医療機関による違いもある。在宅療養指導管理料の算定医療機関がHMV後に変わる場合などには特に留意する。「在宅療養移行支援」のなかで、入院中から制度を活用した準備を心がけ、衛生材料等の供給内容と量の取り決めを行うとよい（→p.374 Q3）。

- 昨今、災害対策が重視されていることから、医療機器の正常作動のための電源確保が十分なされているか留意する。特に自費での必要物品は、対象の経済状態に依存せざるを得ない。
- これらの必要物品は、退院時（移行時）にそろえればよいわけではない。「必要時に適切に使用できる」状態になるよう、使用方法についての指導、バッテリーなど消耗品についての定期的な作動状況のチェックなど、アフターフォローも重要な支援である。
- 既製品が使えず、各家庭に応じた工夫が生じる場合（吸引器具の保管方法やチューブネックホルダーの作成など）がある。これこそ在宅療養ならではの醍醐味ではあるものの、その工夫がHMVの安全な施行を阻害しないことを、医療面からアセスメントできるとよい。

（中山優季）

表1 HMVに必要なもの

項目	必要度	医療機器	入手のための制度利用
人工呼吸関係	◎	人工呼吸器	医療保険（医療機関からのレンタル）
	○	加温加湿器	医療保険（医療機関からのレンタル）
	○	人工鼻	医療保険（医療機関からの支給）
	◎	回路一式 　回路保持アーム	医療保険（医療機関からの支給）
	◎	蘇生バッグ	医療保険（医療機関からの支給）
	◎	外部バッテリー 　シガーライターケーブル 　充電器	医療保険（医療機関からの支給）
		テストラング	
		パルスオキシメータ	障害者総合支援法（日常生活用具給付）/人工呼吸器にレンタル
	◎	インターフェイス（マスク気管チューブ）	医療保険（医療機関からの支給）
		チューブホルダー	
	◎	カフエア用シリンジ	
気道ケア関係	◎	卓上型吸引器	障害者総合支援法（日常生活用具給付）
	◎	携帯型吸引器	障害者総合支援法（日常生活用具給付）
	◎	吸引カテーテル	医療保険（医療機関からの支給）
		コネクター	
		アルコール綿	
		手袋または攝子	
		低圧持続吸引器	
		吸引保管器具（消毒液・精製水など）	医療保険（医療機関からの支給）/自費
		吸入器	障害者総合支援法（日常生活用具給付）
		排痰補助装置(カフアシスト)	医療保険（医療機関からのレンタル）
		回路一式	医療保険（医療機関からのレンタル）

注1：主に神経筋疾患で在宅人工呼吸療法の必要な対象の状態像に準じて記載した。
　　◎は当該項目に必須なもの、○は選択的に必要なもの、空欄は必要な場合のものを示す。
注2：入手制度は、該当する場合があることを示し、必ずしもこの限りではない。
　　医療保険は、在宅療養指導管理料を算定している医療機関を指す。
注3：この他、栄養、清潔、排泄、意思伝達、移動等、生活上必要となる物品を準備する。

＊1　HMV（home mechanical ventilation）：在宅人工呼吸療法

Q9 在宅人工呼吸器って、どんなもの？

A 病院用に比べて、高度な機能よりも構造がシンプルで取り扱いやすいものが求められています。

- 在宅人工呼吸器の条件としては、在宅生活での取り扱いやすさや耐久性、移動・災害時の備えに耐えうるものが求められる（**表2**）[5]。
- 一般用（病院用）人工呼吸器と在宅人工呼吸器の特徴的な違いは、回路構成と電源確保である。

表2 在宅で使用する人工呼吸器の条件

1	駆動源として圧縮空気や圧縮酸素を必要としない
2	構造がシンプルで故障がない
3	作動音が静かである
4	持ち運び可能で耐久性がある
5	操作法が簡単でわかりやすい
6	バッテリー内蔵。外部バッテリーでも作動可能

在宅人工呼吸器の特徴（図1）

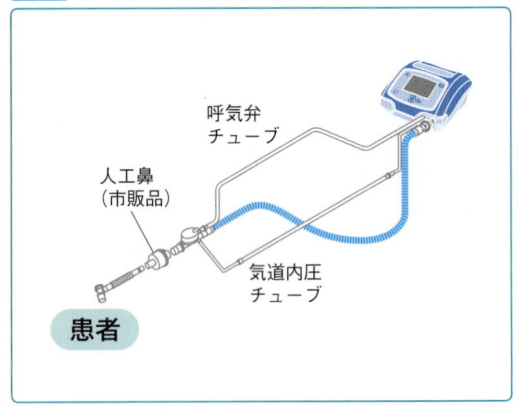

- 在宅人工呼吸器の場合、吸気は大気をフィルターを介して取り込み、呼気は一本回路の呼気弁を介して大気中に開放される。
- 電源としては、AC電源・内部バッテリー・外部バッテリーがある。すべての機器がこの3電源を備えているわけではないため、事前に使用する機種の電源確保の方法を確認する必要がある。使用時は、現在どの電源によって作動しているのかを確実に確認する。
- 在宅では通常、コンセントから取り出す交流電源であるAC電源を用いる。家庭用コンセントは2つ穴であることが多いが、医療機器は3Pプラグ[*2]であることが多い。2P-3P変換プラグは有用ではあるものの3Pプラグの機能が担保できないことやコンセントからの脱落の危険性もあるため注意が必要である[6]。
- 電力供給に際しては、家電製品等とは別系統での電源を確保することが望ましい。
- 停電時や災害時に備えた電源確保として、バッテリーの確保は必須でありバッテリー残量等の日常点検も重要である。

図1 在宅人工呼吸器の概要

呼気弁チューブ
人工鼻（市販品）
気道内圧チューブ
患者

（原口道子）

---

*2 3Pプラグ：アースと誤作動防止のノイズ対策の役目をはたす。

Q10 在宅人工呼吸器のメンテナンス方法は？

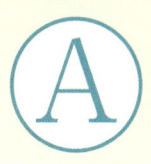

A 使用者（患者、介護者）と医療職による日常点検と、機器供給会社や医療機関の臨床工学技士による定期点検があります。

- HMVでは、人工呼吸器の24時間365日の安全作動が欠かせない。

日常点検のポイント

- 使用者（患者、介護者）による日常的な点検内容は、表3のとおりである。
- 訪問看護師等医療職による日常点検の内容については、以下に示す内容がポイントとなる。
- **本体**：特に作動電源の確認、電源切り替わりが正常であるかの確認が必要である。空気を取り込むエアフィルター部分の埃の具合も確認する。
- **換気条件の設定項目**：機種によって異なるため、医師に相談する。画面を切り替えていかないと設定条件を確認できない機種もある。機種における取り扱い方法を確認しておくとよい。
- 医療職による日常点検では、特に人工呼吸器の正常作動と患者の状態の確認が重要である。呼吸ごとの同調性や肺野に均一に空気が入っているか、肺雑音、喀痰の貯留の有無などフィジカルアセスメントも欠かせない。

表3 使用者による日常的な点検内容

1. 周囲の火気・危険物はないか？
2. 機器の設置台の安定性、固定は確実か？
3. 電源プラグとコンセントゆるみはないか？
4. 呼吸器回路の接続部のゆるみ、亀裂はないか？
5. いつもと違う音がしていないか？

定期点検のポイント

- 定期点検は、臨床工学技士や機器供給会社による専門的な点検である。換気量計や気道内圧計を用いて人工呼吸器からの送気量や気道内圧の実測を行うこと、アラームが正常作動することの確認、電源の確認、内部・外部バッテリーの充電量の確認などが含まれる。
- 人工呼吸器は、使用時間・期間に応じてオーバーホールを行う。
- 24時間人工呼吸器使用の患者にとっては、同じ機種・同じ設定であっても、機械の交換によって違和感を訴える場合もある。このような訴えを十分に受け止め、微細な変化にすみやかに対応するよう心がける。

（中山優季）

Q11 在宅人工呼吸器は、どこに置けばいい？注意することは？

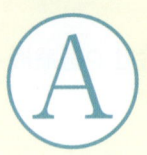

A 療養室の床面の安定した場所、落下物の届かない場所に搭載台を用意し、設置します。HMVにおいては、電気と生活環境の整備が欠かせません。

療養室の設定

- HMV実施にあたり、まずは患者の療養室をどこにするかを検討する。
- 家族が集まり目が届きやすい居間に療養ベッドを設置する例、プライバシーを守るために専用別室にする例などさまざまであり、生活空間に医療機器をどうなじませるか、各家庭の工夫がある。
- 図2に療養室の一例を示す。必要な物がすぐに取り出せること、また、かかわるさまざまな人が物品配置の共有を図れるとよい。

在宅人工呼吸器配置のポイント

- 在宅人工呼吸器の正常作動には、電源確保が欠かせない。

図2 HMV療養室の例

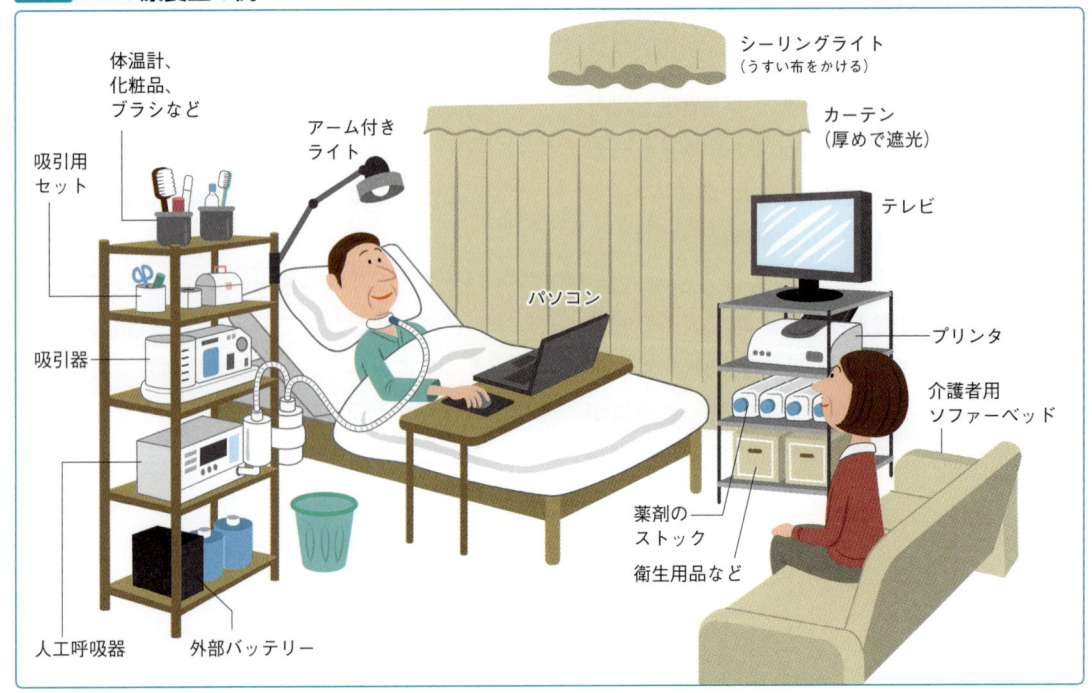

（体温計、化粧品、ブラシなど／吸引用セット／吸引器／人工呼吸器／外部バッテリー／アーム付きライト／シーリングライト（うすい布をかける）／カーテン（厚めで遮光）／パソコン／テレビ／プリンタ／介護者用ソファーベッド／薬剤のストック／衛生用品など）

- 生活の場での人工呼吸療法であることが大前提であり、エアコンや電子レンジ、ドライヤーなど生活電子機器とは、独立した電気系統となるよう配慮する。
- 電気ノイズによる影響を避けるため、アースを利用する。また、エアマット（モーター部）の近くには置かないようにする。
- 在宅人工呼吸器は、居室内の空気を空気取り入れ孔（エアフィルター）から取り込む。このため、本体を壁にピッタリつけることは避け、空間的余裕を持たせる。
- 移動時や入浴時などは、ベッドや在宅人工呼吸器の位置を変えたほうがスムーズな場合があるため、キャスター・ストッパー付きの台が望ましい。
- 在宅人工呼吸器と吸引器の位置は、スペース上の制約はあるものの、できれば近いほうが吸引などのケア時には便利である。
- 人工呼吸器の配置側には呼吸器回路があるため、特に上肢（肩）を動かさなくなる場合がある。拘縮予防に注意する。
- 技術指導を受けていても、在宅療養での機器の変化はもちろん、その配置や高さの変化で、最初は戸惑うことが多い。入院中の技術指導では、家庭での実施をイメージして、人工呼吸器の位置やケア者の立ち位置、台の高さなど工夫をするとよい。

(中山優季)

Column

CRT（毛細血管再充満時間）って？

CRTは、ブランチテストとも呼ばれ、末梢の循環不全の程度を見きわめるための方法である。

方法は簡便で、爪を、爪床が白くなるように強く圧迫した後で圧迫を解除し、爪床に赤みが戻るまでにかかる時間を観察するだけである。

CRT 3秒未満が正常とされており、3秒以上は末梢循環不全を疑う。酸素化の評価を行うときは、末梢循環不全の状況も把握しておくことが大切である。

(道又元裕)

強く圧迫し、すばやく圧迫を介助する

CRT（capillary refilling time）：毛細血管再充満時間

Q12 在宅人工呼吸療法患者はずっと寝たきりになってしまうの？

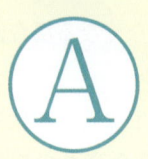

A そんなことはありません。できるかぎり身体を起こすことは、廃用性障害の予防、リハビリテーションとしても有効です。

- 人工呼吸器を装着していることが原因で寝たきりになることはない。むしろ人工呼吸器を装着しながら活動することで、活動に伴う負加を軽減できる。
- 四肢麻痺を伴う利用者の場合、車椅子やリクライニング式ストレッチャーなどを利用するとよい。
- 移動に車椅子を必要とする者は、介護保険や身体障害者手帳（障害者総合支援法）によって公的補助を受けることができる。介護保険ではレンタルが基本となるが、人工呼吸器を搭載できる車椅子はオーダーメードが多くなるため、身体障害者手帳を利用した補装具費の支給に基づく場合が多い。

図3　車椅子への呼吸器搭載（例）

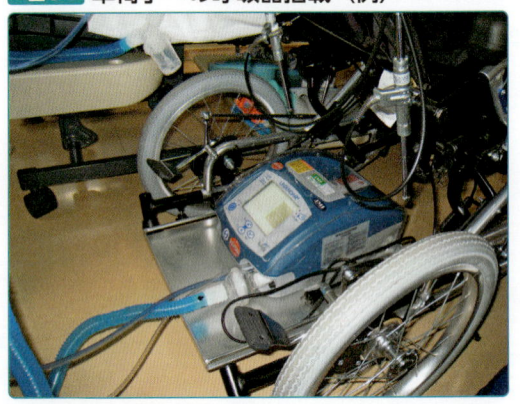

- 移動に伴い、人工呼吸器回路の牽引や抜去などのトラブルが生じやすくなるため、慎重に移動方法を検討する。

車椅子使用時の注意点

- 車椅子は、呼吸器の形や大きさによって、下部に置き場を設けるものや背部にかけるなど、さまざまな工夫がある（図3）。
- 下部の置き台には、人工呼吸器の他、吸引器やバッテリーなどを置く場合がある。リクライニング（背もたれの角度が変わる）やチルト機能（座っている角度のまま全体の角度が変わる）、座位補助装置など、体への負担を最小限にとどめる工夫も必要である。

移動時の注意点

- 全介助状態の場合の移動方法は、図4のようなアセスメントのもと、いくつかの方法（複数で持ち上げた平行移動、スライディングボードの利用、移動用リフトなど）から選択する。
- 移乗は、いったん回路を外して行うほうが、回路の牽引の危険性は減る。しかし、移乗後すぐに回路を戻すことを忘れてはいけない。

（中山優季）

図4 全介助状態の移乗方法：アセスメントの視点

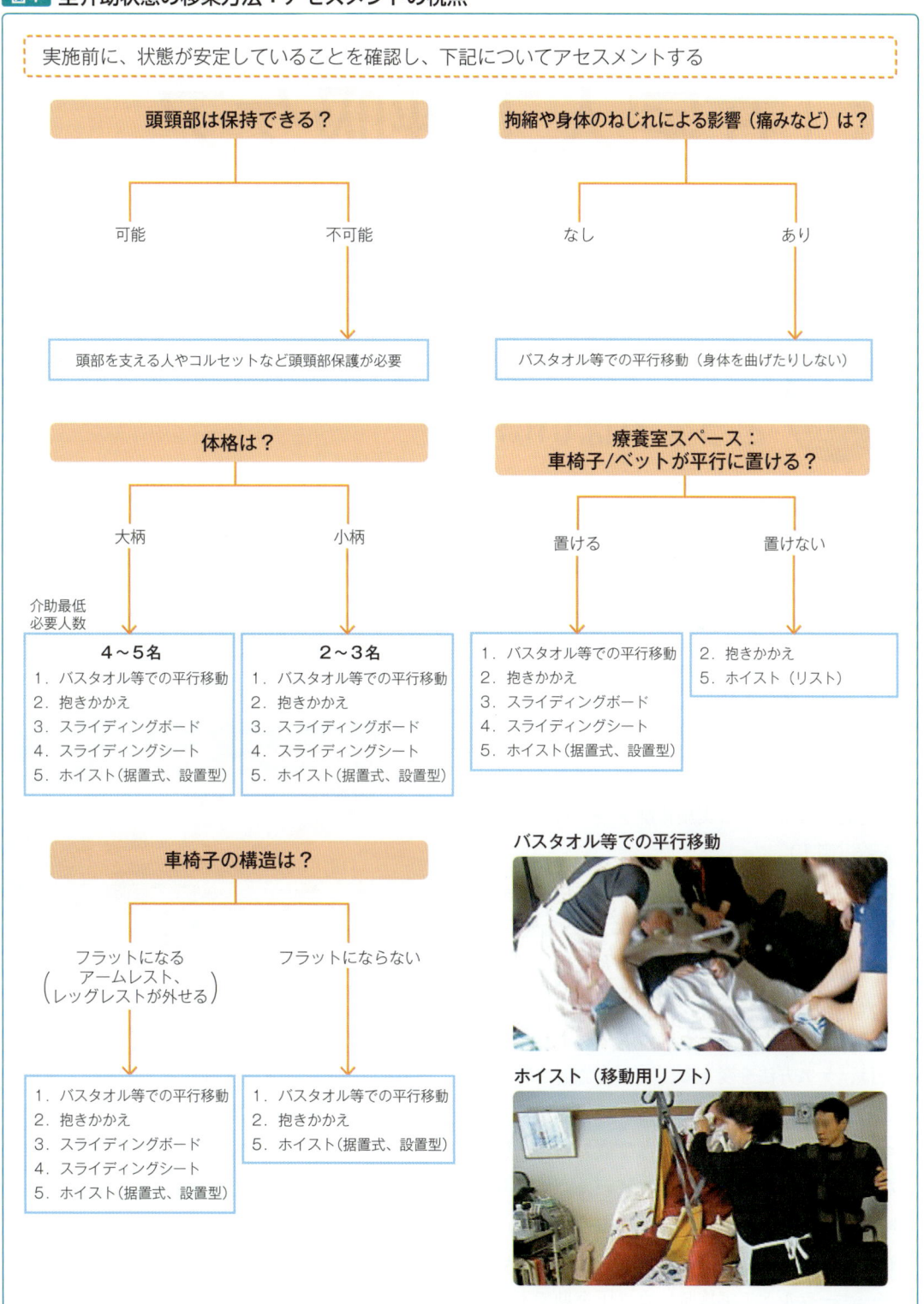

実施前に、状態が安定していることを確認し、下記についてアセスメントする

頭頸部は保持できる？
- 可能
- 不可能 → 頭部を支える人やコルセットなど頭頸部保護が必要

拘縮や身体のねじれによる影響（痛みなど）は？
- なし
- あり → バスタオル等での平行移動（身体を曲げたりしない）

体格は？（介助最低必要人数）
- 大柄 → 4～5名
  1. バスタオル等での平行移動
  2. 抱きかかえ
  3. スライディングボード
  4. スライディングシート
  5. ホイスト（据置式、設置型）
- 小柄 → 2～3名
  1. バスタオル等での平行移動
  2. 抱きかかえ
  3. スライディングボード
  4. スライディングシート
  5. ホイスト（据置式、設置型）

療養室スペース：車椅子/ベットが平行に置ける？
- 置ける
  1. バスタオル等での平行移動
  2. 抱きかかえ
  3. スライディングボード
  4. スライディングシート
  5. ホイスト（据置式、設置型）
- 置けない
  2. 抱きかかえ
  5. ホイスト（リスト）

車椅子の構造は？
- フラットになる（アームレスト、レッグレストが外せる）
  1. バスタオル等での平行移動
  2. 抱きかかえ
  3. スライディングボード
  4. スライディングシート
  5. ホイスト（据置式、設置型）
- フラットにならない
  1. バスタオル等での平行移動
  2. 抱きかかえ
  5. ホイスト（据置式、設置型）

バスタオル等での平行移動

ホイスト（移動用リフト）

Part 13　在宅人工呼吸ケア

在宅人工呼吸の実践

Part 13 ■ 在宅人工呼吸ケア

3 在宅人工呼吸ケア

> **Q13** 在宅人工呼吸療法患者の歯みがきは、どうすればいい？
>
> **A** 在宅人工呼吸療養者でも、病院や施設と同様に「歯みがき」にとどまらないオーラルケアの実施は可能です。誤嚥に注意し、呼吸管理ができるケア実施者によってオーラルケアを実施します。

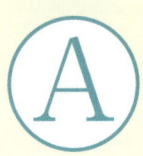

- 在宅では、家族介護者と限られた支援時間・支援者で多くのケアを実施しなければならない（**表1**）。そのため、オーラルケアの目的を達成できるような実施体制を整える必要がある（**図1**）。
- 含嗽剤や洗口剤をうまく活用すると、より有効に口腔の細菌を減少させることができる。しかし、在宅では、高齢な家族介護者や非医療職が実施することもあるため、洗浄法だと誤嚥のリスクが高まるとアセスメントした場合は、ケア方法を変える、ケア実施者を特定するなどの対応が必要である。
- オーラルケア後、しばらくは唾液分泌過多になるため、ケア実施者はケア後の確認により唾液を回収し、誤嚥予防に努める。
- 在宅ではカフ圧計はほとんど普及していないが、オーラルケア実施時にカフ圧を勘で上げず、適正なカフ圧で実施することを勧める。
- カフ上部吸引は誤嚥予防に有効である。装着

図1 歯科医によるオーラルケアの実際

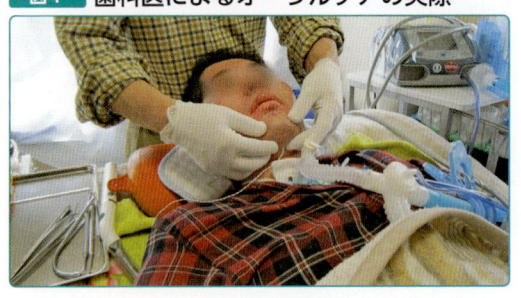

できない理由がない限り、カフ上部吸引が可能な気管切開チューブを選定する。
- ALS（筋萎縮性側索硬化症）[*1]など、流涎過多で常に持続吸引器を利用している場合は、オーラルケア時も持続吸引を利用し、唾液の効果的な回収を行う（**図2**）。
- 口腔の状態は、病気の進行の程度や病態によって異なるため、病初期から歯科の訪問診療を計画し、歯科診療と定期的ケアを受け、多職種協同のもとにケアを選択し実施できるようにする。

（松田千春）

表1 在宅人工呼吸療養者のオーラルケアを難しくさせている問題

1　呼吸状態に注意が必要である（特にNPPV実施者の場合）
- ほぼ24時間装着する場合、口腔ケア実施時にマスクを外すと呼吸困難を生じる可能性がある→NPPVの限界
- 従圧式設定の場合、EPAP値が高いと呼気がうまくできず、誤嚥しやすく含嗽が困難である

2　嚥下障害に注意が必要であるが、誤嚥防止策がとりづらい
- 含嗽できない（難しい）
- ヘッドアップ・側臥位・顔を横向きにすることは、療養者が下記の症状をきたすためできない
  ・易疲労、顎や肩の痛み、開口できる姿勢が限局している、拘縮により体位変換ができない
- 開口できる頭部後屈位では、喉元に唾液がたまりやすい
- バイトブロックにより開口しようとすると、顎の痛みが生じる
- カフ付やサイドチューブ付の気管切開チューブを本人が望まず使用できない
- カフ圧計をもっていない、使用したことがない

3　療養者の口腔の状態
- 開口制限　・歯ブラシが歯列内に入らず、歯の裏、奥歯、舌、口蓋などを磨きにくい。そのため、通常使用する歯ブラシに加えて数種類の歯ブラシが必要である
　　　　　　・口腔の十分な観察ができない
- 舌の問題　・乾燥し、触れると敏感に反応する
　　　　　　・一部疾患では舌が肥大し、口腔のスペースを制限している

4　支援者・支援体制の問題
- より優先したいケアがあり、時間の確保が難しい
- ケア実施者の確保が難しい
  ・吸引の判断、実施ができる介助者が必要である
  ・症例によっては意思伝達法が特殊な場合がある
  ・複数の訪問看護ステーション、ヘルパーステーションが入っており、ケア方法の共有が難しい

5　療養者の個別性に応じたケア用品が必要である
- 開口困難
  ・吸引カテーテル付ブラシの場合、口が開きにくい療養者の口腔まで入らない
  ・開口器（バイトブロック）は顎が痛くなり使えない
  ・子ども用の歯ブラシは、ヘッドが小さい反面柄が短いため、成人の場合奥まで磨けないことがある
- 舌を咬んでしまう
- 経済的な問題
  ・介護用歯ブラシを日常的に使用するには価格が高い
  ・使い捨てブラシを複数回使い、壊れた経験がある

6　療養環境
- ベッド上の限られたスペースで口腔ケアを安全に行う必要性がある

7　歯科診療や処置を受けることが困難である
- 往診してくれる歯科医を見つけられない

図2　持続吸引可能な機器の例

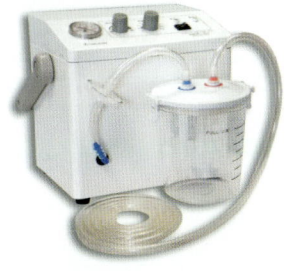

痰吸引器アモレSU1（徳器技研工業株式会社）
・連続使用が可能

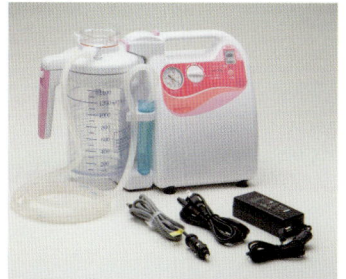

ミニックDC-Ⅱ（新鋭工業株式会社）
・連続作動時間6時間

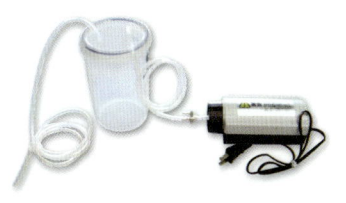

唾液吸引ポンプ ダエキューS（徳器技研工業株式会社）
・安価だが医療機器ではない

---

*1　ALS（amyotropic lateral sclerosis）：筋萎縮性側索硬化症

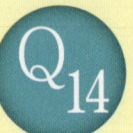

Q14 在宅人工呼吸療法患者とは、どうコミュニケーションをとる？

A 状態、残存機能を生かしたAAC（拡大・代替コミュニケーション）を見つけられるよう支援します。

- 人工呼吸器を装着すると、特に気管切開では声帯に空気が通りにくくなる。
- 疾患によっては構音障害をきたすことによって、会話による意思伝達が困難となる。

コミュニケーション方法

1 AACの概要

- AAC（拡大・代替コミュニケーション）[*2]とは「手段にこだわらず、その人に残された能力とテクノロジーの力で自分の意思を相手に伝えること」である。現在ではIT[*3]の発達によりさまざまな方法が開発されている。
- 表2にAACの概要を示す。
- AACには、文字盤や口文字盤・読み上げ式のように、機器を使用しないものから、スイッチ類（表3）・意思伝達装置まで種類が豊富である。

2 AAC選択のポイント

- いずれも、1種類ではなく、複数手段を確保しておくとよい。
- 進行性の疾患の場合、1つの手段をずっと使用できるとは限らない。そのため、使いにくさが生じている、疲れやすい、セッティングにいつも以上の時間がかかるなどの状況を勘案しながら手段の変更を考慮した支援が必要である。

（中山優季）

---

*2　AAC（augmentative & alternative communication）：拡大・代替コミュニケーション
*3　IT（information technology）：情報技術
*4　VOCA（voice output communication aid）：携帯用会話補助装置

表2 AACの種類

種類	方法	特徴	製品の例
ITを用いない	発語・口話	発声。構音障害が進行すると聞き取りにくくなる。気管切開でも、構音機能が保たれていれば、スピーチカニューレやスピーキングバルブなどの使用で可能な場合がある	スピーチカニューレ スピーキングバルブ
	筆談	筆記具などで書く場合と、指文字とがある	
	文字盤	用件を羅列したものや五十音や数字を書き込んだ盤を指し示したり、透明アクリル盤を使用し対面して目の動きを読み取ることで意思を伝える	透明文字盤
		聞き手が五十音を読み上げ、非言語の合図（サイン）を送ることで会話が成立する読み上げ式や、話し手が母音の形を示し、それに合わせて読み上げる「口文字」など目の疲労を緩和する方法もある	読み上げ式 口文字
ITを用いる	コミュニケーションエイド	VOCA（携帯用会話補助装置）[*4]。ボタンやスイッチ操作で選択することにより、合成音声やあらかじめ録音したメッセージを伝えることができる。携帯型（バッテリー充電により移動先で使えるもの）もある	トーキングエイド トーキングエイドfor iPad ボイスキャリーペチャラ
	意思伝達装置	ワープロ機能を、療養者の残存機能に合わせたスイッチ操作で使用可能にしたもの。市販のパソコン専用に開発したコミュニケーション用のソフトを組み合わせてあるものが多い（ソフトのみ）。出力スイッチは、瞬きを利用するものなど、療養者の状態によって工夫する必要がある	レッツチャット 伝の心 マイトビー ハーティーラダー オペレートナビ

表3 スイッチ・センサー類

利用する部位	作動方法	製品名
随意筋の動き	押す（圧迫）	マイクロスイッチ
		ビックスイッチ
		ジェリービーンスイッチ
	触れる（接触）	タッチセンサースイッチ
		ピンタッチスイッチ
	圧素子/空圧	PPS（ピエゾ・ニューマティック）センサー
	視線	画像認識（カメラ）スイッチ
	光（赤外線反射量の差）	光電スイッチ
呼吸	吸気・呼気	ブレススイッチ
	音感知スイッチ	音認識スイッチ
生体信号	眼電	EOG眼電センサースイッチ
	筋電	筋電スイッチ
	微弱生体電位	マクトス
	脳血流	心語り
	脳波	脳波スイッチ

Q15 在宅人工呼吸療法患者が入浴するときは、どうすればいい？

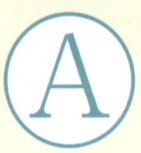

A 自宅の浴室が利用できる場合は、蘇生バッグで換気を補助しながら入浴するのが望ましいでしょう。最近は、訪問入浴サービスを利用して、室内で入浴することも増えています。

- 人工呼吸器は精密機器であるため、湿気の多い環境での作動は厳禁である。自宅の浴室を利用する場合には、浴室内へは人工呼吸器を持ち込まず、蘇生バッグで換気をしながら行うことが望ましい。
- 神経難病など四肢の運動障害を伴う患者では、浴室内の段差やスペースの問題で、自宅の浴室が使用できない場合も多い。
- そのような場合は「訪問入浴サービス」や通所サービスによる「施設入浴」が利用できる。これは、介護保険や障害者総合支援法の利用が可能である。
- 「訪問入浴サービス」は、訪問入浴車が自宅に訪問し、簡易浴槽を室内で組み立て、入浴車、あるいは自宅から温水を取り込み、複数の入浴スタッフによる入浴支援である。

図3 訪問入浴サービスの利用

在宅人工呼吸器は水滴がかからない位置にする

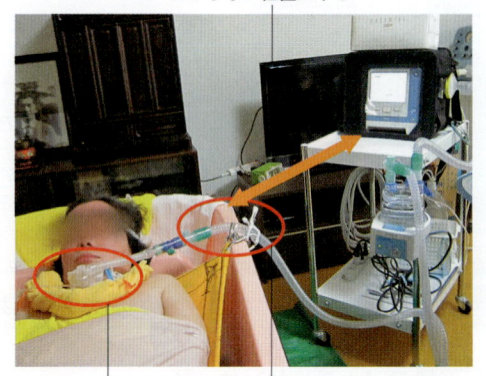

タオルで土手をつくる　　途中でいったん固定する

入浴支援のポイント

- 図3に訪問入浴サービスの一例を示す。以下に示すような注意を確実に行って安全な入浴支援を行っている。
  ① 呼吸器を浴槽から離し、水滴がかからないよう気をつける。
  ② 気管切開チューブ付近にタオルで土手をつくり、気管切開孔に水が入らないよう注意する。
  ③ 呼吸器回路が引っ張られないよう、途中で固定を行う。
  ④ 特に自力で目が閉じられない方の場合など、水泳用のゴーグルなどで、眼に水が入らないように注意する必要がある。
  ⑤ 身体全体は、入浴用担架を利用するが、そこからすべり落ちないようにする。四肢麻痺の方の場合は、移動時の手足の固定も必要となる。

（中山優季）

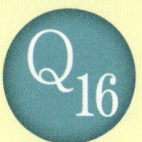

Q16 苦しくならない吸引の方法って、ある？

A 吸引は、侵襲性の高いケアであると認識し、吸引は必要なときに限り行うようにするのが大前提となります。最近では、自動吸引システムも利用できます。

- 吸引が苦痛を伴う手技であることに疑いの余地はない。このため、いかに必要なときのみに、効率的に実施するかについて配慮する（→p.162Part 7）。
- 内方吸引口をもつ気管切開チューブと低定量吸引器を用いた自動吸引システム（気管切開孔を開放することなく吸引できるシステム）もある（図4）。自動吸引システムの場合、吸引カテーテルを挿入することがないので、気管内へは無侵襲で吸引が可能となる。
- ただし、このシステムは、主に上気道からの気道分泌物の落ち込みをとらえるもので、末梢気道からの粘性痰に対しては、効力が落ちる。
- 筆者らの調査では、自動吸引システムを用いると1日の気管吸引の頻度が有意に減少し、従来の気管吸引が苦痛であることを再認識した事例もあった。
- 人工呼吸中の換気量の喪失は、呼吸器設定により異なる。一回換気量が400mL以下の場合や吸気時間が長い場合は換気量の損失が相対的に大きくなるため、作動中の気道内圧の変化が1hPa以内に収まるような設定とする。
- 自動吸引システムの導入には、専用チューブとの適合や人工呼吸管理への影響が許容できるかの判断、内部吸引孔の詰まりなどのトラブル発生時の対応が必要となる医療行為であるため、主治医および医療チームでのかかわりが必要となる。

（中山優季）

図4 自動吸引システムの例

低定量持続吸引器 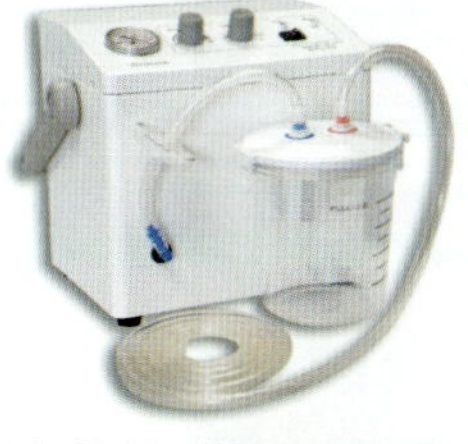
アモレSU1（徳器技研工業株式会社）

カフ下部（内部）吸引孔つきカニューレ 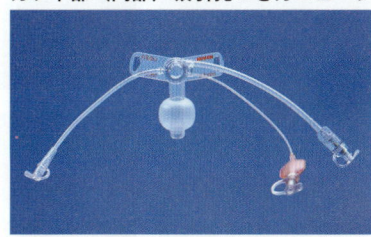
コーケンダブルサクションカニューレ（株式会社高研）

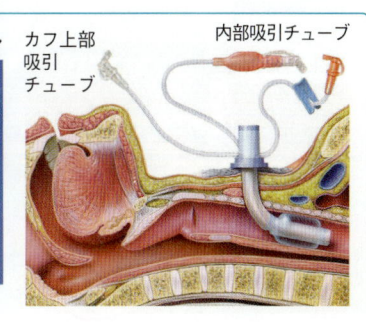

カフ上部吸引チューブ　内部吸引チューブ

詳しくは、http://www3.coara.or.jp/~makoty/を参照

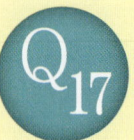

Q17 在宅人工呼吸療法患者の外出時は、なにに注意すればいい？

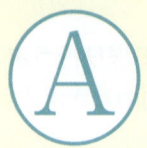

A 車椅子などの移動手段に、在宅人工呼吸器を確実に設置します。外出にあたっては、身体状態の安定と適切なケア、そして外出時間に足りる電源など必要物品の充足が必要です。

- 近年、在宅人工呼吸器の小型・軽量化が進み、可搬性が増し、車椅子に在宅人工呼吸器を搭載して外出を楽しむ療養者が増えている。
- 在宅人工呼吸器搭載可能な車椅子を図5に示す。外出時に必要なさまざまな装備を車椅子に搭載することが多いため、重心が後ろにかかり、バランスを欠きやすいことに注意する（車椅子については、p.392Q12参照）。
- 在宅人工呼吸器回路が巻き込まれないようにすること、蘇生バッグをいつでも使える場所に用意することに加え、道路の凹凸などによる振動でずれたりしないような固定の工夫が必要である。
- 外出時の必要物品を表4に示す。必要物品をチェックリスト化しておくと忘れずにすむ。
- これらの準備・安全対策を施したうえで外出し、リフト付き自動車やスロープを利用して電車に乗ると、行動範囲を拡大できる。
- 外出時には、外的環境の変化があり、普段聞こえるはずのアラームが聞こえないことも起こりうる。複数のケア者を準備し、必ず誰か1名は対象の表情を観察できる体制が必要である。p.402表5、p.403表6に、外出時のヒヤリハット体験を示すので、参考にされたい。

（中山優季）

図5 外出時の装備

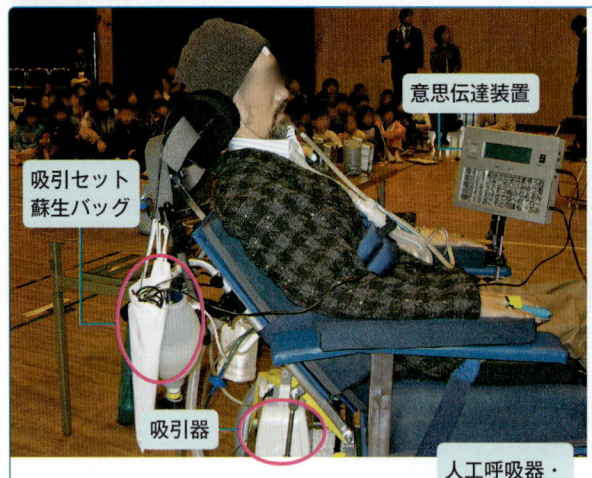

吸引セット
蘇生バッグ

意思伝達装置

吸引器

人工呼吸器・バッテリー
（座席の下）

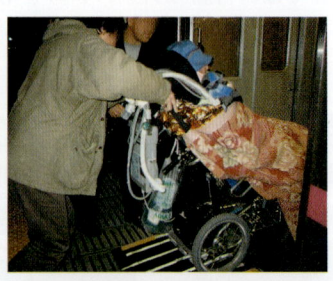

電車の利用

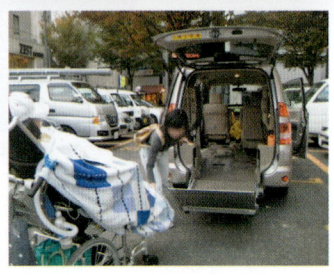

自動車の利用

表4 外出時必要物品の例

領域		物品	チェック
呼吸	呼吸器	人工呼吸器	
		外出用呼吸回路（人工鼻）	
		蘇生バッグ	
		回路固定用具	
		予備回路	
		シガーケーブル	
		外部バッテリー	
		延長コード	
		3つ又プラグ	
		高速充電器	
	吸引器	携帯型吸引器	
		電源コード	
	吸引セット	吸引カテーテル（気切）	
		吸引カテーテル（口腔用）	
		手指消毒剤	
		手袋	
		綿	
		消毒液	
		精製水	
		気切部消毒セット（Yガーゼ・綿棒）	
		カフ用シリンジ	
		予備カニューレ	
栄養	経管栄養	イルリガートル	
		注射器	
		経管栄養剤	
		胃ろうチューブ	
排泄		尿器	
		オムツ	
コミュニケーション		文字盤	
		コール（ブザー）	
他	消毒物品	消毒液・綿棒・ガーゼ・テープ類	
	測定機器	パルスオキシメータ	
		血圧計	
		体温計	
		聴診器	
	衛生材料など	ティッシュ・タオル	
		ビニール袋	
		ガムテープ	
		メガネ（サングラス）	
		固定ベルト	
	書類など	緊急連絡先	
		障害者手帳	

表5 外出時に生じた人工呼吸器系のトラブル (61件/全87件：70.1%)

部位	生じたトラブル事象　件数	予測される健康問題
人工呼吸器 9件 (14.8%)	作動停止：3件	呼吸維持不能
	不適切作動（アラーム）：6件	（呼吸器正常作動困難）→呼吸維持不能
		呼吸パターンの障害
電源 32件 (52.5%)	バッテリー蓄電量の使いきり：16件	呼吸維持不能
	外部バッテリーの故障：10件（ケーブル、断線、接触不良を含む）	（呼吸器作動停止）→呼吸維持不能
	バッテリー切り替わり不能：3件	（呼吸器作動停止）→呼吸維持不能
	電源確保困難：3件	（呼吸器作動停止）→呼吸維持不能
		非効果的気道浄化
回路 9件 (14.8%)	回路の外れ：3件	呼吸維持不能
	回路の牽引：1件	呼吸維持不能
	回路の亀裂・破損：3件	呼吸維持不能
	回路の閉塞：1件	呼吸維持不能
	回路の屈曲：1件	呼吸維持不能
加湿器　1件	加温加湿器温度調整困難：1件	非効果的気道浄化
吸引器 6件 (9.8%)	吸引器の故障：2件	非効果的気道浄化
	吸引器の性能不足：1件	
	バッテリー蓄電量の使いきり：3件	
物品 4件	携帯忘れ：2件	非効果的気道浄化
		（呼吸器作動停止）→呼吸維持不能
	携帯の不足・紛失：2件	非効果的気道浄化

特定疾患患者の生活の質（QOL）の向上に関する研究班「人工呼吸器装着者の訪問看護研究」分科会編：人工呼吸器を装着しているALS療養者の訪問看護ガイドライン．2000．を元に作成

【文献（p.394～403「在宅人工呼吸ケア」の項）】

1. 8020推進財団；平成20年3月(財)8020推進財団指定研究，「入院患者に対する包括的口腔管理システムの構築に関する研究」研究班，主任研究者：寺岡加代．：入院患者に対するオーラルマネジメント．8020推進財団，東京，2008．
2. 川村佐和子監修，中山優季：ナーシングアプローチ難病看護基礎と実践．桐書房，東京，2014．
3. 石川悠加 編：NPPVのすべて これからの人工呼吸．医学書院，東京，2008．
4. 中山優季：在宅人工呼吸ケア．道又元裕編，人工呼吸ケア「なぜ・何」大百科，照林社，東京，2008：457．
5. 中山優季：在宅人工呼吸療法の実際．道又元裕，小谷透，神津玲編，人工呼吸管理実践ガイド，照林社，東京，2009：292-302．
6. 川口有美子，小長谷百絵編著：在宅人工呼吸ポケットマニュアル．医歯薬出版，東京，2009．
7. 特定疾患患者の生活の質（QOL）の向上に関する研究班「人工呼吸器装着者の訪問看護研究」分科会編：人工呼吸器を装着しているALS療養者の訪問看護ガイドライン．2000．
8. 東京都福祉保健局：難病患者在宅人工呼吸器導入時における退院調整・地域連携ノート．http://www.fukushihoken.metro.tokyo.jp/joho/soshiki/hoken/shippei/oshirase/taiintyousei_tiikirenkeinoto.files/tiintyouseirenkeino-to250711.pdf（2014年11月18日閲覧）．

表6 外出時に生じた人体系・その他のトラブル (23件/全87件：29.9%)

部位	生じたトラブル事象　件数	予測される健康問題
身体 （姿勢）	安楽姿勢保持困難：3件	安楽障害（苦痛、疼痛）
	車内での安楽姿勢保持困難：2件	安楽障害（苦痛、疼痛）
	移動時の振動：3件	安楽障害（苦痛、疼痛）
	回路での牽引：1件	安楽障害（苦痛、疼痛）
移動	車椅子タイヤのパンク：1件	安楽障害（苦痛、疼痛）
	車椅子の操作困難：3件	安楽障害（苦痛、疼痛） 車椅子移動障害
	公共交通（航空機）利用困難：2件	車椅子移動障害
	費用負担：1件	車椅子移動障害
栄養	経管栄養での膨満感：1件	腹部膨満による呼吸困難
呼吸	呼吸困難：1件	ガス交換障害
	唾液の漏出：1件	非効果的気道浄化
意思伝達	意思伝達装置利用困難：1件	コミュニケーション障害
排泄	排泄場所確保困難：3件	排泄セルフケア障害
その他の トラブル	人員確保困難：2件	
	他人の視線：1件	

特定疾患患者の生活の質（QOL）の向上に関する研究班「人工呼吸器装着者の訪問看護研究」分科会編：人工呼吸器を装着しているALS療養者の訪問看護ガイドライン．2000．を元に作成

Part 13 ■ 在宅人工呼吸ケア

4 緊急・災害時の対応

Q18 緊急時のために必要な事前準備は？

A 在宅人工呼吸療養者の病態はさまざまで、通常の病状変化に加えて、呼吸管理に関連したトラブルが生じることがあります。落ち着いて対応できるように、緊急時のための備えと予測が必要となります。

家族が心得るべきリスクマネジメントの対応

- HMV（在宅人工呼吸療法）[*1]の継続にあたり、家族はいくつかのリスクマネジメントの対応を心得ておかなければならない。
- 緊急時に家族だけで初期対応しなければならないことも容易に想定できる。

1 初期対応

- 在宅人工呼吸器の停止だけでなく、人工呼吸器の回路が破損したり、気管切開チューブが抜けたり、本人の病状変化で緊急対応を強いられることがある。
- 初期対応について関係機関で話し合い、医療職らと日常的な確認を行い、実施可能にしておく必要がある。
- 緊急時の連絡のために、関係機関への連絡票をわかりやすいところに貼ったり、あらかじめ電話の短縮ダイヤルにセットしておいたりすることが必要である。
- 緊急時に連絡する内容（住所、氏名、症状等）を事前に整理しておく必要がある（**表1**）。

2 在宅人工呼吸器トラブル対策

1）蘇生バッグ使用法の習熟

- 在宅人工呼吸器に関連したトラブル対策は必須である。
- 在宅人工呼吸器のトラブルが生じると、最悪の場合、作動停止に至ることもある。在宅人工呼吸器が停止したら、蘇生バッグで送気す

---

*1 HMV（home mechanical ventilation）：在宅人工呼吸療法
*2 NPPV（non-invasive positive pressure ventilation）：非侵襲的陽圧換気

る方法に切り替えなければならない。
- 日常的に蘇生バッグの使用経験がある介護者でも、緊急時には、慌てて力いっぱい蘇生バッグを押してしまったり、どんどん早く押してしまったり、ということがありうる。医師、看護師の指導を受け、落ち着いて適正量を送れるように換気量計を用いた日常的な練習が必要である。

2) 在宅NPPVの場合

- NPPV（非侵襲的陽圧換気）[*2]実施者の緊急時対応として、療養者自身が侵襲的人工換気を希望しているか否かについてはきわめて重要な課題である。事前に十分に話し合い、療養者自身の意思を周囲に伝えていくことが大事である。

3) 家族への対応

- 本人だけでなく、家族の事故や病気、冠婚葬祭などにより緊急性が生じる場合がある。

表1 緊急時の連絡と支援体制

- 医療：緊急時における24時間態勢の往診可能な医療機関名と連絡先
  緊急時の入院可能な医療機関と連絡先、連絡方法
- 緊急時に訪問可能な支援機関と連絡方法と時間帯：保健所、訪問看護、訪問介護、ケアマネジャー
- 救急搬送時に付き添える支援機関：訪問看護、訪問介護
- 医療機器供給会社の24時間の連絡先
- 消防署

笠井秀子：緊急時の連絡・支援体制．小倉朗子主任研究者，平成15年度 看護政策立案のための基盤整備推進事業報告書 人工呼吸器装着中の在宅ALS患者の療養支援訪問看護従事者マニュアル．日本看護協会，東京，2004：23．より引用

- HMVを支えるうえでは、家族の重度な疲労もあるであろう。その場合、レスパイトケアや療養通所介護を利用し、家族とともに安心して過ごせる療養環境が必要となる。

（松田千春）

Column

蘇生バッグ使用のポイントは？

蘇生バッグ（バッグバルブマスク）による換気でエアが漏れないようにするためには、マスクをしっかり顔に密着させる必要がある。

1人で行う場合には、指の位置（EC法）を意識する。ベッドに膝を乗せ、足でバッグを支えて安定させてもよい。

マンパワーがある場合には、2人法（1人がバッグを密着させ、もう1人がバッグを押す）で行うのが確実である。

（道又元裕）

2人で行う場合	1人で行う場合
	Cの形にしてマスクを把持／「E」の形にして下顎を持ち上げる／マスクを大腿に押しつけて送気／足でバックを支える

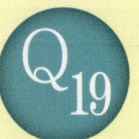

Q19 在宅人工呼吸器のアラームには、どう対応する？

A 最初に療養者の状態を確認し、人工呼吸器のアラームの表示を確認して対応します。瞬時にわからない場合はすみやかに蘇生バッグによる手動式換気に切り替え、原因を特定し医療機関、医療機器提供会社に連絡します。

- 人工呼吸器のアラームは、早急に危険を知らせてくれるものである。アラームは、あらかじめ設定した条件を逸脱したときにだけ作動するため、異常の早期発見につながるよう適正値に設定しておかなければならない。
- 在宅療養では、家族だけ、あるいは非医療職と家族だけでアラームに対応しなければならないことも生じる。怖がらずに落ち着いて対応できるよう、常日ごろからの準備が求められる。
- アラームで最も重要なものは、電源に関するものと、気道内圧によるものである。

アラーム対応の実際

- アラームが鳴った場合、第一に本人に異常な事態が起こっていないかを確認する。そのうえでアラームの原因を特定する。
- アラームの原因の特定に関して、機器の作動不良などにより適正量が送気されないなどの異常が生じていれば、ただちに蘇生バッグでの手動式換気に切り替えて、アラームの原因を突き止める必要がある。
- アラームに対応し、療養者が落ち着いたところで、医療機関に連絡を入れる。併せて医療機器提供会社にも連絡する。すぐに問題が解決しても決してそのままにせず、医療機関に報告することを忘れてはいけない。

アラーム音を消してはいけない

- 在宅療養においては、他の家族を起こすと申しわけない、アラーム音を聞きたくないなどの理由で、吸引時に気管切開チューブから外したフレックスチューブにテストラングを装着したり、アラームを消音設定にする患者もいる。しかし、そのために気づきが遅れ、重篤な症状を招く場合もあるため、アラームは必要時に必ず鳴るようにしておくことが必要である。
- 在宅療養においてもパルスオキシメータなど呼吸監視モニタを装着することが望ましい。

（松田千春）

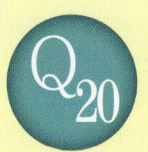

Q20 在宅人工呼吸療法で起こりやすいトラブルは？

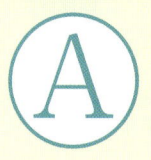

A 生じる可能性のあるトラブルについて日ごろから対応策を話し合い、トラブルを「いかに未然に防ぐか」「いかに早急な対応が家族等介護者によって行えるか」「いかに早急に医療職・医療機関の対応に迅速につなげるか」がポイントです。

- 在宅人工呼吸器関連のトラブル対応法は、原因によって異なる。まずは原因を特定することが重要である。
- トラブルが生じたときは、まず、蘇生バッグによる手動式換気に切り替え、トラブルの原因が患者由来か機器由来かを確認し、対応する必要がある。

在宅人工呼吸器のトラブル（p.408表2）

- 人工呼吸器に関連するトラブルは、①人工呼吸器回路および付属品のトラブルと、②人工呼吸器本体のトラブルに分けられる。なかでも、①のうち気管切開チューブ抜去は、ただちに生命を脅かすトラブルとなる。
- 在宅人工呼吸器回路のトラブルには、回路が車椅子やベッドに巻き込まれたことによる破損、気道内圧チューブが抜ける、などによって人工換気が有効でなくなることなどがある。
- 人工呼吸器本体のトラブルには、在宅人工呼吸器の作動停止、コンセント外れによる在宅人工呼吸器の電源の消耗などがある。機器トラブルが生じた場合は医療機関、医療機器提供会社に連絡する。

吸引器のトラブル

- 吸引器に関するトラブルも考えなければならない（→p.409表3）。
- 在宅では、使用している吸引器の作動停止や、吸引力が減少する可能性はある。通常使用する吸引器の他に、充電可能な吸引器や電力を用いない手動式・足踏み式の吸引器も用意し、もしもの場合に備える必要がある。しかし、これらのタイプの吸引器は吸引力が小さかったり、技術的に難しかったりするものがあるため、購入の段階から医療職と十分に相談し用意する必要がある。
- 日ごろから吸引器の充電がなされているか、押し入れなどにしまいこまれていないかなど、確認が必要である。
- HMV療法者に対する吸引は、医療資格をもたない介護職で一定の研修を受けて知識・技術を習得した者が実施できることになった。吸引器材の管理不十分や不適切な吸引手技によってヒヤリハットが起きた例も報告されており、吸引に関するトラブルが生じないための医療職との連携が必要である。

（松田千春）

表2 人工呼吸器療法で生じるトラブルと対処方法

問題内容	原因と考えられるもの	対処方法
全アラームが同時点灯	●機器内部の異常 ※一部の機種では、電源を入れたとき、一時的にこの状態になり、異常ではない ●突然の作動停止	①手動式換気で呼吸確保 ②メインスイッチの確認 ③人工呼吸器本体の異常を各機種のマニュアルで原因究明と対処 ④解決しなければ、医師に報告、医療機器供給会社に連絡
低圧アラームが点灯	●設定換気量の間違い ●人工呼吸器回路の接続間違い、外れ ●人工呼吸器回路の破損による空気漏れ ●通常の気道内圧より低い値を示す場合は、気道内圧チューブ、呼気弁チューブの外れ、閉塞、水の貯留 ●気道内圧がゼロに戻らない場合は、呼気弁が水に濡れて不調の場合が多い ●気管切開チューブカフの異常（空気漏れ、均等に膨らんでいない） ●指定の気管切開チューブが入っていない	①手動式換気で呼吸確保 ②人工呼吸器本体の異常（設定換気量、等）の確認、各機種のマニュアルで原因究明と対処 ③人工呼吸器回路の異常の確認と対処（異常の修正・回路交換・部品の交換） ④気管切開チューブの異常の確認と対処（カフ圧の修正、気管切開チューブの交換*） ⑤解決しなければ医師に報告。必要時に医療機器供給会社に連絡
高圧アラームが点灯	●気道内に痰貯留 ●人工呼吸器回路の接続間違い ●人工呼吸器回路のねじれ、圧迫 ●人工呼吸器回路内に水が貯留 ●フィルターの目詰まり ●気管切開チューブの閉塞（内腔に分泌物付着など）	①手動式換気で呼吸確保（呼吸理学療法の実施・ネブライザー・十分な吸引・異常の修正・回路交換・部品の交換） ②人工呼吸器回路の異常の確認と対処（異常の修正・回路交換・部品の交換） ③人工呼吸器回路の異常（設定換気量、等）の確認。各機種のマニュアルで原因究明と対処 ④解決しなければ医師に報告。必要時に医療機器供給会社に連絡
電源供給アラーム	●電源コンセントからの電源供給が遮断（あるいは低下） ●内部バッテリーに搭載機種では自動的にバッテリーに切り替わり、アラームが発生 ●電気コードの破損等電源系統の不具合、故障	①手動式換気に切り替える ②コンセントが外れていないか確認 ③解決しなければ、医師、医療機器供給会社に連絡
チアノーゼ 呼吸困難 経皮酸素飽和度の低下	●人工呼吸器本体の異常（作動しない、送気しない） ●人工呼吸器回路の異常 回路の接続間違い／回路のねじれ・圧迫／回路内に水貯留／呼気弁の膨らみ不適・破損／回路の破損 ●気管切開チューブの異常（カフ空気の減少・膨らみの偏り） ●痰の貯留 ●呼吸器感染 ●気胸	①手動式換気で呼吸確保 ②人工呼吸器本体の異常（設定換気量、等）の確認、各機種のマニュアルで原因究明と対処 ③人工呼吸器回路の異常の確認と対処（異常の修正・回路交換・部品の交換） ④気管切開チューブの異常の確認と対処（カフ圧の修正、気管切開チューブの交換*） ⑤呼吸理学療法実施・適確な吸引 ⑥解決しなければ、医師に報告。必要時に医療機器供給会社に連絡
「吸入空気の乾燥」「温度が高い」の訴え	●加温加湿器に滅菌蒸留水が入っていない ●加温加湿器の温度が設定どおりでない ●加温加湿器の電源が入っていない ●加温加湿器の電源を切らずにプラグを抜いた場合、次回立ち上がらない ●加温加湿器本体と加湿モジュールの設置固定が不完全（人工呼吸器と加湿モジュール間回路の接続のゆるみ、破損） ●室内温度が高い	①加温加湿器の異常を確認し、対処 　加温加湿器の電源確認・滅菌蒸留水量の確認・設定値の確認、加温加湿器本体と加湿モジュールの設置固定の確認 ②室温の調整 ③解決しなければ医師に報告。必要時に医療機器供給会社に連絡

＊気管カニューレ交換は、医師に報告、指示を受け行う

松下祥子：医療機器使用時のアセスメント．川村佐和子監修，実践看護技術学習支援テキスト在宅看護論，日本看護協会出版会，東京，2003：107-111．より一部改変のうえ転載

表3 吸引器使用に関する看護マニュアル

項目		注意事項
吸引器機種の選定		①療養者に合った十分な吸引力のある機種を選択 ②病状の変化に合わせて機種を変更
吸引カテーテルの選定		①療養者に合ったサイズ、形状、材質のものを選択
使用環境の整備	設置場所	①埃、湿気、振動の少ない場所に設置 ②安定した台の上に設置（台は設置時までに準備） ③療養者の近くに設置（操作が容易なように） ④電気コードは安全な位置に。延長コードは確実に接続 ⑤防音対策（振動しない台、吸引器の下にタオル敷く等）
	吸引カテーテル等衛生物品の置き場	①清潔で安定した場所に置く
吸引器設置時の指導、確認事項		①吸引器の説明（吸引器供給会社による） ②吸引方法（吸引器の使用、吸引圧の設定、吸引手技） ③吸引器使用環境の整備 ④機器、衛生物品の滅菌、消毒方法 ⑤点検、管理方法
使用前の点検	電源の確認	①プラグ、延長コード接続確認、アースのセット。作動確認
	吸引カテーテル、連結ホースの接続確認	①接続部位の確認。接続部位の破損の有無を確認
	吸引圧の確認	①療養者の状態によって、十分な吸引圧を設定 ②回路からの空気漏れの有無を確認
使用後の処理	吸引瓶、洗浄と清潔	①汚物が指示線を超えないよう適時洗浄（モーター内への汚物の吸い込み防止） ②洗浄後は、少量の水と中性洗剤を入れておくと瓶の清潔を保ちやすく、次回の汚物除去が容易 ③逆流防止弁の汚れと、弁の位置確認
	フィルター瓶	①水がたまっていたら捨てる
	連結ホース	①吸引ごとに水を吸引し、連結ホース内に汚物を停滞させない
吸引カテーテル等の管理		①口腔、鼻腔：吸引カテーテルは消毒。毎日保存消毒液交換 ②気管切開口：吸引カテーテルは基本的に滅菌 ③連結ホースの先を上に向ける（汚物が垂れないように）
定期的な点検	吸引カテーテル・連結ホース	①吸引カテーテル、連結ホースの破損の有無 ②連結部の接続のゆるみ
	モーターオイル（オイル式吸引器の場合）	①吸引器側面の覗き穴からオイルゲージを定期的に確認（オイル式吸引器の場合） ②オイルが指示線以下になったら給油 ③オイルの汚れや水等貯留があったらオイル交換（交換のめやす：月1回程度）
	フィルター	①汚れたら交換
	電気コード	①電気コードの破損の有無
充電式吸引器		①停電時、故障時に備え、充電式吸引器の準備 ②充電をする。定期的に充電（放電があるため）
予備物品の準備		①吸引瓶、パッキン、フィルター（必要に応じて）等
長期間使用しない場合		①週1回はモーターを動かす ②2台以上の吸引器を備えている場合は、交互に使用
故障時の対応		①故障時の対応は、携わる者全員で周知、確認

松下祥子：医療機器使用時のアセスメント．川村佐和子監修，実践看護技術学習支援テキスト在宅看護論，日本看護協会出版会，東京，2003：107-111．より一部改変のうえ転載

Q21 気管切開チューブが抜けた場合の対応は？

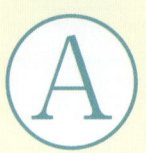

A 新しい気管切開チューブを安全な療養下で入れ替えるのが最善策です。しかし、在宅では必ずしも安全な状況を提供できない場合がほとんどですから、対応策について話し合っておく必要があります。

- 気管切開チューブ抜去は、ただちに対応しなければ生命に危険が及ぶアクシデントである。体位交換、車椅子や入浴時の移動の際に、何かに引っ張られテンションがかかり、一瞬で抜けてしまう可能性がある。
- 気管切開チューブ抜去時の対応策について、事前に医師の指示を受け、取り決めておく。

気管切開チューブ抜去時の対応

- 自発呼吸がある場合は、酸素を気管切開部に当てて医療職に連絡し、応援を待つ。
- 自発呼吸がない、あるいは弱い場合は、気管切開孔をガーゼなどで押さえてふさぎ、口から蘇生バッグで手動式換気を行う。
- ほとんどのHMV療養者は気管切開後2週間以上経過しており、皮膚の孔と気管孔の状態が安定し、気管切開チューブ誤挿入のリスクは低い。加えて、在宅医がそばにいるとは限らず、連絡から到着までに時間を要する可能性もあることから、抜けた気管切開チューブを再挿入することが最善策となる。
- 気管切開チューブを挿入する場合、カフエアは必ず抜き、抜けた形に沿って挿入する。療養者の状態に異常はないか確認し、医療機関に報告する。医師の到着後、皮膚・粘膜の状況や呼吸状態を確認してもらい、安全な療養下で新しい気管切開チューブに交換するなどの処置を受ける必要がある。
- 本来、気管切開チューブ抜去の緊急事態を想定して訓練を重ねたほうがよい。しかし、気管切開チューブ抜去を想定した療養者との訓練は困難である。そのため、気管切開チューブモデルなどを用いて、家族、訪問看護師は気管切開チューブの入れ替えの練習をしておくことが望まれる。
- 日ごろから気管切開チューブ、注射器などの管理方法について確認しておいたほうがよい。

（松田千春）

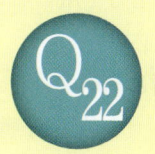

Q22 停電や災害時の対策として、必要なことは？

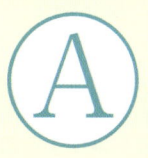

A 停電に備え、医療機器を作動させるためのバッテリーに関する理解と準備が必要です。原則、人工呼吸器専用のバッテリーを用い、やむを得ず発電機やシガーライターによって作動させる可能性がある場合は、あらかじめ医療機関、医療機器提供会社に確認をとりましょう。

防災情報の共有

- 停電や災害時にどう対応するか、医療機関や訪問看護ステーション、介護事業所、行政とともに話し合い、起こりうる災害を確認し、防災情報が共有できるようにしておく（p.412**表4**、p.413**表5**）。
- 災害発生時、災害予想時の対応として、安否確認をどうするか、地域における支援者の確保はどうするか、在宅療養が困難となった場合の入院先について確認しておく。

電源の確保

- 停電直後は在宅で乗り切るためにも、医療機器を作動させるためのバッテリー等の事前準備が必要である（p.412**表4**、p.414**図1**）。
- HMV開始に伴い、電力会社に連絡し登録しておく。登録した場合、地域限局的な停電や計画的な停電に関する連絡がある。
- 停電時は人工呼吸器のACコンセントを抜く必要はない。
- 在宅用人工呼吸器のうち、NPPV・TPPV共有の人工呼吸器は、おおむね内部バッテリーがあり、ほとんどの機種が一定電圧を下回ると自動的にバッテリー駆動に切り替わる。
- NPPV専用の人工呼吸器は内部バッテリーがないものがほとんどである。停電時に自動的に切り替わる無停電装置を装備するか、停電時に人が介して外部バッテリーに電源を切り替える必要がある。
- 人工呼吸器は、先に外部バッテリーを消耗してから内部バッテリーに切り替わるしくみ（つまり、内部バッテリーはいざというときの非常用電源）である。普段から外部バッテリーを人工呼吸器につなげておく。
- 外部バッテリー、内部バッテリーの駆動時間や充電完了までの時間は人工呼吸器の機種によって異なり、バッテリーの駆動時間や充電完了までのメーカーが提示している時間は、人工呼吸器の設定条件や周囲の環境、バッテリーの寿命（耐用年数）によって異なる。
- バッテリーは消耗品であり、経年的に劣化していくことも考慮し、購入から何年経っているか把握することが大事である。
- 自然災害として、雷に対する対策がある。雷は電圧が強力であり、近くに落雷する状況ではコンセントを抜き、雷がおさまるまでバッテリーで動かすほうが安全である。
- 発電機の使用に関しては、AC100V出力波形が正弦波であれば充電用として使用が可能と考えられるが、必ず医療機器会社の使用確認

をとることが必要である。車からのシガーライターソケットに関しても同様である。
- 吸引器についても、連続何時間使用可能か、充電完了までに要する時間を確認する（p.414 図2）。停電が長引く場合、電力を用いない吸引器を用意しておくことも必要である。
- 電気の復旧後は、機器が正常に動いているか確認する。

（松田千春）

表4 災害に備えて準備しておくもの

品目	留意点
蘇生バッグ	●蘇生バッグは、停電による呼吸器停止時に、手動で呼吸を確保する道具である ●常に手の届く場所に置き、すぐ使える状態にしておく ●緊急時に複数の人が使用できるよう、日ごろから練習しておく
外部バッテリー	●外部バッテリーは停電時の電源である ●常に人工呼吸器につないでおくタイプと、停電時（使用時）につなぐタイプがある ●停電時につなぐタイプの場合は、つなぎ方を練習しておくこと、月1回は充電すること、2年をめやすに交換すること（バッテリー劣化のため）が大切 ●バッテリーの劣化状態は、フル充電で何時間使用できるか計測することで確認できる
予備の物品	呼吸器回路	●災害により、破損したり、新しい回路が供給されなくなったりする恐れがあるため、予備の呼吸器回路を一式準備しておく
	吸引器	●充電式や足踏み式の吸引器を準備しておく ●充電式吸引器は常に充電しておくこと、2年をめやすに交換すること（バッテリー劣化のため）が大切である
	その他吸引物品	●予備の吸引カテーテル、手袋、アルコール綿、蒸留水などは、平常時の吸引回数を考慮し、7日分以上の量を準備する
栄養剤 薬剤	●7日分以上の量を準備する ●最新の処方箋のコピーも入れておく ●栄養剤や薬剤、滅菌物には使用期限があるため、定期的に確認する（確認した日付を記載しておく）
電源	発電機 使用燃料	●発電機を直接人工呼吸器につないで使用することは推奨されない。必ず主治医や人工呼吸器取扱事業者に確認する。 ●発電機は必ず屋外で使用する（一酸化炭素中毒を起こす危険がある） ●ガソリンは、できるだけ携行缶一杯に満たし、冷暗所に保管する ●ガソリンは半年以内をめやすに使い切るのが望ましい。個人で所有できるガソリンの量は限られるため、詳細は消防署等で確認する
	延長コード	●自家用車や発電機から電気を取る場合や、避難所等で使用する場合にそなえて準備する
懐中電灯 ラジオ 乾電池	●懐中電灯は、ランタン型やヘッドランプ型が使いやすい ●電池式や手回し式のラジオを準備する ●携帯電話のワンセグも活用する ●懐中電灯やラジオ等の種類に応じた電池を、多めに準備する

表5 緊急時の医療情報連絡票の例（在宅人工呼吸器使用者用）

	患者情報		
氏名		性別	男性 ・ 女性
生年月日	大正・昭和・平成　　年　　月　　日　（　　　歳）		
住所	〒　　　　　　　　　　　　　　　　　　　（電話：　　　　　　）		
診断名			
合併症			
主治医	専門医	医療機関名 医師名　　　　　　　　　　　　　　　（電話：　　　　　）	
	かかりつけ医	医療機関名 医師名　　　　　　　　　　　　　　　（電話：　　　　　）	
今までの経過	発症　　　　年　　　月	人工呼吸器装着　　　年　　　月	
服薬中の薬			
基礎情報	身長　　　　　　　cm	体重　　　　　　　kg	
	血圧　　　／　　mmHg	体温　　　　　　　℃	
	脈拍　　　　　　回／分	SpO$_2$　　　　％ ～　　％	
コミュニケーション	会話　　筆談　　文字盤　　意思伝達装置　　その他（　　　） 具体的に記載（YES／NOサイン等）		
	医療処置情報		
人工呼吸器	機種名（　　　　　　　　　　　　　　　　　　　　　　　）		
	□気管切開で使用（TPPV）	□マスクで使用（NPPV）	
	□量規定（VCV）	□圧規定（PCV）	
	換気モード	換気モード	
	一回換気量（　　　）mL／分	IPAP（　　　）　EPAP（　　　）	
	PS（　　）　PEEP（　　　）	吸気圧（　）PS（　）PEEP（　）	
	呼吸回数（　　　）回／分	呼吸回数（　　　）回／分	
	吸気時間または換気流量（　　　）	吸気時間（　　　　　）	
	人工呼吸器装着時間：□24時間　□夜間のみ　□その他（　　　）		
酸素使用	□あり（　　　）L／分　　□なし　　□その他（　　　　）		
気管切開	気管切開チューブ製品名（　　　）サイズ（　　）カフエア量（　）mL		
吸引	□気管　□鼻腔　□口腔　（特記事項：　　　　　　　　　）		
栄養	□経口　　　　　　　□経鼻カテーテル □胃ろう・腸ろう 　製品名（　　　　　　　）サイズ（　　　　） 　栄養剤商品名（　　　　　）1日の総カロリー（　　）kcal □その他（　　　　　　　　）		
膀胱留置カテーテル	□あり（サイズ　　　　　）　□なし		
その他の特記事項			
記入者：所属　　　　職種　　　　氏名　　　　　　記入日　年　月		

図1 人工呼吸器のバッテリー管理

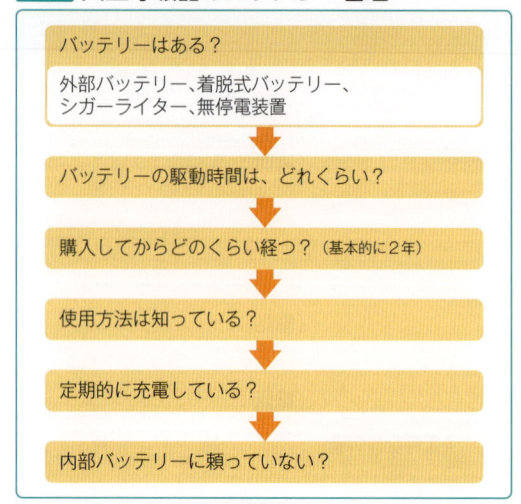

- バッテリーはある？
  - 外部バッテリー、着脱式バッテリー、シガーライター、無停電装置
- バッテリーの駆動時間は、どれくらい？
- 購入してからどのくらい経つ？（基本的に2年）
- 使用方法は知っている？
- 定期的に充電している？
- 内部バッテリーに頼っていない？

図2 吸引器の安全対策

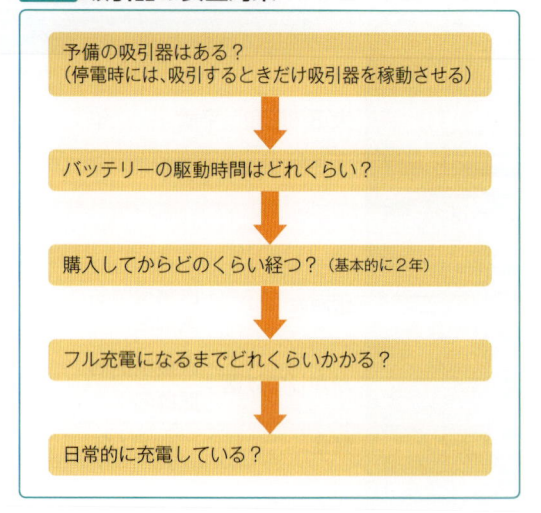

- 予備の吸引器はある？
  （停電時には、吸引するときだけ吸引器を稼動させる）
- バッテリーの駆動時間はどれくらい？
- 購入してからどのくらい経つ？（基本的に2年）
- フル充電になるまでどれくらいかかる？
- 日常的に充電している？

【文献（p.404〜414「緊急・災害時の対応」の項）】

1 東京都福祉保健局：東京都在宅人工呼吸器使用者災害時支援指針．平成24年3月．
2 川口有美子，小長谷百絵編著：在宅人工呼吸器ポケットマニュアル．医歯薬出版，東京，2009．
3 川越博美，尾崎章子，数間恵子，他：川村佐和子監修，実践看護技術学習支援テキスト 在宅看護論，日本看護協会出版会，東京，2003．

索引

和文

あ
アイノフロー®吸入用800ppm・・・352
アイノベント®・・・352
あえぎ呼吸・・・4
アシドーシス・・・93
圧－換気量曲線・・・42
圧外傷・・・30,254,261-267
圧規定・・・325
圧損傷・・・17,263
圧トリガー・・・20
アドレナリン・・・162
アラーム・・・34,36,96,266,406
アルブミン値・・・310
アンカーファスト・・・190
安静臥床・・・278

い
易感染・・・170
息こらえ・・・333
医原性リスク・・・220,224
意識下挿管・・・145,153
意識障害・・・109,110,136,154
意識レベル・・・27,64,79,110,284
　　──低下・・・73,96,101,239
異常呼吸音・・・322
痛み・・・98,222
Ⅰ型呼吸不全・・・106
一回換気量・・・31,38,211,264,320
胃内への送気音・・・150
胃内容物の逆流・・・257
胃部膨満・・・93
医療保険・・・378
イレウス・・・79
陰圧式人工呼吸療法・・・76,370
陰圧式体外式陽陰圧人工呼吸器・・・7
インスピロンネブライザー・・・114,119
インターサージカル・・・139
インターフェイス・・・90
咽頭けいれん・・・74
咽頭知覚鈍麻・・・334
咽頭反射・・・138

う
ウィーニング・・・27,31,62-74,240,358
ウォータートラップ・・・119,206
右室肥大・・・261
右心不全・・・254,352
右方偏位・・・54
運動療法・・・273,292

え
エアウェイ・・・136-140
エアウェイスコープ・・・145,153
エアトラッピング・・・24,35,40,326

エアリーク・・・266,343
永久気管孔・・・215
栄養管理・・・202,302-315
栄養障害・・・315
栄養評価・・・310
エネルギー代謝量・・・320
エビタ®・・・11
エラスタンス・・・52
嚥下訓練・・・202
嚥下困難感・・・234
嚥下反射・・・136,146,334,364
炎症・・・244,309
炎症性サイトカイン・・・310
炎症性肺損傷・・・263

お
オートサイクル・・・23
オートトリガー・・・20,23,34
オープンラングアプローチ・・・264
オーラルケア・・・181,193-202,334,394
横隔膜・・・49,318
嘔吐・・・79,91,138,304
　──反射・・・334
オキシーパ™・・・309
オキシマスク・・・128
オランザピン・・・250

か
開口困難・・・153
介護保険・・・378
開放式気管吸引・・・170,174,176
解剖学的死腔・・・58
潰瘍・・・186,188,200
回路のトラブル・・・45
加温加湿・・・203-209
　──器・・・36,38,208,257
下顎挙上法・・・136
下気道閉塞・・・323
覚醒下での自動運動・・・280
加湿水・・・115,122
荷重側肺障害・・・278
過少鎮静・・・241
過伸展・・・360
過剰鎮静・・・224,232,235,237,241
過剰なリーク・・・85,93
片肺換気・・・142,334,336
片肺挿管・・・34,150
活性酸素（フリーラジカル）・・・108
カテーテル感染・・・315
カテコラミン・・・306,308
カフ・・・142,178
　──損傷・・・212
カフ圧・・・178-184,394
　──計・・・180,182
　──チェッカー・・・182
　──調整・・・178,181,182,196,212

カフ上部吸引・・・394
　　──ポート付きチューブ・・・142
カフ付き気管チューブ・・・338
カフなし気管チューブ・・・338
カフピークフロー・・・290
カフ漏れ・・・46,59
カフリークテスト・・・74
カプノグラム・・・58
カプノメータ・・・58,360
カルバマゼピン・・・230
簡易酸素マスク・・・113,118
感覚障害・・・280
換気血流比・・・23
　　──の不均等分布・・・31,278,352
換気障害・・・107
肝機能障害・・・240
肝機能低下・・・262
換気モード・・・8,32
換気様式・・・10,25
換気量・・・34,212,322
　　──波形・・・42
緩下薬・・・314
監視下運動療法・・・292
間質性肺炎・・・50
間接熱量計・・・306
関節の他動運動・・・286
感染・・・49,154,224
　　──性合併症・・・308
陥没呼吸・・・68,320,364
外呼吸・・・2
外傷・・・106,136,310
概日リズム・・・241
咳嗽強化・・・290
咳嗽反射・・・136,237,364
外来リハビリテーション・・・296
学際的チームアプローチ・・・232
ガス交換・・・2,76
合併症予防アラーム・・・36
ガバペンチン・・・230
含嗽・・・120

き
奇異呼吸・・・4,27,32
機械式人工呼吸器・・・6
器械的トラブル・・・268
気管吸引・・・162-177,257,333,334,340
気管支拡張症・・・274
気管支喘息・・・231,274
気管支ファイバースコープ・・・153
気管支瘻・・・142
気管切開・・・117,122,126,141,154-157,176
　　──チューブ抜去・・・215,410

索引　415

気管挿管	88,101,117,136,141, 144-153,258,290,325,336	
──下人工呼吸	4	
気管損傷	184	
気管断裂	142	
気管チューブ	48,141-143	
──固定	150,185-192, 235,343	
──の位置調整	341	
──のサイズ	343	
──の先端位置	334,336,360	
──モード	208	
気管内チューブホルダー	190	
気管分泌物	4	
気管壁損傷	338	
気管攣縮	52	
気胸	79,93,169,266,326	
気道確保	136-140,214	
気道狭窄	162,167,216	
気道クリアランス	298	
気道高圧アラーム	34	
気道浄化の障害	108	
気道穿孔	152	
気道抵抗	40,52,325	
気道内圧	25,32,156,211,212,333	
──低下アラーム	34	
──波形	40	
気道熱傷	204	
気道粘膜損傷	166,168,203,214, 216,254,341	
気道浮腫	214	
気道閉塞	49,74,79,136,157	
──性疾患	326	
機能的残気量	320	
客観的痛み評価スケール	228	
キュイラス	77	
吸引	362	
──圧	166	
──カテーテル	166,340	
──時間	168	
吸気性喘鳴	364	
吸気努力	111,319	
吸気流量波形	40	
吸収性無気肺	108,254	
急性気管支炎	356	
急性呼吸窮迫症候群（ARDS）	19,50, 170,205,263,274,286,309,346	
急性呼吸性アシドーシス	2,4	
急性呼吸不全	90,110	
急性心原性肺水腫	5	
急性脳機能障害	236	
急性脳機能不全	244	
吸啜反射	334	
吸入気酸素濃度	13	

吸入療法	100	
急変	88,236,241	
球麻痺	372	
救命的アラーム	36	
胸郭拡張障害	360	
胸郭の動き	110,150,322,360	
胸郭コンプライアンス	319	
供給ガス圧低下	44	
胸腔穿刺	266	
胸腔ドレナージ	266	
胸腔内圧	49,350	
胸骨圧迫	150	
胸鎖乳突筋	68	
胸式呼吸	318	
胸水	309	
強制換気	8,32,40	
胸腹式呼吸	318	
胸部X線	150,336,343,365	
胸腔鏡下手術	142	
虚血性心疾患	254	
虚脱性肺損傷	263	
筋萎縮	280	
緊急気道確保	154	
緊急挿管	102	
緊急対応	46,404	
筋緊張	359	
筋弛緩薬	224,239	
筋ジストロフィー	274,372	
緊張性気胸	34,266	
筋力増強運動	298	
筋力低下	72,237,276	
筋力トレーニング	288,291	
仰臥位	312,318	
凝固能	200,357	

く

クエチアピン	250	
矩形波	10	
口呼吸	120	
クモ膜下出血	147	
車椅子	392,400	
──移動	282	
──乗車	299	
グラフィック	24,33,39	
グリップETチューブホルダー	190	

け

経口エアウェイ	138,362	
経口挿管	141,199	
経腸栄養	304,311	
頸椎損傷	145	
頸椎保護	136	
経肺内外圧差	27	
経鼻エアウェイ	138,362	
経鼻挿管	141,153	
警報設定	268	

血管作動薬	4	
血管透過性亢進	309	
血管内カテーテル由来感染	304	
血小板数	357	
血糖コントロール	314	
血圧	27,110,308,348	
──上昇	68,162,230	
──低下	68,93,146,163, 169,230,261,350,356	
──変動	31,147	
血液ガス	56,98,101,107,110	
結露	38,203,205,206,257,348,357	
健忘	237	
下痢	304,311	
幻覚	246	

こ

恒圧式	124	
抗炎症作用	309	
甲状腺機能低下症	71	
構音障害	396	
口渇	120,234	
口腔乾燥	199	
口腔機能不全	193	
口腔出血	153	
口腔清掃	194	
口腔粘膜の損傷	334	
高血糖	199,224,304,314	
高血圧	244	
咬合	192,216	
拘縮	390	
甲状腺肥大	154	
抗精神病薬	250	
抗てんかん薬	230	
喉頭鏡	148	
喉頭展開	145	
喉頭浮腫	152,216,254	
高二酸化炭素血症	25,72,108,326	
高濃度酸素	109,306	
後負荷	261	
高マグネシウム血症	314	
高流量システム	112,114,117,122,128	
声漏れ	212	
呼気延長	35,58	
呼気介助法	365	
呼気二酸化炭素モニタ	36	
呼気ポートテスト	82	
呼吸・循環抑制	328	
呼吸音	188,215,216,322,348,360	
呼吸回数	24,31,38,110,321	
──上昇	68,320	
──低下	34	
呼吸窮迫	323	
呼吸筋疲労	4,32,204, 319,358,365	

呼吸筋力低下・・・・・・・・・・・・・・・・・ 72
呼吸困難・・・・ 4,68,79,98,254,286,292,321
────感・・・ 32,110,145,152,158,234
呼吸仕事量・・・・・・・・・ 3,40,76,234,319
────の軽減・・・・・・・・・・・・・・・・・ 23
────の増加・・・・・・・・・・・・・・・・ 358
呼吸障害・・・・・・・・・・・・・・ 272,274,323
呼気時間・・・・・・・・・・・・・・・・・・・・・・ 24
呼吸性アシドーシス・・・・・・・・・・ 4,109
呼吸調節障害・・・・・・・・・・・・・・・・・ 323
呼吸停止・・・・・・・・・・・・ 4,109,145,214
呼吸努力・・・・・・・・・・・・・・・・・・・・・・ 23
呼吸パターン・・・ 27,68,110,214,292,322
呼吸フィジカルアセスメント・・・・・ 321
呼吸不全・・・・・・ 54,79,101,106,309,323
呼吸補助筋・・・・・・・・・ 4,27,32,68,110
呼吸抑制・・・・・・・ 64,136,146,231,237,359
呼吸リズム・・・・・・・・・・・・・・・・・・・ 322
呼吸リハビリテーション・・・・・・ 272-299
呼吸練習・・・・・・・・・・・・・・・・・・・・・ 273
コミュニケーション方法・・ 217,236,396
コリンエステラーゼ・・・・・・・・・・・・ 310
昏睡・・・・・・・・・・・・・・・・・・・・・・・・ 246
コンディショニング・・・・・・・・・ 288,291
コンプライアンス・・ 6,23,32,42,50,52
誤嚥・・・・・・・・・・・・ 4,74,93,102,121,179,
　　　　　196,256,312,334,364,394
────性肺炎・・・・・・・・・・ 193,201,311
────リスク120,136,146,154,184,197

さ

サーファクタント・・・・・・・・・・・・・・・ 35
災害時・・・・・・・・・・・・・・・・・・・ 404,411
サイクルエルゴメータ・・・・・・・・・・ 299
再挿管・・・・・・・・ 73,144,214,360,365
先取り鎮痛・・・・・・・・・・・・・・・・・・・ 222
左室後負荷・・・・・・・・・・・・・・・・・・・・ 79
左心不全・・・・・・・・・・・・・・・・・・・・・ 356
嗄声・・・・・・・・・・・・・・・・・・ 152,214,364
左方偏位・・・・・・・・・・・・・・・・・・・・・・ 54
サポート圧（PS圧）・・・・・・・・・・・・・・ 84
酸塩基平衡・・・・・・・・・・・・・・・・・・・・ 27
酸化マグネシウム・・・・・・・・・・・・・ 314
酸素化・・・・・・・・・ 2,27,30,106,147,148
────不全・・・・・・・・・・・・・・・・・・・ 13
酸素解離曲線・・・・・・・・・・・・・・ 54,109
酸素加湿・・・・・・・・・・・・・・・・・・・・・ 117
酸素消費量・・・・・・・・・・・・・・・・ 234,320
酸素中毒・・・・・・・・・・・・・・・・・ 108,254
酸素濃度・・・・・・・・・・・ 38,110,114,215
────計・・・・・・・・・・・・・・・・・・・・・ 38
酸素分圧・・・・・・・・・・・・・・・・・・・ 30,54
酸素飽和度・・・・・・・・・・ 54,56,121,284
酸素ボンベ・・・・・・・・・・・・・・・・ 130-133
酸素マスク・・・・・・・・・・・・・・・ 121,214

酸素流量・・・・・・・・・・・・・・・・・・・・・ 110
────計・・・・・・・・・・・・・・ 118,124,130
酸素療法・・・・・・・・・・・・・・・・・・ 106-133
在宅NPPV・・・・・・・・・・・・・・・・・・・ 372
在宅TPPV・・・・・・・・・・・・・・・・・・・ 372
在宅呼吸リハビリテーション・・・ 296-299
在宅酸素療法・・・・・・・・・・・・・・・・・・・ 6
在宅人工呼吸器・・・・・・・ 6,374,388,390
在宅人工呼吸ケア・・・・・・・・・・・・・ 394
在宅人工呼吸指導管理料・・・・・・・・ 382
在宅人工呼吸療法・・・・・・・・・・・ 382,392
在宅療養指導管理料・・・・・・・・・・・・ 386

し

シーソー呼吸・・・・・・・・・・・・・・・・ 24,68
歯牙欠損・・・・・・・・・・・・・・・・・・・・・ 153
歯牙損傷・・・・・・・・・・・・・・・・・・・・・ 152
死腔換気・・・・・・・・・・・・・・・・・・・・・・ 58
四肢麻痺・・・・・・・・・・・・・・・・・・・・・ 392
自然位・・・・・・・・・・・・・・・・・・・・・・・ 145
シャント・・・・・・・・・・・・・・・・・・・ 31,58
周術期口腔機能管理・・・・・・・・・・・・ 201
主観的痛み評価スケール・・・・・・・・ 227
出血・・・・・・・・・・・ 136,157,167,200,215
────傾向・・・・・・・・・・・・・ 154,192,357
手動式換気・・・・・・・・・・・・・ 102,327,406
手動式気道確保・・・・・・・・・・・・・・・ 136
手動式酸素投与・・・・・・・・・・・・・・・ 169
手動式人工呼吸器・・・・・・・・・・・・・・・ 6
手動式蘇生器・・・・・・・・・・・・・・・ 36,46
昇圧薬・・・・・・・・・・・・・・・・・・・・ 31,308
消化管出血・・・・・・・ 79,231,304,308,357
障害者総合支援法・・・・・・・・・・・ 382,398
少呼吸・・・・・・・・・・・・・・・・・・・・・・・・ 68
床上でのエルゴメーター運動・・・・・ 288
小児の人工呼吸管理・・・・・・・・・・・・ 318
小児用気管チューブ・・・・・・・・・・・・ 338
食道挿管・・・・・・・・・・・・・・・・・・ 152,360
食道損傷・・・・・・・・・・・・・・・・・・・・・ 140
食道閉鎖式エアウェイ・・・・・・・・・・ 140
ショック・・・・・・・・・・・・・・・・・・・ 96,308
心窩部の聴診・・・・・・・・・・・・・・・・・ 150
心筋虚血・・・・・・・・・・・・・・・・・・・・・・ 31
心筋梗塞・・・・・・・・・・・・・・・・・・・・・ 106
呻吟・・・・・・・・・・・・・・・・・・・・・・・・ 320
神経因性疼痛・・・・・・・・・・・・・・ 227,230
神経筋疾患・・・・・・・・ 3,102,154,298,372
神経障害・・・・・・・・・・・・・・・・・・・・・ 360
神経伝達物質不均衡・・・・・・・・・ 244,250
心原性肺水腫・・・・・・・・・・・・・・・・・・ 79
深呼吸（サイ）モード・・・・・・・・・・ 169
深部静脈血栓症・・・・・・・・・・・・・・・ 237
心室性不整脈・・・・・・・・・・・・・・・・・・・ 4
侵襲的人工呼吸器・・・・・・・・・・・・・・・ 6
侵襲的陽圧式人工呼吸器・・・・・・・・・ 6

身体計測・・・・・・・・・・・・・・・・・・・・・ 310
心停止・・・・・・・・・・・・・・・・・・・ 4,321,340
心的外傷・・・・・・・・・・・・・・・・・・・・・ 328
心電図モニタ・・・・・・・・・・・・・・・ 32,98
心拍出量低下・・・・・・ 17,32,262,340,350
心肺蘇生・・・・・・・・・・・・・・・・・・・・・ 150
心肺停止・・・・・・・・・・・・・・・・・・・・・ 147
心拍数・・・・・・・・・・ 27,31,68,121,348,356
────上昇・・・・・・・・・・・・・・・・・ 68,162
心負荷・・・・・・・・・・・・・・・・・・・・・・・ 333
心不全・・・・・・・・・・・・・・・・・ 31,309,315
新（修正）ボルグスケール・・・・・・・ 98
ジェットネブライザー・・・・・・・・・・ 210
ジェルマスク・・・・・・・・・・・・・・・・・ 102
事故抜去・・・・・・・・・・・・・・・ 157,186,360
自主トレーニング・・・・・・・・・・・ 296,298
自重でのトレーニング・・・・・・・・・・ 288
持続吸引器・・・・・・・・・・・・・・・・・・・ 394
時定数・・・・・・・・・・・・・・・・・・ 18,28,326
自動運動・・・・・・・・・・・・・・・・・・ 286,298
自動カフ圧コントローラ・・・・・・・・ 184
自動吸引システム・・・・・・・・・・・・・ 399
自動給水システム・・・・・・・・・・・・・ 208
自発呼吸・・・・・・・・ 11,13,31,160,214,410
────モード・・・・・・・・・・・・・・・・・・ 34
ジャクソンリース回路・・・・・ 6,158,160,
　　　　　　　　　　　　　169,327-363
重炭酸ナトリウム・・・・・・・・・・・・・ 357
従量式・・・・・・・・・・・・・・・・・・・・・・・・ 40
術後痛・・・・・・・・・・・・・・・・・・・・・・・ 230
術前プラークフリー法・・・・・・・・・・ 201
循環不全・・・・・・・・・・・・・・・ 106,110,192
循環抑制・・・・・・・・・・・・・・・・・ 24,33,79
上気道炎・・・・・・・・・・・・・・・・・・・・・ 102
上気道感染・・・・・・・・・・・・・・・・・・・ 193
上気道クリアランス・・・・・・・・・・・ 372
上気道浮腫・・・・・・・・・・・・・・・・・・・ 365
上気道閉塞・・・・・・・・ 138,154,214,323,364
静脈栄養・・・・・・・・・・・・・・・・・・ 304,315
静脈還流障害・・・・・・・・・・・・・・・・・ 350
静脈拍動・・・・・・・・・・・・・・・・・・・・・・ 56
褥瘡・・・・・・・・・・・・・・・・・・・・・ 200,350
徐呼吸・・・・・・・・・・・・・・・・・・・・・・・・ 68
徐脈・・・・・・・・・・・・・・・・・・ 163,333,340
自立座位・・・・・・・・・・・・・・・・・・・・・ 286
腎機能障害・・・・・・・・・・・・・・・・・・・ 240
人工気道・・・・・・・・・・ 46,48,117,160,162,
　　　　　　　　　　　　210,254,327
人工呼吸管理・・・・・・・・・・・・・・ 107,128
人工呼吸器・・・・・・・・・・・・・・・・・ 2,4,71
────安全使用のための指針・・ 268
────加算・・・・・・・・・・・・・・・・・・ 382
────バンドル・・・・・・・・・・・・・・ 260
人工呼吸器関連肺炎・・・・・・・・・・・・ 334

人工呼吸器関連肺炎予防バンドル
　‥‥‥‥‥‥‥‥‥‥‥‥‥ 260,312
人工呼吸器離脱‥‥‥‥‥‥‥‥ 220
　────プロトコール‥‥‥ 62
人工呼吸中の鎮静のためのガイドライン
　‥‥‥‥‥‥‥‥‥‥‥‥‥‥ 220,239
人工鼻‥‥‥ 117,122,126,204,211,257
腎障害‥‥‥‥‥‥‥‥‥‥‥‥‥ 231
腎不全‥‥‥‥‥‥‥‥‥‥‥‥‥ 314

す

錐体外路症状‥‥‥‥‥‥‥‥‥‥ 250
水分管理‥‥‥‥‥‥‥‥‥‥‥‥ 309
水平仰臥位‥‥‥‥‥‥‥‥‥ 214,336
睡眠環境の調整‥‥‥‥‥‥‥ 232,249
睡眠障害‥‥‥‥‥‥‥‥ 234,241,262
睡眠時無呼吸症候群‥‥‥‥‥‥‥ 372
スタンダードプリコーション
　‥‥‥‥‥‥‥‥‥ 138,148,194,257
ストレス障害‥‥‥‥‥‥‥‥‥‥ 262
スニッフィングポジション
　‥‥‥‥‥‥‥‥‥‥‥‥‥ 145,148,336
スパイラルチューブ‥‥‥‥‥‥‥ 142
頭蓋内圧‥‥‥‥‥‥‥‥ 147,262,350
ずり応力‥‥‥‥‥‥‥‥‥ 30,263,264

せ

静水圧‥‥‥‥‥‥‥‥‥‥‥‥‥ 309
正中位‥‥‥‥‥‥‥‥‥‥‥‥‥ 336
成長発達の障害‥‥‥‥‥‥‥‥‥ 360
静的コンプライアンス（Cst）‥‥ 50
声門損傷‥‥‥‥‥‥‥‥‥‥‥‥ 338
声門浮腫‥‥‥‥‥‥‥‥‥‥ 216,254
咳介助‥‥‥‥‥‥‥‥‥‥‥‥‥ 298
咳き込み‥‥‥‥‥‥‥‥‥‥‥‥ 333
脊髄損傷‥‥‥‥‥‥‥‥‥‥‥‥ 298
咳反射‥‥‥‥‥‥‥‥‥‥‥‥‥ 73
設定値と実測値の差‥‥‥‥‥‥‥ 38
セミファーラー位‥‥‥‥‥‥‥‥ 312
先天型筋強直性ジストロフィー‥‥ 102
先天性気管狭窄‥‥‥‥‥‥‥‥‥ 346
先天性心疾患‥‥‥‥‥‥‥‥‥‥ 340
せん妄（delirium）‥‥‥‥‥ 222,234,
　　　　　　　　　　237,242,244-251
線毛運動低下‥‥‥‥‥‥‥‥ 108,203
舌根沈下‥‥‥‥‥‥‥‥‥‥ 73,136
舌苔‥‥‥‥‥‥‥‥‥‥‥‥‥‥ 197
絶対湿度‥‥‥‥‥‥‥‥‥‥ 203,207
全身持久力トレーニング‥‥‥‥‥ 288
全身性炎症‥‥‥‥‥‥‥‥‥ 224,280
喘息‥‥‥‥‥‥‥‥‥‥‥‥‥ 52,58
　──発作‥‥‥‥‥‥‥‥‥‥ 100
前負荷の減少‥‥‥‥‥‥‥‥‥‥ 261

そ

側臥位‥‥‥‥‥‥‥‥‥‥‥‥‥ 334
挿管困難‥‥‥‥‥‥‥‥‥‥ 145,153

挿管チューブ固定ホルダースタビロック
　‥‥‥‥‥‥‥‥‥‥‥‥‥‥‥ 190
早期経腸栄養‥‥‥‥‥‥‥‥‥‥ 308
早期離床‥‥‥‥‥‥‥‥ 220,222,232,249
早期リハビリテーション‥‥‥‥‥ 249
総コレステロール‥‥‥‥‥‥‥‥ 310
創傷治癒遅延‥‥‥‥‥‥‥‥‥‥ 302
相対湿度‥‥‥‥‥‥‥‥ 122,203,205
蘇生バッグ‥‥‥‥‥‥‥‥‥ 398,404
臓器障害‥‥‥‥‥‥‥‥‥‥‥‥ 302

た

体位管理‥‥‥‥‥‥‥‥‥‥ 312,350
体位調整‥‥‥‥‥‥‥‥‥‥ 273,341
体位ドレナージ‥‥‥‥‥‥ 177,298,365
体位変換‥‥‥ 46,157,178,213,284,
　　　　　　　　　　　288,336,350
退院支援指導加算‥‥‥‥‥‥‥‥ 378
体温‥‥‥‥‥‥‥‥‥‥‥‥‥ 32,54
体外循環式人工呼吸器‥‥‥‥‥‥ 7
大気圧式‥‥‥‥‥‥‥‥‥‥‥‥ 124
代謝異常‥‥‥‥‥‥‥‥‥‥‥‥ 236
代謝亢進‥‥‥‥‥‥‥‥‥‥‥‥ 302
体重測定‥‥‥‥‥‥‥‥‥‥‥‥ 336
体動‥‥‥‥‥‥‥ 27,157,213,286,333
タイムサイクル‥‥‥‥‥‥‥‥‥ 8
多呼吸‥‥‥‥‥‥‥‥‥‥‥‥‥ 68
多職種チーム‥‥‥‥‥‥‥‥ 202,249
多臓器障害・不全‥‥‥‥‥‥‥‥ 224
垂れ込み‥‥‥‥‥‥‥‥‥‥‥‥ 256
痰‥‥‥‥‥‥‥‥‥‥‥‥‥ 79,203
単純フェイスマスク‥‥‥‥‥‥‥ 363
タンパク異化‥‥‥‥‥‥‥‥‥‥ 72
大健中湯‥‥‥‥‥‥‥‥‥‥‥‥ 314
ダイリューター‥‥‥‥‥‥‥ 114,118
唾液‥‥‥‥‥‥‥‥‥‥‥‥ 199,394
脱水‥‥‥‥‥‥‥‥‥‥‥‥‥‥ 120
脱力‥‥‥‥‥‥‥‥‥‥‥‥‥‥ 280
ダブルルーメンチューブ‥‥‥ 142,190
弾性抵抗‥‥‥‥‥‥‥‥‥‥‥‥ 52

ち

チアノーゼ‥‥‥‥‥‥‥‥‥‥‥ 110
　────性心疾患‥‥‥‥‥‥ 340
窒息‥‥‥‥‥‥‥‥‥‥ 102,126,157,215
窒素死（nitrogen death）‥‥‥‥ 302
チャンバー‥‥‥‥‥‥‥‥ 38,206,208
チューブトラブル‥‥‥‥‥‥‥‥ 213
チューブ抜去‥‥‥‥‥‥‥‥‥‥ 27
チューブ補償（tube compensation）‥‥ 27
注意力低下‥‥‥‥‥‥‥‥‥‥‥ 4
中心静脈圧‥‥‥‥‥‥‥‥ 120,348,356
中枢性無呼吸‥‥‥‥‥‥‥‥‥‥ 365
中性脂肪‥‥‥‥‥‥‥‥‥‥‥‥ 310
超音波ネブライザー‥‥‥‥‥‥‥ 210
調節呼吸‥‥‥‥‥‥‥‥‥‥‥ 13,23

腸閉塞‥‥‥‥‥‥‥‥‥‥‥ 304,308
鎮静‥‥‥‥‥ 64,147,234,239-241,280,320
　──管理下の早期運動療法‥‥ 237
　──深度‥‥‥‥‥‥‥ 227,265,286
　──スケール‥‥‥‥‥‥‥‥ 328
　──評価‥‥‥‥‥‥‥‥ 227,328
　──薬‥‥‥ 156,214,240,278,314,358
　──誘発性の昏睡‥‥‥‥‥‥ 244
　──レベル‥‥‥‥‥‥ 27,148,238
鎮痛‥‥‥‥‥‥‥‥‥‥‥‥ 220-233
　──・鎮静‥‥ 24,145,220,249,265,
　　　　　　　　　　　　　328,358
　──重視型鎮静‥‥‥‥‥‥ 222,232
　──薬‥‥‥‥‥‥‥ 200,230,314,331

て

テーパーガード™エバック気管チューブ
　‥‥‥‥‥‥‥‥‥‥‥‥‥‥‥ 142
テーパーガード™レイ気管チューブ
　‥‥‥‥‥‥‥‥‥‥‥‥‥‥‥ 142
低圧持続吸引‥‥‥‥‥‥‥‥‥‥ 364
低栄養‥‥‥‥‥‥‥‥‥‥‥‥‥ 291
低カリウム血症‥‥‥‥‥‥‥‥‥ 315
低カルシウム血症‥‥‥‥‥‥‥‥ 64
低換気アラーム‥‥‥‥‥‥‥‥‥ 216
啼泣‥‥‥‥‥‥‥‥‥‥‥‥ 333,359
低血糖症状‥‥‥‥‥‥‥‥‥‥‥ 367
低血圧‥‥‥‥‥‥‥‥‥‥‥‥‥ 236
低酸素血症‥‥‥‥ 4,93,106,152,166,216,
　　　　　　　　　236,254,320,327,
　　　　　　　　　　333,340,354
低酸素症‥‥‥‥‥‥‥‥‥‥ 31,107
低定量持続吸引器‥‥‥‥‥‥‥‥ 399
停電‥‥‥‥‥‥‥‥‥‥‥‥ 269,411
低マグネシウム血症‥‥‥‥‥ 64,315
低流量システム‥‥‥‥‥‥ 112,117,122
低リン血症‥‥‥‥‥‥‥‥‥ 64,315
鉄の肺（Iron Lung）‥‥‥‥‥‥ 77
転倒‥‥‥‥‥‥‥‥‥‥‥‥‥‥ 136
　──・転落‥‥‥‥‥‥‥‥‥ 286
デクスメデトミジン‥‥‥‥‥ 240,244
電解質‥‥‥‥‥‥‥‥‥‥‥‥ 27,64
電解質異常‥‥‥‥‥‥‥‥‥‥‥ 32
電源確保‥‥‥‥‥‥‥‥‥‥‥‥ 411

と

トータルフェイスマスク‥‥‥‥‥ 90
トーマスチューブホルダー‥‥‥‥ 190
頭位挙上‥‥‥‥‥‥‥‥‥‥ 312,350
疼痛‥‥‥‥‥‥‥‥‥‥ 156,200,234,359
　──評価‥‥‥‥‥‥‥‥‥‥ 331
頭部外傷‥‥‥‥‥‥‥‥‥‥ 147,250
頭部後屈顎先挙上法‥‥‥‥‥‥‥ 136
特別管理加算‥‥‥‥‥‥‥‥‥‥ 378
トラキTアダプター（Tピース）‥‥ 122
トラキマスク‥‥‥‥‥‥‥‥ 122,157

トリガー･･････････････20,85,358	ハイホーネブライザー･･････････128	副鼻腔炎･･････････････････････256
──ウィンドウ･･････････････9	肺胞虚脱･･････････28,264,320,340	腹部減圧･････････････････326,350
──感度････････････････20,23	肺胞低換気･･････････････････････2	腹部膨満･････････････309,318,326
──フェイラー･････････････358	肺保護戦略（lung protective strategy）	不顕性誤嚥･･････････････････256
──不良･･････････････23,34	･･････････････････････33,264,345	浮腫･････････････････････263,310
動悸････････････････････････254	肺メカニクス･････････････････････32	不整脈･･･････････27,31,68,162,230
同調性･････････････････････････23	廃用障害･･････････････････････237	不動･････････････････････224,280
動的コンプライアンス（Cdyn）･････50	廃用症候群････････････････200,278	不眠････････････････････････244
ドパミン･･･････････････････308,314	肺リクルートメント･････････････340	フロートリガー･･････････････････20
努力性呼吸･･････24,68,110,121,321	発熱･･････････････････････32,199	分時換気量･･･････････････27,34,204
呑気･････････････････････････････93	鼻カニューラ･･･････113,118,121,363	部分的補助換気･･････････････････13
な	鼻呼吸･･･････････････････121,318	ブプレノルフィン･･････････････231
内因性PEEP･･････････････････24,33	鼻プラグ･･････････････････････103	プラークコントロール･･････････334
内呼吸･････････････････････････2	鼻マスク･･････････････････････90	プラトー（plateau）･･････18,32,50,52
ナロキソン･･････････････････････230	ハロペリドール･･････････････････250	──圧･･････････････････26,264
に	バイタルサイン･･････68,101,110,152,	プレアルブミン（トランスサイレチン）
II型呼吸不全･･･････････107,108,114	156,216,227,350	･･････････････････････････････310
肉芽･･･････････････････157,167,341	バイトブロック･･････････････････192	プロポフォール････････････････240
二相性CPAP･･････････････････14	抜管･･････････････････････73,144,360	**へ**
二段呼吸･････････････････････23	──後咽頭浮腫････････････････74	平均気道内圧･･･････････････････32
乳酸値････････････････････････107	パッキング･････････････････34,36	閉鎖式気管吸引････170,172,176,257
尿量･･････････････････････････120	バッグバルブマスク･･････6,148,158-	閉塞型睡眠時無呼吸症候群････････102
──減少･･･････････････17,110,262	160,214,363	閉塞性ショック････････････････266
ね	パルスオキシメータ･･･56,110,168,292	閉塞性肺疾患････････････････58
ネーザルハイフロー･･････････････128	**ひ**	閉塞性無呼吸････････････････365
ネブライザー･･････････････126,210	皮下気腫････････････････････215	ヘッドボックス･････････････････363
──用フード･････････････････119	非神経因性疼痛････････････････227	ベンゾジアゼピン････････････････244
粘性抵抗･･････････････････････52	非侵襲的人工呼吸器･･････････6	ベンチュリーマスク･････････114,118
粘膜障害････････････････････192	非侵襲的マスク式人工呼吸器･･････6	ペンタゾシン････････････････230
の	必要エネルギー････････････････306	**ほ**
膿瘍････････････････････････154	非定型抗精神病薬･････････････250	訪問看護･･････････････････････378
ノルアドレナリン･･･････162,308,314	皮膚温････････････････････110	訪問リハビリテーション･･････296,378
は	皮膚湿潤････････････････････110	歩行････････････････････72,282
肺・胸郭コンプライアンス････････50	皮膚障害････････････････････190	哺乳････････････････････････366
肺炎･･･････････････93,274,310,312	皮膚損傷･････････････････････93	ポジショニング････････････････286
排ガス促進･･････････････････326	皮膚トラブル･････････････････224	**ま**
肺気腫･････････････････50,58,274,326	非ベンゾジアゼピン系薬剤････222,240	マキシマムバリアプリコーション･･156
肺結核後遺症････････････････274,372	ヒューミディファイヤーアダプター･･118	マスクフィッティング･････････････91
肺血管拡張療法････････････････352	貧血･･････････････････31,55,106,357	マスクモード･･･････････････････208
敗血症････････････106,111,224,280,304	頻呼吸･･････････････36,40,68,120,234	マッコイ喉頭鏡････････････････153
肺高血圧症･････････････254,352,357	頻脈････････････････････････230	末梢循環不全････････････････110,168
肺梗塞････････････････････････237	鼻翼呼吸･･･････････････････････68	末梢静脈栄養････････････････304
肺コンプライアンス･･･････18,318,326	ピークフローメータ･･････････････290	末梢の冷感･･････････････････68,110
肺出血･････････････････････････142	**ふ**	麻痺････････････････････････196
肺水腫････････････････････309,356	ファイティング･･････26,36,93,262,333	麻薬････････････････････････230
肺線維症････････････････････50	不安･･････････････････24,32,68,93,234	──拮抗性鎮痛薬････････････230
肺損傷･･･････････････････24,33	フェイススケール･････････････････331	──拮抗薬･･････････････････230
排痰援助･･････････････････････365	フェイスマスク･･････････････････90	慢性気管支炎････････････････274
排痰介助･･････････････････････298	フェンタニル･･････････････････230	慢性気管支喘息････････････････274
排痰困難･･････････････････79,93	不穏･･･････････････32,68,79,101,184,	慢性呼吸不全･････････････････90,110
肺動脈圧上昇･･････････････230,356	222,234,241	慢性肺疾患･･････････････････72
肺内シャント･･･････････････････3	腹臥位･･･････････････････････258	慢性肺胞低換気症状･････････････102
肺膿瘍･･････････････････････142	副雑音･･････････････････････111	慢性閉塞性肺疾患･･････79,93,108,114,
排便コントロール･･････････314,326	腹式呼吸････････････････････318	214,274,291,372

み

ミオパチー	102
ミストリガー	20,23,24,33,34
ミダゾラム	240

む

無気肺	3,79,108,166,168, 216,263,264,274,320,340,365
無呼吸	36,320,340,365
──アラーム	27,34
無鎮静管理	241
無停電装置	411

め

迷走刺激反射	334
迷走神経反射	163
メトクロプラミド	314
メトヘモグロビン血症	354
めまい	163
モルヒネ	230

や・よ

陽圧換気	254,261,266
抑制	360
予定外抜去	184,214

ら

ライズタイム	85
ラリンジアルマスク	138,190
ランツチューブ	142

り

リーク	36,38,42,59,92, 96,178,204,211,348
リクルートメント・マヌーバー	169
リザーバー	123,150
──マスク	113,117,118
──バッグ	113,158
離床	284,290
──訓練	273
リスクマネジメント	292,404
リスペリドン	250
離脱困難	22,154,237,288
離脱症候群	240,359
六君子湯	314
利尿薬	309
リハビリテーション	70,392
リバウンド現象	354
リフィーディング症候群	315
流涎	186
──過多	394
流量－換気量曲線	42
量損傷	263
両肺換気用のチューブ	142
輪状甲状靱帯切開や穿刺	154
リンフォース気管内チューブ	142

る・れ・ろ

ループ波形	39
冷汗	32,68
レジスタンス	52
──運動	292
レスピフロー	119
肋間筋の収縮	49

欧文その他

A

A/C	8,22,25
──-PCV	34
──-VCV	34
AAC	396
ABCDE+a	220,224
ABCDEバンドル	30,224,249
ACLS	269
ADL	282,298
──トレーニング	288,291,298
ALS	372,384,394
analgesia-based sedation	241
APRV	14,22,27,34
APV	12
ARDS	14,50, 170,204,263, 274,286,309,346
ASV®	15
atelectrauma	30
auto-PEEP	24,33,35,40
auto track sensitivity	85
AutoFlow®	12

B

bacteria translocation	304
barotrauma	30
Barthel Index	282
Bilevel	22
biotrauma	30
BIPAP	14
BiPAP Vision	82
BIS	239
BLS	267
BMR	302,306
Borg CR-10スケール	292
BPS	222,228,331
Broselow Tape	343

C

CAM-ICU	222,246
CHEOPS	331
CIM	280
CINM	280
CIP	280
closed loop control	15
CMV	11,346
CO_2ディテクター	150
CO_2ナルコーシス	79,107,108,214
comfortケア	232
Comfort scale	328
COPD	79,93,108,114, 214,274,291,372
──急性増悪	79
CPAP	9,13,27,34,84
──療法	372
CPF	73
CPOT	222,228
CRP	310

D

daily interruption of sedatives	64
difficult weaning	62
DIS	241,280
DOPE	327
DSM-Ⅳ	242
ductal shock	340
DVT	237

E

E200	11
e360	11
ECCO2R	7
ECMO	7,258
EDD	150
EIP	18,26
EPAP	84
E_TCO_2	58,150,211,360,365

F

FIM	282
F_IO_2	30,106,112,168,346
FITT	292
Flow-Volume曲線	39
FRC	17,278

G

G5	11
GALT	304
GOLD	79

H

Harris-Benedictの式	302,306
HFOV	258,345,350
Hi Alarm	96
high flow shock	340
high PEEP	345
HMV	370,386

I

I:E逆転換気	13
ICDSC	222,248
ICU-AW	224,237,276,280
inspiratory hold	18
INTELLiVENT®-ASV	16
intrinsic PEEP	24,33
IPAP	84
IRV	13,24

420

iv-PCA ··· 232	PS ··· 9,241	VCV ··· 11,13,25,32
L	──-SIMV ··· 13	──-A/C ··· 25
LBM ··· 302	PSV ··· 9,13,22,27,34,66	volutrauma ··· 30
light sedation ··· 222	PTSD ··· 237	VSV ··· 9,13
low tidal volume ··· 345	**Q**	V_T ··· 10
Lo Alarm ··· 96	QOL ··· 202,298	VTPC ··· 12
M	Qケア ··· 194	VTPS ··· 9
MAC ··· 298	**R**	**W**
MAP ··· 345	RASS ··· 186,222,238,246,286	WCT ··· 73
MDI ··· 100,211	ROAG ··· 195	**その他**
MI-E ··· 298	ROM ··· 298	%IBW ··· 291
MR730 ··· 208	RSBI (f/Vt) ··· 31,64	5点聴取 ··· 150
MR850 ··· 208	RTXレスピレータ ··· 77	β刺激薬 ··· 100
MV ··· 11	**S**	
N	Sモード ··· 84	
NAVA® ··· 15,20,22	S/Tモード ··· 85	
NIPPV ··· 76	SaO_2 ··· 54,106	
NIV ··· 76,370	SAS ··· 222	
──モード ··· 76,82	SAT ··· 64	
NO吸入療法 ··· 352,356	SBS ··· 328	
NO_2 ··· 354,356	SBT ··· 22,27,62,66,68,71,241	
NPPV ··· 76-103, 128,370	sedation vacation ··· 64	
NRS ··· 222,228,331	self-report ··· 227,232	
NSAIDs ··· 231	SI (sustained inflation、Sigh) ··· 348	
O	silent aspiration ··· 256	
OI ··· 346	simple weaning ··· 62	
on-off法 ··· 101	SIMV ··· 9,26	
P	──-PCV ··· 34	
P/F ratio ··· 31	──-VCV ··· 34	
$P_{0.1}$ ··· 64	SIRS ··· 280	
P50 ··· 55	SMA ··· 274	
P_ACO_2 ··· 58	Smart Care® ··· 15	
$PaCO_2$ ··· 31,54,346	SOAP ··· 362	
PADガイドライン ··· 222,246	SpO_2 ··· 27,30,101,109, 121,164,168,211	
PaO_2 ··· 31,54,106,109,110,346	──低下 ··· 68,150,212,356,360	
PAV™+ ··· 15,22	SPONT ··· 9	
PC ··· 8,10,266	Stridor ··· 364	
──-IRV ··· 13	stroke volume ··· 346	
PCV ··· 11,13,25,32,85	**T**	
──-A/C ··· 26	Tモード ··· 84	
PDA依存性心疾患 ··· 340	Tピース ··· 157	
PEEP ··· 17,30,169,264	**V**	
permissive hypercapnia ··· 25	V60 ··· 82	
PH Crisis ··· 357	VAE ··· 258	
PIP ··· 25	VALI ··· 30,263	
PO_2 ··· 108	VAP ··· 178,235,256-260	
Pplt ··· 25	──バンドル ··· 260,312	
PRCV ··· 13	VAS ··· 228,331	
Pressure-Volume曲線 ··· 39	VC ··· 10,266	
procedure-related pain ··· 232	──+ ··· 12	
prolonged weaning ··· 62	──-IRV ··· 13	
PRVC ··· 12	──-SIMV ··· 13	

新 人工呼吸ケアのすべてがわかる本

2014年12月29日　第1版第1刷発行	編集　道又　元裕
2024年4月10日　第1版第10刷発行	発行者　有賀　洋文
	発行所　株式会社　照林社
	〒112-0002
	東京都文京区小石川2丁目3-23
	電話　03-3815-4921（編集）
	03-5689-7377（営業）
	https://www.shorinsha.co.jp/
	印刷所　株式会社シナノパブリッシングプレス

- 本書に掲載された著作物（記事・写真・イラスト等）の翻訳・複写・転載・データベースへの取り込み、および送信に関する許諾権は、照林社が保有します。
- 本書の無断複写は、著作権法上の例外を除き禁じられています。本書を複写される場合は、事前に許諾を受けてください。また、本書をスキャンしてPDF化するなどの電子化は、私的使用に限り著作権法上認められていますが、代行業者等の第三者による電子データ化および書籍化は、いかなる場合も認められていません。
- 万一、落丁・乱丁などの不良品がございましたら、「制作部」あてにお送りください。送料小社負担にて良品とお取り替えいたします。（制作部☎0120-87-1174）

検印省略（定価はカバーに表示してあります）
ISBN978-4-7965-2338-7
©Yukihiro Michimata/2014/Printed in Japan